Albrecht Warning (Hrsg.) · **Anthropposophische Bädertherapie**

ALBRECHT WARNING (HRSG.)

Anthroposophische Bädertherapie

Grundlagen und Praxis

Mit Beiträgen von G. Bäumler-Warning, J. v. Dam, B. Dürmuth, S. Gasperi, S. Gerber, J. Goldberg, M. Halter, U. Hild, S. Hirning-Goldberg, R. Huber, L. Jachens, M. Kayser-Springorum, A. Krüger, M. Krüger, A. Kuck, C. Maier, U. Meyer, K. Möller, R. Schön, M. Wendt und Zeichnungen von B. Krüger

salumed VERLAG

Bibliografische Information der Deutschen Nationalbibliothek
Die Deutsche Nationalbibliothek verzeichnet diese Publikation in der Deutschen Nationalbibliografie; detaillierte bibliografische Daten sind im Internet über http://dnb.d-nb.de abrufbar.

c/o Gemeinschaftskrankenhaus Havelhöhe
Kladower Damm 221, 14089 Berlin
www.salumed-verlag.de
info@salumed-verlag.de

1. Auflage 2024
ISBN: 978-3-928914-51-2

Lektorat: Hanna Wäckerle, Prof. Dr. Ulrich Meyer
Gestaltung: Nina Polumsky

Bildnachweis
Cover: Holz-Badewanne, Dörte Averdunk, Basel.

Printed in Latvia (Jelgavas Tipogrāfija, Jelgava, Lettland)

WICHTIGER HINWEIS: Die Medizin ist in ständiger Entwicklung begriffen. Die Angaben in diesem Buch wurden mit Sorgfalt und in Übereinstimmung mit dem gegenwärtigen Wissensstand der AutorInnen und des Verlags erarbeitet, sind allerdings Änderungen durch neue Erkenntnisse unterworfen. Insofern sind die LeserInnen angehalten, eigenverantwortlich mit den Inhalten umzugehen, da hierfür weder AutorInnen noch Verlag die Gewähr übernehmen können. Für eine Rückmeldung etwaiger Ungenauigkeiten sind AutorInnen und Verlag dankbar. Die Nennung von Handelsnamen oder Warenbezeichnungen geschieht im Rahmen der allgemeinen Pressefreiheit ohne Rücksicht auf Erzeugerinteressen. Aus Gründen der besseren Lesbarkeit wird bei Personenbezeichnungen und personenbezogenen Hauptwörtern die männliche Form (generisches Maskulin) verwendet. Entsprechende Begriffe gelten im Sinne der Gleichbehandlung grundsätzlich für alle Geschlechter. Die verkürzte Sprachform hat redaktionelle Gründe und beinhaltet keine Wertung.

Inhalt

Zum Geleit 17
Vorwort 19

KAPITEL I — Joop van Dam

Das Gebiet der äußeren Anwendungen 21
Literatur 26

KAPITEL II — Albrecht Warning

Zur Kultur des Badewesens 27
1. Eine historische Übersicht 27
2. Die in der Anthroposophischen Medizin angewendeten Balneotherapien 29
Literatur und Anmerkungen 32

KAPITEL III.1 — Sabine Gerber · Christa Meier · Albrecht Warning

Rhythmische Bäder nach Ita Wegman 33
1. Einführung 33
2. Charakterisierung der einzelnen Bäder mit ihren Wirkungen 34
2.1 Das Rhythmische Bürstenbad 34
2.2 Das Rhythmische Reibebad 35
2.3 Das Wellenbad 36
2.3.1 Das rhythmische Wellenbad 36
2.3.2 Das absteigende Wellenbad 37
2.3.3 Das aufsteigende Wellenbad 38
2.4 Das Rhythmische Lemniskatenbad 38
Literatur und Anmerkungen 42

KAPITEL III.2 — Angela Kuck

Das Lemniskatenbad in der Geburtshilfe 43
1. Grundlagen 43
2. Indikationen 44
3. Wirkungsweise und Durchführung 44
4. Lemniskatenbad in der Schwangerschaft – Eine Fallbeschreibung 45
Literatur und Anmerkungen 47

KAPITEL III.3 — Sabine Gerber · Albrecht Warning

Das Überwärmungsbad 49
1. Zur praktischen Durchführung des Überwärmungsbades 49
1.1 Indikationen 49
1.2 Durchführung 51

2. Zur Häufigkeit der Bäder ... 53
Literatur und Anmerkungen ... 54

KAPITEL III.4 — Roman Huber

Überwärmungsbäder bei Depressionen ... 55
1. Depression ... 55
2. Korrelation von Depressionen und biologischen Rhythmen ... 55
3. Überwärmungsbäder ... 56
4. Physiologische Effekte von Überwärmungsbädern ... 56
5. Überwärmungsbäder und Depression ... 57
6. Nebenwirkungen und Kontraindikationen ... 59
Literatur ... 60

KAPITEL IV.1 — Albrecht Warning

Das Armbad ... 63
1. Das kalte Armbad ... 63
2. Das ansteigende Armbad ... 64
3. Das heiße Armbad ... 65
4. Das Wechselarmbad ... 65
5. Zum generellen Verständnis der Wirksamkeit der Armbäder ... 65
6. Zum Verständnis der Wirksamkeit bei Angina pectoris ... 66
7. Weitere beachtenswerte Aspekte ... 67
Literatur und Anmerkung ... 68

KAPITEL IV.2 — Albrecht Warning

Das Fußbad ... 69
1. Das warme Fußbad ... 69
2. Das Wechselfußbad ... 73
3. Das ansteigende Fußbad ... 74
4. Das kalte Fußbad ... 75
5. Wie lassen sich die Wirkungen der Fußbäder auf die Organe des Rumpfes verstehen? ... 75
Literatur ... 78

KAPITEL V.1 — Albrecht Warning

Die Behandlung mit dem Nährbad ... 79
1. Rezeptur und Durchführung ... 79
2. Häufigkeit, Indikationen, Kontraindikationen ... 79
3. Die Komponenten des Nährbades und ihre Wirkungen ... 80
4. Zur Wirkung des Nährbades ... 82
Literatur ... 84

KAPITEL V.2 Sabine Gerber · Albrecht Warning

Das Brandungsbad ... 85

1. Einleitung ... 85
2. Die Herstellung der Kastaniensole nach Lieske-Usbeck ... 85
3. Zubereitung des Bades ... 86
4. Wirkungen des Brandungsbades ... 87
5. Indikationen ... 88

Literatur und Anmerkungen ... 89

KAPITEL V.3 Stefano Gasperi

Das Levico-Wasser ... 91

1. Einleitung ... 91
2. Zur Entstehung und Geschichte des Wassers ... 93
2.1 Kupfer ... 97
2.2 Eisen ... 98
2.3 Arsen ... 100
3. Intuitionen für die Findung neuer Heilmittel ... 101
4. Therapeutische Hinweise ... 103
5. Die Qualität der Mitte ... 105

Literatur ... 107

KAPITEL V.4 Albrecht Warning

Das Schwefelbad ... 109

1. Einleitung ... 109
2. Die Wirkungen im Bad ... 110
3. Indikationen des Schwefelbades ... 110

Literatur und Anmerkungen ... 112

KAPITEL V.5 Albrecht Warning

Das Kohlensäurebad ... 113

1. Historisches ... 113
2. Anwendung und Befunde während des Bades ... 114
3. Indikationen für Kohlensäurebäder ... 117

Literatur ... 122

KAPITEL VI.1 Albrecht Warning

Die praktische Durchführung des Öldispersionsbades nach Werner Junge ... 125

1. Das Aufnahmegespräch mit dem Badegast/Patienten ... 125
2. Das Öldispersionsbad nach Werner Junge ... 126
2.1 Jungebad-Apparat ... 126
2.2 Die Vorbereitung ... 127
2.3 Zubereitung des Badewassers ... 128

2.4 Zur Dispersionsqualität ... 130
3. Die Bürstung ... 133
3.1 Bürstenmassage als Kopf- und Gesichtsbehandlung nach Martin Frank ... 148
4. Die Nachruhe ... 154
Literatur und Anmerkungen ... 157

KAPITEL VI.2 — Markus Krüger

Die Pentagramm-Bürstenmassage im Öldispersionsbad ... 159
1. Durchführung ... 159
2. Wirkung ... 160
3. Zum Pentagramm ... 160
4. Indikationen ... 161
5. Das passende Öl ... 161
6. Besonderheiten im Vergleich zur Ganzkörperbehandlung ... 162
Literatur und Anmerkung ... 162

KAPITEL VI.3 — Markus Krüger

Die Ätherisation des Badewassers ... 163
1. Die vier Schritte des Wassers bei der Anwendung des Jungebad-Apparates ... 163
2. Die vier Äther ... 164
3. Potenzierung des Öls und Ätherisation des Wassers ... 166
3.1 Ist der Wirbel im Jungebadgerät als Verlebendigungsprozess des Badewassers denkbar? ... 167
4. Baden in Lebenskräften, baden in Heilkräften ... 167
Literatur und Anmerkungen ... 168

KAPITEL VI.4 — Markus Krüger

Regenerations- und Erneuerungsvorgänge der Leibesgrenze durch das Öldispersionsbad ... 169
1. Die äußeren Schichten der Haut ... 169
2. Wirkung des Öldispersionsbades auf die äußeren Schichten der Haut ... 169
3. Bedeutung für den Badegast ... 171
4. Zusammenfassung ... 172
Literatur ... 172

KAPITEL VI.5 — Reinhold Schön · Albrecht Warning

Zur Selbstbehandlung ... 173
1. Anleitung zur Selbstbehandlung mit einem Öldispersionsbad ... 173
2. Zur Selbstbehandlung des Therapeuten ... 174

KAPITEL VI.6 — Albrecht Warning · Reinhold Schön

Sonderbehandlungen mit Bürstenstreichungen ... 177

1. Indikationen ... 177
1.1 Variköser Symptomenkomplex ... 177
1.2 Neigung zu Obstipation ... 177
1.3 Förderung der Atemfunktion ... 178
1.4 Muskelschmerzen (Myalgien, Lumbago) ... 178
Literatur und Anmerkung ... 180

KAPITEL VI.7 — Albrecht Warning

Werner Junge – Eine Biografie ... 181

Literatur und Anmerkungen ... 191

KAPITEL VII.1 — Markus Krüger

Das Öldispersionsbad bei Kindern und Jugendlichen ... 193

1. Praktische Durchführung und spezifische Krankheitsbilder in den verschiedenen Altersgruppen. 193
1.1 Säuglinge ... 194
1.2 Kleinkinder ... 195
1.3 Schulkinder ... 196
1.4 Jugendliche ... 197

KAPITEL VII.2 — Monika Halter

Das Öldispersionsbad bei einem Jungen mit dem Förderschwerpunkt emotionale und soziale Entwicklung – Ein Fallbericht ... 199

1. Heilbedarf ... 201
2. Die Wahl der Öle und Max' Entwicklung während des therapeutischen Prozesses ... 201
Literatur ... 204

KAPITEL VII.3 — Marina Kayser-Springorum

Fallberichte von Behandlungen mit Öldispersionsbädern im Rahmen einer Mutter-Kind-Kur ... 205

1. Fallbericht ... 205
2. Fallbericht ... 207
3. Fallbericht ... 208
4. Fallbericht ... 208
Literatur und Anmerkungen ... 210

KAPITEL VII.4 — Kirstin Möller

Das Öldispersionsbad in der Heilpädagogik ... 211

1. Einleitung ... 211
2. Diagnostik ... 212

3. Die heilpädagogischen Konstitutionsbilder 212
3.1 Erinnern und Vergessen – Eindrücke machen Schwierigkeiten 214
3.2 Sich verbinden und loslassen – Verhältnis zur Umgebung 216
3.3 Bewegen und Ruhen – Handlungen machen Schwierigkeiten 218
4. Der Bezug zur Sinnesentwicklung und zu den Wesensgliedern 219
5. Die Ölauswahl 220
6. Die Durchführung des Öldispersionsbads im Haus Arild 221
7. Fallbeispiele 223
7.1 Sarah: überbewegliche/leichte Konstitution 223
7.2 Emil: träge/schwere Konstitution 224
7.3 Das Öldispersionsbad als Krisenintervention 225
7.4 Mirco, Diagnose ADHS 228
Literatur 230

KAPITEL VII.5 — Jacqueline Goldberg · Sören Hirning-Goldberg

Anthroposophische Pflege und das Öldispersionsbad – Ein Erfahrungsbericht aus der ambulanten Pflege 231

1. Die Beziehung des Öldispersionsbades zu den pflegerischen Gesten 231
1.1 Reinigen, Erneuern, dem Wesen zur Erscheinung verhelfen 232
1.2 Hüllen, Schützen, Wärmen 232
1.3 Aufrichten, Erheben 233
1.4 Nähren 233
1.5 Entlasten 234
1.6 Ausgleichen, Rhythmisieren 234
1.7 Anregen, Stimulieren 234
1.8 Belasten, Zumuten, Ermutigen 234
1.9 Raum schaffen, Ordnen 234
1.10 Erwecken 235
1.11 Bestätigen, Trösten, Hoffen 235
1.12 Abwehren, Schützen 235
2. Die Anwendung des Öldispersionsbades in der ambulanten Pflege 236
3. Praxisbericht über das Öldispersionsbad als Ganzkörperbad 237
Literatur 240

KAPITEL VII.6 — Anne und Markus Krüger

Das Öldispersionsbad in der Psychosomatik 241

1. Trauma 241
1.1 Heilbedarf 242
1.2 Traumatherapie mit Öldispersionsbädern 242
2. Angststörungen 244
2.1 Heilbedarf 244
2.2 Therapie der Angst 245
3. Depression 246
3.1 Heilbedarf 247
3.2 Therapie der Depression 248

4. Vegetative Erschöpfungssyndrome 249
4.1 Heilbedarf 250
4.2 Therapie der vegetativen Erschöpfung 250
5. Essstörungen 250
5.1 Anorexia nervosa, Magersucht 251
5.1.1 Heilbedarf 251
5.1.2 Therapie der Anorexie 251
5.2 Bulimie, Fress-Brech-Sucht 252
5.2.1 Heilbedarf 252
5.2.2 Therapie der Bulimie 252
6. Somatisierungsstörungen 252
6.1 Heilbedarf 253
6.2 Therapie bei Somatisierungsstörungen 253
Literatur 256

KAPITEL VII.7 — Gabriele Bäumler-Warning

Das Öldispersionsbad nach Werner Junge in der Altenpflege 257
1. Wirkungsweise des Öldispersionsbades beim alten Menschen 257
2. Der Baderaum 258
2.1 Die Vorbereitung im Baderaum 258
3. Die Durchführung bei einem bettlägerigen Menschen 259
4. Bewegungseinschränkungen im höheren Lebensalter: der Schmerz 260
4.1 Mögliche Schmerzformen und Anwendungsempfehlungen 261
4.1.1 Arthrose, Gelenk- und Muskelschmerzen mit Tendenz zur Entzündung, rheumatische Erkrankungen, Hämatome, Verstauchungen, Zerrungen 261
4.1.2 Gelenk- und Muskelschmerzen, die kalte, berührungsempfindliche Zonen vorweisen 261
4.1.3 Kontrakturen 262
4.1.4 Morbus Parkinson mit Tremor der Gliedmaßen, Schüttellähme 262
4.1.5 Schlaganfall mit Lähmung 262
5. Das Öldispersionsbad für demenziell veränderte Menschen 264
5.1 Differenzierung der Indikationen 265
5.1.1 Menschen mit einer demenziellen Veränderung vom Alzheimertyp 265
5.1.2 Starke Unruhe mit wiederkehrenden Tätigkeiten 266
5.1.3 Starke innere Unruhe, ausgelöst durch eine suchende Haltung nach Menschen aus der Vergangenheit 266
5.1.4 Starke innere Unruhe durch den Verlust des gewohnten Umfeldes 267
5.1.5 Überreizung der Sinne durch nervliche Überlastung und innere Orientierungslosigkeit 268
5.1.6 Erregungszustände mit aggressivem Abwehrverhalten 268
5.1.7 Körperliches sowie seelisches Zerfließen 269
5.1.8 Antriebslosigkeit 270
6. Depressionen im Alter – Die Bilanz des Lebens im Spiegel der Versäumnisse 270
6.1 Differenzierung der Indikationen 271
6.1.1 Gefahr der seelischen Hinfälligkeit 271
6.1.2 Düsterkeit durch Versäumnisse und Schuldgefühle 272

6.1.3 Unerlöstes Leid ... 273
Literatur und Anmerkungen ... 275

KAPITEL VII.8 — Barbara Dürmuth

Erfahrungsbericht aus einer Behinderteneinrichtung ... 277
1. Die Ölauswahl ... 278
2. Der Ablauf der Bäder ... 279

KAPITEL VIII.1 — Albrecht Warning

Die Indikation zur Therapie, abgeleitet aus der Biologie der Pflanzen und ihrer Öle ... 281
1. Zum Verständnis der Heilpflanze ... 281
1.1 Die Wurzel ... 284
1.2 Das Blatt ... 285
1.3 Die Blütenorgane ... 287
2. Tria Principia ... 287
3. Der Mensch als umgekehrte Pflanze ... 291
4. Die Beziehung der Heilpflanze zu den Erkrankungen des Menschen ... 292
4.1 Rosmarinus officinalis ... 294
4.2 Arnica montana ... 296
4.3 Calendula officinalis ... 299
4.4 Indikationen ... 301
4.4.1 Rosmarinus officinalis ... 302
4.4.2 Arnica montana ... 302
4.4.3 Calendula officinalis ... 303
Literatur und Anmerkungen ... 305

KAPITEL VIII.2 — Albrecht Warning

Liste der Indikationen und Präparate ... 307
1. Indikationen der Öle für das Öldispersionsbad ... 307
2. Torföle ... 319
Literatur ... 320

KAPITEL IX.1 — Markus Krüger

Der Olivenbaum und das Olivenöl ... 323
1. Der Olivenbaum (Olea europea) ... 323
1.1 Standorte ... 323
1.2 Äußere Erscheinung ... 323
1.3 Wurzel ... 325
1.4 Äste ... 326
1.5 Blätter ... 326
1.6 Blüte ... 326
1.7 Frucht ... 327
1.8 Vermehrung ... 327

2. Der Ölbildeprozess 327
3. Das Olivenöl 328
4. Zusammenfassung einiger Besonderheiten 328
5. Ausblick 329
6. Anwendung und Wirkung in der Öldispersionsbadetherapie 330
6.1 Spezifische Indikationen für reines Olivenöl 330
Literatur 332

KAPITEL IX.2 — Ulrich Meyer

Lein- und Schwarzkümmelöl 333
1. Leinöl 333
2. Schwarzkümmelöl 334
Literatur und Anmerkungen 337

KAPITEL IX.3 — Albrecht Warning

Torföle 335
1. Entwicklung und Anwendung 335
2. Indikationen 336
Literatur und Anmerkungen 337

KAPITEL X.1 — Markus Krüger

Die vier Wesensglieder des Menschen – Ihre Entwicklung im Lebenslauf und die Wirkung der Badetherapien auf sie 339
1. Die vier Wesensglieder des Menschen 339
1.1 Der physische Leib 339
1.2 Der Ätherleib 340
1.2.1 Die vier Äther: Ätherische Kräfte, Lebenskräfte, Bildekräfte 340
1.2.2 Die sieben Lebensprozesse 341
1.2.3 Die Lebensrhythmen 342
1.3 Der Astralleib 343
1.4 Die Ich-Organisation 344
2. Die Entwicklung zur Autonomie im physischen, lebendigen, seelischen und moralischen Handeln – Von der Konzeption bis zum 21. Lebensjahr 344
2.1 Autonomie im Physischen 344
2.2 Autonomie im Lebendigen 344
2.3 Autonomie im Seelischen 345
2.4 Autonomie im moralischen Handeln 346
3. Die Wirkung des Öldispersionsbades auf die vier Wesensglieder des Menschen 347
3.1 Physischer Leib 347
3.2 Ätherleib 347
3.3 Astralleib 348
3.4 Ich 348
4. Die Wirkung der Rhythmischen Bäder nach Ita Wegman auf die vier Wesensglieder des Menschen 348

5. Die Wirkung des Brandungsbades nach Maria Lieske-Usbeck auf die vier Wesensglieder des Menschen ... 349
6. Vergleichende Übersicht über die Wirkungen anthroposophischer Bäder auf die Wesensglieder ... 350
Literatur ... 352

KAPITEL X.2 — Markus Krüger

Dreigliederung von Mensch, Natur und Bildeprozessen ... 353
1. Die funktionelle Dreigliederung des menschlichen Organismus ... 353
2. Dreigliederung der Seelenkräfte ... 355
3. Tria Principia: Sal-Merkur-Sulfur ... 356
3.1 Wie versteht sich Krankheit unter dem Aspekt der Tria Principia? ... 357
3.2 Blick auf die Blütenpflanze ... 358
3.3 Öle und Wachse ... 361
3.4 Tria Principia im Jahreslauf ... 361
Literatur und Anmerkung ... 362

KAPITEL X.3 — Albrecht Warning

Zur Wärme des Menschen im Hinblick auf das Öldispersionsbad ... 363
1. Der menschliche Wärmeorganismus ... 363
1.1 Äußere Wärme ... 364
1.2 Innere Wärme ... 365
2. Differenzierte Verteilung der eigenen Körperwärme ... 368
2.1 Räumliche Verteilung ... 368
2.2 Zeitliche Verteilung ... 371
2.3 Wir leben in der Wärme ... 372
3. Die Wärme bei der Behandlung im Öldispersionsbad ... 373
3.1 Zur Wärmebildung in der Nachruhe ... 373
Literatur und Anmerkungen ... 376

KAPITEL X.4 — Albrecht Warning

Rhythmus als geistiger Impuls und als irdisch fassbarer Prozess ... 377
1. Geschichtlicher Hinweis ... 377
2. Zum Wesen des Rhythmus ... 377
3. Rhythmus als geistiger Impuls ... 379
4. Die Bedeutung des Rhythmus in der balneologischen Therapie ... 381
Literatur ... 382

KAPITEL X.5 — Markus Krüger

Die Bedeutung des Öldispersionsbades für die zwölf Sinne des Menschen ... 383
1. Inkarnationssinne – Die auf den Leib gerichteten Sinne des Menschen ... 384
1.1 Tastsinn ... 384
1.2 Lebenssinn ... 384

1.3 (Eigen-)Bewegungssinn ... 386
1.4 Gleichgewichtssinn ... 387
1.5 Die Förderung und Ausbildung der Inkarnationssinne metamorphosiert zu Seelenkräften .. 388
2. Geschmacks-, Geruchs-, Wärme- und Sehsinn – Äußerlich-wie-innerlich gerichtet ... 391
2.1 Geschmackssinn ... 391
2.2 Geruchssinn ... 391
2.3 Wärmesinn ... 391
2.4 Sehsinn ... 391
3. Hör-, Wort- oder Sprach-, Gedanken- und Ich-Sinn – Sinne, die dem Menschen beim Erkennen dienen ... 392
3.1 Hör-, Ton- und Klangsinn ... 392
3.2 Laut-, Wort- und Sprachsinn ... 392
3.3 Denk-, Gedanken- und Vorstellungssinn ... 393
3.4 Ich-Sinn ... 393
4. Zusammenfassung der Wirkungen des Bades auf die Sinnesorganisation des Menschen ... 394
Literatur und Anmerkung ... 395

KAPITEL X.6 — Lüder Jachens

Wirkungen des Bades auf das Hautorgan ... 397

1. Die Dreigliederung der Haut ... 397
2. Die Haut als Sinnesorgan ... 401
3. Die Hautbeschaffenheit verschiedener Körperregionen ... 403
4. Haut und Wärmeorganismus ... 404
5. Wirkungen von Badezusätzen auf Haut und Gesamtorganismus ... 405
5.1 Olivenöl ... 405
5.2 Ätherische Öle ... 408
5.3 Pflanzenextrakte ... 411
5.4 Mineralien ... 412
6. Wirkungen auf den Tastsinn ... 413
7. Grundsätzliches zur Bedeutung der äußeren Anwendungen in der Anthroposophischen Medizin ... 414
Literatur und Anmerkungen ... 415

KAPITEL XI — Albrecht Warning

Schulungsweg des Therapeuten ... 417

1. Der Übungsmodus während der Kurse zum Öldispersionsbad und der Rhythmischen Bäder ... 417
2. Zur inneren Haltung des Therapeuten ... 418
2.1 Die acht Übungen ... 419
2.1.1 „Die richtige Meinung" ... 419
2.1.2 „Das richtige Urteil" ... 420
2.1.3 „Das richtige Wort" ... 420
2.1.4 „Die richtige Tat" ... 421
2.1.5 „Der richtige Standpunkt" ... 421
2.1.6 „Das richtige Streben" ... 422
2.1.7 „Das richtige Gedächtnis" ... 422

2.1.8 „Die richtige Beschaulichkeit" 423
3. Die Therapiegesten 423
4. Zur Wärmemeditation 425
Literatur und Anmerkung 431

ANHANG 433

Berufskunde für Badetherapeuten Ute Hild 435
1. Voraussetzungen 435
2. Grundprinzipien bei der Anwendung der Badetherapie 435
3. Vorgehensweise 437
3.1 Erstgespräch 437
3.2 Nachgespräch 438
3.3 Dokumentation 438
4. Umgang mit unerwünschten Wirkungen 438
5. Zusammenarbeit mit Kollegen und Fachkräften aus Medizin und Pflege 439
5.1 Fortbildungen 439
6. Rechtliche Grundlagen für die Durchführung der Badetherapie 439
6.1 Finanzbehörden und weitere Ämter 440
6.2 Datenschutz 441
Literatur 442

Leitfaden zur Dokumentation von Öldispersionsbädern Maren Wendt 443
1. Erstkontakt 443
2. Ersteindruck 444
3. Anamnese 444
4. Wesensglieder 445
5. Wärmeorganisation 446
6. Angaben zum Öl 447
7. Zum Therapieverlauf 447

Über den Herausgeber 451
Über die Autoren 451

Personenverzeichnis 460
Sachwortverzeichnis 462

Adressen und Bezugsquellen 474

Zum Geleit

Dieses Lehrbuch zur Bade- bzw. Balneotherapie erschließt eine wertvolle, wirksame und doch noch wenig bekannte Behandlungsform der Anthroposophischen Medizin. In den letzten hundert Jahren wurde hier eine Vielfalt therapeutischer Bäder entwickelt, die im Folgenden näher dargestellt und in ihrer Wirksamkeit beschrieben werden. Dazu tragen anschauliche Fallbeispiele wesentlich bei. Persönlich kann ich als Arzt in 35-jähriger Praxis die Wirksamkeit dieser Behandlungsweise vielfach bestätigen.

Das vorliegende Werk erläutert nicht nur detailliert die vielfältigen Techniken z. B. von Bewegungs- und Öldispersionsbädern, sondern geht auch auf die innere Schulung des Therapeuten ein, der diese Behandlung durchführt. Denn es geht hier nicht nur um eine professionelle Durchführung, sondern auch um die entsprechende Haltung des Therapeuten, durch die sich der Patient als Mensch wahrgenommen, behandelt und respektiert fühlt. So gehört zu dieser Behandlungsform der Anthroposophischen Medizin ebenso ein innerer Schulungsweg des Therapeuten. Auf der anderen Seite können manche Bädertherapien nach entsprechender Anleitung von den Patienten selbst durchgeführt werden. Auch darauf geht dieses Lehrbuch ein.

Eindrucksvoll wird gezeigt, wie therapeutische Bäder etwa bestimmten Komplikationen in der Schwangerschaft vorbeugen können. Ein wesentliches Einsatzgebiet sind auch Arthrose-bedingte und chronisch-entzündliche, schmerzhafte Gelenkserkrankungen. Die hier vorgestellten Bäder können den Patienten Leichte vermitteln und belebend wirken. Sie fördern die innere Durchwärmung, können Verkrampfungen etwa im Muskelbereich oder auch in Atmung und Blutgefäßen lösen und chronisch wiederkehrende Schmerzen wirksam lindern. Gerade bei rheumatisch-entzündlichen Erkrankungen schätze ich die Wirksamkeit der hier vorgestellten Therapiemöglichkeiten, etwa des Öldispersionsbades. Aber auch Migräne und andere, chronisch-wiederkehrende Schmerzsyndrome können sich durch diese Behandlung wesentlich bessern.

Die Autorinnen und Autoren dieses Werkes sind erfahrene und engagierte Ärzte und Ärztinnen, Pflegende und Therapeuten. In der Lektüre werden die Leser die langjährige Erfahrung der VerfasserInnen dankbar bemerken. Persönlich durfte ich noch das Ehepaar Junge kennenlernen, dem wir die Entwicklung des Öldispersionsbades danken und dem ein Abschnitt im Buch gewidmet ist. Sie konnten in ihrer Frische und Begeisterung noch in vorgerücktem Alter authentisch weitergeben, wie belebend, kräftigend und präventiv wirksam diese Behandlungsform auch für an sich gesunde Menschen sein kann.

Die Medizinische Sektion am Goetheanum ist den Autorinnen und Autoren sehr dankbar, dass sie mit diesem Werk eine anschauliche, umfassende und therapeutisch anregende Darstellung der anthroposophischen Balneotherapie vorlegen und wünschen diesem Weg viele Leserinnen und Leser, die sich von diesem Werk in Therapie und Selbsterfahrung inspirieren lassen.

DORNACH, IM SEPTEMBER 2023

GEORG SOLDNER,
Kinder- und Jugendarzt
Stellvertretender Leiter der Medizinischen Sektion am Goetheanum

Vorwort

Das vorliegende Werk stellt eine Vielzahl verschiedener Bäder dar, wie sie Therapeuten und Ärzte in der Anthroposophischen Medizin anwenden. Die Motivation zu diesem Buch speist sich aus mehreren Quellen:

Das Wissen um die therapeutische Kraft der Bäder, die seit Jahrhunderten als segensreich bekannt sind, sollte man nicht vergessen. Umso mehr, als in den letzten Jahren organisatorische und finanzielle Kalkulationen die Badewanne zunehmend aus den Behandlungsräumen vertreiben. Damit vergehen die Möglichkeiten und Kenntnisse einer Bäderanwendung.

Doch ist es ein bleibendes Grundbedürfnis des Menschen, sich in die Hülle lebendigen Wassers zu legen. Seine elementare Kraft zur Gesundheitsförderung oder zu heilender Behandlung ist tausendfach beschrieben. Die spezifische Wirkung offenbart sich, wenn das Wasser in gleichsam embryonaler Umschließung den menschlichen Leib unmittelbar regenerierend belebt.

In den vergangenen zweihundert Jahren haben Ärzte, Pflegende, Bademeister, Naturheilkundige und Hebammen die Wasserbehandlungen impulsiert und systematisiert. Das verlief nicht immer spannungslos. Denn wenn nichtärztliche Persönlichkeiten aus praktischen Erfahrungen und naivem Heilwissen Wasserbehandlungen entwickelten, so stießen sie oftmals auf rigide Ablehnung bei der Ärztegruppe, die auf das traditionell hierarchische Primat ihres naturwissenschaftlich-akademisch gegründeten Berufes pochten. Eigentlich steht hinter der Antipathie die berechtigte Forderung, jegliche Heilmaßnahme am Patienten rational begründen zu sollen. Andererseits belehrt uns das Wasser, dass in der durch und durch wässrig lebendigen Natur nicht immer mit kalkulierbarer Logik aus einer Ursache stringent eine beabsichtigte Wirkung herzuleiten ist. Die alten Ärzte wussten um diese Unschärferelation: Medicus curat, natura sanat.

Nun widmen sich die Bädertherapeuten eben dem Wasser als natürlichem Element. Daher sind sie mit dessen Unwägbarkeiten vertraut und haben sich daraus die respektvolle Haltung einer aktiv-abwartenden Begleitung gebildet. Sie zeigen in den Dokumentationen wie Therapieverläufe erfolgreich, aber verschieden sein können, mitunter jedoch das erhoffte Ziel nicht erreichen. Zudem sind die Badetherapeuten unmittelbar mit den seelischen Schwingungen, auch Ungereimtheiten der Patienten beschäftigt. Für die Behandelnden trifft das poetische Wort J. W. v. Goethes (1749-1832) in hervorragendem Maße zu: „*Des Menschen Seele gleichet dem Wasser.*"

Im Zusammenwirken von Patienten und Behandelnden erweitern sich in fruchtbarer Synergie Gedanken- und Wirkhorizonte.

So sind in diesem Buch grundlegende Gedanken zur Menschenkunde und zur inneren Haltung, dazu praktische Anweisungen und Fallberichte aus beiden Berufsgruppen zusammengeführt, um eine Brücke zu bilden, von medizinischer Ratio zur Komplexität des Menschen in seiner natürlichen und seelisch-geistigen Konstitution.

Wesentliche Impulse zu den in diesem Buch geschilderten Anwendungen gaben die Ärztin Ita Wegman (1876-1943) in Zusammenarbeit mit Rudolf Steiner (1861-1925) sowie der medizinische Bademeister und Rhythmische Masseur Werner Junge (1912-1998). Zudem finden sich traditionelle Behandlungen von Ärzten und Therapeuten aus dem 19. und 20. Jahrhundert.

In den Kapiteln über die Badebehandlungen wird man beschrieben finden, wie die vielfältigen und fein abgestimmten Bewegungen der Hände des Therapeuten das Wasser um den Patienten bewegen bzw. dessen Körpergrenzen mit Handschuhen oder Bürsten tastend einhüllen, seine Gestalt bewusst werden lassen. Das erfordert stetiges Erüben, um eine absichtslose, doch einfühlende Handfertigkeit zu erlangen. Die vielfältigen Wirkfaktoren in dem wellenden und wirbelnden Wasser zu ergründen, die Qualität der mineralischen Heilquellen zu bestimmen, das ist Sache der wissenschaftlichen Erkenntnis. Sie erreicht eine lebendige Dimension im Erforschen der ölbildenden Heilpflanzen.

Nichts erscheint so selbstverständlich, als diese Zweisamkeit der Behandelnden und Forschenden zu gemeinsamen Übungswegen zwischen Therapeuten und Ärzten strukturiert zu konstituieren. Das Buch ist dafür ein umfassendes Dokument.

Gedanken der wissenschaftlichen Bemühungen in Worte zu fassen, erfordert eine rationale Strukturierung. Einer nahezu poetischen Disziplin bedarf es, reflektierend zu beschreiben, was sich durch bewegende Hände zu einem Behandlungsprozess gestaltet hat. Das war für manchen ein unbekanntes Neuland, das er mutvoll und bewunderungswürdig beschritten hat.

In diesem Sinne haben viele Autoren aus dem Kreis der Therapeuten und Ärzte ihre Kapitel beigetragen. Dass sich alle diese Inhalte zu dem vorliegenden Buch zusammenfügten, ist ganz wesentlich den Mitarbeitern des Salumed-Verlages zu verdanken. Hanna Wäckerle, Nina Polumsky und Ulrich Meyer unterstützten mit ihren Anregungen, Fragen und Korrekturen tat- und wortkräftig den langen Editionsprozess. Dafür gilt ihnen mein besonderer Dank.

BERLIN, IM SEPTEMBER 2023
DR. MED. ALBRECHT WARNING

KAPITEL I
Das Gebiet der äußeren Anwendungen

JOOP VAN DAM [1]

„Gehalt ohne Methode führt zur Schwärmerei, Methode ohne Gehalt zum leeren Klügeln, Stoff ohne Form zum beschwerlichen Wissen, Form ohne Stoff zum hohlen Wähnen."

J. W. v. Goethe (1749-1832) [2]

Während des ersten Kurses, den Rudolf Steiner (1861-1925) für Ärzte hielt, sprach er die Erwartung aus, dass die Anthroposophische Heilkunde in der Zukunft vor allem auf folgenden drei Gebieten Anerkennung finden könne:[3]

- Behandlung der psychischen und
- Karzinomerkrankungen
- Bereich der äußeren Anwendungen

Die ersten beiden Behandlungsbereiche betreffen Krankheiten, die in unserer Zeit aktuell sind, da sie immer häufiger werden. Der dritte Bereich beschreibt eine spezifische Art der Therapie, und ich bin der Meinung, dass diese Behandlung, die äußeren Anwendungen, ebenfalls eine besondere Aktualität hat.

Um die Besonderheit der äußeren Anwendung hervorzuheben, ist der Blick auf die Geschichte der Heilkunst hilfreich. Mit welchen Mitteln strebte der Mensch im Laufe der Menschheitsentwicklung den Heilprozess an?

Als älteste Heilmethode ist uns der Tempelschlaf bekannt. In früheren Zeiten sah man die Ursache des „Krankseins" im Astralleib [→ Kapitel X.1 Die vier Wesensglieder des Menschen], der sich auf der Erde verletzte und aus dem Gleichgewicht geraten war. Man versetzte den Patienten im Mysterientempel nach einer langen Vorbereitung in einen tiefen Schlaf von annähernd dreimal 24 Stunden. Der Priesterarzt führte dabei die Seele des Patienten, die den Leib verlassen hatte, zu den gesunden Urbildern der geistigen Welt. An ihnen konnte sich die Seele orientieren und harmonisieren. Da der Leib in jenen Zeiten viel weniger verhartet war als heute, wirkte die Seele bei ihrer Rückkehr in den Leib durch die Eindrücke des Tempelschlafes korrigierend und gesundend auf die Leiblichkeit.

Eigentlich hat jeder normal verlaufende Schlaf eine gesundende Wirkung auf den Leib, da jede Nacht der Astralleib in sein „Zuhause" zurückkehrt und sich dort wieder orientiert und harmonisiert. Aus den Ergebnissen und Erfahrungen der Somnologie wird immer deutlicher, dass der Astralleib während der REM-Phase des Schlafes, also auf der Grenze zwischen Tag und Nacht, die in der Nacht gewonnenen Eindrücke dem Ätherleib [→ Kapitel X.1 Die vier Wesensglieder des Menschen] einprägt. Nichts ist bedrohlicher für die Gesundheit als das Stören des REM-Schlafes.

In der griechischen Epoche war der Tempeltraum das zentrale Erlebnis. Träume entstehen in der Begegnung des Äther- (Bildekräfteleib) mit dem Astralleib (Seelenleib). Solange die Seele noch mit dem Körper verbunden ist, sind die Träume Erlebnisse über den Zustand des Leibes. Daher führen sie auch zur Diagnose. Durch die Vorbereitungen, die in der Mysterienstätte erlebt wurden, bekam die Seele neue Fähigkeiten. Beim Schlafen erfuhr sie die Disharmonien als eigene, (kranke) Leibeserfahrung. Dadurch „gestimmt" konnte die Seele die Kräfte in der Natur finden, die eine genesende Wirkung auf die Krankheit des Leibes hatten. Der Traum, der beim Verlassen des Leibes entstand, wenn er also durch die Natur den Weg in die astrale Welt ging, führte zu diesen Kräften. Damit war es möglich, die Therapie zu finden.[4]

In der Heilkunde, die in der nachfolgenden Epoche auftrat, spielte die Seele (bzw. die Beziehung des Astral- zum Ätherleib) nicht mehr die zentrale Rolle, die sie früher hatte. Der Therapeut richtete seine Aufmerksamkeit mehr auf den Ätherleib selbst. Der Umgang mit den Elementen nahm jetzt eine wichtige Stellung ein. Man arbeitete mit Wärme und Kälte, brachte den Patienten in die Atmosphäre der Meeresluft oder eines Tannenwaldes. Der Arzt verschrieb Bäder oder suchte einen Granit- oder Kalkboden auf. Man beachtete die verschiedenen Temperamente. Von der Antike über das Mittelalter[5] bis in das 19. Jahrhundert wirkte diese Betrachtungsweise durch die Lehre der „Säfte" (Blut, gelbe Galle, schwarze Galle, Schleim).

Seit dem 18. Jahrhundert richtete sich das Augenmerk der Heilkunde mehr auf den physischen Leib.[6] Im Rückblick können wir wahrnehmen, wie sich der Zugang zu den heilenden Kräften vom Astralleib (Seelenleib) über die Beziehung zwischen Astralischem und Ätherischen zum Ätherleib (Lebenskräfte-, Bildekräfteleib) selbst hin verschiebt und sich schließlich auf den physischen Körper richtet. Im Gegensatz zu den früheren Epochen rückte um die Wende des 18. zum 19. Jahrhundert das Bewusstsein für das Ich in den Vordergrund.[7] Erst jetzt hat es diesen Grad an Klarheit, sodass es in jedem Menschen angesprochen und vom Denken erfasst werden kann.

In der Zeit der ältesten Heilkunde war das Verhältnis zwischen Priesterarzt und „Patient" geprägt von einem hierarchischen Verständnis. Seither ist der Mensch mündig geworden. Der Mensch kann in seinem „Ich" den Sinn der Krankheit erkennen. Dies findet sich als ein Motiv für die moderne Heilkunde. Eine Krankheit ist der Widerstand, der die Entwicklung der „Ich"-Fähigkeit eröffnet.

Damit ist die Heilkunst dazu aufgerufen, sich in allen Facetten zu erneuern. Die „Vermenschlichung" der Heilkunde, um welche die jungen Ärzte um Rudolf Steiner 1923 baten, beinhaltet eine Heilkunde, die in der Therapie die Ich-Wesenheit des Menschen miteinbezieht. Wenn gegenwärtig die Seele als Pforte erlebt wird, um gesundende Kräfte wirken zu lassen, dann befinden wir uns im Bereich der künstlerischen Therapie. In letzterer herrscht die Sphäre des träumenden Empfindens vor.

Das Empfinden jedoch vollzieht sich im bewussten „Ich". Der Astralleib wird durchwärmt und harmonisiert dadurch, dass das „Ich" die empfundenen Erlebnisse steuert. Es ist ein waches Träumen. Man kann sagen: die künstlerischen Therapien sind die erneuerte Form des Tempeltraums.

Erfährt der Tempelschlaf auch eine Erneuerung?

Im Medikament begegnet dem Menschen die Heilkraft, die in der Substanz wirkt.

Bei oraler Gabe hilft der verdauende Stoffwechsel mittels durchgreifender Auseinandersetzung, die Geisteskräfte der Substanz aufzunehmen.

Die Behandlung mit Injektionen spricht das Rhythmische System an. Häufig wird durch den pharmazeutischen Prozess, zum Beispiel der Potenzierung, die der Substanz innewohnende Botschaft aufgeschlossen.

Bei äußeren Anwendungen (Salben, Einreibungen, Baden) vollzieht sich eine unmittelbare Wahrnehmung durch das Nerven-Sinnes-System. Da geht es nicht mehr darum, durch den Stoffwechselprozess die Substanz mit der Haut aufzunehmen, da wäre die orale Gabe praktischer, sondern um die Wahrnehmung der Substanz als solcher.

Die Haut hat auch Stoffwechselfunktion, beispielsweise in der Absonderung von Talg und Schweiß. Es spielen sich in ihr zudem rhythmische Prozesse ab, wie zum Beispiel das Zusammenziehen und Weiten der oberflächlichen Blutgefäße beim Erblassen oder Erröten. Die äußeren Anwendungen verdanken ihre Wirksamkeit jedoch der Qualität der Haut als Sinnesorgan. Die Haut enthält also drei Grundfunktionen der menschlichen Existenz.

Alle Sinneswerkzeuge sind während der embryonalen Entwicklung aus der Haut entstanden. Je mehr die Sinnesfunktion sich auf ein spezielles Gebiet konzentriert, umso wacher ist die Wahrnehmung. Auge und Ohr spielen eine zentrale Rolle in unserem Bewusstsein. Auch Geruch und Geschmack sind deutlich fühlbar. Die uns vollständig ummantelnde Haut bleibt in ihrer Wahrnehmungsfähigkeit viel träumerischer und allgemeiner. Ihr Bewusstseinszustand lässt sich mit der inneren Situation unserer frühesten Jugend vergleichen.

Je jünger ein Kind ist, umso größer ist seine Fähigkeit der Nachahmung. Das kleine Kind nimmt die Welt noch ohne Abstand wahr, es urteilt nicht, sondern ahmt mit Hingabe die Welt nach. Die äußere Anwendung des Bades beruht auf dieser „auf niedriges Niveau verschobene Wahrnehmungsaktivität", wie Rudolf Steiner es in einem Vortrag in Den Haag ausdrückte.[8] Man könnte es auch eine „frühe" oder „junge" Form der Wahrnehmung nennen. Diese bleibt auch für spätere Lebensalter erhalten. Und dann wird deutlich: Der Organismus macht die Bewegung des Medikamentes nach, das über die Haut wahrgenommen wird. Die charakteristische Gebärde, die in der Pflanze lebt, deren Substanz zur Anwendung kommt, wird nachgeahmt: ausbreitend oder zusammenziehend, formend oder im Prozess fließend und dergleichen mehr.

Für diese Wahrnehmung bedarf es der Ruhe und der Stille. Der Organismus soll nicht durch andere Eindrücke abgelenkt werden. Es gilt, die Außenwelt während der Behandlung, soweit als möglich auszuschließen, auch die Eile abzuwehren. In aller Ruhe trägt man die Substanz mit einfachen, fließenden Bewegungen auf die Haut auf. Die äußere Anwendung ist die einzige Form der Behandlung, die der Phase der Nachruhe unbedingt bedarf. Nach der „Wahrnehmung" braucht der Körper seine Zeit, um sie verarbeiten zu können. Die Aufbereitung des Impulses ist die Antwort des Organismus.

In der alten Mysterienheilkunde nahm der Patient die geistigen Kräfte unmittelbar in der geistigen Welt wahr, in der er verweilte. In der neuen Mysterienheilkunde erfährt der

Patient den Geist über die Substanz. Er bleibt als „Ich" auf der Erde inkarniert. Seit dem Mysterium von Golgatha spielt die Erdsubstanz eine neue Rolle in der Gesundung. Die Auferstehungskräfte können in Mensch und Erde wirken. Die Art der Zubereitung und Verabreichung der Heilmittel hat gleichermaßen Bedeutung für Mensch und Erde. Die äußerlichen Behandlungen lassen sich also in diesem Sinne als eine erneuerte christliche Form des Heilschlafes im Tempel betrachten.

Liest man die Krankengeschichten, bei denen Rudolf Steiner den Ärzten für Behandlungen Ratschläge gab, dann fällt auf, wie häufig er äußere Anwendungen empfahl. Dabei gab Steiner sehr konkret an, an welcher Stelle eine Salbe oder andere pharmazeutische Zubereitungen zu applizieren waren. Auch der Zeitpunkt und Rhythmus der Behandlung wurden genau vorgegeben. Die folgenden Beispiele zeigen offensichtlich, dass äußere Anwendungen als Form der medikamentösen Behandlung bedeutsam sind und dabei ganz spezifische Ziele anstreben.

In den Krankengeschichten, die in dem Buch „Grundlegendes für eine Erweiterung der Heilkunst" aufgenommen sind, gaben Rudolf Steiner und Ita Wegman (1876-1943) zu jedem Fall eine Beschreibung der Konstellation der vier Wesensglieder. Bei den Therapien mit äußeren Anwendungen zeigen sich die spezifischen Zielsetzungen an den Wesensgliedern.

Einige Zitate[9]:

Erster Fall: „*Wendet man es an in Form eines Kupfersalbenverbandes, der auf die Lendengegend gelegt wird, so wirkt das Kupfer verstärkend auf die von der Ich-Organisation ausgehende Wärmeentwicklung.*"

Dritter Fall: „*Man kommt der auf die Außenwelt eingestellten Ich-Organisation am besten zu Hilfe, indem man danach strebt, von außen nach innen zu wirken. Das erreicht man durch Umschläge.*"

Vierter Fall: „*... in dieser alles zur Auswirkung bringen, was auf die Harmonisierung und Stärkung von Äther- und Astralleib Bezug hat. Man kann das erreichen, wenn man in gewissermaßen verstärkten Sinnesreizen (Sinnesreize wirken auf die Ich-Organisation) der Ich-Organisation beikommt. Bei dem Kinde wurde das auf die folgende Art versucht: Es wird eine Bandage mit 5 %iger Pyritsalbe rechtsseitig angelegt und gleichzeitig Einreiben der linken Kopfhälfte mit Kaiserschwamm angewendet.*"

Neunter Fall: „*Wir mussten der Ich-Organisation den Weg zum physischen und ätherischen Leibe bahnen. Das taten wir, in dem wir abends Kompressen mit 2 % Oxalis auf die Stirn legten, morgens Umschläge auf den Unterleib mit einer 7 % Lösung von Urtica dioica anbrachten und mittags Umschläge mit einer Lindenblütenlösung um die Füße legten. So muss erreicht werden, dass nachts die vitale Aktivität abgeschwächt wird: Kleesalz, das im Organismus die Funktion der Unterdrückung einer zu großen vitalen Aktivität ausübt, bewirkte dies. Morgens mussten wir dafür sorgen, dass die Ich-Organisation den*

Weg in den physischen Leib findet; dies geschieht dadurch, dass die Blutzirkulation angeregt wird. Dafür wird die Eisenwirkung der Brennnessel verwendet. Außerdem musste im Laufe des Tages die Durchdringung des physischen Leibes seitens der Ich-Organisation noch unterstützt werden. Dies geschah durch die ableitende und ziehende Wirkung der Lindenblüten am Mittag."

Man merkt: überall, wo in diesen Krankengeschichten von äußeren Anwendungen gesprochen wird, sind sie ein Appell an die Ich-Organisation.

Im Streben nach der Vermenschlichung der Heilkunde erfüllen die äußeren Anwendungen daher eine wesentliche Funktion. Sie antworten konkret auf die Konstitution des mündig gewordenen Patienten. Sie sprechen die Ich-Organisation direkt an.

Abschließend: Die äußeren Anwendungen haben ihren eigenen Platz im vielfarbigen Spektrum der Möglichkeiten, durch die Anthroposophische Medizin heilend zu wirken. Diese Behandlungen davon zu trennen, bedeutet, einer enormen Kraftquelle verlustig zu gehen. Sie lebt durch die Kraft, die lebendig wird, sobald verschiedene Therapien auf den Patienten wirken und durch die Zusammenarbeit der Therapeuten die einzelnen Behandlungen einander verstärken.

Literatur

1 van Dam, J. (1932-2016): The role of external applications in modern medicine. Der Merkurstab 2007; 60 (2). S. 148-150.

2 Steiner, R. (Hrsg.): Goethes naturwissenschaftliche Schriften. Zur Farbenlehre II (1). Materialien zur Geschichte der Farbenlehre. Rudolf Steiner Verlag Dornach 1975. S. 107.

3 Steiner, R.: Geisteswissenschaft und Medizin (GA 312). Rudolf Steiner Verlag Dornach 2020. S. 236.

4 Steiner, R.: Das Zusammenwirken von Ärzten und Seelsorgern. Pastoral-medizinischer Kurs (GA 318). Rudolf Steiner Verlag Dornach 2019. Neunter Vortrag.

5 wikipedia.org/wiki/Medizin_des_Mittelalters (Abfrage Mai 2023).

6 Morgagni, G. B.: Über den Sitz und die Ursachen der Krankheiten, aufgespürt durch die Anatomie. Venedig 1761. Abrufbar über: wikipedia.org/wiki/Giovanni_Battista_Morgagni (Abfrage Mai 2023).

7 Steiner, R.: Die Rätsel der Philosophie (GA 18). Rudolf Steiner Verlag Dornach 1974. S. 135.

8 Steiner, R.: Anthroposophische Menschenerkenntnis und Medizin (GA 319). Rudolf Steiner Verlag Dornach 1982. S. 130.

9 Steiner, R., Wegman, I.: Grundlegendes für eine Erweiterung der Heilkunst nach geisteswissenschaftlichen Erkenntnissen (GA 27). Rudolf Steiner Verlag Dornach 2014.

KAPITEL II

Zur Kultur des Badewesens

ALBRECHT WARNING

1. Eine historische Übersicht

Archäologische und kulturgeschichtliche Forschungen beschreiben Bäderkulturen in den vorderasiatischen und griechischen Ländern in den Jahrhunderten vor Christus. Erste Zeugnisse aus dieser Zeit finden sich als religiöse Reinigungsrituale beschrieben im Alten Testament. Noch heute wird im mosaischen Glauben die Mikwe, das Reinigungsbad, zelebriert.[1] Aus der Zeit des antiken Griechenlands dokumentieren Bäder die religiöse und profane Badekultur in den Tempelbezirken bzw. olympischen Gymnasien aus der Zeit von 800 v. Chr. bis in die hellenistische Periode Griechenlands.[2] In säkularer Tendenz wurden bereits im 2. Jahrhundert v. Chr. private Badehäuser eingerichtet, in denen man privates und gesellschaftliches Leben pflegte. Im römischen Reich weitete sich die Badekultur soziokulturell durch kaiserlich geförderte Thermen in kommunalen Einrichtungen, die allen Bevölkerungskreisen zugänglich waren.[3] In den verschiedenen Provinzen des römischen Reiches gehörten in den Siedlungen und militärischen Bezirken Bäder zur generellen Ausstattung.[4] Es lässt sich die Benutzung von Thermalquellen seit der Römerzeit (z. B. Baden-Baden, Wiesbaden) in den vergangenen Jahrhunderten traditionell nachweisen.

Während der Völkerwanderungszeit verlor sich die Badekultur in dem weströmischen Einflussbereich. Dagegen bestand sie im Byzantinischen Reich weiterhin und wandelte sich später in der islamisch geprägten Lebensart zum Hammam.
Im Mittelalter richtete man im europäischen Raum Badehäuser ein. Dort pflegten Adel und Bürgertum im Bade gesellschaftlichen Umgang. Mitunter boten Bader auch Heilmaßnahmen an. Diese Zeit prägte das Bild des Jungbrunnens[5] als Quelle jugendlicher Kräfte. Bemerkenswert ist die kleine Schrift des Arztes Aureolus Theophrastus Bombastus von Hohenheim, genannt Paracelsus (1493-1541) von den warmen und Wildbädern. Nach einer längeren Einleitung über kalte und warme Gewässer der Natur beschrieb er Bäderorte, die er damals besucht hatte, sowie deren Indikationen: unter anderem die Bäder in Koblenz und Göppingen sowie in Bad Pfeffers in der Schweiz (Kanton St. Gallen). Dieser Ort heißt heute Bad Pfäfers und beherbergt ein Paracelsus-Museum. In seiner Schrift über die Bäder – hier der Druck aus dem Jahr 1574[6] – stellte Paracelsus die Indikationen nach den von ihm entwickelten Tria Principia. Doch das Auftreten von Pest und Syphilis sowie die Verwüstungen durch den Dreißigjährigen Krieg beendeten mehr oder weni-

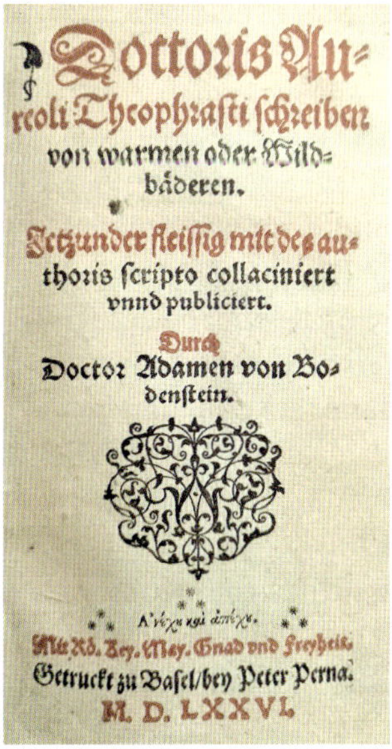
Doctoris Aureoli Theophrasti schreiben
von warmen oder Wildbäderen.
Jetzunder fleissig mit des authoris scripto collaciniert
vnnd publiciert.
Durch
Doctor Adamen von Bodenstein.
Ἀνέχου καὶ ἀπέχου.
Mit Rö. Key. May. Gnad vnd Freyheit.
Getruckt zu Basel/bey Peter Perna.
M. D. LXXVI.

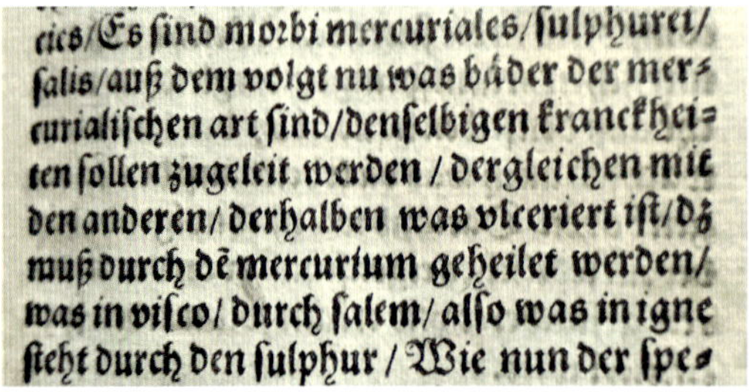
cies/Es ſind morbi mercuriales/ſulphurei/
ſalis/auß dem volgt nu was bäder der mer-
curialiſchen art ſind/denſelbigen kranckhei-
ten ſollen zugeleit werden / dergleichen mit
den anderen/ derhalben was vlceriert iſt/dz
muß durch dē mercurium geheilet werden/
was in viſco/ durch ſalem/ alſo was in igne
ſteht durch den ſulphur / Wie nun der ſpe-

ger die Baderituale in Mitteleuropa. Puder und Perücke ersetzten Wasser und Reinigung. Die literarischen Sittengemälde von Jean Baptiste Molière (1622-1673) zeugen von der Unkenntnis und Geringschätzung der natürlichen Heilmittel.

Als bedeutsamer Wandel entwickeln sich im 19. Jahrhundert unterschiedlichste, zum Teil gegensätzliche Strömungen der Lebensanschauungen und -weisen. In der Medizin verdämmert das letzte traditionell bekannte Wissen der Humoralpathologie. Der Forschergeist der Menschen wendete sich der positivistischen Naturwissenschaft zu. Dazu sei hingewiesen auf den ersten Vortrag Rudolf Steiners vor den Ärzten in Dornach am 21. März 1920.[7] In einem geschichtlichen Überblick sprach er darüber, wie sich in der ersten Hälfte des 19. Jahrhunderts die Betrachtungsweisen der menschlichen Krankheitsprozesse fundamental veränderten.

In der pathologischen Anatomie bzw. Zellularpathologie wurden Krankheiten definiert als makro- und mikroskopisch fassbare Organveränderungen des Körpers. Der diagnostische Impuls dominierte, Krankheit am Ort des Geschehens dingfest zu machen, ohne dass sich aus dieser Anschauungsart prozessbezogene Heilmittel finden ließen. Dieses Vorgehen begann an der medizinischen Fakultät der Universität Wien und wurde als „Wiener Schule" bezeichnet. Seither prägte sich der Begriff „Schulmedizin" ein. Diese bildete die Grundlage der an europäischen Universitäten gelehrten und betriebenen, pathogenetisch- und körperorientierten Medizin.

In den ersten Jahrzehnten des 19. Jahrhunderts begründete Samuel Hahnemann (1755-1843) hingegen ein ganz eigenes Prinzip der Heilmittelfindung, in dem er durch Beobachtung und erlebte Wahrnehmung die Wirkprozesse angewandter Substanzen beschrieb (daraus folgte das Simileprinzip). Darüber hinaus führte er durch Dynamisieren – er nannte es später Potenzieren – *„eine wahre Erweckung der in natürlichen Körpern während ihres rohen Zustandes verborgen gelegenen, arzneilichen Eigenschaften (sc. herbei), welche dann fast geistig auf unser Leben ... einzuwirken fähig werden.*"[8]

Mit den Ärzten und Laien, die schon Ende des 18. Jahrhunderts und insbesondere im 19. Jahrhundert dem Diktat der „Schulmedizin" nicht folgen wollten, begann eine Wiederbelebung der Wassertherapie. Hervorzuheben sind beispielhaft Vinzenz Franz Prießnitz (1799–1851) aus Oberschlesien und später Sebastian Kneipp (1821–1897) aus dem bayerischen Schwaben.[9] Seine heilkundlichen Bemühungen beschrieb er mit einer Vielzahl von Falldarstellungen in mehreren Büchern. In seinem Werk: „So sollt ihr leben" entwickelt er die Grundlage für die spätere Naturheilkunde und darin als Kernprogramm die „fünf Säulen des Sebastian Kneipp". Das genannte Buch erörtert ausführlich die Wirkungen des Wassers in den verschiedensten Anwendungsweisen.[10] In einem weiteren Buch beschrieb er eigens die von ihm ausgeführten Wasserkuren.[11]

Gerade aus dem Konzept von Sebastian Kneipp entwickelte sich das medizinische Feld der Naturheilkunde, wie sie heute klinisch und ambulant mit vielfältigen Behandlungsmethoden ausgeübt wird.[12] Wasseranwendungen, besonders die Badetherapien, waren immer Teil der Körperpflege, wobei man sie nach den verschiedenen kulturellen, sozialen und medizinischen Gewohnheiten entsprechend gestaltete.

Carl Gustav Carus (1789-1869), ein Zeitgenosse von J. W. von Goethe (1749-1832), berichtete von einem Badeerlebnis, das hier wegen seiner eindrucksvollen Wirkung wörtlich zitiert sei.[13] Carus hatte sich im Oktober/November 1813 mit Typhus infiziert und schwebte durch die Schwere der Erkrankung drei Wochen lang in Lebensgefahr:

„*Eigentlich darf ich sagen, dass 21 Tage aus dem Bewusstsein meines Lebens bis auf wenige phantastische Erscheinungen vollkommen gestrichen sind ... Die Fieberglut stieg immer mehr, so lag ich wie im Traum befangen mit zusammengefallenem Körper ... unfähig zu irgendeiner verständigen Mitteilung ... Aber so wie am Ende alle die wunderlichen Lebensprozesse, welche eine Krankheit wieder zur Genesung führen, nur vom Unbewussten unserer Psyche ausgehen können, so erwacht auch zuweilen ... eine eigene, vom Unbewussten diktierte Gedankenfolge und leihet dann dem, was man die Heilkräfte der Natur oder den Arzt im Menschen nennen kann, bestimmte Worte ... Also ging es auch mir! Ein prophetisches Gefühl machte sich geltend und es erwachte in mir eine unwiderstehliche Sehnsucht nach einem Bade. Und so wurde denn gegen Abend mit Aufgüssen aromatischer Kräuter eine solche Labung mir bereitet. Es ist merkwürdig, der einzig ganz klare und darum auch in der Erinnerung mir ganz lebendig gebliebene Moment in diesem gewaltigen Krankheitssturm war der, wo man mich in das Bad legte. Mit einem Mal wähnte ich das Gefühl erneuter Gesundheit zu empfinden, dass die Angst der Krankheit von mir wich und ich, zur größten Verwunderung meiner Umgebung, wie halbträumend anfing aus Goethe zu rezitieren: ‚Oh! Wüsstest du, wie's Fischlein ist so wohlig auf dem Grund‘ ... Bald aber verließen mich die Sinne, allein ein entschiedener Wendepunkt war gegeben und von diesem Tage an schrieb sich eine allmählich fortschreitende Besserung ... Ich fühlte, wie ich mich vollkommen erholte: mein Leben war ein anderes geworden. Meine körperliche Konstitution kräftigte sich in einer Weise, wie ich sie früher nicht gekannt hatte. Manches zu Weiche, fast Kindliche meines Gemütes nahm eine mehr männliche Gestalt an. Und so erreichte ich von nun an leichter das, was dem wahrhaft philosophischen Geist vorzugsweise eignet: die reinere, edlere Form des Gedankens und die größere Tiefe der Idee.*“

2. Die in der Anthroposophischen Medizin angewendeten Balneotherapien

In den Konferenzen der Ärzte mit Rudolf Steiner am Klinisch-Therapeutischen Institut in Arlesheim wurden Empfehlungen zu Therapien mit Bädern dokumentiert. Hier sei hingewiesen auf die verschiedenen Krankengeschichten, die das Buch „Und in der Tat, dies wirkte“[14] ausführlich darstellt. Es finden sich folgende Angaben:

Aus der zweiten Krankengeschichte (S. 45 ff.): „*Vielleicht könnte man ihn baden lassen, die Woche zweimal mit Rosmarin, dass es zusammenhält.*“ Der Patient erhielt diese Bäder.

In der vierten Krankengeschichte (S. 79 ff.) wandte man für die Tochter (S. 87) und die Mutter (S. 89) Bäder mit Solidago virgaurea an.

Die neunte Krankengeschichte (S. 171 ff.) beschreibt, dass eine Patientin zusammen mit anderen äußeren Anwendungen zuerst Brennnesselbäder, mitunter auch Fußbäder mit Senf sowie Arnikabäder erhielt.

Weitere Angaben zu der Anwendung von Teil- oder Vollbädern sind in den von Hilma Walter (1893-1976) gesammelten Krankengeschichten des Klinisch-Therapeutischen Institutes aus den Jahren 1950 bis 1966 verzeichnet.[15,16,17] In diesen Dokumentationen finden sich Hinweise Rudolf Steiners zu umfassenden Behandlungsmöglichkeiten. Hier seien einige Beispiele der Bäderanwendungen herausgegriffen:

II/KG. 24:	Bäder mit Wermut, Rosmarin, Brennnessel
III/KG. 92:	Bäder mit Rosmarin, Eibischblättern und Arnika
IV/KG. 149:	Bäder mit Kupfersulfat, danach Abreibung mit stark verdünntem Eisensäuerling
IV/KG. 19:	Ameisensäure 5 % in das Bad
IV/KG. 134:	Bäder mit Arnika, Brennnessel, Zitrone

In den Sammlungen finden sich Angaben zu Bädern mit Zusätzen von Equisetum (II/120; IV/108; IV/145) und Empfehlungen für Bäder mit Rosmarinzusätzen (II/24; II/29; III/85; IV/52; IV/56).

Diese wenigen Beispiele mögen aufzeigen, dass die Anwendung von Bädern eine absolut wichtige und geläufige war. Sie gehörte zu dem Behandlungsschatz des Klinisch-Therapeutischen Institutes unabdingbar dazu. Es würde den Rahmen dieses Buches sprengen, weitere Details zu den Krankengeschichten aufzuführen.

Auch in den Vorträgen, die Rudolf Steiner für Ärzte hielt, findet sich eine Vielzahl von Ratschlägen zu Behandlungen mit Bädern mit mineralischen oder pflanzlichen Zusätzen. Hier seien einige beispielhaft erwähnt:

So deutete Steiner im Vortrag vom 9. Oktober 1920[18] an, dass bei einer Erkrankung durch Diabetes mellitus die Behandlung mit ätherischen Ölen als Bäderanwendung erfolgen könne.

Er erwähnte in dem 8. Vortrag vom 18. April 1921[19], dass bei Asthmaformen, bei denen *„der Sinnesnervenprozess in den Atmungsprozess hineingerutscht ist ... dem müssen sie polarisch entgegenwirken ... mit Kräften, welche die andere Richtung haben, und die bekommen Sie heraus, wenn ... Sie etwa Kohlensäure- oder andere Säurebäder verwenden.“*

Im Heilpädagogischen Kurs[20] führte er an verschiedenen Stellen Behandlungen mit Bädern an, z. B. als Schwefelbad [→ Kapitel V.5 Das Schwefelbad], andere mit Arsenzusätzen oder mit Wiesenmohn.

In den genannten Vortragszyklen finden sich noch weitere Angaben zu unterschiedlichsten Bäderanwendungen.

Diese Anmerkungen zu den Empfehlungen Rudolf Steiners sollen aufzeigen, dass die Bäderbehandlung als wichtige Therapiemethode anzusehen ist. Verständnis und Anwendbarkeit vertiefen sich, wenn die Details und therapeutische Ratio in den aufgeführten Vortragszyklen erarbeitet werden.

Im Klinisch-Therapeutischen Institut wendete Ita Wegman (1876-1943) in Zusammenarbeit mit Margarete Hauschka (1896-1980) in den Jahren nach 1921 zudem die sogenannten rhythmischen Bewegungsbäder an.[21]
Es handelte sich um das Reibe- und Bürstenbad, das ansteigende und das absteigende Wellenbad, das Lemniskatenbad und andere mehr. In den Jahren während des ersten Weltkrieges entwickelte Frau Maria Lieske-Usbeck (1869-1952) das Kastanien-Brandungsbad [→ Kapitel V.2 Das Brandungsbad].

Der Impuls zum Öldispersionsbad von Werner Junge

Werner Junge (1912-1998) war medizinischer Bademeister und Masseur. Er war geisteswissenschaftlich orientiert und mit den Vorträgen Rudolf Steiners zu den medizinischen Themen im Sinne des mikro- und makrokosmischen Menschen gut vertraut. Durch eine drängende therapeutische Anfrage in seiner Praxis und impulsiert durch Steiners Aufforderung im 15. Vortrag des ersten Ärztezyklus (GA 312)[22] „*... so müssen wir das Ich mit dem Ölbildungsprozess in Beziehung setzen. Das können wir wohl am besten dadurch, dass wir versuchen, fein zerstäubtes Öl im Bade zu verarbeiten und den Menschen zu behandeln mit den Ölbädern*", schuf er 1937 einen Apparat, mit dem sich Wasser verwirbeln lässt. Er setzte eine Pipette ein, deren Spitze in die Wirbelmitte ragt, sodass der Sog des Wirbels oben eingefülltes Öl ansaugt. Das Öl wird in feinsten Tropfen in das Wasser hinein „zerstäubt". Es bildet sich dadurch eine Dispersion Öl in Wasser. Die Wassermenge eines durchschnittlichen (häuslichen) Wannenbades beträgt ca. 250 l (je nach Größe der Wanne auch mehr). Man nimmt 5 ml, maximal 7–8 ml Öl. Es entsteht also kein „Bad im Öl" sondern, wie es später technisch richtig benannt wurde: ein Öldispersionsbad. Die Technik des Gerätes, eine aktuelle Abbildung und die Zubereitungsart befinden sich im Kapitel über die Durchführung [→ Kapitel VI.1].

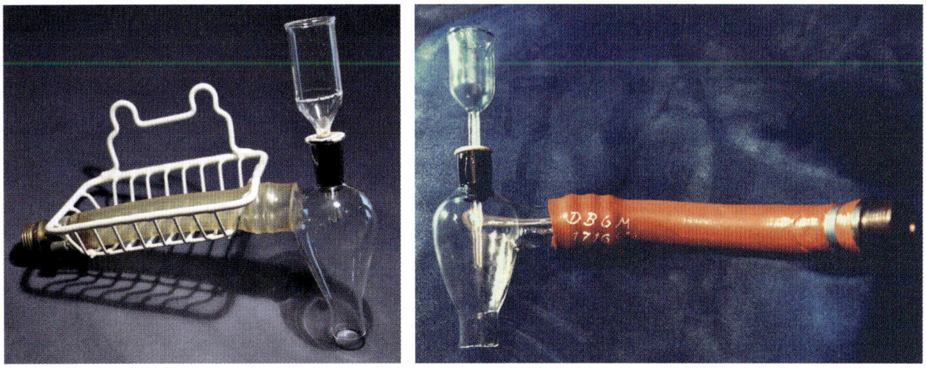

Geräte für das Öldispersionsbad um 1952, mit Aufschrift des Gebrauchsmusterschutzes

Literatur und Anmerkungen

1 Deusel, A. Y.: Mikwe. 2014. In: Das Wissenschaftliche Bibellexikon: www.wibilex.de. Abrufbar unter: https://www.bibelwissenschaft.de/fileadmin/buh_bibelmodul/media/wibi/pdf/Mikwe__2018-12-03_21_56.pdf (Abfrage Mai 2023).

2 Homer: Odyssee. Achter Gesang Vers 449-456. Goldmann Verlag München 1996. S. 97.

3 Der Hauptbahnhof Roms: Roma Termini hat seinen Namen von den nahegelegenen Zisternen der Diokletiansthermen.

4 Siehe z. B. Thermenruine Xanten. Abrufbar unter: https://apx.lvr.de//de/lvr_roemermuseum/grosse_thermen/roemische_baeder/roemische_baeder.html (Abfrage Mai 2023).

5 Lucas Cranach der Ältere (1472-1553), 1546.

6 Paracelsus: Schreiben von warmen und Wildbäderen. Publiziert durch Doctor Adamen von Bodenstein. Peter Perna Basel 1576. S. 37.

7 Steiner, R.: Geisteswissenschaft und Medizin (GA 312). Rudolf Steiner Verlag Dornach 2020. S.13-24. Selg, P., Barna, P. (Hrsg.): Studienkommentare zum medizinischen Werk Rudolf Steiners – „Die Zukunft des medizinischen Lebens“ 1. Salumed Verlag Berlin 2020.

8 Zitiert nach: Daems, W. F.: Die Entwicklung des Potenzierverfahrens von Hahnemann bis heute. In: Itschner, V. (Hrsg.): Potenzierte Heilmittel. Verlag Freies Geistesleben Stuttgart 1971. S.15.

9 Eine ausführliche Darstellung findet sich in: Kraft, K., Stange, R. (Hrsg.): Lehrbuch der Naturheilverfahren. Hippokrates Verlag Stuttgart 2010. S. 88 ff.

10 Kneipp, S.: So sollt ihr leben. Faksimileausgabe der Originalfassung von 1897. Englisch Verlag Wiesbaden 1980. S. 346-354.

11 Kneipp, S.: Meine Wasserkur. Ehrenwirth Verlag München 1988.

12 Dobos, G., Deuse, U., Michalsen, A. (Hrsg): Chronische Erkrankungen. Konventionelle und komplementäre Therapien. Urban und Fischer München/Jena 2006.

13 Meffert, E.: Carl Gustav Carus. Sein Leben – seine Anschauung von der Erde. Verlag Freies Geistesleben Stuttgart 1986. S. 20-23.

14 Selg, P. (Hrsg.): „Und in der Tat, dies wirkte“. Die Krankengeschichten des Buches „Grundlegendes für eine Erweiterung der Heilkunst nach geisteswissenschaftlichen Erkenntnissen“ von Rudolf Steiner und Ita Wegman. Eine Dokumentation. Verlag am Goetheanum Dornach 2007.

15 Walter, H.: Der Krebs und seine Behandlung. Eine Sammlung von Krankengeschichten mit Hinweisen Rudolf Steiners. Natura Verlag Arlesheim 1953. (Krankengeschichten II).

16 Walter, H.: Abnormitäten der geistig-seelischen Entwicklung in ihren Krankheitserscheinungen und Behandlungsmöglichkeiten. Wegleitung zum Verständnis einer Sammlung von Krankengeschichten mit Hinweisen von Rudolf Steiner. Verlag am Goetheanum Dornach 1987. (Krankengeschichten III).

17 Walter, H.: Die sieben Hauptmetalle. Ihre Beziehungen zur Welt, Erde und Mensch. Verlag am Goetheanum Dornach 1999. (Krankengeschichten IV).

18 Steiner, R.: Physiologisch-Therapeutisches auf der Grundlage der Geisteswissenschaft (GA 314). Rudolf Steiner Verlag Dornach 1965. S. 66.

19 Steiner, R.: Geisteswissenschaftliche Gesichtspunkte zur Therapie (GA 313). Rudolf Steiner Verlag Dornach 1984. S. 148.

20 Steiner, R.: Heilpädagogischer Kurs (GA 317). Rudolf Steiner Verlag Dornach 1967. S. 94, 128, 133.

21 Marbach, I.: In Dokumentation der besonderen Therapierichtungen und natürlichen Heilweisen in Europa. Band 1, 1. Zentrum zur Dokumentation für Naturheilverfahren e.V. (Hrsg.). VGM Verlag Essen 1991. S. 303.

22 Steiner, R.: Geisteswissenschaft und Medizin (GA 312). Rudolf Steiner Verlag Dornach 2020. S. 276-277.

KAPITEL III.1

Rhythmische Bäder nach Ita Wegman

SABINE GERBER · CHRISTA MAIER · ALBRECHT WARNING

Die folgenden Beschreibungen sind Skizzen, die, während eines Kurses entwickelt, als Lehrvorlage dienten. Auch lassen sie sich zur Erinnerung für den Übenden heranziehen. Die Darstellungen erheben nicht den Anspruch, ausdifferenzierte Bewegungsbeschreibungen zu sein.

1. Einführung

Die vier Rhythmischen Bäder bezeichnet man auch als Bewegungs- oder bewegte Bäder. Sie sind Vollbäder, bei denen man das Wasser, in dem der Patient liegt, in einem bestimmten Rhythmus bewegt. Dazu kommt meist eine taktile Stimulierung mit Bürsten oder Sisalhandschuhen, im Wechsel mit oder ohne Berührung.

Die Bäder unterscheiden sich in diesen vier Hauptfaktoren:

- Wassertemperatur
- Berührung des Badegastes
- Art der rhythmischen Bewegungen im Wasser
- Badezusätze

Allgemeine Rahmenbedingungen für die Rhythmischen Bäder sind:

- Raumgestaltung: ein therapeutischer Raum mit entsprechender Atmosphäre, kein Privatraum, äußere Reize sind zu vermeiden
- Materialen: Badewanne aus verschiedenen Materialien möglich (Metall, Holz, Corian[1], Mineralstoffe), Ein- und Ausstieghilfe, Badethermometer, Bürsten von unterschiedlicher Härte, Sisalhandschuhe
- Wasser: die Menge passt man der Größe der Wanne und dem Körpervolumen des Klienten an; die Temperatur ist eingestellt auf die indifferente Temperatur (Körperoberflächentemperatur)
- Substanzen: als wässriger Badezusatz oder als Öldispersion
- Lagerungshilfen in der Wanne: Material zur Unterstützung einer entspannten Lagerung (z. B. Kopf-/Fußstütze) in Rücken-, Seiten- oder Bauchlage
- Liege mit entsprechenden Tüchern und Decken zur Nachruhe in Ganzkörperpackung mit Hilfsmaterial (z. B. Kissen, Rollen, Würfel etc.) für eine entspannte Lagerung
- Rufglocke

2. Charakterisierung der einzelnen Bäder mit ihren Wirkungen

2.1 Das Rhythmische Bürstenbad

Badezeit:	morgens
Wassertemperatur:	35-37 °C (je nach Körpertemperatur)
Dauer:	ca. 20 Minuten
Nachruhe:	keine oder nur eine kurze Nachruhe

Beschreibung

Mit zwei Bürsten führt man an den einzelnen Körperteilen großflächige, rhythmisch-schwingende Bürstungen im Gegenlauf aus (an- und abschwellend), die sich an den Leitlinien* der dominierenden Muskelgruppen orientieren. Es folgen Abstriche in Rücken- und Bauchlage mit mehr oder weniger Hautkontakt. Am Ende erhält der Patient einen kurzen Kältereiz. Bei diesem Bad erfolgt keine oder nur eine kurze Nachruhe mit anschließender aktiver Bewegung (zügiges Spazierengehen), entsprechend dem Behandlungsziel und der Therapieplanung, d.h. mit Steigerung innerhalb einer Behandlungsserie.

Wirkungen

Die intensive und impulsierende taktile Stimulierung des Bürstenreizes, der durch die direkte Berührung mit der Bürste entsteht, dämpft das Wasser etwas ab. Die Berührung löst eine Bewegung aus, die vom Wasser aufgenommen und als Strömungen und/oder Wirbel weitergeleitet wird. Im Vergleich zur Trockenbürstung erlebt der Badende den Reiz dadurch weniger punktuell, sondern umfassender.

Das Bad hat einen deutlich auffordernden Charakter:
- Körperbewusstsein: lässt die eigenen Grenzen erleben, gibt Struktur, Sicherheit und Halt
- Anregung zur Mobilisierung
- Aktivierung der peripheren Zirkulation
- Förderung der Ausatmung
- Anregung der Ausscheidung, Entstauung
- Normalisierung der Körperspannung
- Steigerung der psychophysischen Belastbarkeit

* Leitlinie bedeutet in den berührenden Körpertherapien, wie z.B. der Rhythmischen Massage oder den Einreibungen, die einem Muskelverlauf folgende Handführung.

Indikationen

- Asthma bronchiale
- depressive Verstimmung
- Migräne (zwischen den Anfällen)
- Kraftlosigkeit nach durchgemachter Erkrankung (in der Rekonvaleszenz): zur Steigerung der Belastbarkeit (durch Intensivierung des Reizes, z. B. aufbauend auf einige Reibebäder)
- Einschlafstörungen (abends baden), besonders für nervöse Patienten im Sinne der Normalisierung der Körperspannung, indem das Bad durch Anregung der Hautperipherie die innere Spannung mindert
- Stauungen bei Niereninsuffizienz (ohne Abschluss mit kaltem Wasser und mit einer Stunde Nachruhe)
- nach Irmgard Marbach (1921–2008)[2]: Zirkulationsstörung, Stoffwechselträgheit und Bewegungsarmut, Antriebsschwäche
- Einsatz bei Magersucht im Rahmen einer psychiatrischen Behandlung[3]

Kontraindikationen

- fieberhafte und infektiöse Erkrankungen
- stark reduzierter Allgemeinzustand
- schwere Herz- oder Koronarinsuffizienz
- ausgeprägte Hypertonie
- Irritationen der Haut, z. B. Wunde, Ekzeme, Sonnenbrand, frische Naht
- periphere, arterielle Verschlusskrankheit (PAVK) Stadium III

2.2 Das Rhythmische Reibebad

Badezeit:	morgens
Wassertemperatur:	36-37 °C (angepasst an die Körpertemperatur)
Dauer:	ca. 20 Minuten
Nachruhe:	eine Stunde

Beschreibung

Mit zwei Sisalhandschuhen beginnt man an den Extremitäten des Badegastes die Streichungen in phasenverschobenen Kreisen rhythmisch-reibend, indem man den Moment der Begegnung zwischen den zwei Handschuhen betont. Die fortlaufenden Kreise orientieren sich an den Leitlinien der dominierenden Muskelgruppen.[4,5] Mit Ganzkörper-Abstrichen regt man mit zunehmendem Kontakt das Körperbewusstsein rhythmisch von der Region oberhalb des Zwerchfells in der Richtung zu den Füßen an. Diese Abstriche führt man anfänglich in weichem Hautkontakt sowohl in Rücken als auch in Bauchlage durch, wobei man sie von Bad zu Bad steigert.

Die Nachruhe, in einer Ganzkörperpackung, sollte eine Stunde dauern, damit sich die Wirkung entfalten kann.

Die Wahl des Badezusatzes[6] (pflanzlicher oder mineralischer Art) erfolgt nach ärztlicher Verordnung oder entsprechend dem Behandlungsziel und nach Zustand des Patienten. Man verwendet z. B. einen Sud aus Schachtelhalmkraut[7], einen wässrigen Auszug aus Rosmarinblättern, Solum Badezusatz (WALA) [→ Kapitel IX.3 Torföle] oder eine Öldispersion [→ Kapitel VIII.2 Liste der Indikationen].

Wirkungen

Die lokale, raue und ruhige taktile Stimulierung des Sisalreizes bewirkt:

- ein innerliches Weiten der positiven Körperwahrnehmung bis an die Peripherie des Leibes
- eine bewusstere Wahrnehmung der Körperoberfläche, sie fördert das Vertrauen in den eigenen Leib
- eine zarte Anregung, Aktivierung der Hautwahrnehmung (örtlich bewusster und sanfter als beim Bürstenbad), Einladung an die Seele, sich wieder mit dem Leib zu verbinden
- Anregung der Ausatmung, des Stoffwechsels und der peripheren Zirkulation
- Regulierung der Körperspannung

Indikationen

- als Vorstufe zum Bürstenbad
- Rekonvaleszenz
- psychosomatische Erkrankungen, u. a. Anorexie[8]
- Antriebsschwäche
- Stoffwechselträgheit
- Angst und Mutlosigkeit
- depressive Störung
- Polyneuropathie
- Erschöpfung, Burnout

Kontraindikationen

[→ Abschnitt 2.1 Rhythmisches Bürstenbad]

2.3 Das Wellenbad

2.3.1 Das rhythmische Wellenbad

Neben dem Körper des auf dem Rücken liegenden Klienten bewegt der Therapeut die Hände (zur Flächenvergrößerung mit Sisalhandschuhen) im Wasser. Dabei entsteht vor den Händen eine zarte Aufströmung, beim Abströmen ein Sog. Der Behandelnde moduliert die jeweilige Dynamik der Handströmung. Man wartet das Verebben der ersten Welle ab und wiederholt dann die gleiche Handführung. Es kommt auf die rhythmische Wiederholung dieser Bewegungen entlang verschiedener Körperpartien an.

Es gibt zwei Ausführungen des Wellenbades: Ein absteigendes bzw. aufsteigendes Wellenbad. Die Bewegungen der Hände erfolgen achtsam. Entscheidend für die Wirkung ist die Richtung des An- und Abschwellens und entsprechend die abschnittweise erfolgende Wellenbildung.

2.3.2 Das absteigende Wellenbad

Badezeit:	eher nachmittags/abends, nicht nach dem Essen
Wassertemperatur:	35-36 °C
Dauer:	20 Minuten
Nachruhe:	möglichst 60 Minuten
Bewegung:	Crescendo nach distal

Beschreibung

Bei diesem Bad beginnt man mit der Wellenbewegung bei den Schultern und leitet mit betontem Abstrom zu den Füßen aus. Als nächstes bewegt man abströmend von der Gegend des Herzens hinunter zu den Füßen. Dann setzt man im Bereich der Hüfte an, abwärts mit leichter Berührung des Körpers. Zuletzt beginnt man im Kniebereich. Zurück zu den Schultern bewegen sich die Hände in wahrnehmender Qualität, jedoch in unbetontem Aufstrom von den Füßen zu den Schultern im Wasser. Wiederholungen erfolgen sechs- bis zehnmal in dieser Reihenfolge.

Wirkungen

- entlastet Spannungen des Kopfes
- fördert den Ausatmungsprozess
- senkt den Blutdruck
- Beruhigung, Minderung der inneren Spannung
- regt die Ausscheidung an
- ordnend, gibt Richtung

Indikationen

- arterielle Hypertonie
- Asthma bronchiale
- muskuläre Verspannungen, innere Anspannung
- Verkrampfungen im abdominellen Bereich

Kontraindikationen

- [→ Abschnitt 2.1 Das Rhythmische Bürstenbad]
- arterielle Hypotonie

2.3.3 Das aufsteigende Wellenbad

Badezeit:	eher morgens
Wassertemperatur:	35-37 °C (entsprechend der Körpertemperatur)
Dauer:	15 Minuten
Nachruhe:	30-60 Minuten
Bewegung:	Crescendo nach kranial

Beschreibung

Aufsteigend bezeichnet man das Vorgehen, da man die anschwellenden Handführungen stufenweise von den Füßen bis zu den Schultern führt. Die erste Streichung erfolgt an beiden Körperseiten mit betontem Anschwellen von den Füßen bis zu den Knien, dann bis zu den Hüften, bei der nächsten Bewegung bis zu der Region des Herzens, zuletzt bis zu den Schultern. Zurück zu den Füßen gleitet man mit den Sisalhandschuhen im Wasser unbetont mit leichter Berührung. Wiederholungen erfolgen mehrmals in dieser Reihenfolge.

Wirkungen

- körperliche Anregung, Tonisierung
- fördert den Einatmungsprozess
- steigert den Blutdruck

Indikationen

- arterielle Hypotonie
- Einatmungsstörungen

Kontraindikationen

- [→ Abschnitt 2.1 Das Rhythmische Bürstenbad]
- Herzerkrankungen
- arterielle Hypertonie
- Neigung zu Kopfschmerzen, Migräne

2.4 Das Rhythmische Lemniskatenbad

Badezeit:	morgens
Wassertemperatur:	36-37 °C
Dauer:	25 Minuten
Nachruhe:	eine Stunde

Beschreibung

Die Lemniskate verbindet die Polaritäten (Kopf und Fuß), bringt sie in der Kreuzung zueinander in Beziehung und gleicht sie in der Mitte aus. Dieses Bad hat etwas von einer stillen Quelle. Es ist das sanfteste, ruhigste, variationsreichste und individuellste der vier Rhythmischen Bäder nach Ita Wegman. Es bedarf keiner Hilfsmittel. Der Klient wird nicht berührt, nur das strömende Wasser bewegt den Badenden.

Die Handführung bei der Lemniskatenführung verläuft folgendermaßen: Jede Handbewegung besteht grundsätzlich aus zwei aufeinander zustrebenden Achtertouren, die sich beide in der Mitte kreuzen und wirbelnd durchdringen. Dabei führt man im Zuge der Armbewegung von außen nach innen das Wasser von den Handflächen (palmare Seite der Hand) anschwellend, während bei der Auswärtsbewegung die Hände sich soweit umwenden (Supination), dass sie im Wasser schmalseitig unbetont durchgleiten. Die Handführung erfolgt mit Aufmerksamkeit. Zwischen einer jeweiligen Lemniskatierung beobachtet man abwartend den Verlauf und das Ausklingen der Wellenbewegung. Die Anzahl der Lemniskatenbewegungen steigert sich: auf jeder Seite drei oder fünf, evtl. auch sieben oder neun, je nach Ziel des Bades.

Dreierlei Rhythmen gestalten das Bad:

1. Umfassende Lemniskate, die großflächige Rundungen bildet und die ganze Gestalt des Klienten mit einer Strömung umspielt: Beginnend auf der rechten Seite des Patienten taucht die linke Hand in Schulterhöhe, die rechte Hand in Höhe der Knöchel ein. Beide Hände bewegen sich mit den Handflächen wahrnehmend mit leichtem Crescendo, ohne zu schlagen, aufeinander zu, bis sie sich in Höhe der Hüfte begegnen, sich kreuzen, dann leicht über den Kreuzungspunkt hinaus ausschwingen. Dabei drehen sich die Hände in einer weichen Umkehr so, dass sie mit supinierender Handhaltung zurück durch das Wasser gleiten, ohne es zu führen. Am äußeren Umkehrpunkt wenden die Hände in einem fließenden Rund, um wieder das Wasser palmar zu führen. Dabei bleiben die Hände immer eingetaucht und bewegen ohne Pause den Wasserstrom in gleichmäßig wässrigem Fließen. Dann erfolgt der Wechsel zur linken Patientenseite mit gleichartigen Abläufen. Am Schluss lässt man die Bewegungen im Wasser ausklingen.

2. Kreisende Welle: Sie umströmt den Körper als Ganzes, schafft Einheit und Hülle nach den anregenden Lemniskaten. Auf der rechten Körperseite wird mit aufeinanderliegenden Händen eine anschwellende Welle von den Füßen bis zum Ellbogen geführt. Anschließend tauchen die Hände aus dem Wasser und die Welle kreist weiter. Diese Welle wiederholt man rhythmisch, bis sie auf der linken Seite bei den Füßen ankommt. Die Welle ausklingen lassen.

3. Kleine Bewegungen: Im Treffpunkt der phasenverschobenen Kreise entsteht ein lokal wirkender, vibrierender Wirbel. Dies geschieht vornehmlich in Höhe der Gelenke. Dabei dreht man beide Hände nebeneinander in solchen Kreisbewegungen, dass sich zwischen den Händen die Wasserkreise kreuzen und wirbelnd auf den

Körper zuströmen. Dabei zeichnen die drehenden Hände den rechten und linken Flügel einer Lemniskate, aus deren Kreuzungspunkt das Wasser quirlig hervorsprudelt. Die Bewegung der Hände erinnert an Flossenbewegungen der Wassertiere. Daher nennt man sie „Flossen".

Die Komposition des Bades wird durch diese drei Rhythmen gestaltet und entsprechend individualisiert, je nach Patient und Behandlungsziel.

Obwohl die Bewegungen zart sind, verstärken sich ihre Vibrationen im Wasser. Sie vermögen mit Intensität im menschlichen, wässrigen Organismus weiter zu schwingen, wie Wasserringe an der Oberfläche eines Sees. Es ist anzunehmen, dass diese nicht nur an der Haut reflektiert werden, sondern sich auch im Inneren des „wässrigen Menschen" weiter fortpflanzen. Sie wirken anregend auf die Hautperipherie und gleichzeitig in der Tiefe des Organismus. Der Patient fühlt sich innerlich bewegt, und angesprochen. Um die Strömungen wirken zu lassen, die sich als innere Fortsetzung des bewegten Wassers entfalten, ist die Gestaltung der Pause von zentraler Bedeutung.

Die Wellen sind lange sichtbar und noch länger spürbar. Der ganze Körper wird zu einem großen, lauschenden Wahrnehmungsorgan.

In der Nachruhe, in der man den Patienten nicht allzu eng einhüllt, führt das Lemniskatenbad zu einer tiefen Besinnlichkeit, da der Patient ausschließlich durch die Wasserströmung berührt wurde. Es entsteht für den behandelten Menschen ein innerer Freiraum, der die Lebensprozesse sanft und rhythmisch weckt.

Die Patienten schildern eine wohlige, sie ganz durchdringende Wärme, in der sie sich als bewegte und in sich ruhende, bewusste Ganzheit erleben.

Daher ergibt sich die große Bedeutung der Nachruhe in der Ganzkörperpackung.

Die lokalen vibrierenden Bewegungen schaffen ein subtiles Bewusstsein in den Gelenken. Sie können dort die Durchblutung und Beweglichkeit verbessern sowie Schmerzen lindern.

Wirkungen

- Neuorientierung und Belebung des Wärmeorganismus
- Anregung der Ausscheidung über Nieren und Haut
- Vertiefung der Atmung
- Mobilisierung der Gelenke
- Schmerzlinderung
- Beruhigung und Entspannung; Unterstützung der rhythmischen Organisation der Mitte
- Hüllebildung
- zentrierend, zu sich kommen, zu sich finden
- innere Wachheit im Leib
- Steigerung der Reagibilität in der Dynamik der Wesensglieder

Indikationen

- Störungen im Wärmeorganismus
- Erkrankungen des rheumatischen Formenkreises, Bewegungseinschränkung der Gelenke[9]
- Schmerzen des Bewegungsapparates
- degenerative Prozesse
- venöse und lymphatische Stauungen
- Ausscheidungsstörungen
- depressive Episoden
- hilfreich zur Regeneration nach Chemotherapie oder nach intensiver Antibiotikabehandlung z. B. nach Borreliose
- Irmgard Marbach[10] erwähnte als Indikation zusätzlich: Drogen- und Medikamentenmissbrauch; hier kann das Bad durch die Zentrierung und die Förderung der Ausscheidung hilfreich sein

Kontraindikationen

- [→ Abschnitt 2.1 Das Rhythmische Bürstenbad]
- Herzerkrankungen (evtl. Halb- oder Dreiviertelbad)
- entzündliche Erkrankungen
- Irritationen der Haut, z. B. Wunden, Ausschlag, Sonnenbrand, frische Naht

Über diese allgemeinen Gestaltungsmöglichkeiten hinaus behandelt man einzelne Körperregionen beschwerdebezogen.

Literatur und Anmerkungen

1 Corian® besteht aus ca. 1/3 Acrylharz und zu 2/3 aus natürlichen Mineralien mit dem Hauptbestandteil Aluminiumhydroxid, das aus Bauxit (Aluminiumerz) gewonnen wird.

2 Marbach, I.: Anthroposophische Medizin. In: Zentrum zur Dokumentation für Naturheilverfahren e.V. (Hrsg.): Dokumentation der besonderen Therapierichtungen und natürlichen Heilweisen in Europa. Band 1, Ganzheitliche Medizinsysteme. VGM Verlag Essen 1991. S. 303.

3 Ruckgaber, K.-H.: Psychosomatische Jugendmedizin. In: Glöckler, M., Schürholz, J., Walker M. (Hrsg.): Anthroposophische Medizin. Verlag Freies Geistesleben Stuttgart 1993. S. 118-119.

4 Hauschka, M.: Rhythmische Massage nach Dr. Ita Wegman. Margarethe Hauschka Schule Bad Boll 1996. S. 131. Der Titel ist über den Salumed Verlag zu beziehen: www.salumed-verlag.de

5 Nach Große-Braukmann, E. in: Layer, M. (Hrsg.): Praxishandbuch Rhythmische Einreibungen nach Wegman/Hauschka. Verlag Hans Huber Bern 2014. S. 67.

6 Friedländer, K.: Äußere Anwendungen von Medikamenten. Ein Arbeitsmaterial für Ärzte. Ita Wegman Klinik Arlesheim 1986.

7 Equisetum-Sud: eine Hand voll getrockneten, kleingeschnittenen Schachtelhalm (Equisetum arvense) über Nacht in 2 Liter kaltem Wasser einweichen. Am Morgen aufkochen und 10 Minuten leicht köcheln, dann weitere 10 Minuten ziehen lassen und ins Badewasser abseihen.

8 Ruckgaber, K.-H.: Psychosomatische Jugendmedizin. In: Glöckler, M., Schürholz, J., Walker M. (Hrsg.): Anthroposophische Medizin. Verlag Freies Geistesleben Stuttgart 1993. S. 118.

9 Schürholz, J.: Rheuma – zum Krankheitsbild. In: Glöckler, M., Schürholz, J., Walker M. (Hrsg.): Anthroposophische Medizin. Verlag Freies Geistesleben Stuttgart 1993. S. 129.

10 Marbach, I.: Anthroposophische Medizin. In: Zentrum zur Dokumentation für Naturheilverfahren e.V. (Hrsg.): Dokumentation der besonderen Therapierichtungen und natürlichen Heilweisen in Europa. Band 1, Ganzheitliche Medizinsysteme. VGM Verlag Essen 1991. S. 303.

KAPITEL III.2

Das Lemniskatenbad in der Geburtshilfe

ANGELA KUCK

1. Grundlagen

In der Schwangerschaft lockert sich das konstitutionelle Gefüge der Frau. Schon früh lösen sich die oberen Wesensglieder und greifen dadurch eher indirekt und schwächer in den unteren Pol und das Stoffwechselgeschehen ein. Damit können sich die Lebenskräfte mehr ausbreiten und stehen dem Wachstum des Kindes, besonders seinen Hüllen zur Verfügung. An zahlreichen Phänomenen lässt sich diese Lockerung und gleichzeitige Aktivierung des Lebensbereiches beobachten, z.B. sieht eine Schwangere meist runder und rosiger aus. In der Frühschwangerschaft beobachten wir ein ausgeprägtes Schlafbedürfnis. Die Übelkeit ist als Zeichen der Lockerung gut zu verstehen (auch eine beginnende Ohnmacht beginnt mit einem Übelkeitsgefühl). Der Tonus zahlreicher Organe nimmt ab, im gesamten Magen-Darm-Trakt ist die glatte Muskulatur weniger tonisiert. Der Mageneingang ist weitgestellt, es kommt häufiger zu Sodbrennen und einer Refluxsymptomatik, die Peristaltik verlangsamt, was eine Neigung zur Obstipation zur Folge hat. Im Nierensystem besteht eine physiologische Weitstellung der ableitenden Harnwege usw. Gelingt diese physiologische Lockerung nicht oder nicht ausreichend, bleiben die oberen Wesensglieder mehr mit dem Stoffwechsel und Leib verbunden, so können sich die Hüllen, in Form der Trophoblastaktivität, bereits in der Frühschwangerschaft nicht genügend ausbreiten. Es kommt zu einer mangelhaften Invasion der Trophoblastzellen und einer ungenügenden schwangerschaftsassoziierten Umwandlung der mütterlichen Gefäße und Bildung der Plazenta. Deren Stoffwechselaktivität ist herabgemindert. Es sind bald Sklerosezeichen zu beobachten. Diese zeigen sich oft in einer zu frühen Plazentainsuffizienz sowie einem erhöhten Tonus im Körper der Mutter. Dies führt zu einem arteriellen Hypertonus und der Symptomatik, wie Kopfdruck und -schmerzen sowie erhöhten Reflexen. Einer Beeinträchtigung der Nierenfunktion der Mutter folgen eine Proteinurie und Ödeme. Häufig ist das Kind kleiner und mangelentwickelt. Den gesamten Symptomenkomplex bezeichnete man früher als „Gestose“, längere Zeit mit „schwangerschaftsbedingtem Hypertonus“ und heute als „Präeklampsie“.

Wesensgliedermäßig betrachtet, wirkt der Astralleib im Formenkreis der Präeklampsie zu stark und verhärtend, dadurch erstarrt der Ätherleib und vermittelt zu wenige Aufbaukräfte für Kind und Mutter.

Ursächlich bestehen keine Therapiemöglichkeiten von Seiten der konventionellen Medizin. Früherkennung und symptomatische Therapie sind Gegenstand intensiver Forschung.

Aus Sicht der Anthroposophischen Medizin können wir beim Erkennen dieses Symptomenkomplexes, der Neigung zu Verhärtung, Steigerung des Blutdruckes und Sklerosierung der Plazenta früh mit Maßnahmen beginnen, welche die Lebenskräfte stärken und den oberen Pol abzuschwächen versuchen. In dieser Situation hat sich für die Frauenklinik des Paracelsus-Spitals in Richterswil/Schweiz über viele Jahre das Lemniskatenbad sehr bewährt.[1]

2. Indikationen

Zu den Indikationen zählen verhärtende Erkrankungen in der Schwangerschaft, besonders des zweiten und dritten Trimenons.

Speziell zu erwähnen ist der schwangerschaftsbedingte Hypertonus mit Neigung zu Ödemen, Kopfschmerzen, Proteinurie sowie die Präeklampsie.

Bei Auftreten dieser Symptomatik, der „Präeklampsie" oder „Gestose", lässt sich durch ein regelmäßig durchgeführtes Lemniskatenbad, möglichst zweimal, mindestens jedoch einmal pro Woche, das chronische Krankheitsbild deutlich bessern und/oder normalisieren.

In akuten, stationären Fällen wurde das Bad auch mehrmals in der Woche mit Erfolg angewandt.

Das Lemniskatenbad kann eine Präeklampsie lange an einem Fortschreiten hindern. Es fördert das Wohlbefinden der Mutter und das Wachstum des Kindes. Durch diese Bäder konnten wir viele Frauen über Wochen in einer stabilen Schwangerschaftssituation halten, ohne frühzeitig entbinden zu müssen.

3. Wirkungsweise und Durchführung

Der Therapeut bewegt das angenehm warme Wasser, in dem die Schwangere liegt, um die Patientin herum mit lemniskatischen Bewegungen. Das bringt den gehaltenen, starren, stockenden Ätherleib in eine harmonische, ihm eigene Regsamkeit. Es aktiviert den Wärmehaushalt und lockert den Astralleib.

Der Badezusatz „Kastaniensole" soll durch die Kastanie den Ätherleib stärken und durch die Sole die Ich-Organisation anregen, im Leib ordnend einzugreifen.

Die Lemniskatenbewegung aktiviert die Bewegungen des starren Ätherleibes und fördert die Leichtekräfte. Das Ziel ist eine „Verlebendigung".

- Badezusatz: Kastaniensole (Salz-Kastanien-Extrakt, z.B. aus der Klinik Arlesheim)[2]
- Temperatur: Körpertemperatur, soll angenehm warm, nicht heiß sein, d.h. 36 bis 37 °C
- Badedauer: Die Dauer beträgt im Allgemeinen 15 bis 20 Minuten. Wenn die Patientinnen die Auftriebskraft des Wassers spüren, bleiben sie natürlich gern auch mal 30 Minuten im Bad.
- Nachruhe: Ca. eine Stunde, wenn die Schwangere so lange ruhen kann, je nach Befinden auch kürzer. Da das Bad die innere Bewegung anregt, reichen nach unserer Erfahrung oft auch 15 bis 20 Minuten Nachruhe aus.

Erläuterungen zu den Fachausdrücken:

Trophoblast

in der Keimanlage jeder Schwangerschaft differenzieren sich schon früh, ca. am fünften Tag nach der Befruchtung die Zellen, die das ernährende Organ und die Hüllenorgane bilden: Trophoblast- und Embryoblastzellen in der Keimanlage, die sich zu den kindlichen Zellen entwickeln. Am siebten Tag sind es die Trophoblastzellen, die in das Endometrium (=Schleimhaut der Gebärmutter) aktiv einwandern und durch Proteinasen das mütterliche Endometriumgewebe bis an dessen Gefäßwände auflösen. So bilden sie das ernährende Organ durch sehr rasches Wachstum und Proliferation. Es wächst zur Plazenta mit ihrer Zottenstruktur heran, durch die der Sauerstoff/Kohlendioxid- und Stoffaustausch stattfindet. Die Ausbildung und Differenzierung der Plazenta zieht sich bis in den vierten Schwangerschaftsmonat hin.

Gestose – schwangerschaftsbedingter arterieller Hypertonus – Präeklampsie

Drei Worte, die den gleichen Symptomenkomplex bezeichnen. Es handelt sich um ein Phänomen des dritten Trimenons, gelegentlich schon im zweiten Trimenon klinisch erkennbar. Es ist durch eine mangelhafte Invasion der Trophoblastzellen und deren geringere Differenzierung in der frühen Plazentaentwicklung und durch eine frühe Sklerosierung der Gefäße in der Plazenta gekennzeichnet. Man beobachtet eine „Engstellung" der plazentaren Gefäße. Klinisch zeichnet sich die Symptomatik aus durch einen arteriellen Hypertonus, höher als 130/90 mmHg, Ödeme sowie Augenflimmern, Kopfschmerzen, gesteigerte Reflexe bis hin zu Krampfanfällen (Eklampsie).

(Für weitere Beschreibung und menschenkundliche Aspekte siehe die Veröffentlichung im Merkurstab.[3])

Plazentainsuffizienz

Dies beschreibt eine unzureichende ernährende Funktion der Plazenta, die chronisch zu einer Mangelentwicklung des Feten mit verminderter Fruchtwassermenge, akut zu Herztonabfällen bis hin zum Kindstod führen kann. Im Rahmen der Trophoblaststörungen und Präeklampsie entwickelt sich meist eine chronische Plazentainsuffizienz (weiterführende Literatur[4]).

4. Lemniskatenbad in der Schwangerschaft – Eine Fallbeschreibung

Eine 29-jährige Schwangere fällt bereits in der Frühschwangerschaft durch erhöhte systolische Blutruckwerte auf. Die diastolischen Werte sind jeweils im Normbereich um 80 mmHg. Dies wird als eine Weißkittel-Hypertonie interpretiert, wie wir es in der Schwangerschaft häufig beobachten. Die Blutdruckkontrollen zu Hause zeigten normale Werte. Ab der 37. Schwangerschaftswoche traten zusätzlich Ödeme der Füße, Unterschenkel und Hände auf. Der arterielle Blutdruck stieg auf Werte um 150 mmHg, der diastolische nur gering auf Werte um 85 mmHg. Durch einige, gelegentlich durchgeführte Lemniskatenbäder normalisierte sich der Blutdruck. Die Schwangere konnte ohne Intervention ihr großes Kind mit 3850 Gramm acht Tage nach dem errechneten Termin gut zur Welt bringen.

Erst im Wochenbett stieg der Blutdruck auf pathologische Werte. Dieser ließ sich nach der Geburt gut medikamentös behandeln. Es blieb ein Blutdruck von 130/85 mmHg (leicht erhöhter diastolischer Wert) nach dem Wochenbett bestehen, der nicht weiter abgeklärt wurde.

In ihrer zweiten Schwangerschaft, 2,5 Jahre später, trat ein arterieller Hypertonus bereits in der 16. Schwangerschaftswoche auf. Es zeigten sich Werte von 150/90 mmHg, bei subjektivem Wohlbefinden. Mit der Medikation von Primula Onopordon cum Hyoscyamo Dil. (Weleda Schweiz), Equisetum arvense D6 und Betula e Folium 2,5% (Weleda Schweiz) blieb die Situation stabil. Die Blutdruckwerte hielten sich in der häuslichen Umgebung im oberen Normbereich.

In der 30. Schwangerschaftswoche traten neben steigenden RR-Werten zusätzlich Ödeme, Proteinurie und verstärkte Gewichtszunahme auf. Jetzt begann die Schwangere auf ärztliche Verordnung mit Lemniskatenbädern, zu Beginn zweimal wöchentlich für vier Wochen, danach einmal pro Woche. Eine Therapeutin begleitete die Schwangere. Diese erlebte die Bäder als sehr wohltuend. Sie fühlte sich belebt, die Ödeme und die allgemeine Spannung im ganzen Körper nahmen für ein bis zwei Tage deutlich ab, sie fühlte sich leichter und konnte jeweils nach dem Bad sehr gut schlafen. Zur Medikation kam noch ASS 100 dazu, was damals dringend empfohlen wurde zur Vermeidung einer vermehrten Thrombozytenaggregation und Thrombosierung der plazentaren Gefäße.

Die regelmäßig von der Patientin durchgeführten Bäder hielten die Situation der klinisch eindeutigen Präeklampsie bis in die 38. Schwangerschaftswoche stabil. Dies ist für eine so früh aufgetretene Gestose sehr ungewöhnlich. Die Patientin spürte unmittelbar die Wirkung und nahm deshalb den Aufwand der Bäder gerne auf sich.

Das Kind zeigte regelmäßig ein Wachstum bei guter Fruchtwassermenge und Durchblutung der Plazenta (Untersuchung durch Gefäßultraschall mittels Dopplertechnik).

Erst in der 39. Schwangerschaftswoche traten zentrale Symptome wie Augenflimmern und Kopfschmerzen auf, die Blutdruckwerte waren auf 170/100 mmHg gestiegen. Wir begannen mit Einleitungsmaßnahmen. Die Schwangere konnte zwei Tage später ein gesundes Kind auf natürlichem Geburtsweg gebären. In diesen zwei Tagen hat ein weiteres Lemniskatenbad die Situation deutlich stabilisiert.

In dieser Konstellation einer frühen und anhaltenden Präeklampsie verhalf das Lemniskatenbad vielen Müttern zu einer Prolongation und Normalisierung der Schwangerschaft.

Literatur und Anmerkungen

1 Das Paracelsus-Spital war ein komplementärmedizinisches Krankenhaus in der Nähe von Zürich, mit dem Schwerpunkt der Anthroposophischen Medizin in der Frauenklinik (bis 2020).

2 Zu beziehen unter: https://quinteshop.ch/produkt/kastaniensole/ (Juni 2023).

3 Eppel, C., Grahlke, B., Maaser, A. et al.: Präeklampsie – Signatur und Pathophysiologie. Der Merkurstab 2016; 69 (1). S. 11-20. Eppel, C., Grahlke, B., Maaser, A. et al.: Präeklampsie – Prophylaxe und Therapie. Der Merkurstab 2016; 69 (2). S. 101-109.

4 Maris, B.: Frauenheilkunde und Geburtshilfe. Salumed Verlag Berlin 2012. S. 147-151.

KAPITEL III.3

Das Überwärmungsbad

SABINE GERBER · ALBRECHT WARNING

Etwas in Vergessenheit gerieten die schon seit den 30er-Jahren des vorigen Jahrhunderts entwickelten Überwärmungsbäder. Die Vorreiterin dieser Behandlung war Maria Schlenz (1881-1946). Sie arbeitete als Hebamme und Heilpraktikerin in Innsbruck und führte die Behandlung mit Überwärmungsbädern und heißen Packungen zur Fiebererzeugung ein. Sie beschrieb die von ihr 1932 entwickelte Methode in ihrem Buch *„So heilt man unheilbar scheinende Erkrankungen“.*[1] *„Die Nutzanwendung dieses auf natürliche und ungefährliche Art erzeugten Fiebers ist die Heilung chronischer, schwachfiebriger oder fieberloser Krankheiten.“*[2]

In der Folge widmeten sich die Ärzte Heinrich Lampert (1898-1981) und Werner Zabel (1894-1978) dieser Methode („Schlenz-Bad“).[3,4]

Man unterscheidet dabei folgende Wärmegrade der Hyperthermie:

- milde Hyperthermie: bis zu einer Körpertemperatur von 38,5 °C
- moderate Hyperthermie: zwischen 38,5 und maximal 40 °C[5]
- extreme Hyperthermie (nur experimentell eingesetzt): bis 41/42 °C

1. Zur praktischen Durchführung des Überwärmungsbades

1.1 Indikationen

Die Indikation für das Überwärmungsbad stellt ein Arzt, der während des Bades unmittelbar erreichbar sein muss, da in seltenen Fällen unerwünschte Ereignisse eintreten können.

Die Anwendung des Bades ist nur bei Patienten indiziert, deren körperlicher Zustand die zu erwartende thermische Belastung des Kreislaufs und der Stoffwechselorgane zulässt. Zur Orientierung dient der Karnofsky-Index.[6] Er sollte mindestens 70 % betragen.[7]

Der Karnofsky-Index nimmt Werte zwischen 0 und 100 % an, wobei man in 10 %-Stufen bewertet. Die Übersicht zeigt die Prozentangaben mit den dazugehörigen Aktivitätsstufen:

- 100 % keinerlei Beschwerden oder Anzeichen der Krankheit
- 90 % minimale Symptome, normale Aktivität
- 80 % Symptome erkennbar, Aktivitäten unter Anstrengung möglich
- 70 % deutliche Symptome, Selbstversorgung möglich, Arbeit und Aktivität nicht
- 60 % Hilfestellung erforderlich, Selbständigkeit noch weitestgehend vorhanden
- 50 % regelmäßige Hilfestellung und medizinische Versorgung erforderlich

- 40 % Behindertenstatus, qualifizierte Hilfe benötigt
- 30 % Schwerbehindertenstatus, Hospitalisation
- 20 % schwerstkrank, intensivmedizinische Maßnahmen erforderlich
- 10 % morbid, schnelle und unaufhaltbare Verschlechterung

Indikationen des Überwärmungsbades

- Depressionen
- Tumorerkrankungen
- Desorganisation des Wärmeorganismus
- subfebrile Erkältungskrankheiten, die durch mangelnde Abwehrprozesse zu Chronifizierung neigen

Kontraindikationen

- Myokardinsuffizienz (ab NYHA III)
- koronare Herzerkrankung, instabil
- organische Herzrhythmusstörungen
- arterielle Hypertonie (RR >200/100 mm Hg)
- Ruhetachykardie (>100/min)
- schwere, chronisch-venöse Insuffizienz
- periphere arterielle Verschlusserkrankung (> Stadium III nach Fontaine)
- akute Infektionen (Temperatur über 38 °C)
- manifeste Hyperthyreose
- Dehydrierung
- anamnestisch bekannte Krampfanfälle
- Hirntumor
- Hirn-Metastasen
- Hirngefäßaneurysma
- Karnofsky-Index unter 70 %[8]

Exkurs: Zur Indikation der Tumorerkrankung

Es ist eine vielfach dokumentierte Erfahrung, dass Menschen mit einem Tumorleiden im Laufe ihres Lebens nur selten eine fieberhafte Erkrankung erlebten. Sie beschreiben diese Tatsache mit den Worten: „Ich war eigentlich immer gesund“. Bei der klinischen Untersuchung weisen ihre Temperaturkurven zum einen ein vergleichsweise niedriges Niveau zwischen 35,8 und 36,5 °C auf, und zum anderen fehlt die tagesrhythmische Schwingung der Körperkerntemperatur, die physiologisch in den Morgenstunden bei etwa 36,4 °C liegt und in den frühen Abendstunden bis ca. 20 Uhr bis 37,2 °C ansteigt.

Diese Temperaturschwankungen sind Wärmeatmungs-Prozesse, die Roman Huber bzw. Rolf Heine differenziert beschrieben.[9]

Zudem gibt es zahlreiche Beobachtungen, dass (hoch-)fieberhafte Erkrankungen bakterieller oder viraler Genese das Tumorwachstum dämpfen, in Einzelfällen traten sogar komplette Remissionen auf. Entsprechend kamen fiebererzeugende Arzneimittel wie Pyrifer (inaktivierte Coli-Bakterien) oder auch Endotoxine (nach William

Coley (1862-1936)) zum Einsatz. Zudem lassen sich mit hochdosierten Mistelpräparaten und insbesondere Infusionen des Viscum-Präparates Iscador z.T. deutliche Steigerungen der Körpertemperatur erzielen und die Schwingungskurve rhythmisieren.

Neben diesen „aktiven" gibt es verschiedene Verfahren der „passiven" Hyperthermie. Weithin bekannt sind die milde/moderate Ganzkörper-Behandlung mit Infrarot-A-Leuchten und die lokoregionale Hyperthermie mit Radiowellen (13,56 MHz).

1.2 Durchführung

Die Badewanne sollte eine Länge von 190 bis 200 cm und einen flachen Boden (also kein schräges Kopfteil) haben sowie ungefähr 90 cm tief sein, sodass der Körper ganz eintaucht. Zur Vorbereitung sind bereitzulegen: Thermometer zur Messung im Körper und im Wasser, Dokumentationsmaterial, Erste-Hilfe-Set, Bademantel oder -tücher, Decken und Badeschuhe. Das Bett für die Nachruhe ist anzuwärmen.

Bei den Badetherapeuten sollte es sich um medizinisches Fachpersonal handeln.

Phase 1

Es empfiehlt sich, dass der Patient eine Stunde vor Anwendung eine leichte Mahlzeit zu sich nimmt. Vor dem Bad misst man die Kreislaufparameter (Blutdruck, Puls, Atemfrequenz, Temperatur) und dokumentiert das Befinden. Der Patient legt sich in die Wanne, die soweit mit körperwarmem Wasser gefüllt ist, dass er ganz eintaucht. Da außerhalb des Wassers liegende Körperteile mit Verdunstungskühle den Anstieg der Temperatur hemmen, beschwert man den Leib ggf. mit Wärmflaschen oder Sandsäckchen bis zum Untertauchen. Für den Kopf ist ein Segeltuchgürtel[10] als unterstützende Halterung erforderlich. Maria Schlenz schrieb zur Lage des Kopfes: *„Es fiel mir auf, dass der Kopf, der ja das Gehirn und die so wichtigen Sinnesorgane beherbergt, auf keinen Fall von der Badewirkung ausgeschlossen werden darf. Deshalb führte ich die liegende Stellung im Bade ein, wobei der Kopf so im Wasser liegt, dass nur Mund und Nase hervorstehen."*[11] Da dies bei vielen Patienten Beklemmungen verursacht, lässt man den Kopf nur im Bereich des Hinterkopfes und der Ohren eintauchen, oder er bleibt außerhalb des Wassers. Dabei kann sich gelegentlich ein gewisser Wärmestau entwickeln mit Gesichtsrötung und Kopfschmerzen. Hier führt eine Bürstung, besonders an den unteren Extremitäten mit Anregung der Hautdurchblutung, meist zu einer merklichen Entlastung, sodass weitere Interventionen nicht erforderlich werden.[12] Man bürstet mit weit schwingenden, gegenläufigen Armbewegungen wie bei den rhythmischen Bürstenbädern [→ Kapitel III.1 Rhythmische Bäder nach Ita Wegman].

Nun steigert man durch Zulauf heißen Wassers circa alle Viertelstunde (Adaptationszeit) die Temperatur um 1 °C. Anschließend bürstet man die Beine mit weitschwingenden, gegenläufigen Bewegungen. Nach 15 Minuten misst man die Körpertemperatur. Es ist zu beachten, dass die Temperatur des Wassers nur um 1 °C höher als die des Körpers sein darf. Diese vorsichtige Steigerung hat den Sinn, die Reaktion des Herz-Kreislaufsystems genau beobachten zu können und die Wärmzufuhr zu optimieren. Der

Anstieg der Körpertemperatur beginnt meist erst nach einer halben Stunde. Angesichts der „Wärmeschwäche" der Krebspatienten steigt bei den ersten Bädern die Temperatur nur gering an. Es kommt vor, dass bei der ersten Behandlung die Körpertemperatur 37 °C nicht überschreitet. Mit einem Heublumen-Sud[13] lässt sich die Wärmeentwicklung unterstützen.

Unverzichtbar sind viertelstündliche Kontrollen von Blutdruck, Puls, Atemfrequenz und Temperatur der Badenden.

Mit zunehmender Wärmekapazität der Patienten, deren Reagibilität oft erst nach dem dritten oder vierten Bad eintritt, lässt sich das Wasser soweit anwärmen, dass die im Mund gemessene Temperatur 39 °C beträgt. Erleben die Badenden den Anstieg der Körpertemperatur als sehr anstrengend, gibt man Schachtelhalm-Sud[14] in das Wasser. Mit rhythmisch-schwingenden Unterwasserbürstungen, auch an Armen, Leib, Rücken und Füßen, fördert man den Anstieg der Körpertemperatur. Es sei betont, dass diese Maßnahmen ganz individuell erfolgen müssen, die Reaktionsfähigkeit der Patienten bestimmt das Vorgehen. Das Prinzip Wärmezufuhr charakterisiert diese Phase.

Phase 2

Der Patient ruht in der Wanne. Weiterhin kontrolliert man alle 15 Minuten Puls, Atmung, Blutdruck und die Temperaturen (Wasser und Körper). Die Herzfrequenz sollte nicht höher als 160/min ansteigen. Im Vergleich zur Aufwärmphase erscheint die nun folgende Reaktionszeit sehr anstrengend.

Während dieser Phase versucht der Körper, die künstlich hervorgerufene Wärme physiologisch zu regulieren, indem sich die Kapillaren der Hautregion weit stellen. Das umschließende Wasser verhindert jedoch eine Schweißsekretion (Verdunstungskühle würde die Körperwärme reduzieren). Es entsteht also ein Wärmestau. Dieser ist erwünscht, um den gesamten Leib mit Wärme zu durchdringen. In dieser Phase sollte die Körpertemperatur nicht mehr steigen.

Wichtig ist es, das Befinden des Patienten genau zu beobachten. Eine Überanstrengung kann tendenziell zwei verschiedene Reaktionen hervorrufen: Der Badende, anfangs wegen der Wärmeintensität eher etwas unruhig, wird „dämmerig", schläfrig. Hier droht ein Kollaps, der Gefäßtonus nimmt ab, da sich das Blut im venösen Kreislauf staut. Der diastolische Blutdruck sinkt deutlich, der systolische entspricht dem Ausgangswert oder sinkt unwesentlich. Dies ist erfahrungsgemäß häufiger der Fall als die zweite Reaktion: Diese zeigt sich in wachsender Unruhe. Der Patient klagt anhaltend und zunehmend über ein unangenehmes Gefühl, er wirkt immer gespannter. Der systolische Blutdruck (die Arterien verengen sich) und der Puls steigen an. Der diastolische Blutdruck variiert nur wenig.

In beiden Fällen hebt man einen Arm des Patienten aus dem Wasser und umwickelt ihn mit einem kühlen Umschlag, sozusagen ein kaltes Handbad. Die Zeichen der Überanstrengung regulieren sich schnell.[15]

Klinische Erfahrungen ergaben, dass eine Badedauer von mindestens einer bis anderthalb Stunde eine deutliche Reaktion zeigt. Während die anfängliche Einstellungsphase ungefähr 30 Minuten dauert, schließt sich eine Zeit von bis zu einer Stunde in der zweiten Phase (gleichbleibende Körpertemperatur) an.

Steigt der Patient zum Ende des Bades aus der Wanne, empfindet er eine Leere, er ist innerlich nicht präsent und fühlt sich schwach.

Im ungünstigsten Fall droht bei der hervorgerufenen Peripherisierung des Blutes im Kapillarbett, also der Abnahme des Gefäßtonus, ein Kollaps. Es empfiehlt sich also eine geführte Hilfe: Der Patient setzt sich zunächst aufrecht hin und kniet sich dann in die Hocke. Fühlt er sich wohl, so kann er mit Unterstützung aus der Wanne steigen. Man hüllt ihn sofort in das angewärmte Badetuch oder den Bademantel und begleitet ihn zum Ruhebett. Dort wickelt man ihn in die vorgewärmten Tücher, wie das beim Öldispersionsbad beschrieben ist [→ Kapitel VI.1 Die praktische Durchführung des Öldispersionsbades nach Werner Junge], jedoch darf man die Hüllen nicht eng um den Patienten ziehen, sondern lässt sie etwas lockerer, im Armbereich mit mehr Bewegungsfreiheit. Man bedeckt zusätzlich die Stirn. Es dürfen keine Luftlöcher bleiben. Nun erhält er einen Liter mit Zitrone und Honig gemischten Lindenblütentee, der nicht zu heiß sein soll und den er mithilfe eines Röhrchens trinken kann. Der Patient wird in der Packung kräftig schwitzen, doch bleibt die Körpertemperatur auf dem erreichten Niveau. Man beobachtet ihn weiterhin und misst die Körpertemperatur im Mund. Nach dem einstündigen Schwitzen öffnet man die Packung und wäscht rasch mit kühlem Zitronenwasser Rumpf und Gliedmaßen ab. Nach einem Toilettengang legt man den Patienten dann nochmals zur erholsamen Ruhe in trockene Badetücher. Oftmals schlafen die Menschen für eine weitere Stunde ruhig ein, hinterher erhalten sie eine kräftige heiße Brühe oder warmen Saft.

Es ist selbstverständlich, dass der Patient an diesem Tag und am darauffolgenden einen Ruhetag einhält und zu Hause sich mit „belanglosen", aber erfreulichen Dingen beschäftigt. Auf keinen Fall sollte er sich irgendwie anstrengen oder den Verpflichtungen des Alltages nachgehen. Es ist auf leichtes Essen zu achten. Auch zu Hause ist warme Kleidung angesagt. Die Aufmerksamkeit richtig sich auf die Pflege der Wärme.

2. Zur Häufigkeit der Bäder

Bei guter Kondition badet man einmal in der Woche, das heißt alle sieben Tage, um dem salutogenetischen Rhythmus zu entsprechen. Alternativ lässt sich der Rhythmus auch auf vierzehn Tage ausdehnen. Insgesamt hat es sich bewährt, zwölf Bäder durchzuführen. Dabei beachte man in erster Linie das Befinden der Patienten.

Die Überwärmungsbäder sind anstrengend. Sie verlangen eine innere Bereitschaft zu dieser Therapie. Die Bäder sind in der Umsorgung und im Zeitbedarf anspruchsvoll und fordern vom Patienten Durchhaltevermögen. Betrachtet man den Aufwand im Verhältnis zu der Bedrohlichkeit der Krebserkrankung, so wird man die Anwendungen mit einer positiven Einstellung durchführen.

In den Tagen zwischen den Bädern und auch in den Wochen danach lässt sich die innere Aufmerksamkeit auf den Wärmeprozess als integrierender Kraft durch die folgende Meditation verstärken.

In mir die Kraft der Wärme
Ich fühle die Kraft der Wärme,
Die mich durchdringt
Durchdringt vom Kopf durch das Herz
Durch den ganzen Körper.
Ich fühle mich durchwärmt.

Rudolf Steiner[16]

Literatur und Anmerkungen

1 Schlenz, M.: Wie kann man unheilbar scheinende Krankheiten mit Erfolg behandeln. Inn-Verlag Innsbruck 1951.

2 Ebd. S. 24.

3 Lampert, H.: Überwärmung als Heilmittel. Hippokrates Verlag Stuttgart 1948.

4 Zabel, W.: Die Erzeugung eines gesteuerten Fiebers (Schlenzbad). Ärzte-Verlag Gießen und Hippokrates-Verlag Marquardt & Cie Stuttgart 1950.

5 https://www.krankenhaus-naturheilweisen.de/behandlungsmethoden/hyperthermie/ (Abfrage Juli 2023).

6 Karnofsky, D. A., Burchenal, J. H.: Evaluation of Chemotherapeutic Agents. Columbia University Press New York 1949. 7

7 Woernle, M.: Hyperthermie in der Behandlung von Tumorpatienten. Der Merkurstab 2009; 62 (4). S. 315-319.

8 Ebd.

9 Huber, R.: Die Wärmephysiologie des Menschen im Hinblick auf seine seelisch-geistige Organisation. Der Merkurstab 1998; 51 (2). S. 57. Heine, R. (Hrsg.): Anthroposophische Pflegepraxis. Salumed Verlag Berlin 2017.

10 Es handelt sich um einen circa 25 cm breiten Gürtel aus Segeltuch, der in die Wanne schaukelartig hinunterhängt darin der Kopf, wie beschrieben, zu liegen kommt. Die Tuchenden fixiert man höhenvariabel, entweder seitlich auf der Wannenkante oder überhängend an den Außenwänden.

11 Schlenz, M.: Wie kann man unheilbar erscheinende Krankheiten mit Erfolg behandeln. Inn-Verlag Innsbruck 1951. S. 23.

12 Debus, M.: Aus einem Gespräch mit dem Badetherapeuten Elmar Anschütz. Klinik Arlesheim 2019.

13 Heublumen-Sud: Zwei Hände voll kleingeschnittenen Heus über Nacht in 2 Liter kaltem Wasser einweichen. Am Morgen kurz aufkochen, mindestens 10 Minuten ziehen lassen und ins Bad abseihen.

14 Equisetum-Sud: eine Hand voll getrockneten, kleingeschnittenen Schachtelhalm (Equisetum arvense) über Nacht in 2 Liter kaltem Wasser einweichen. Am Morgen aufkochen und 10 Minuten leicht köcheln lassen, dann weitere 10 Minuten ziehen lassen und ins Badewasser abseihen.

15 Zabel, W.: Die Erzeugung eines gesteuerten Fiebers (Schlenzbad). Ärzte-Verlag Gießen und Hippokrates-Verlag Marquardt & Cie. Stuttgart 1950. S. 66.

16 Steiner, R.: Mantrische Sprüche. Seelenübungen Band II. 1903 - 1925 (GA 268). Rudolf Steiner Verlag Dornach 1999. S. 182.

KAPITEL III.4
Überwärmungsbäder bei Depressionen

ROMAN HUBER

1. Depression

Depressive Störungen gehören weltweit zu den häufigsten Erkrankungen. Die 12-Monats-Prävalenz liegt in der deutschen Allgemeinbevölkerung im Alter von 18 bis 65 Jahren bei 12 %, wobei Frauen fast doppelt so häufig betroffen sind wie Männer.

Neben dem Leid für die Betroffenen und Angehörigen stellen Depressionen auch eine große gesundheitsökonomische Belastung dar und sind für einen Großteil der Frühberentungen verantwortlich.[1]

Die Standardbehandlung mit Antidepressiva und Psychotherapie wirkt häufig, kann aber erhebliche Nebenwirkungen haben (Antidepressiva) oder ist kostenintensiv (Psychotherapie), zudem dauert es im Allgemeinen ca. vier Wochen bis zum Eintritt eines Effekts.[2] Trotz wirksamer Therapien ließ sich der Anstieg der Hospitalisierungen depressiver Patienten nicht stoppen. Kosteneffektive, sichere und wirksame Behandlungen bzw. Präventivmaßnahmen für die Depression sind daher weiterhin wünschenswert.

2. Korrelation von Depressionen und biologischen Rhythmen

Die Symptomatik der Depressionen unterliegt bei vielen Patienten chronobiologischen Schwankungen, die klinische Beobachter schon früh entdeckten. Dabei können zum einen saisonal-jahreszeitliche und zum anderen circadiane (tageszeitliche) Rhythmusschwankungen auftreten. Depressionen mit saisonalen Schwankungen verstärken sich im Herbst und im Frühjahr. Typische circadiane Veränderungen zeigen sich z. B. in Stimmungsschwankungen, im Verlauf der Körpertemperatur, in TSH-, Kortisol- und Melatonin-Konzentrationen und -Sekretionskurven sowie im Schlaf-Wach-Rhythmus. Typisch für depressive Störungen ist ein Stimmungstief am Morgen mit Verbesserung am Abend.[3] Die Körpertemperatur bei Patienten mit Depression zeigt eine verminderte Amplitude sowie eine Phasenverschiebung mit einer Erhöhung während der Nacht. Ein sehr häufiges Symptom der Depression ist eine Störung der Schlafdauer und -qualität. Am häufigsten treten dabei Schwierigkeiten beim Ein- und Durchschlafen sowie zu frühes Erwachen auf. Schlafentzug ist eine wirksame und unter dem Aspekt der Resynchronisation von circadianen Rhythmen plausible therapeutische Maßnahme.

3. Überwärmungsbäder

In der Antike klassifizierte man Krankheiten aufgrund schädlicher Mischungen der Körpersäfte (Humoralpathologie), wobei Überwiegen von Kälte und Schleim (z.B. bei Schnupfen, Erkältung) mit Wärme behandelt wurde. Der berühmte Spruch *„Gebt mir die Macht, Fieber zu erzeugen und ich heile alle Krankheiten"* schreibt man dem griechischen Philosophen Parmenides von Elea (etwa 515-455 v. Chr.) zu. Auch der Ausspruch des Rufus von Ephesus (etwa 98-117) *„Wenn jemand ein so guter Arzt wäre, dass er Fieber hervorrufen könnte, wäre kein anderes Heilverfahren nötig"* macht deutlich, dass die Mediziner schon damals nach Wegen suchten, künstlich einen Temperaturanstieg zu bewirken, um Heilung zu induzieren.[4] Dabei ging man von der Beobachtung aus, dass manche Krankheiten durch das Hinzukommen eines fieberhaften Infekts einen positiven Verlauf nahmen oder sogar zur Ausheilung kamen.[5]

Warme Bäder bei Melancholie beschrieb zum ersten Mal der griechische Arzt Galenos (129-216).[6] Der Wiener Psychiater Julius Wagner von Jauregg (1857-1940) beobachtete Anfang des 20. Jahrhunderts, dass verschiedene psychiatrische Patienten nach fieberhaften Erkrankungen Heilung oder zumindest eine Besserung erfuhren. Die Beobachtung der Heilung psychischer Störungen durch verschiedene fieberauslösende Erkrankungen führte ihn zu der Annahme, dass das Fieber den heilenden Effekt haben müsse. So entwickelte er eine Fiebertherapie für psychisch Erkrankte. In der ersten Hälfte des 20. Jahrhunderts begannen Pioniere wie Franz Walinski, Heinrich Lampert (1898-1981) und Maria Schlenz (1881-1946) mit der systematischen Erforschung der Therapie durch künstlich induzierte Wärme in Form von heißen Bädern. Hier finden sich erstmals genaue Angaben zu Indikationen, Durchführung und Erfolgen der Behandlung.[7] Lampert prägte maßgebend den heute gebräuchlichen Namen „Überwärmungsbäder".[8] Der Ablauf der Bäder war teilweise komplex. So wurden nach der Methode von Schlenz Kräuterzusätze in das Bad gegeben und die Patienten unter Wasser gebürstet. Die Dauer dieser „Schlenz-Bäder" betrug 1 bis 3 Stunden.[9] Die verschiedenen physiologischen Parameter im Überwärmungsbad untersuchte Malte Bühring (1939-2014). Dabei wies er nach, dass bei wiederholter Hyperthermie-Anwendung der Anstieg der Rektaltemperatur nicht einer Adaptation unterliegt.[10] Überwärmungsbäder und andere Formen der milden bis moderaten Wärmeanwendung wurden primär bei verschiedenen körperlichen Beschwerden eingesetzt, die intensive Wärme durch Infrarot-Hyperthermie vor allem bei onkologischen Erkrankungen [→ Kapitel III.3 Das Überwärmungsbad].

4. Physiologische Effekte von Überwärmungsbädern

Abhängig von Wassertemperatur, Körpermasse und Oberflächen-Volumen-Verhältnis kommt es nach Beginn des Überwärmungsbades zur Steigerung der Körperkerntemperatur. Hierauf setzen verschiedene Reaktionen ein, um der Erwärmung im Sinne einer Regulation (Entwärmung) zu begegnen.[11] Die Herzfrequenz, das Herzminutenvolumen und das Schlagvolumen steigen an (pro 1°C Temperaturerhöhung um im Mittel 21 Schläge/Minute).[12] Durch die Dilatation der Hautgefäße (Arteriolen, Venolen und Kapillaren) sinkt der diastolische Blutdruck unter Wärmebelastung ab. Die Blutdruckamplitude hingegen wird größer, was durch die Abnahme des peripheren Widerstandes sowie einer Zunahme des elastischen Widerstandes des Windkesselsystems bedingt ist.[13] Des Weiteren steigen im Überwärmungsbad das Atemzeitvolumen, der Sauerstoffverbrauch, der Lymphabfluss sowie der Energieumsatz (17 % pro 1 °C Temperaturerhöhung).[14] Endet das Bad, gehen die Umstellungsreaktionen abhängig von der Höhe und Dauer der Überwärmung innerhalb von Minuten über Stunden wieder zurück oder adaptieren sich auf einem neuen Niveau.[15]

5. Überwärmungsbäder und Depression

In einigen anthroposophisch-orientierten Kliniken dienen Überwärmungsbäder bereits seit Jahrzehnten der gezielten Behandlung depressiver Patienten. Dabei ließ sich in vielen Fällen eine deutliche Verbesserung der klinischen Symptomatik beobachten. Aus anthroposophischer Sicht ist bei der Depression vorrangig das Eingreifen der Ich-Organisation in das Rhythmische und das Stoffwechsel-Gliedmaßen-System gestört. Die Ich-Organisation wirkt über die Wärme (jeweils fein angepasste Wärmegrade) in den Organismus. Die Überwärmung von außen regt die Ich-Organisation an, sich intensiver mit der Leiblichkeit zu verbinden, was das Gefühls- und das Willensleben stärkt.

Wissenschaftliche Berichte über stimmungsaufhellende Effekte sowie Gefühle des Wohlbefindens nach Überwärmungsbädern erscheinen seit den 1990er-Jahren.[16] Auch die Überwärmung mittels Infrarot-Strahlung zeigt antidepressive Effekte, zum Teil schon nach einmaliger Anwendung.[17] In den letzten Jahren ließ sich die Wirkung von Überwärmungsbädern in zwei randomisierten Studien zeigen. In einer Studie waren die Überwärmungsbäder effektiver als eine Scheinbehandlung mit grünem Licht.[18] In einer zweiten Studie erwiesen sich Überwärmungsbäder wirksamer als eine Bewegungstherapie entsprechend der Leitlinie Depression.[19] In beiden Studien trat die Wirkung rasch, schon innerhalb von zwei Wochen ein, bei zwei Überwärmungsbädern pro Woche. Die Bäder fanden in einem Pool mit 40 °C warmem Wasser statt, die Dauer betrug ca. 20 Minuten, wobei die Körpertemperatur in dieser Zeit auf ca. 39 °C anstieg. Anschließend hatten die Patienten warm eingepackt noch eine mindestens 30-minütige Nachruhe. Die Überwärmungsbäder sind auch in Eigenregie selbst zuhause durchführbar, wenn eine Badewanne und eine Begleitperson vorhanden sind.[20] Die folgende Tabelle gibt einen Überblick über die praktische Durchführung der Bäder in einfacher Form, entsprechend den neueren Studien.[21] Insbesondere für Personen, die keine Bewegungstherapie durchführen können oder wollen, scheinen Überwärmungsbäder eine gute Alternative zu sein. Aufgrund des schnelleren Wirkungseintritts im Vergleich zur Psychotherapie oder Antidepressiva-Gabe könnten die Bäder im klinischen Alltag insbesondere für die Zeiträume eine Rolle spielen, in denen die üblichen Standardtherapien noch nicht wirken. Ähnlich der Bewegungstherapie scheint die Wirkung nachzulassen, wenn man mit den Überwärmungsbädern aufhört.

Vorbereitung/ Utensilien	• Badewanne • Thermometer zur Messung der Körperkerntemperatur (im Ohr oder im Mund) • Thermometer zur Messung der Wassertemperatur • ggf. Eisbeutel zur Kühlung der Stirn • Liege, zwei Wärmflaschen und ein großes Badetuch für die Nachruhe
Durchführung	• Badewanne mit Wasser befüllen, Messung und Dokumentation der Wassertemperatur (Soll 40 °C) • Patient liegt (bzw. steht oder sitzt, je nach Wassertiefe) bis zum Hals im Wasser • bei Bedarf die Stirn mittels Eisbeutel kühlen • Badedauer beträgt je nach Verträglichkeit 15 bis 20 Minuten • Messung und Dokumentation der Badedauer und der Körperkerntemperatur vor Beendigung des Bades • ggf. Hilfestellung beim Aussteigen aus dem Bad (cave: Kreislaufprobleme!)
Nachruhe	• Patient in Badetuch einhüllen, zwei Wärmflaschen auflegen, Ziel: Körperkerntemperatur soll nur langsam wieder abfallen • Nachruhe beträgt ca. 30 Minuten • Messung und Dokumentation der Körperkerntemperatur am Ende der Nachruhe

Praktische Durchführung der Überwärmungsbäder

Verschiedene (Teil-)Effekte könnten die Wirkung von Überwärmungsbehandlungen bei Depression erklären. Die Bäder haben physiologisch ähnliche Auswirkungen wie körperliches Training (Anstieg der Körpertemperatur, vermehrte Hautdurchblutung, erhöhte Pulsfrequenz, nachfolgende Entspannung etc.). Für die Bewegung ist die Wirksamkeit gegen Depression bereits gut gezeigt.[22]

Mögliche Wirkprinzipien von Überwärmungsbädern bei Depressionen

Akzentuierung endogener Rhythmen
Anregung des Stoffwechsels (Willenspol, ähnlich Bewegung)
vegetative Detonisierung (ähnlich Bewegung)
Wirkung der Wärme als Sinnesreiz auf die Haut verstärkt Serotonin-Sekretion im Gehirn

Neuere Forschungsergebnisse zeigen, dass es einen Zusammenhang von Wärme und Serotonin-Sekretion gibt.[23] Es ließ sich zeigen, dass Temperaturveränderungen an der Hautoberfläche die Aktivität von TRPv4-Rezeptoren beeinflussen. Bei Temperaturen zwischen 39 und 40 °C trat die stärkste Aktionspotentialfrequenz auf.[24] Eine Öffnung der TRPv4-Kanäle aktiviert Raphe-Kerne, die dann vermehrt Serotonin sezernieren. Die Erhöhung des Serotoninspiegels könnte für die antidepressiven Effekte der Überwärmungsbäder eine Rolle spielen.

Neben dem Serotonin scheint auch die Konzentration von Kortisol von Bedeutung für die stimmungsaufhellende Wirkung. Kortisol gilt allgemein als Stresshormon und führt z.B. zu einer erhöhten Herzfrequenz. Es zeigte sich, dass nach Überwärmungsbädern der Kortisol-Spiegel sank. (Allerdings steigt kurzfristig bei einer Körpertemperaturerhöhung von über 3 °C der Kortisolspiegel stark an.[25]) Der mittelfristig verminderte Kortisolspiegel könnte einen Beitrag zur antidepressiven Wirkung der Bäder leisten.

6. Nebenwirkungen und Kontraindikationen

In den zu Überwärmungsbädern durchgeführten Studien gab es keine schwereren Nebenwirkungen. Die im Bad frustrane Schweißsekretion kann in Abhängigkeit von der Dauer und Temperatur der Anwendung zu Elektrolyt- und Flüssigkeitsverschiebungen führen. Der hydrostatische Druck des Wassers verhindert während des Bades, dass es eine zu starke Volumenverschiebung in die Peripherie gibt. Beim Aussteigen aus der Wanne kompensiert der hydrostatische Druck diesen Effekt jedoch nicht mehr und es besteht die Gefahr eines Kreislaufkollapses.

Aufgrund potenzieller Nebenwirkungen sind Überwärmungsbäder bei einigen Erkrankungen kontraindiziert. Hierzu gehören Herzinsuffizienz, Schilddrüsenüberfunktion, Multiple Sklerose und fieberhafte Infekte. Auch bei Personen in hohem Alter oder schlechtem Allgemeinzustand gelten diese Bäder als kontraindiziert.

Literatur

1 Robert Koch-Institut (Hrsg.): Berichte der Gesundheitsberichterstattung des Bundes, Themenheft 51: Depressive Erkrankungen. Robert Koch-Institut Berlin 2010.

2 Arbeitsgemeinschaft der Wissenschaftlichen Medizinischen Fachgesellschaften (AWMF) e. V. (Hrsg.): S3-Leitlinie Nationale Versorgungsleitlinie Unipolare Depression. Berlin 2022. Abrufbar unter: https://register.awmf.org/de/leitlinien/detail/nvl-005 (Juni 2023).

3 Tölle, R., Goetze, U.: On the Daily Rhythm of Depression Symptomatology. Psychopathology 1987; 20 (5-6). S. 237-249.

4 Devrient, W.: Überwärmungsbäder. A. Marcus & E. Webers Verlag Berlin 1950. S. 1-23.

5 Grebe, J.: Einfluss von Überwärmungsbädern auf die Herzfrequenzvariabilität von Patienten mit Depression – eine randomisierte, kontrollierte Studie. Dissertation Albert-Ludwigs-Universität Freiburg/Breisgau 2016.

6 Hanusch, K.-U., Janssen, C. W.: Die passive Ganzkörperhyperthermie in der Psychiatrie - Eine historische Analyse. Die Naturheilkunde 2013; 90 (2). S. 40-43.

7 Grebe, J.: Einfluss von Überwärmungsbädern auf die Herzfrequenzvariabilität von Patienten mit Depression – eine randomisierte, kontrollierte Studie. Dissertation Albert-Ludwigs-Universität Freiburg/Breisgau 2016.

8 Devrient, W.: Überwärmungsbäder. A. Marcus & E. Webers Verlag Berlin 1950. S. 67-98.

9 Ebd.

10 Bühring, M.: Klinik der Hyperthermie: Untersuchungen im Überwärmungsbad. Hippokrates Verlag Stuttgart 1984.

11 Gutenbrunner, C., Hildebrandt, G.: Handbuch der Balneologie und medizinischen Klimatologie. Springer Verlag Berlin 1998. S. 249-265.

12 Bühring, M.: Klinik der Hyperthermie: Untersuchungen im Überwärmungsbad. Hippokrates Verlag Stuttgart 1984. S. 38-49.

13 Ebd. S. 49-59.

14 Ebd.

15 Gutenbrunner, C., Hildebrandt, G.: Handbuch der Balneologie und medizinischen Klimatologie. Springer Verlag Berlin 1998. S. 249-265.

16 Schaper, L. C.: Wiederholte Hyperthermiebehandlung durch Überwärmungsbäder bei Patienten mit depressiven Störungen: Effekte auf die Produktion von Interleukin-6 sowie auf die mittlere Körpertemperatur und den psychopathologischen Befund. Dissertation Albert-Ludwigs-Universität Freiburg/Breisgau 1996. Koltyn, K. F., Robins, H. I., Schmitt, C. L. et al.: Changes in mood state following whole-body hyperthermia. International Journal of Hyperthermia 1992; 8 (3). S. 305-307.

17 Masuda, A., Masamitsu, N., Takashi, K. et al.: Repeated Thermal Therapy Diminishes Appetite Loss and Subjective Complaints in Mildly Depressed Patients. Psychosomatic Medicine 2005; 67 (4). S. 643-647. Hanusch, K.-U., Janssen, C. W., Billheimer, D. et al.: Whole-Body Hyperthermia for the Treatment of Major Depression: Associations With Thermoregulatory Cooling. American Journal of Psychiatry 2013; 170 (7). S. 802-804. Janssen, C. W., Lowry, C. A., Mehl, M. R. et al.: Whole-Body Hyperthermia for the Treatment of Major Depressive Disorder: A Randomized Clinical Trial. JAMA Psychiatry 2016; 73 (8). S. 789-795.

18 Naumann, J., Grebe, J., Kaifel, S. et al.: Effects of hyperthermic baths on depression, sleep and heart rate variability in patients with depressive disorder: a randomized clinical pilot trial. BMC Complementary Alternative Medicine 2017; 17 (1). S. 172.

19 Naumann, J., Kruza, I., Denkel, L. et al.: Effects and feasibility of hyperthermic baths in comparison to exercise as add-on treatment to usual care in depression: a randomised, controlled pilot study. BMC Psychiatry 2020; 20 (1). S. 536.

20 Ebd.

21 Ebd. und Naumann, J., Grebe, J., Kaifel, S. et al.: Effects of hyperthermic baths on depression, sleep and heart rate variability in patients with depressive disorder: a randomized clinical pilot trial. BMC Complementary Alternative Medicine 2017; 17 (1). S. 172.
22 Arbeitsgemeinschaft der Wissenschaftlichen Medizinischen Fachgesellschaften (AWMF) e. V. (Hrsg.): S3-Leitlinie Nationale Versorgungsleitlinie Unipolare Depression. Berlin 2022. Abrufbar unter: https://register.awmf.org/de/leitlinien/detail/nvl-005 (Juni 2023).
23 Lowry, C. A., Lightman, S. L., Nutt, D. J.: That Warm Fuzzy Feeling: Brain Serotonergic Neurons and the Regulation of Emotion. Journal of Psychopharmacology 2009; 23 (4). S. 392-400.
24 Patapoutian, A., Peier, A. M., Story, G. M. et al.: ThermoTRP Channels and beyond: Mechanisms of Temperature Sensation. Nature Reviews Neuroscience 2003; 4 (7). S. 529-539.
25 Bühring, M.: Klinik der Hyperthermie: Untersuchungen im Überwärmungsbad. Hippokrates Verlag Stuttgart 1984. S. 90-99.

KAPITEL IV.1
Das Armbad

ALBRECHT WARNING

Die im Folgenden beschriebenen Behandlungen sind in der Regel Teil eines multimodalen Therapiekonzeptes. Die Anwendungen bedürfen immer einer Beratung mit einer medizinisch sachkundigen Person.

Bereits im 19. Jahrhundert beschrieb Sebastian Kneipp (1821-1897) in seinem Buch „Meine Wasserkur"[1] die Behandlung mit Armbädern, die bis heute Bestandteil der Naturheilkunde sind.[2]

Die Durchführung gleicht sich bei den verschiedenen Bädern im Allgemeinen:

Wie die Abbildung zeigt, verwendet man eine Armbadewanne[3], die so dimensioniert sein sollte, dass die Arme bis zu einem Viertel der Oberarme eintauchen können. Man hält ein Badetuch und ein Frottiertuch bereit.

Der Patient sitzt bequem. Die Arme sollen nicht erhitzt oder zu kühl sein. Nach dem Einfüllen des Wassers legt man dem Badenden das Frottiertuch um die Schultern. Ist ein Wechselbad beabsichtigt, bedarf es einer zweiten gleichartigen Wanne, die zweckmäßigerweise daneben steht.

Etabliert haben sich die folgend beschriebenen Anwendungen.

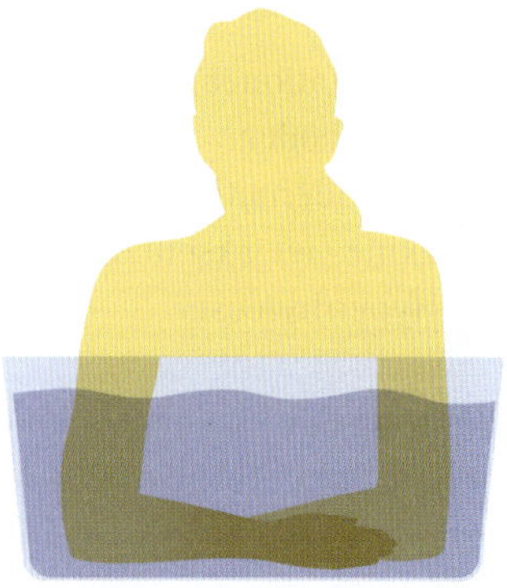

Armbad[4]

1. Das kalte Armbad

Man füllt Wasser mit einer Temperatur von 12 bis 18 °C ein. Der Patient taucht die Arme für ca. 30 Sekunden in das Wasser. Danach streift man das anhaftende Wasser ab – nicht abtrocknen! Die Arme bleiben unbedeckt an der Luft. Die Verdunstung des Wassers verstärkt die Wirkung. Dabei sollte eine Nachruhe von einer Viertelstunde erfolgen.

Indikationen:
- Hypotonie
- Erschöpfungszustände

Kontraindikationen:
- koronare Herzerkrankung
- organische Herzkrankheiten
- Raynaud-Syndrom

2. Das ansteigende Armbad

Man füllt die Wanne mit Wasser (36 °C warm) halb voll und gibt einen Teelöffel Arnika Essenz (WALA) dazu. Innerhalb von 12 bis 15 Minuten gießt man vorsichtig heißes Wasser solange zu, bis die Temperatur auf 42 °C angestiegen ist. Diese Temperatur ca. eine Minute halten, die Badedauer beträgt insgesamt 20 Minuten. Danach trocknet man die Arme und bedeckt sie. Im Anschluss erfolgt eine Nachruhe von mindestens einer halben Stunde.

Indikationen:

- erhöhter arterieller Blutdruck
- Atemwegserkrankungen
- Asthma bronchiale
- Sudeck-Syndrom Stadium II
- Arthrosen[5]

Kontraindikationen:

- Lymphödem
- Neurodermitis der Arme
- akute Gelenksentzündungen
- Hyperthyreose[6]

Zur Illustration einer besonderen Wirkung dieses Bades sei hier ein Behandlungsbericht von Karl Köller (1896-1975) wiedergegeben: „*Meine Schwester erkrankte an einem Panaritium ... Man kann sich ja heute, wo uns Antibiotika und Sulfonamide zur Verfügung stehen, nicht mehr vorstellen, zu was für einer ernsten Krankheit solch ein Panaritium werden konnte. Bei meiner älteren Schwester war der Prozess wahrscheinlich schon bis zum Knochen gegangen, der Mittelfinger und die ganze Hand waren unförmig geschwollen. Es bestanden Fieber und unerträgliche Schmerzen, so dass der behandelnde Arzt erwog, den Finger zu amputieren, um größere Gefahr abzuwenden ...*“ Da übernahm Karl Köller die Behandlung selbst: „*Ich gab die Hand und den Arm bis über den Ellenbogen in ein ansteigendes Armbad, das ich durch Zugießen von kochendem Wasser allmählich steigerte, bis zur Grenze des Erträglichen. Und das eine ganze Stunde lang, zweimal am Tag. Schon in der ersten Nacht trat eine gewisse Entspannung ein. Vor allem konnte meine Patientin ein paar Stunden schlafen. Drei Tage lang wurde diese Behandlung fortgesetzt. Nach drei Tagen löste sich aus der Wunde ein dicker Eiterpfropf, gefolgt von Blut, die Wunde schloss sich schnell und hinterließ kaum eine Narbe.*“[7]

3. Das heiße Armbad*

Indikation:
- Angina pectoris

Eine solche Anwendung beschrieb Norbert Glas (1897-1986)[8]: „*Regelmäßige heiße Hand- und Armbäder mit Wasser, dem man etwa 15 g Senfmehl* [Zubereitung → Kapitel IV.2 Hydrotherapeutische Anwendung mit Fußbädern] *beifügt, sollen täglich 20 Minuten verabfolgt werden, auch wenn keine Anfälle auftreten. An das Bad ist eine kurze Kupfersalbenmassage (0,4%)* [Cuprum metallicum praeparatum 0,4% (Weleda), Kupfer Salbe rot (WALA)] *von den Fingerspitzen nach aufwärts bis zu den Schultern anzuschließen.*"

4. Das Wechselarmbad

Man bereitet zwei Armbadewannen vor, in die eine füllt man 38 °C warmes Wasser, in die andere solches mit 18 °C. Der Badende legt die Arme für fünf Minuten in das warme Wasser und wechselt für ca. zehn Sekunden in das kühle Wasser. Mindestens einmal wiederholen. Danach abtrocknen und eine Nachruhe von 30 Minuten einhalten.

Indikationen:
- Durchblutungsstörungen
- allgemeine Erschöpfung

Kontraindikationen:
- Lymphödem der Arme
- entzündliche Hautveränderungen
- akute Gelenkserkrankungen

5. Zum generellen Verständnis der Wirksamkeit der Armbäder

Die Bäder wirken auf zwei Körpersysteme:

Venöser und arterieller Blutstrom der Arme

Die Temperierung bzw. die wechselnde Temperatur aktiviert die intrakutane Wärmeregulierung. Es öffnen sich die Hautkapillaren und damit vergrößert sich das einfließende Blutvolumen, sekundär auch der venöse Abstrom. Das regt die venös-arterielle Kreislaufregulation an, was besonders den arteriellen Schenkel entspannt und systemisch zur Senkung des Blutdrucks beiträgt.

---

* Mit „heiß" ist hier ca. 39 °C gemeint.

Nervensystem

Da entlang der Gefäße die Fasern des vegetativen Nervensystems verlaufen, geht mit der thermischen Beeinflussung der Kreislaufdynamik eine Anregung dieser Nerven einher. Damit regulieren sich auch das Blutvolumen und die Spannung der arteriellen Gefäße.

6. Zum Verständnis der Wirksamkeit bei Angina pectoris

Charakteristisch ist die Ausbreitung des Herzschmerzes (Angina pectoris) bei der koronaren Herzerkrankung.

Die vegetativen Fasern des Sympathikus entstammen den oberen Thorakalganglien. Dort kommunizieren sie mit den Wurzeln des peripheren Nervensystems aus dem Bereich Th1-2.

Diese Äste versorgen die Hautareale im oberen Brustkorb, die Achsel und die Innenseite des Ober- und Unterarmes. Kommt es bei einer kardiomuskulären Übersäuerung zu einer (unbewussten) überhöhten sympathischen Spannung am Herzen, so manifestiert sich das Symptom der Angina pectoris als eine bewusstwerdende, schmerzhafte Mitreaktion der peripheren Nerven Th1 und Th2 über dem oberen linken Brustkorb und den Armflächen. Diese Reaktion verläuft vom Zentrum nach außen.

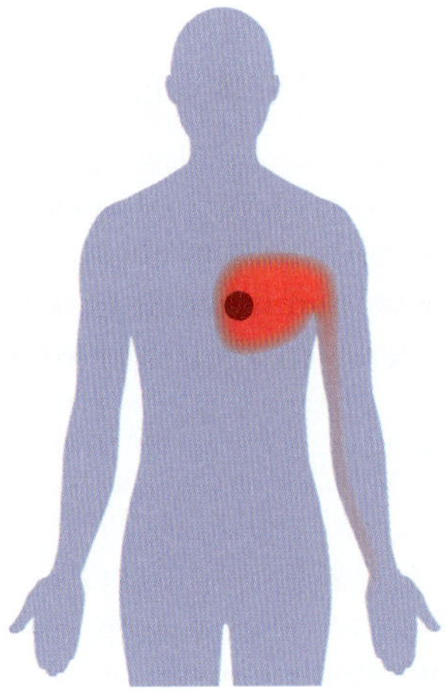

Charakteristische Schmerzausstrahlung bei Angina pectoris[10]

In Gegenrichtung ist über diese Bahnen eine therapeutische Beeinflussung von der Peripherie nach innen möglich. Daher lindert das entspannend-lösende Armbad eine Angina pectoris.

Selbstverständlich setzt diese Badeanwendung voraus, dass der Betroffene sich bei Verdacht oder bekannter Herzkranzgefäßerkrankung in eine konventionelle kardiologische Überwachung begibt bzw. bereits dort befindet.

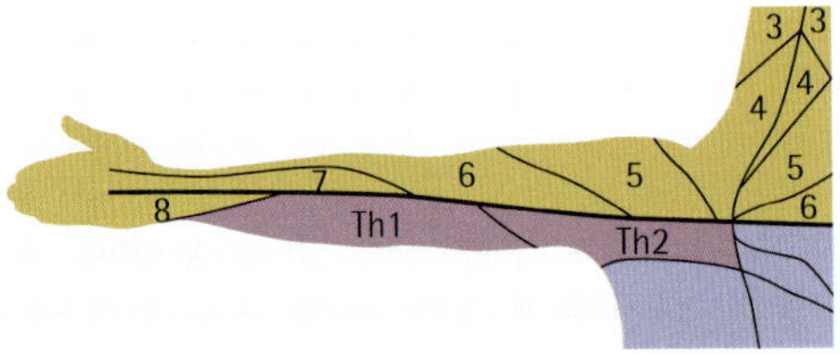

Dorsale Ansicht des linken Hals/Armbereichs: Die Zahlen im gelben Bereich betreffen die aus den Hals-Segmenten des Rückenmarkes (Cervix) 3-8 kommenden Nerven, die im violetten Bereich stammen aus den ersten beiden Brustkorbsegmenten (Thorax 1,2).[11]

Es sei hinzugefügt, dass die außen-seitliche Armpartie, die von den Nerven des Halsrückenmarkes versorgt wird (C4-C8), eine Umwelt-gerichtete Willensdynamik entwickelt, während die Areale Th1 und 2 sensitive, nach innen sich wendende Impulse aufnehmen.

Da man die Bäder in der Regel mit beiden Armen ausführt, wirken sie symmetrisch in den Brustkorbbereich. Daher lassen sich Verspannungen im Schultergürtel gut lösen.

Zum Unterschied zwischen der Behandlung der Beine und der Arme

Wir sagen: „Die Welt erwandern", das geschieht mit den Beinen. „Die Welt ergreifen", das tun wir mit den Armen bzw. Händen.

Bedenken wir diese Redewendungen, so erleben wir die Beine, wie sie sich standhaft dem Erd-(Fuß-)boden verbinden, jedoch im Vorwärtsschreiten mit jedem Schritt in einem Freiheitsmoment lösen, voranschreiten und wieder, sich der Schwere hingebend, die Füße auf die Erde stellen. Es wirkt eine vorwärtsstrebende Kraft, die von den Beinen ausgeht und uns Sicherheit auf dem Lebensweg vermittelt. Es vollzieht sich ein rhythmischer Wechsel, der zwischen Leichte und Schwere atmet.

Ganz anders verhalten sich die Arme und Hände: Sie sind der Schwere entbunden. Der Schultergürtel, der beidseits lediglich mit den inneren Schlüsselbeinköpfchen an den Rumpf angelenkt ist, bewegt, vermöge der vielgliedrigen Muskelkomposition, seine beiden Armen in freiem Handlungsspielraum und befähigt uns, die Welt vielfältig zu ergreifen. Indem wir uns der Welt hingeben, wirken ihre Kräfte in uns hinein. Unsere Hände, unsere Arme sind ebenso handelnde wie aufnehmende, empfangende Organe, an die sich lebendige und seelische Kräfte anschmiegen können. Sei es, dass wir einem Menschen Pflege angedeihen lassen, sei es, dass er uns herzlich berührt.

So vermitteln Armbäder, über die beschrieben Indikationen hinaus, generell aufbauende und Neues schöpfende Kräfte [→ Kapitel V.1 Die Behandlung mit dem Nährbad].

Literatur und Anmerkung

1 Kneipp, S.: Meine Wasserkur. Ehrenwirth Verlag München 1988. S.110-113.

2 Kraft, K., Stange, R. (Hrsg.): Lehrbuch der Naturheilverfahren. Hippokrates Stuttgart 2010. S. 201-203.

3 z.B. hier erhältlich: https://shop.kneippverlag.de/gesundheitsprodukte/kneipp-anwendungen/baeder/937/armbadewanne: „Armbadewanne", Maße: Boden 55 x 30 cm, Höhe 24 cm. Material Polypropylen (Abfrage Mai 2023).

4 nach: Eichler, E.: Wickel und Auflagen. Anleitung für Pflegende. Verein für ein erweitertes Heilwesen. Bad Liebenzell-Unterlengenhardt 1981. S. 36.

5 Kraft, K., Stange, R. (Hrsg.): Lehrbuch der Naturheilverfahren. Hippokrates Stuttgart 2010. S. 202.

6 Ebd. S. 203.

7 Köller, K.: Mein Weg zur Anthroposophie und als Arzt. Beiträge zu einer Erweiterung der Heilkunst nach geisteswissenschaftlichen Erkenntnissen 1969; 22 (6). S.188.

8 Glas, N.: Sorgen um die Erfüllung des Schicksals (II). Beiträge zu einer Erweiterung der Heilkunst nach geisteswissenschaftlichen Erkenntnissen 1952; 5 (9-10). S. 226.

9 nach: Netter, F.: Farbatlanten der Medizin. Band 1, Das Herz. Thieme Verlag Stuttgart 1976. S. 223.

10 nach: Wancura-Kampik, I.: Segment Anatomie. Elsevier München 2010. S. 169.

KAPITEL IV.2
Das Fußbad

ALBRECHT WARNING

Fußbäder sind sicherlich schon immer Bestandteil der Badekulturen gewesen. Dokumentiert finden wir sie seit dem 19. Jahrhundert. Eine übersichtliche Zusammenfassung gab Sebastian Kneipp (1821-1897). Er beschrieb 1886 die Hydrotherapien seiner Zeit in dem Buch „Meine Wasserkur". Die Inhalte sind seither in vielen Auflagen tradiert und Bestandteil der Naturheilkunde. Um die hier vorgelegte Erörterung der Fußbäder nicht allzu weit auszudehnen, sei auf das genannte Buch verwiesen.[1]

1. Das warme Fußbad

Simeon Pressel (1905-1980) schrieb zur Indikation eines warmen Fußbades: *„Der ‚Kaltfuß' ist kein reines Temperaturproblem und durch Wärmezufuhr nicht zu heilen. Wenn die eigene Wärmeorganisation, in der das Ich lebt, nicht genügend bis in die Füße, d. i. zur sympathischen Begegnung mit der Erde, vordringt, so führt das zu tiefen Gesamtstörungen: der untere Körper verfestigt zu stark – das bleibt meist verborgen -, im oberen aber stauen sich die Kräfte und führen zu offenkundigen Erkrankungen. Besonders in der Kindheit, wenn der Inkarnationsprozess vom Kopf aus erfolgen soll, erscheinen entzündliche Prozesse an Mandeln, Nase, Augen, Ohren. Untersucht man die Beine, so findet man sie ... verhärtet, verdichtet, meist auch mehr oder weniger gefühllos. Behandlung an diesem Pol ist so erfolgreich, dass ich z. B. nie ein operatives Eingreifen (Tonsillektomie) nötig hatte. – Wer diesen Zusammenhang erfasst, kann kalte Füße als Gefahrenmoment erleben, vergleichbar einer blutenden Wunde des Wärmeorganismus."*[2]

Kühle Extremitäten bei Zimmertemperatur sind Ausdruck einer schwachen peripheren Durchblutung, oft verbunden mit mangelnder körperlicher Bewegung. Auch Angst oder Ernährungsstörungen können die Ursache sein. In jedem Fall signalisieren sie einen Rückzug der Ich-Organisation. Dieser wirkt man mit der lokalen Anwendung wärmestimulierender Substanzen entgegen. Übrigens gibt es das Sprichwort: „da hat er kalte Füße bekommen", wenn sich jemand ängstlich zurückzieht.

Die im Folgenden genannten Bäder haben eine unterschiedliche Reizstärke. Wesentlicher Faktor ist die Wärme, von Bedeutung zudem die Dauer des Bades.[3]

Das allgemeine Ziel ist die Entspannung mit Dämpfung unerwünschter vegetativer Reaktionen. Warme Füße können Schmerzen und Stauungen lindern und den Wärmehaushalt zwischen dem Kopfbereich und dem Unterkörper ausgleichen. Es lässt sich eine Verbesserung des Schlafes erreichen.

Vorgehensweise

Bei allen temperierten Wasseranwendungen ist die Ausführung immer an das Befinden des Patienten so anzupassen, dass er sich behaglich fühlt. Dies ist bei ca. 36 bis 38 °C der Fall. Es gibt keine schematischen Vorgaben.

Der Wasserstand sollte bis zur Mitte der Wade reichen. Grundsätzlich lassen sich alle Fußbäder mit Zusätzen anwenden. In solchen Fällen durchmischt man das Wasser mit lemniskatischen Bewegungen.

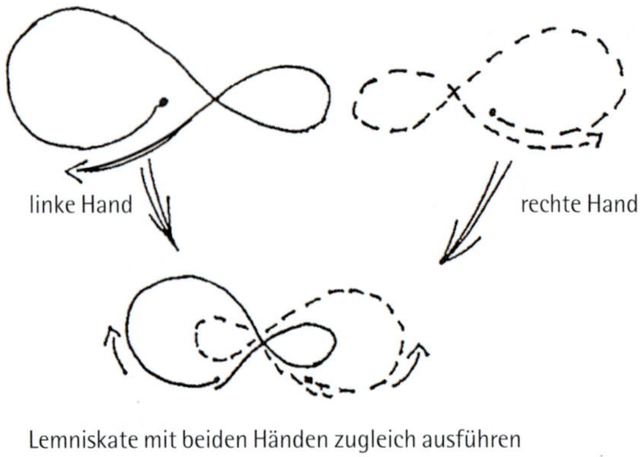

Lemniskatenbewegungen der Hände[4]

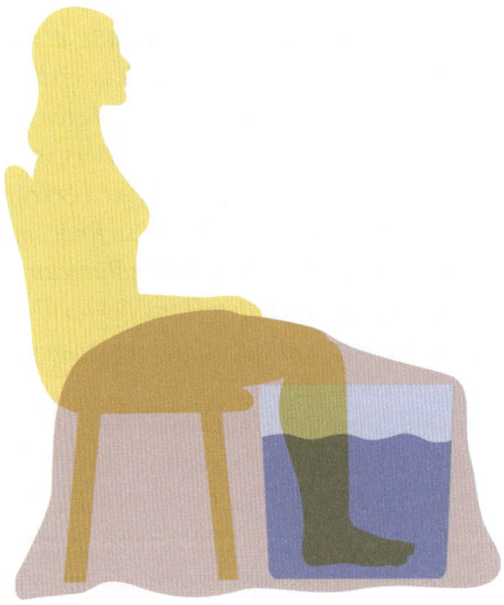

Fußbad[5]

Die badende Person sitzt auf einem bequemen Stuhl. Über Beine und Wanne legt man ein großes Frotteehandtuch.

Nach der Beendigung des Bades trocknet man Füße und Unterschenkel ab, zieht wärmende Socken an, z.B. aus Schafswolle, und hält zwanzig Minuten Ruhe. Während dessen kommt es darauf an, körperliche Reaktionen bewusst wahrzunehmen.

Wichtig ist das Beachten der Kontraindikationen:

- Wärmeunverträglichkeit
- arterielle Verschlusserkrankung
- entzündliche Hautveränderungen
- chronisch-venöse Insuffizienz

Zur Enuresis nocturna berichtet Martina Schmidt[6] über die abendliche Anwendung des warmen Fußbades bei einem zehnjährigen Jungen.

Da man bei einer Reihe von Bädern je nach beabsichtigter Wirkung auch Badezusätze hinzufügt, seien hier verschiedene Substanzen und deren Zubereitung beschrieben. Man fügt sie hinzu, wenn der Badende ins Wasser steigt.

Pflanzliche Zusätze:

- **Arnika:** *Arnika Essenz* (WALA, Weleda):
  Für den Einsatz bei einer Wanne 2 bis 3 Esslöffel Tinktur auf 1 Vollbad geben; für Teilbäder entsprechend weniger verwenden.
- **Eichenrinde** als Essenz (*Quercus-Essenz* (WALA)) oder als Abkochung (Decoctum) aus geschnittener Eichenrinde (Quercus Cortex conc. (Apotheke)):
  1-2 Teelöffel mit 250 ml kaltem Wasser ansetzen und mindestens 8 Stunden ziehen lassen, das Ganze aufkochen und weitere 15 Minuten (bei ausgeschaltener Herdplatte) stehen lassen und abseihen. Die Flüssigkeit wird dann mit dem Badewasser lemniskatisch vermischt. Bei Bedarf kann man den Ansatz verdoppeln.
- **Fichtennadel:** Das *Edeltannen Erholungsbad* (Weleda) enthält neben dem Extrakt aus Edeltannennadeln auch Fichtennadelextrakt.
- **Ingwer** [→ Zubereitung siehe unten]
- **Lavendel:** *Lavendel Entspannungsbad* (Weleda) oder *Moor Lavendel Bad* (Dr. Hauschka); die Gebrauchsanweisung beschreibt die Zubereitung. Es lässt sich auch als Öldispersion mit *Lavandula, Oleum aethereum 10 %* (WALA) oder *Oliven-Lavendel-Öl aeth. 10 %* (Dr. Heberer) ansetzen.
- **Rosmarin:** *Aktivierungsbad* (Weleda) oder als Öldispersion mit *Rosmarinus, Oleum aethereum 10 %* (WALA).
- **Schachtelhalm** als Decoctum zubereitet: 3 Esslöffel getrocknete Droge in 500 ml kalten Wasser kurz aufkochen und dann 10 min bei mittlerer Hitze köcheln lassen. Abseihen und in das Badewasser lemniskatisch einmischen. Anwendung als Öldispersion mit *Schachtelhalm 5 % in Olivenöl* (Dr. Heberer), *Equisetum ex herba W5 %, Oleum* (WALA).
- **Schlehdorn** als Essenz: *Prunus-Essenz* (WALA): 1-2 Esslöffel in die Wanne geben oder als Öldispersion mit *Prunus spinosa e floribus W 5 %, Oleum* (WALA).
- **Senfmehl** [→ Zubereitung siehe unten]
- **Thymian** als Decoctum zubereitet: 2 Esslöffel getrocknete Thymianblätter (Thymus vulgaris) in 250 ml kaltes Wasser geben. Bei mittlerer Hitze 5 Minuten abgedeckt köcheln lassen. Abseihen und in das Badewasser einmischen.
- **Moor**

Mineralische Zusätze:

- **Levico** [→ Kapitel V.3 Das Levico-Wasser]
- **Fango** z. B. *Jurafango* (Dr. Heberer)
- **Salz:** Badesalze enthalten im Wesentlichen „Kochsalz“ (NaCl), angeboten werden auch Salze aus dem Toten Meer
- **Schwefel** [→ Kapitel V.4 Das Schwefelbad]

Indikationen

Die Indikationen sind in den folgenden Abschnitten aufgeführt, wie sie sich aus den Praxiserfahrungen bei verschiedenen Gesundheitsstörungen ergeben haben.

Bei stumpfen Traumen, wie z. B. Distorsionen der Bänder und Gelenke fördert die Erwärmung des Gewebes die Regeneration. Ein Zusatz von Arnika ist empfehlenswert.[7]

Die periphere Zirkulation zur Durchwärmung regt der Zusatz von Rosmarin an.[8] Möchte man ätherische Öle anwenden, so empfiehlt sich die Zubereitung mit dem Öldispersionsgerät. Dieses befüllt man für das kleine Wasservolumen nur mit 2-3 ml des Öl-Präparates.

Bei akuten, einfachen Harnwegsinfekten (Cystitiden) empfiehlt Ursi Soldner[9] warme Ingwer-Fußbäder bis zu den Waden. Auch Nasennebenhöhlen-Entzündungen (Sinusitiden)[10] lassen sich mit diesem Fußbad behandeln.

Ingwer-Fußbad

Man füllt warmes Wasser (37 °C) bis auf Knöchelhöhe in eine Schüssel, gibt 1-3 Esslöffel Ingwerpulver hinein. Die Dauer des Fußbades beträgt 15 Minuten, danach folgt die Nachruhe (ca. 20 Minuten).
Erfahrungsgemäß morgens anzuwenden, spätestens mittags.
„Die äußere Anwendung des Ingwers regt eine starke innere Wärmebildung im Menschen an, die sich bis in die Peripherie des Körpers ausbreiten kann. Das Seelische des Menschen wird eingeladen, sich intensiver mit dem Körper zu verbinden, was sich u.a. an einer vertieften Einatmung zeigt.“[11]

Gesunde Erwachsene berichteten nach warmen Ingwer-Fußbädern von einer gesteigerten Vitalität.[12]

Um Stoffwechselprozesse durch einen schnellen Wärmereiz anzuregen, ist der Zusatz von Senfmehl geeignet.[13,14]

Senfmehl-Fußbad

Senfmehl (2 Handvoll) in eine Schüssel geben und verrühren. Der Patient setzt sich auf einen Stuhl und badet die Füße (Wasser sollte ca. 2 cm über die Knöchel reichen) für maximal zwanzig Minuten im Senfbad. Die Senföle reizen die Haut und können einen stechenden Schmerz verursachen, die Haut rötet sich, was ein positives Zeichen ist. Nach dem Herausnehmen der Füße muss man das Senfmehl abspülen (in der Badewanne oder mit einem Krug klarem, lauwarmem Wasser) und die Füße abtrocknen (auch Zehenzwischenräume).[15] Danach Wollsocken anziehen und zwanzig Minuten nachruhen.

Bei Schwäche- und Schweregefühl in den Extremitäten ist ein warmes Fußbad mit *Citrus Erfrischungsbad* (Weleda) angezeigt.[16]

Man kann sich das Zitronenbad auch selbst herstellen:

Zitronen-Fußbad

Man gibt heißes (60-70 °C) Wasser in die Schüssel, halbiert die Zitrone vorsichtig im Wasser mit langstieligem Messer und Gabel, sodass der Saft sich in das Wasser mischt. Die Schale jeder Hälfte schneidet man rundum ein (im Wasser), stülpt einen Becher darüber und drückt die Schalen kräftig aus, belässt sie dann im Wasser. Man verwendet heißes Wasser, um die ätherischen Öle der Zitronenschale darin besser zu lösen. Diese Mischung gibt man in die Fußbadewanne und füllt so viel kühles Wasser dazu, bis die für den Patienten angenehme Temperatur erreicht ist (nicht über Körperwärme).
Um eine gute Durchmischung zu erreichen und das Wasser zu beleben, verrührt man mit der Hand das Wasser lemniskatisch („liegende Acht", siehe Zeichnung oben). Die Badedauer sollte ungefähr zehn Minuten betragen. Nach dem Abtrocknen der Füße wärmende Socken anziehen und zwanzig Minuten nachruhen.[17]

Bei Asthma bronchiale haben sich neben anderen Hydrotherapien auch warme Fußbäder mit Lavendel, Arnika oder Thymian bewährt.[18]

Bei depressiven Störungen eignen sich warme Fußbäder mit:
- morgens Rosmarin
- abends Lavendel, Senf, Schwefel[19]

Als neuere Indikation ergab sich die unterstützende Anwendung von warmen Fußbädern beim Long-Covid-Syndrom. Neben den verschiedenen umfassenden und differenzierten Therapiemaßnahmen dieses Syndroms sind auch warme Fußbäder (1 × täglich morgens) beschrieben.[20]

Je nach Symptomen eignen sich u.a. diese Zusätze:
- Eichenrinde: wirkt befestigend-strukturierend
- Kastaniensamen: v.a. bei venösen Zirkulationsstörungen, Schweregefühl in den Beinen, Muskelschmerzen
- Rosmarin-Tee oder Badezusatz: wirkt vitalisierend

2. Das Wechselfußbad

Beim Wechselfußbad stellt man zwei Wannen nebeneinander. Jede Wanne muss so dimensioniert sein, dass beide Füße eintauchen können und das Wasser bis zur Wade reicht.

In der einen Wanne hat das Wasser ca. 38 °C, in der anderen Wanne Zimmertemperatur (zwischen 18 und 22 °C). Will man den Temperaturunterschied vergrößern, kühlt man das Wasser der zweiten Wanne herunter, z. B. auf 14 bis 16 °C. Die Wirkung ist dann ausgeprägter, Schockeffekte sind allerdings zu vermeiden.

Beide Füße werden zuerst 3 Minuten in das warme Wasser getaucht, dann für ½ bis 1 Minute in die Wanne mit dem kühlen Wasser. Man wechselt dreimal und beendet das Bad mit dem Eintauchen in das kühle Wasser.

Die Füße abtrocken und mindestens 30 Minuten Nachruhe einhalten.

Wirkungen

Die warmen Bäder weiten bzw. dehnen die Gefäße und verbessern dadurch den Blutfluss, die kühlen wirken zusammenziehend und zentrieren den Blutfluss. Die Wechselbäder dienen daher als Training der Gefäßregulation, sie stabilisieren das vegetative Nervensystem und zeigen eine reflektorische Wirkung auf die Durchblutung der Schleimhäute des Nasen-Rachenraumes im Sinne einer Infektprophylaxe.[21]

Indikationen:

- hypotone Kreislaufschwächen
- venöse Stauung
- Neigung zu kalten Füßen
- Infektanfälligkeit
- Kopfschmerzsyndrome

3. Das ansteigende Fußbad

Durch die ansteigende Wärme kommt es zu einer Öffnung der Gefäße und zu einer vermehrten Durchblutung, die sich reflektorisch auf die Schleimhäute des Nasen-Rachen-Raumes und den Unterleib auswirkt. Hinzugefügte ätherische Öle wirken lindernd auf die Schleimhäute. Die „Crescendo"-Wärme steigert reflektorisch die Durchblutung der Harnwege und damit deren Durchwärmung.

Zusätzlich bewirken diese Fußbäder eine Erwärmung im Hals-Nasen-Bereich, auch führen sie die überschießenden Stoffwechselprozesse in den Bronchien nach unten.[22]

Die Anfangstemperatur des einlaufenden Wassers sollte ca. 36 bis 37 °C betragen. Man gießt dann langsam heißes Wasser zu, bis die Temperatur 39 bis 40 °C erreicht. Die Badedauer beträgt ca. 20 Minuten.

Danach wärmende Socken anziehen und unbedingt zwanzig Minuten Nachruhe halten.[23] Die Anordnung dieser Bäder sollte durch den Arzt erfolgen.

Indikationen:

- Infekte der ableitenden Harnwege
- beginnende Erkältung mit Symptomatik im Hals-Nasen-Bereich
- Neigung zu kalten Füßen
- Einschlafstörungen
- vasomotorisch bedingte Kopfschmerzen
- Menstruationsbeschwerden
- chronische Prostatitis

Kontraindikationen:

- entzündliche Hauterkrankungen im Unterschenkel-Fußbereich
- Vorsicht bei Varikosis

4. Das kalte Fußbad

Die Wanne füllt man mit kühlem Wasser von 12 bis 18 °C. Man taucht die Füße ca. 30 Sekunden in das Bad hinein. Danach streift man das Wasser von den Beinen leicht ab, sodass der verbleibende Feuchtigkeitsfilm verdunstet und die Wirkung noch verstärkt.

Indikationen:

- chronisch-venöse Insuffizienz
- Gichtanfall
- Zustand nach Prellungen und stumpfen Traumen im Unterschenkel-Fußbereich
- im Kopfbereich: Schmerzsyndrome, Nasenbluten
- Einschlafstörungen

Kontraindikationen:

- akute Harnwegsinfekte
- Wärmedefizit mit Frieren und Frösteln, Überempfindlichkeit gegen Kälte (Kälteallergie)
- Herzkranzgefäßerkrankung, arterielle Hypertonie oder Verschlusserkrankung
- Nervenentzündungen

5. Wie lassen sich die Wirkungen der Fußbäder auf die Organe des Rumpfes verstehen?

Anregung der Durchblutung

Die Wärmeanwendung an den Füßen ist, wie im Kapitel [→ Kapitel X.3 Zur Wärme des Menschen im Zusammenhang mit dem Öldispersionsbad] beschrieben, eine „Fremdwärme", der das subkutane Kapillarsystem begegnet, indem es sich weitet, um die eindringende Wärme auszugrenzen. Die Öffnung des Kapillarbettes erkennt man an der flächigen Rötung der Haut. Auf diese Weise erhöht sich der arterielle Zustrom, zugleich steigert sich der venöse Abstrom. Das anströmende Blut bringt die Innenwärme des Körpers an die Fußoberfläche. Die Füße werden warm. Die wärmebedingt vermehrte Zirkulation setzt sich in die zentrale Blutzirkulation fort. Der Blutstrom wird reger. Daraus erklären sich Wirkungen an inneren Organen.

Reaktionen des vegetativen Nervensystems

Wie die Erfahrung zeigt[24], folgt den warmen Fußbädern eine vegetative Entspannung. Diese erklärt sich aus der nervösen Versorgung durch das vegetative Nervensystem. Den Segmenten Th 10 (aus der Region des unteren Brustkorbes) bis S2 (aus den caudalen Anteilen) der peripheren Spinalnerven gehören auch netzartig verbundene, vegetative Fasern an.[25] Sie ziehen bis in die Fußspitzen, wobei Anteile von ihnen als Nervi splanchnici die inneren Organe des Beckens versorgen. Die in den genannten Abschnitten vielfältig kommunizierenden Fasern leiten die an den Füßen oder Unterschenkeln gesetzten Reize bis in den Brustkorb weiter.[26] Daher sind Reaktionen an den inneren Organen möglich. Unter anderem sind Gefäß erweiternde Wirkungen der vegetativen Nerven nachgewiesen, sodass in den Bereichen des vermehrten Blutstromes die Wärme zunimmt.[27]

Anthroposophische Gesichtspunkte

Ein verstärkter Einfluss der zusammenziehend-verdichtenden astralen Kräfte im Gefüge der Organe führt via sympathischer Fasern zu einer vasokonstriktorischen Kühle der Extremitäten. Die reaktive Wärmebildung gegen die von außen eindringende Fremdwärme ist als Resultat der Ich-Antwort zu verstehen, welche die astrale Konstriktion löst. Über die Ich-Organisation wirkt dieser Vorgang im ganzen Organismus regulierend.

Die Kraft der Füße ist für die Haltung des Menschen bedeutsam. Sie bewirken Standhaftigkeit und damit Lebenssicherheit, zudem innere Überzeugung als geistige Widerstandskraft. Mit unseren Füßen erwandern wir gleich einem Pilger in archetypischer Gebärde unseren Lebensweg.

Auf gotischen Grabmälern liegen den Verstorbenen kirchlicher und weltlicher Herkunft oft Löwen oder Hunde zu Füßen.

Eine Steigerung dieses Bildes, das als Überwindung niederer seelischer Regungen gilt, stellt die Skulptur „Der Geistkämpfer" von Ernst Barlach (1870-1938) dar. Die menschlich-engelhafte Gestalt hält mit ihren Füßen eine Spannung auf dem Rücken der Bestie als Ereignis der Zähmung.[29]

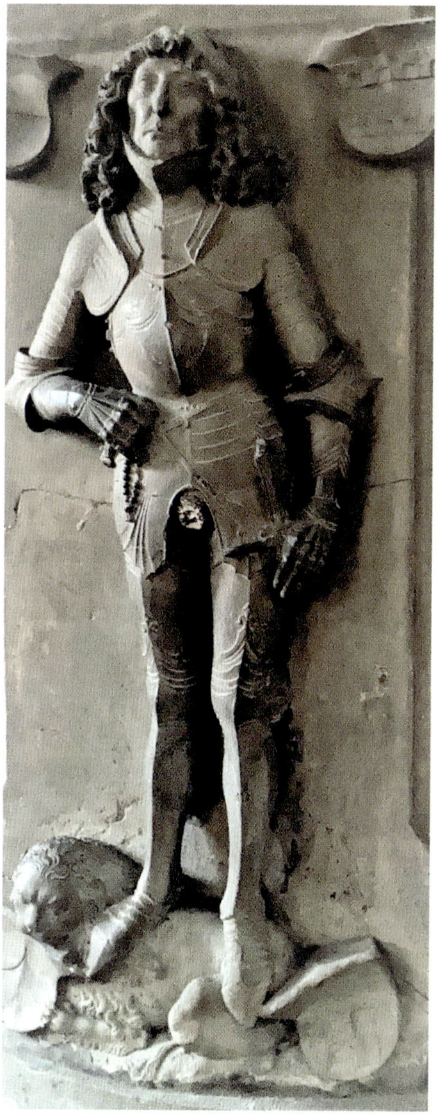

Tilmann Riemenschneider (1460-1531) schuf für den Ritter Konrad von Schaumberg 1499 das Grabmal. Es befindet sich in der Marienkapelle in Würzburg.[30]

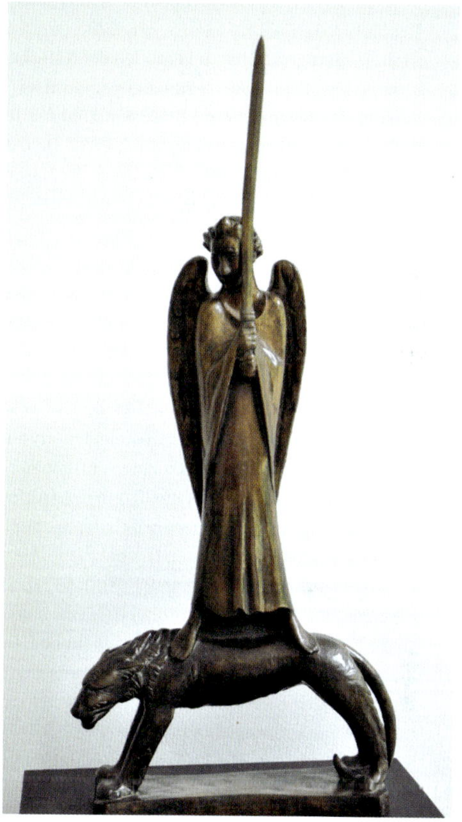

Der Geistkämpfer – Bronzeskuptur von Ernst Barlach, Gertrudenkapelle in Güstrow[31]

Ein Sinnbild für die therapeutische Haltung ist uns mit der Fußwaschung durch Christus gegeben.[32] Hier zeigt sich die alte griechische Bedeutung des Wortes therapeuein: pflegen, Sorge tragen für einen, besonders für einen Kranken, dienen, Verehrung durch Dienstleistungen erweisen.[33]

Literatur

1 Kneipp, S.: Meine Wasserkur. Ehrenwirt Verlag München 1988. S. 113-117.

2 Pressel, S.: Der Unterschenkel, ein wenig beachteter therapeutischer Ort. Beiträge zu einer Erweiterung der Heilkunst nach geisteswissenschaftlichen Erkenntnissen 1952; 5 (7-8). S. 170.

3 Kraft, K., Stange, R. (Hrsg.): Lehrbuch Naturheilverfahren. Hippokrates Verlag Stuttgart 2010. S. 203-204.

4 nach: Sitzmann, F.: Pflegehandbuch Herdecke. Springer Verlag Berlin, Heidelberg 1995. S. 111.

5 nach: Eichler, E.: Wickel und Auflagen. Anleitung für Pflegende. Verein für ein erweitertes Heilwesen. Bad Liebenzell-Unterlengenhardt 1981. S. 37.

6 Schmidt, M.: Zwei Fallberichte über Schulkinder aus dem Arbeitskreis der Kindergarten- und Schulärzte. Der Merkurstab 2012; 65 (4). S. 376-378.

7 Kraft, K., Stange R. (Hrsg.): Lehrbuch der Naturheilkunde. Hippokrates Verlag Stuttgart 2010. S. 204.

8 http://www.pflege-vademecum.de/rosmarinbad_fussbad.php (Abfrage Mai 2023).

9 Soldner, U.: Ich habe eine Blasenentzündung (einfacher Harnwegsinfekt). Anthromedics Praxis 2019. https://www.anthromedics.org/PRA-0887-DE (Abfrage Mai 2023).

10 Winkler, M.: Ich habe eine Entzündung der Nasennebenhöhlen. Anthromedics Praxis 2019. Abrufbar unter: https://www.anthromedics.org/PRA-0909-DE (Abfrage Mai 2023).

11 http://www.pflege-vademecum.de/ingwerfussbad.php (Abfrage Mai 2023).

12 Vagedes, J., Kuderer, S., Helmert, E. et al.: Warm footbaths with Sinapis nigra or Zingiber officinale enhance self-reported vitality in healthy adults more than footbaths with warm water only. A randomized, controlled trial. Evidenced-Based Complementary and Alternative Medicine 2021. doi: 10.1155/2021/9981183.

13 Ebd.

14 Goetz, K., Hinz, A., Steinhäuser, J. et al.: Use of Mustard Seed Footbaths for Respiratory Tract Infections: A Pilot Study. Evidenced-Based Complementary and Alternative Medicine 2020. doi: 10.1155/2020/5648560.

15 https://www.pflege-vademecum.de/senffußbad.php (Abfrage Mai 2023).

16 http://www.pflege-vademecum.de/zfb.php (Abfrage Mai 2023).

17 https://www.pflege-vademecum.de/zfb.php, Fußbad mit Zitrone (Abfrage Mai 2023).

18 Allmer, C., Bender, A., Gloger, G. et al.: Leitlinie zur Therapie des Asthma bronchiale in der Anthroposophischen Medizin. Der Merkurstab 2010; 63 (1). S. 56-63.

19 Rißmann, W.: Depressive Störungen: Menschenkundliches Verständnis und Therapie mit anthroposophischen Heilmitteln und äußeren Anwendungen. Der Merkurstab 2006; 59 (5). S. 410.

20 Long-COVID aus Sicht der Anthroposophischen Medizin – Symptome und Behandlungsmöglichkeiten. Empfehlungen einer internationalen Expertenkommission für medizinische Fachkräfte. Abrufbar unter: https://www.anthromedics.org/PRA-0993-DE#list-sections-3 (Abfrage Mai 2023).

21 Kraft, K., Stange, R. (Hrsg.): Lehrbuch Naturheilverfahren. Hippokrates Verlag Stuttgart 2010. S. 205.

22 Eichelmann, A.: Rezidivierende obstruktive Bronchitis, Infektasthma bei einem 4-jährigen Kind. Der Merkurstab 2011; 64 (6). S. 611-612.

23 Kraft, K., Stange, R. (Hrsg.): Lehrbuch Naturheilverfahren. Hippokrates Verlag Stuttgart 2010. S. 203.

24 Ebd. S. 204.

25 Netter, F.: Farbatlanten der Medizin. Nervensystem I. Thieme Verlag Stuttgart 1987. S. 78-79.

26 Wancura-Kampik, I.: Segment-Anatomie. Urban und Fischer Verlag München 2010. S. 105.

27 Ebd. S. 120.

28 https://commons.wikimedia.org/w/index.php?curid=7458249 Public domain (Abfrage Mai 2023).

29 Carls, C. D.: Ernst Barlach. Rembrandt Verlag Berlin 1968. S. 112.

30 Das Foto stammt von Veronika Schlaguhn.

31 Das Foto stammt von Albrecht Warning.

32 Johannes Evangelium. Kapitel 13, Vers 3-17.

33 Pape, W.: Handwörterbuch der griechischen Sprache. Braunschweig 1857.

KAPITEL V.1
Die Behandlung mit dem Nährbad

ALBRECHT WARNING

Die erste nachweisbare Dokumentation über das Nährbad findet sich in den Lehrunterlagen von Johanna Dost (1896-1991). Sie arbeitete als Krankenschwester im Klinisch-Therapeutischen Institut Arlesheim/Schweiz unter der Leitung der Ärztin Ita Wegman (1876-1943) von 1931 bis 1940 und dann wieder nach dem Zweiten Weltkrieg von 1950 bis 1967. In ihren Manuskripten zu verschiedenen Bädertherapien steht eine kurze Notiz zum Nährbad.[1]

1. Rezeptur und Durchführung

In einen Topf füllt man einen Viertel Liter Rohmilch (alternativ: nicht homogenisierte Demeter Vollmilch) hinein, verquirlt darin ein Eigelb und fügt einen Esslöffel Honig hinzu. Diese Mischung verrührt man und gibt sie in die mit wohl temperiertem Wasser gefüllte Wanne. Lemniskatische Handbewegungen verteilen die Substanzen gut im Wasser. Dann nimmt man eine Zitrone, ritzt sie unter Wasser an und drückt den Saft aus. Im Anschluss durchmischt man das Badewasser nochmals kräftig.

Die Badezeit beträgt sieben Minuten. Den Badenden sollte man nach Möglichkeit nicht abfrottieren, sondern in einem Bibertuch (Flanelltuch) eingehüllt in die Nachruhe legen (analog zur Ruhepackung beim Öldispersionsbad).

2. Häufigkeit, Indikationen, Kontraindikationen

Das Bad ist ein- bis zweimal wöchentlich indiziert in der Rekonvaleszenz und bei Erschöpfungszuständen, bei denen eine orale Nahrungsaufnahme schwierig ist, besonders bei Anorexie.

Als Kontraindikationen gelten Herzkrankheiten und systemische Entzündungen sowie Allergien gegen einen der Bestandteile.[2]

In der Literatur sind weitere Varianten des Nährbades mit leicht abgewandelten Zubereitungen beschrieben.

Variante 1

In dem Kapitel zur Palliative Care der „Anthroposophischen Pflegepraxis“ findet sich folgendes Rezept für das Nährbad: Die Mischung besteht aus 100 ml Sahne, zwei Esslöffeln Honig, 1/2 l Milch, einem Esslöffel Olivenöl und dem Saft einer Zitrone. Man bereitet sie in einer Flasche zu, schüttelt alles vorsichtig miteinander und gibt sie in das Wannenbad.[3]

Variante 2

Eine Angabe von Heinz-Hartmut Vogel (1914-1995) in der von ihm 1956 verfassten Übersicht „Ein Beitrag zur Bäderlehre“[4] lautet folgendermaßen: „*Schließlich seien noch das ‚Nährbad‘ und das ‚Ölbad‘ erwähnt. Dem Nährbad wird etwa 1 Glas Milch, ein Eigelb und eine halbe Zitrone in feiner Verteilung zugesetzt. Es dient als unterstützende Behandlung bei schweren Erschöpfungszuständen und darniederliegendem Stoffwechsel. Die Temperatur des Wassers darf 35-37 °C nicht überschreiten.*“

Variante 3

Für die besondere Indikation Schlafstörungen formulierte Manfred Weckenmann (1924-2021) folgende Rezeptur[5]: „ *z. B. als Fußbad zur Nacht: 2 ganze Eier, ½ l Vollmilch, 1 Prise Salz, 1 EL Honig, 1 EL Olivenöl, 1 Spritzer Zitronensaft ... verrühren. Badedauer 10-20 min. Für Kinder unter einem Jahr die halbe Menge, Badedauer 5-10 min. Nach dem Bad nur abtrocknen.*“

3. Die Komponenten des Nährbades und ihre Wirkungen

Um ein Verständnis für die Wirkung des Nährbades zu gewinnen, seien zuerst die genannten Substanzen beschrieben. Es folgen Gedanken zur Dynamik der Anwendung in einem Wannenbad.

Zur Milch fasste Rudolf Hauschka (1891-1969) übersichtlich zusammen:
„*Die Milch ist die älteste menschliche Nahrung. Sie ist das Produkt eines lebenden und beseelten Organismus, wobei sich die Milchproduktionsorgane im Zusammenhang mit der Fortpflanzung bilden. Die Fortpflanzung unterliegt den Mondenrhythmen. So ist die Milch mit dem Mondenprinzip verknüpft. Sie enthält alles, was ein wachsender Organismus benötigt, sie ist ein totales Nahrungsmittel, die Synthese im Flüssigen von Eiweiß, Fett, Kohlenhydraten und Mineralsalzen.*“[6]

Untersucht man die einzelnen Substanzen der Kuhmilch, so finden sich folgende Anteile:

- Wasser: 86,9 %
- Fett: 4,2 %
- Eiweiß: 3,4 %
- Zucker (Laktose): 4,8 %
- Mineralstoffe: 0,7 %

Die in der Milch vorhandenen Fettsäuren setzen sich vorwiegend zusammen aus ca.:

- 60 % gesättigten Fettsäuren (Hauptanteil Palmitinsäure)
- 30 % einfach ungesättigten Fettsäuren (Hauptanteile Öl- und Linolsäure)
- 2 % mehrfach ungesättigten Fettsäuren (Isolinolsäure)[7]

Das Eiweiß der Kuhmilch besteht im Wesentlichen aus Casein. Es liegt zu etwa 95 % kolloid-dispers verteilt in sogenannten Mizellen vor.

Als Zucker repräsentiert die Laktose mit rund 99% den Hauptanteil der Kohlenhydrate in der Kuhmilch. Bei Laktose handelt es sich um einen Zweifachzucker (Dissacharid) aus Glukose und Galaktose.

Bei den Mineralstoffen sind von ernährungsphysiologischer Bedeutung vor allem Calcium, Phosphor, Kalium, Jod, Magnesium und Zink.

Milch ist eine Emulsion. Die Fetttröpfchen sind mikroskopisch klein, sie haben ca. 2 bis 5 µm Durchmesser und sind umgeben von einem feinen Milcheiweißhäutchen. Sie schweben bei der frischen, unbehandelten Milch in der Flüssigkeit. Die Öl- und Palmitinsäure sind nicht artspezifisch, sondern in der Natur weitverbreitet. Ihre besondere Wirkung entfalten sie als Träger wärmeätherischer Kräfte.

Das Milcheiweiß Casein ist eine streng artspezifische Schöpfung der Milchdrüse. „*Jede Säugerart bildet ein eigenes Casein. Chemisch ist dieses Eiweiß bemerkenswerter Weise an Phosphorsäure gebunden. Auch dieses Phosphorprotein ist eine einmalige Art der Eiweißbindung und wir dürfen vermuten, dass der Phosphor als Lichtträger diesem Milcheiweiß eine besondere lichtätherische Bildekraft verleiht.*“[8]

Die Milch bildet sich ätherisch als drüsiges Sekret. Sie hat die dem tierischen (und auch menschlichen) Organismus eigenen astralischen Kräfte ausgesondert. Das bedeutet, die Milch ist die lebenspendende Kraft schlechthin, sie ist ein Urnahrungsmittel ohne seelische Tingierung.

In der nordischen Mythologie wird sie gespendet von der Kuh Audhumbla, die den ersten Menschen, den Riesen Ymir mit den Ätherkräften ihrer Milch ernährt.[9]

In der griechischen Götterwelt ist es Herakles, der als Säugling der Hera (die olympische Göttermutter und Gemahlin des Zeus) an die Brust gelegt wird und mit der göttlichen Milch Unsterblichkeit erhält.[11]

Im Mittelalter malten die Künstler das Motiv der Maria lactans (die stillende Maria), wie sie z.B. Jean Fouquet (um 1420-1481) 1450 als Jungfrau mit dem Kinde darstellte.[12]

Die genannten Beispiele weisen darauf hin, dass die Milch des Menschen und der Säugetiere eine elementare Substanz ist, deren ätherische Bildekraft den Leib wachsen lässt. Dies geschieht insbesondere durch die Eiweißbildung im Sinne eines albuminisierenden Prozesses.

Die Neutralfette der Milch vermitteln wärmeätherische Stoffwechselkräfte. Der zugesetzte Honig ist eine komplexe Substanz. Bei einem Wassergehalt von ca. 18% besteht er im Wesentlichen aus Fruktose und Glukose sowie aus Mehrfachzuckern. Zudem enthält er Mineralstoffe, Proteine, Enzyme, Aminosäuren

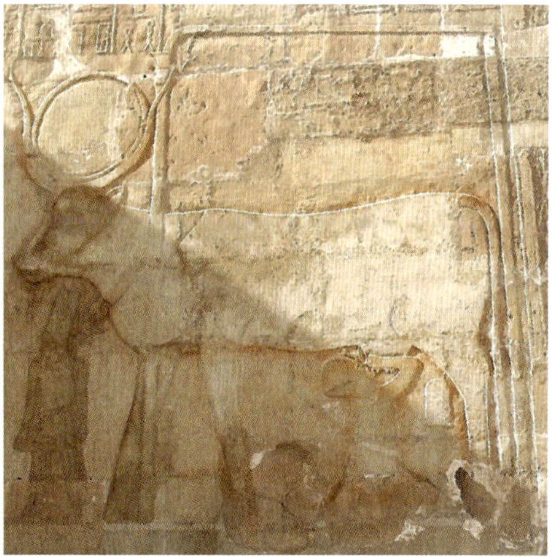

Im ägyptischen Kulturkreis zeigt sich die Bedeutung der Kuh als göttliche Spenderin der Milch auf einem Relief aus dem 15. Jahrhundert vor Christus in der ägyptischen Hathor-Kapelle in Deir el Bahari: Königin Hatschepsut trinkt göttliche Milch von ihrer Mutter Hathor (in Kuhgestalt), zwischen den Hörner der Kuh ist die Mondscheibe zu sehen.[10]

und Vitamine. Honig dient nicht nur als Mittel, um Speisen zu süßen, sondern auch extern zu Heilauflagen. Diese Verwendung hat eine lange Tradition, die seit Hippokrates (ca. 460-370 v. Chr.) dokumentiert ist. Erfolgreiche Wundheilungen bei ulcerösen Hautdefekten sind beschrieben.[13] Auch in der Hautpflege bei Diabetes mellitus ist der Einsatz von Honig dokumentiert.[14] Innerliche wie äußerliche Honiganwendungen bewirken ähnlich wie die Gabe von Kieselsäure-Zubereitungen eine Strukturierung und Festigung.

Das Eigelb enthält 48 % Wasser sowie 33 % Fett. Die Fettsäuren sind als gesättigte, einfach ungesättigte und geringe Anteile mehrfach ungesättigter Fettsäuren vorhanden. Dazu liegt ein mäßiger Proteingehalt von ca. 15 % vor, ebenso Mineralstoffe wie Natrium, Kalium, Calcium, Phosphor und Eisen.

Da man die angeschnittene Zitrone im Wasser ausdrückt, wirkt im Wesentlichen der saure Zitronensaft aus dem Fruchtfleisch. Bei der geringen Menge von wenigen Millilitern, die sich in dem Badewasser zudem erheblich verdünnen, kann man allenfalls von einer zarten sauren Tingierung sprechen. Der Zitronensaft impulsiert die astralischen Kräfte.

4. Zur Wirkung des Nährbades

Über den physiologischen Wert der genannten Substanzen liegt in der entsprechenden ernährungswissenschaftlichen Literatur reichlich Material vor. Dies betrifft natürlich die Aufnahme als Speise und die Verarbeitung im Stoffwechselbereich.

Bei der äußeren Anwendung besteht die Frage, welche Wirkungsweise die Rezepturkomposition als Nährbad hat.

Da die Haut für großmolekulare Stoffe wie das Casein oder Fett der Milch als Barriere undurchdringlich ist, könnten allenfalls Mineralstoffe die Hautschichten durchdringen. Eine befriedigende Erklärung für die therapeutische Anwendung lässt sich so nicht finden.

Wie bei den einzelnen Substanzen beschrieben, ist die Milch der Säugetiere das lebenvermittelnde Urnahrungsmittel. Das Sekret der Milchdrüsen regt mit einer Komposition ätherischer Qualitäten zum Aufbau und Wachstum der Neugeborenen an. Ätherische Kräfte strahlen vom Zentrum in die Umgebung, in zentrifugaler Richtung. In ähnlicher Weise sind in einem Hühnerei Kräfte zum Gewebewachstum veranlagt. Das werdende Tier weitet seine räumliche Ausdehnung als zentrifugal gerichtetes Wachstum. Der hinzugefügte Honig ist das Nahrungsmittel des Bienenvolkes für die ertraglose Zeit des Winters. In ihm wirken strukturierende ätherische Kräfte.

Mit der Mischung der Komponenten klingen verschiedene Ätherkräfte zusammen: Das Eiweiß wirkt durch den Lebensäther leibbildend. Die fettartigen Anteile der Milch und des Eis beleben Wärmeätherisches, die Kohlenhydrate Lichtätherisches. Der Saft der Zitrone regt die astralische Organisation an. Die Kräftekomposition wirkt insgesamt zentrifugal.

Wenn nun der Badende sich in ein solcherart zubereitetes Wannenbad legt, so strahlt als zentrifugale Kraft in ihn eine Atmosphäre der Ätherwirkungen, die in seinem Körper Aufbauimpulse hervorrufen. Es erscheint von Bedeutung, dass die Milch ebenso wie das Ei mit ihrem Eiweißgehalt lebensätherische Kräfte vermitteln, die zur Bildung der irdisch-körperlichen Gestalt anregen. Der Heranwachsende wird ein „Erdenbürger". Daraus lässt sich eine für die Behandlung mit dem Nährbad wichtige Indikation ableiten: Ein Patient, der sich pathologisch von seinem Körper distanziert hat, gewinnt durch die aus der Hülle einstrahlenden Kräfte die Neigung, seinen Leib als irdisches Instrument anzunehmen.

Literatur

1 Dost, J.: Spezial Bäder (nur für Badeschwestern). Persönliches Schreibmaschinenskript. Ita Wegman Institut Arlesheim 2021.

2 Schriftliche Angaben aus der psychosomatischen Abteilung der Klinik Arlesheim 2021 und Sitzmann, F. (Hrsg.): Pflegehandbuch des Gemeinschaftskrankenhauses Herdecke. Springer Verlag Berlin 1995. S. 115.

3 Heine, R. (Hrsg).: Anthroposophische Pflegepraxis. Salumed Verlag Berlin 2017. S. 645.

4 Vogel, H. H.: Ein Beitrag zur Bäderlehre. Beiträge zu einer Erweiterung der Heilkunst nach geisteswissenschaftlichen Erkenntnissen 1956; 9 (5-6). S. 106-117.

5 GAÄD (Hrsg.): Vademecum Anthroposophische Arzneimittel 2017. Der Merkurstab 2017; 70 (Suppl.). S. 719.

6 Hauschka, R.: Ernährungslehre. Klostermann Verlag Frankfurt/Main 1989. S. 32.

7 Kormesser, P.: Milch und ihre Inhaltsstoffe – Ursache für Nahrungsmittelunverträglichkeiten. Diplomarbeit an der Universität für Bodenkultur Wien 2009.

8 Schmidt, G.: Die Milch als Erdensubstanz. In: Naturwissenschaftliche Sektion Dornach (Hrsg.): Beiträge zur Substanzforschung. Band 1. Hybernia Verlag Dornach 1952. S. 155-174.

9 Börnsen, H.: Die Prophetie der Edda. Mythos und Wissenschaft. Verlag am Goetheanum 1989. S. 203.

10 Kügler, J.: zu finden bei: https://commons.wikimedia.org/w/index.php?curid=41958708 (Abfrage Mai 2023).

11 Schwab, G.: Die schönsten Sagen des klassischen Altertums. Gondrom Verlag Bayreuth 1989. S. 99.

12 Toman, R.: Die Kunst der Gotik. Könemann Verlagsgesellschaft Köln 1998. S. 400.

13 Fingado, M.: Therapeutische Wickel und Kompressen. Natura Verlag am Goetheanum Dornach 2003. S. 83.

14 Girke, M. (Hrsg.): Geriatrie. Salumed Verlag Berlin 2014. S. 369.

KAPITEL V.2

Das Brandungsbad

SABINE GERBER · ALBRECHT WARNING

1. Einleitung

Die Entwicklung des Brandungsbades geht auf Frau Maria Lieske-Usbeck (1869-1952) zurück. 1916 erlernte sie den Beruf der Krankenschwester und Masseurin in der Abteilung für physikalische Therapie am Virchow-Krankenhaus in Berlin. Als sie sich in einer kritischen Lebenssituation den Wellen der Nordsee hingeben wollte, riefen die Wirkungen der drückenden und saugenden Meeresbrandung an ihr eine neue Lebenskraft hervor. Das aufwallende und rückströmende Wasser erlebte sie als durchwalkende Körpermassage. In Erinnerung dieser Erfahrung begann sie, Badende in der Wanne mit brandungsartigen Wasserbewegungen zu massieren. Sie badete während der Nachtwachen die Verwundeten des Ersten Weltkrieges im Lazarett des Krankenhauses Bethanien in Berlin und hatte überzeugende Erfolge der Heilung und Genesung. In dem Bestreben mit einem geeigneten Badezusatz intensiver zu wirken, schuf sie in den folgenden Jahren die Zubereitung einer Kastaniensole. Sie nannte die von ihr so geschaffene Badeanwendung „Brandungsbad Plantabion".

Um 1930 kam Carl Schnabel (1896-1983), ein Hydrotherapeut aus Halle/Saale, zu Frau Lieske-Usbeck, um das Brandungsbad von ihr zu erlernen. Nach anfänglich gemeinsamer Arbeit trennten sich die Wege und er entwickelte selbständig, ca. 1932, eine Zubereitung des Rosskastanienbades (Aesculus hippocastanum) mit dem Zusatz eines Fetthennen-Auszugs (Sedum telephium). Er nannte die Behandlung das „Aescusal-Bad mit manueller indirekter Unterwasser-Wellendruck-Massage".[1] Zusätzlich differenzierte er nach eigenen Erfahrungen die händisch zu gestaltenden Wellenbewegungen mit mehr als dreißig Griffen. Näheres dazu und die Auflistung der von ihm beschrieben Indikationen finden sich in einem Bericht von Carl Schnabel.[2]

Von Frau Lieske-Usbeck gelangte die Methode des Brandungsbades an Frau Erika Remer (1911-2006) und später zu deren Tochter, der Ärztin Gabriele Gerretsen-Remer (1939-2019).

Sie führte das Brandungsbad in der Klinik Arlesheim ein, wo es seither Anwendung findet.[3]

Ihre Tochter Andrea Gerretsen Biemond, ebenfalls Ärztin, setzte das Bad in der anthroposophischen Klinik in Järna/Schweden ein.

2. Die Herstellung der Kastaniensole nach Lieske-Usbeck

Rosskastaniensamen enthalten Fette, Proteine, Stärke, Aesculin sowie Aescin und als Besonderheit Saponine. Letztere finden sich in einer Vielzahl von Pflanzen. Allen gemeinsam sind die Sapogenine. Im Wasser gelöst entwickeln sie die Schaumbildung, wie sie bei den Waschpflanzen, z. B. Saponaria oder der indischen Waschnuss, im alltäglichen Gebrauch bekannt sind.

Die Schäume bilden sich, wenn in ein Wasser, dessen Oberflächenspannung durch Saponine herabgesetzt ist, Luft einströmt, sich mit dem Wasser vermischt und dabei die Gasbläschen bilden. Ähnliches bewirken kräftige Handbewegungen, die das Wasser mit Luft durchwirbeln.

Frau Lieske-Usbeck verwendete die Samen der Rosskastanien, die sie in kühles, konzentriertes, natürliches Solewasser (gesättigte Sole, d. h. ca. 30 %-ig) einlegte. Während mehrerer Monate laugte die Soleflüssigkeit die Inhaltsstoffe der Kastanie aus. Danach hat sie das Gemisch abgegossen und als Rosskastaniensole-Essenz angewendet.[4]

Gegenwärtig bereitet man die Kastaniensole folgendermaßen zu:[5] Im September sammelt man die reifen Kastaniensamen. In sogenannten Mastjahren (Jahre der Frucht- bzw. Samenfülle) können das über 50 kg pro Baum sein. Nach einer Waschung der Ernte füllt man die intakten Früchte in einem Bottich und begießt sie mit einer 30 %-igen Sole (z. B. mit einer Badesole aus Rheinfelden, Schweiz). Das können in einem entsprechend großen Bottich ca. 40 l Sole sein. Anfangs schwimmen die Kastanien darin. Daher bedeckt man sie so, dass sie gerade in der Sole untertauchen und rührt jede Woche um. Nach zwei bis drei Monaten sinken die Samen ab, weil sie sich mit der Flüssigkeit vollgesogen haben. Dann holt man die Kastanien heraus. Die Flüssigkeit dieses ersten Ansatzes stellt die „Mutterlauge“ dar, die man in einem eigenen Behälter (Glas 1) aufhebt.

Die Kastanien füllt man in einen leeren Bottich und übergießt sie mit normalem Süßwasser. Da die Samen sich mit der 30 %-igen Salzlauge vollgesogen haben, sind sie im physikochemischen Sinn hyperton gegen das Süßwasser. Letzteres „saugt“ nun durch einen osmotischen Prozess aus den Kastanien die salzige Flüssigkeit mit Aesculus-Substanzen heraus. Dies dauert ungefähr einen Monat und bildet den zweiten Ansatz, deren Flüssigkeit (Glas 2) man wiederum aufbewahrt. Diesen Vorgang (mit dem Einbringen der Kastanien in ein Süßwasserbad) wiederholt man noch zweimal (Glas 3 und 4). Jeden Ansatz rührt man wöchentlich um und prüft den Geruch. Weder darf die Flüssigkeit schimmelig werden, noch faulig stinken.

Dann mischt man die vier Flüssigkeiten zu gleichen Teilen und erhält so die Kastaniensole. Pro Brandungsbad verwendet man davon einen Liter, ohne andere Substanzen oder Pflanzenbestandteile (im Gegensatz zur Essenz des Aescusalbades).

Die Kastanien sind schlußendlich zu entsorgen, da sie weder für den Komposthaufen noch zur Tierfütterung geeignet sind.

3. Zubereitung des Bades

Die Badewanne mit horizontalem Boden sollte eine geeignete Länge haben, sodass der Badende darin flach liegen kann. Auch muss sie ausreichend tief sein sowie rechts und links genügend Platz haben, da das Brandungsbad sehr dynamische Handbewegungen des Therapeuten erfordert und die Wellen nicht über den Wannenrand schwappen sollen. Die üblichen Dimensionen einer häuslichen Badewanne sind dafür nicht geeignet.

In den einlaufenden Wasserstrahl wird 1 Liter Kastaniensole zugegeben, sodass sich Schaum entwickelt. Das Bad beginnt mit einer Wassertemperatur von ca. 32 °C und einem Wasserstand von ungefähr 20 cm. Der Klient legt sich hinein. Dann beginnt man, kräftig das Wasser zu bewegen (ohne den Klienten zu berühren) und lässt gleichzeitig heißes Wasser einlaufen, sodass die ansteigende und zunehmend wärmere (bis 38 °C) Wassermenge kräftig zu schäumen beginnt. Der Therapeut bewegt dabei die Hände in verschiedenen Griffarten intensiv und tiefgreifend z. B. in paralleler oder überkreuzter Richtung, sodass das Wasser um den Klienten herum brandungsähnlich in Druck- und Sogwellen sowie als Sprudel aufwirbelt. Die unterschiedlichen Griffe haben sich in verschiedenen Variationen etabliert, um entlang des Körpers bestimmte Wirkungen zu erzielen. Die Methode der händischen Wellenbewegungen erfordert Kraft, Geschicklichkeit und Erfahrung des Therapeuten, um mit dem Wasser „zusammenzuarbeiten". Die verschiedenen Griffqualitäten sollte man unter fachlicher Anleitung in einem Kurs erlernen.

Mit jedem Griff zieht der Therapeut dabei aufschwimmende „Schaumkronen" in das Wasser hinein, wodurch man das Wasser leicht und beweglich macht. Die Luftbläschen perlen am Körper des Badenden als zusätzliche Wasserbewegung entlang zur Oberfläche. Diese Art der Wellenmassage wirkt sehr kräftig, wobei der Schaum die anprallende Brandung mildert, das Wasser „leichtet" und dem Vorgang eine verspielte Note gibt. Manch einer fühlt darin etwas Humorvolles, Witziges. Aus dem sprudelnden Wasser steigt ein salztingierter Kastanienduft auf. Man hört den Schaum knistern.

Mitunter wird auch der Therapeut ziemlich nass. Entsprechende Schürzen sind empfehlenswert.

Diese Bewegungsphase dauert ungefähr zehn Minuten, bis der Badende eine „satte" Wärme erlebt. Dann folgen verschiedene Griffe an unterschiedlichen Körperstellen in Seiten- und Bauchlage. Am Ende wiederholt man unter Zulauf von kaltem Wasser die Druck- und Sogwellen, bis der Klient erfrischt ist.

Anschließend ruht er in einer Packung nach [→ Kapitel VI.1 Die praktische Durchführung des Öldispersionbades nach Werner Junge], dabei entwickelt sich eine eigene Körperwärme. Der Klient sollte nicht schwitzen. Die Ruhezeit beträgt in der Regel eine, mindestens jedoch eine halbe Stunde. Häufig schläft der Klient ein. Diese Nachruhe ist ein unabdingbarer Bestandteil des Bades, da in dieser Phase sich wesentliche innere Wirkungen entwickeln.

4. Wirkungen des Brandungsbades

Es ergeben sich aufgrund der vielfältigen Prozeduren verschiedenste Reaktionen, die miteinander interferieren.

Hydrotherapeutisch handelt es sich bei diesem Bad um ein ansteigendes Bewegungsvollbad. Es ruft thermische Reize hervor, die auf die Wärmeorganisation in ähnlicher Weise wirken, wie dies beim Überwärmungsbad beschrieben ist [→ Kapitel III.3 Das Überwärmungsbad].

Ein mechanischer Effekt ergibt sich durch die kräftigen Wasserbewegungen. Das starke Aufwellen trifft die Körpergrenzen. Anfänglich, bei niedrigem Wasserstand wirken die Wellenbewegungen sehr direkt, schlagen kräftig an den Körper. Mit zunehmender Wassermenge umspülen sie weicher und strömender den Patienten. Er beginnt schwimmend zu schaukeln, durch den Kreuzgriff in diagonaler Richtung. Die Wasserbewegungen rufen einerseits Reflexionen am Körper hervor. Andererseits impulsieren sie die Hautgrenzen derart, dass sich die Wellen in das Körperinnere übertragen und das Gewebswasser[6] im Inneren des Körpers korrespondierend zu schwingen beginnt. Über diese Reize ergeben sich vegetative Reaktionen des autonomen Nervensystems.

In dreifacher Weise erlebt man die Wirkung dieser Badeprozedur: Der Körper schwebt in Bewegung, Rhythmus und Wärme.

Hydrostatisch nimmt durch den Salzgehalt das spezifische Gewicht des Wassers zu. Daher ist ein Mensch, der in der Sole badet, relativ leichter verglichen zu einem Bad im Süßwasser.[7] Der höhere Auftrieb lässt ihn aufschwimmen. Die Muskelspannung, die der aufrechten Statik dient, löst sich. Dies teilt sich dem inneren Empfinden mit: die Seele fühlt sich „schwebend". Das Solewasser wäscht die Haut porentief aus. Es lösen sich Stoffe, die der Haut anhaften. Die Schweißabgabe ist erhöht. Die Komponenten des (Koch-)Salzes Natrium und Chlor werden nicht wesentlich resorbiert.[8]

Jedoch scheint nach den Mitteilungen der Klienten die Salztingierung der Körperoberfläche ein Gefühl der Grenzbildung zu geben.

Die starke Wasserbewegung wirbelt die Sole auf, sodass die Klienten die salzige Luft im Sinne einer Aerosolinhalation einatmen. Das hat eine sekretolytische sowie eine Reizwirkung auf die Bronchien, deren Schleimhaut dadurch weniger irritabel ist.[9]

Das Bad hellt die Stimmung auf, gibt neuen Mut.

5. Indikationen

Medizinische Erfahrungen[10] zeigen, dass Solebäder eine Verbesserung der Hautdurchblutung bewirken, die Entzündungsaktivität bei atopischen Dermatitiden und Psoriasis lindern, das vegetative Nervensystem umstimmen und mit ihm Schlafstörungen mindern, Abwehrkräfte stärken und eine Desensibilisierung gegen Allergene bewirken.

Das Bad senkt den arteriellen Blutdruck.

Die Saponine der Rosskastanie bessern venöse Durchblutungsstörungen, z. B. bei Krampfadern und Thombophlebitiden sowie bei Hämorrhoidalleiden.

Die Brandungswirkung lindert Beschwerden bei Polyarthritis und Bandscheibenvorfällen sowie schmerzbedingte Verkrampfungen. Auch ergeben sich Besserungen akuter und subakuter Neuritiden. Es findet erfahrungsgemäß in der Geburtshilfe bei Präeklampsie Anwendung.

Das Brandungsbad kann bei den ersten Behandlungen mäßig erschöpfend wirken, ist dann aber, wie Klienten berichten, bei einer kurmäßigen Anwendung erquickend.

Literatur und Anmerkungen

1 Schnabel, C.: Eine neue Hilfe für manche Kranke. Der Wendepunkt 1953; 30 (11). S. 370-375.

2 Küchler, C., Schnabel, C.: Das rhythmische Bad - Ein neues hydrotherapeutisches Verfahren. Hippokrates 1958; 29 (6). S. 172-176.

3 Es gibt dazu eine Notiz im Rundbrief der Medizinischen Sektion am Goetheanum, Dornach 1998 (4).

4 Kukowka, A.: Rosskastanien-Solebäder nach Lieske-Usbeck. Archiv für physikalische Therapie. Thieme Verlag Leipzig 1953. S. 39-57.

5 Angaben von Sabine Gerber, Hydrotherapeutin und Rhythmische Masseurin. Praxis Badneubad, Basel 2022.

6 Im mittleren Lebensalter beträgt der Wassergehalt der Gewebe ungefähr 85 %.

7 Im Süßwasservollbad wiegt ein 70 kg schwerer Körper etwa 7,9 kg, in der Reichenhaller Sole (250 g/l) nur etwa 2,8 kg.

8 Gillert, O., Rulffs, W.: Hydrotherapie und Balneotherapie. Pflaum Verlag München 1990. S. 136.

9 Drexel, H.: Physiologische Grundlagen, Thermo- und Hydrotherapie, Balneologie und medizinische Klimatologie. In: Blattgerste, M., Breithaupt, H., Bühring, M. (Hrsg.): Physikalische Medizin. Band 1. Hippokrates Verlag Stuttgart 1990. S. 219.

10 Gillert, O., Rulffs, W.: Hydrotherapie und Balneotherapie. Pflaum Verlag München 1990. S. 136.

KAPITEL V.3
Das Levico-Wasser

STEFANO GASPERI

„Ich möchte ... daran erinnern, ... wie das Roncegno-Wasser oder das Levico-Wasser ... geradezu durch einen guten Geist zubereitet ist, um so mancherlei Kräfte, die im menschlichen Organismus eine günstige Rolle spielen können, unter gewissen Umständen schon in der außermenschlichen Natur vorzubereiten.“ [1]

Rudolf Steiner

1. Einleitung

Unter all den vielen tausend Heilquellen Europas erwähnte Rudolf Steiner das Levico-Wasser zu Beginn des 12. Vortrags des ersten Kurses für die Mediziner am 1. April 1920 und verknüpfte es dadurch mit dem Geburtsmoment der Anthroposophischen Medizin.

Den italienischen Ärzten Vincenzo Bertozzi, Alessandro Calzolari und Stefano Gasperi ist es zu danken, dass die Anwendung des Levico-Wassers seit 1989 im Kontext einer ganzheitlichen anthroposophisch-medizinischen Behandlung zur Verfügung steht.[2]

Warum hat Rudolf Steiner das Levico-Wasser so geschätzt und es mehrmals den Ärzten empfohlen (wie sich an den verschiedenen Texten und Krankengeschichten feststellen lässt)? Und wie wurde Rudolf Steiner auf dieses Heilwasser aufmerksam? Das kam durch den berühmten homöopathischen Arzt Emil Schlegel (1852-1934), der in Tübingen tätig war und eine reiche Erfahrung besaß. Rudolf Steiner besuchte ihn sehr früh, zwischen dem 26. und 28. November 1905, und wies später mehrmals auf seine interessanten Bücher hin. Eine Zeit lang war er auch persönlicher Arzt Marie von Sivers (1867-1948), später Marie Steiner. In seinem Buch *„Herr Gotts Apotheke – Heilkunst für Jedermann“* (Leipzig 1922) sprach Schlegel begeistert über das Levico-Wasser (das auch eine besondere Rolle für die physische und psychische Unterstützung der Soldaten im Ersten Weltkrieg gespielt hatte) und widmete ihm sogar ein Gedicht.[3]

L e v i c o

Im Mars' und im Arsenikzeichen
Regiert der Krieg.
Auch Venus schreitet über Leichen
Zu manchem Sieg.
Vereinigt schäumt in diesem Saft ihr Gift,
Das dreifach trifft.
Doch beugst du es durch Kunst zur Dienstbarkeit,
So ist sein Böses edlem Tun geweiht.
Das harte Eisen pflügt dann keine Wunden;
Nein: die der Speer schlug, wird jetzt leicht gesunden,

Und wem der böse Hauch die Seele letzt,
Der findet im Arsenik Heilung jetzt.
So zeigt sich oft, wenn wir Natur belauschen,
Dass Gut und Bös die Rollen schnell vertauschen.
Geduldge Klugheit merkt gelehrig drauf
Und lenkt dann selbst der Dinge Wechsellauf;
Doch menschlich kurzer Witz, Gewalt und Zwang,
Nennst du's auch Wissenschaft, ist nicht ihr Gang:
Und bist du Arzt im Garten der Natur,
Laß sie dir alles sein, sei Gärtner nur.

Einerseits wies Rudolf Steiner die Ärzte- und Pharmazeutenschaft darauf hin, dass man von dem Levico-Wasser ablesen könne, wie die Natur selbst, in ihrer schöpferischen Aktivität, Heilmittel schafft und andererseits, dass man aus diesem Modell „bedeutsame Intuitionen" holen könne, um menschengemäße Medikamente heute und auch für zukünftige Krankheiten herzustellen.

Durch den ganzen Vortrag hindurch versuchte Rudolf Steiner, das Rätsel des Levico-Wassers zu entziffern. Zunächst schilderte er den Menschen, so wie wir ihn alle kennen, ein Wesen, das seine Existenz vor allem der Tatsache verdankt, dass es ständig zwischen Polaritäten lebt und auf den verschiedenen Ebenen fortwährend um seine Mitte kämpfen muss: um seine leibliche in der Homöostase, um sein seelisches Gleichgewicht und im geistigen Gebiet um die Auseinandersetzung mit Gut und Böse. Dieses Geheimnis der menschlichen Konstitution kannten die Ärzte in alten Zeiten bereits. Von Marcellus von Bordeaux, der um 400 n. Chr. lebte, ist ein Ausspruch überliefert, der dieses Rätsel anspricht: „*Summum coelum, imma terra, medium medicamentum*" [Der höchste Himmel, die niedrigste Erde, die mittlere Medizin] (De medicamentis*). Er wusste, dass der Mensch nur gesund ist in der Mitte und jede Heilung über diese erfolgt. So ist der Mensch selber eine Komposition von Himmel und Erde, Geist und Materie und muss im Hin- und Herschwingen zwischen diesen beiden Polaritäten seine gesunde Mitte bilden und aufrechterhalten. „Rimedio" ist das italienische Wort für Heilmittel und bedeutet in der deutschen Übersetzung: Heilung über die Mitte. Erkrankungen entstehen im Organismus durch Prozesse, die sich ohne die ausgleichende Regulierungstätigkeit des mittleren Menschen in ihren Einseitigkeiten ausleben. Aus dieser alten medizinischen Weisheit ist das Symbol der Heilkunst entstanden, der Merkur- oder Äskulapstab: eine rhythmische Mitte zwischen den zwei verschiedenen Abirrungen, dargestellt durch den erdenflüchtigen Vogel (Flügel) und die an den Boden gefesselte Schlange.

Immer wieder sprach Rudolf Steiner im Verlauf des Vortrags von Polaritäten und den Auseinandersetzungen zwischen polaren Kräften: zwischen außer- und innermenschlichen Prozessen, dem oberen und unteren Menschen, Sauerstoff und Stickstoff, Carbonaten und Silikaten, Fluor und Magnesium, Säuren und Basen, Eiweißaufbau und

* De medicamentis („Über Heilmittel") ist eine umfangreiche Sammlung antiker und spätantiker Rezepte und anderer Heilmethoden.

Metallkräften: *„Man merkt nach und nach, dass das Gegenstrahlende die Kraft des Eiweißes ist, so dass man durch das Eisen in den Organismus einen Funktionszusammenhang eingeführt hat, dem entgegenwirkt all das, was von den vier Organsystemen ausgeht ... Dieser Kampf ist im Organismus fortwährend vorhanden.“*[4]

2. Zur Entstehung und Geschichte des Wassers

Die erste schriftliche Erwägung der Levico-Quelle existiert von dem berühmten Historiker Michelangelo Mariani (1624-1696), der 1673 über das Trentiner Konzil berichtete. Mariani erwähnte, dass es oberhalb von Levico im Suganatal eine berühmte Quelle gebe, die man seit dem Mittelalter kannte. Dieses Tal war durch seinen Reichtum an Metallen mit über 60 verschiedenen Mineralien- und Metallkombinationen charakterisiert, was die ganze Geschichte des Tales prägte. Deshalb wurde schon seit Jahrhunderten in der Tiefe des Berges, wo auch das Wasser entspringt, Bergbau betrieben. Das Zusammentreffen von den zwei polaren geologischen Kräften Kalk und Kiesel ermöglichte diesen Reichtum an wichtigen Metallen und Mineralien: in einem umgebenden „Kalkmeer“ finden wir einen Tropfen Urgestein (Massiv von Cima d'Asta), wo auch heute noch die Quelle in Vetriolo, oberhalb von Levico, entspringt. Die Bildung des Levico-Wassers beschrieb Dankmar Bosse ausführlich. *„Der Charakter der Heilquellen von Vetriolo, Levico und Roncegno kann aus der erdgeschichtlichen Entwicklung verstanden werden ... von der Landschaft zum Gebirgsbau, zu den Gesteinen, zu den primären und sekundären Mineralien ... und auf die Stellung des umgebenden Phyllit in der Reihe der kristallinen Schiefer ... Die sekundären Minerale, die aus dem Quellwasser ausgefällt werden, weisen auf die primäre Minerale im Pyrit und Phyllit und machen die Wasseranalyse erst verständlich. So kann auf dem umgekehrten Wege der Werdeprozess des Heilwassers verstanden werden: Von der Wasseranalyse zu Phänomenen der Mineralbildung während der Erdgeschichte, die mit dem Werden des Menschen verbunden ist ... das sogenannte ‚starke‘ Levico-Wasser entspringt am Talhang von Vetriolo oberhalb von Levico untertage am Ende eines 130 Meter langen Bergwerkstollens aus einer Spalte im Pyrit ... Der Pyrit ist vermutlich linsenförmig eingelagert in einen grünlichen Phyllit in seiner typischen Ausbildung.“*[5]

Durch die kosmische Einwirkung von Regen und Schnee, die durch die Pyritbank hindurchfließen, entsteht Schwefelsäure, welche die reichlich im Gestein anwesenden Metalle und Mineralien auflöst; das Vorkommen von ortsständigen Bakterien (Thiobacillus thiooxidans, Ferrobacillus ferrooxidans) beschleunigt diese Verwandlung enorm, sodass am Ende das Levico-Wasser entsteht, in einer geringen Menge (5 bis 8 Liter pro Minute) mit einem pH-Wert von etwa 1,9. Der Pyrit, der aus vergangenem Leben entstand, wird so durch einen neu angestoßenen Lebensprozess aus dem Gestein herausgelöst.

Der Pyrit ist ein sehr interessantes Mineral, so äußert sich Dankmar Bosse. *„Die Substanz stammt aus dem zerfallenden Eiweiß von Lebensprozessen, wie sie im heutigen Entwicklungszustand der Erde im bakteriellen Schwefelkreislauf beobachtet werden können. Die Bakterien zersetzen das Eiweiß an der Grenze zwischen einer aeroben und einer* *anaeroben Zone. Das entspräche im Menschen der Beziehung zwischen der Atmung und dem Stoffwechsel.*“[6]

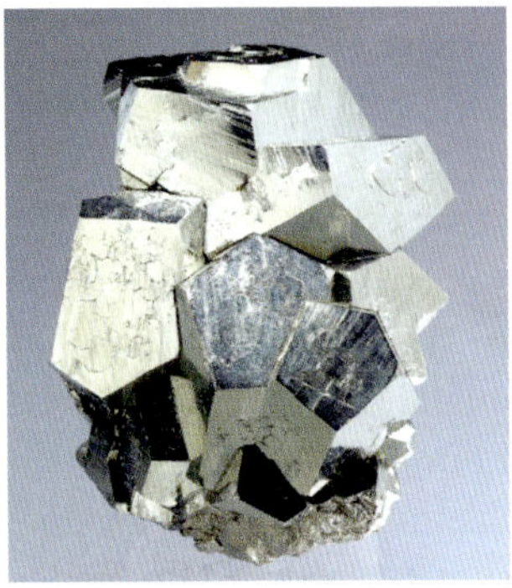

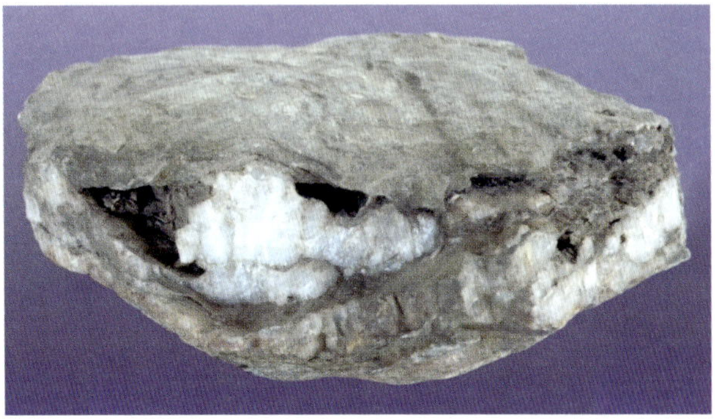

Pyrit und Phyllit

Im Buch „Grundlegendes für eine Erweiterung der Heilkunst nach geisteswissenschaftlichen Erkenntnissen“ schrieben Rudolf Steiner und Ita Wegman (1876–1943) über den Pyrit: *„Man müsste eigentlich nicht Pyrit sagen, sondern Pyritprozess. Dieser Prozess, der im Mineral Pyrit wie in Erstarrung festgehalten ist, entspricht dem, was aus dem Zusammenwirken des Eisenprozesses und des Schwefelprozesses entstehen kann. Das Eisen regt die Blutzirkulation an, der Schwefel vermittelt die Verbindung zwischen Blutzirkulation und Atmung.*“[7]

Das Wasser, mit einer konstanten Temperatur von 3 bis 5 °C, ist transparent, ganz klar, geruchlos, mit einem stark sauren, metallischen Geschmack und wirkt zusammenziehend. Im frühen 19. Jahrhundert wurden in Vetriolo (in den Bergen oberhalb von Levico gelegen) ein erstes Badehaus errichtet und chemische Analysen durchgeführt. So entdeckte man die starke Mineralisation des Wassers [→ Tabelle] und die Vielfalt seiner Komponenten. Bedeutungsvoll ist der hohe Gehalt an Eisen, vorwiegend in seiner „kosmischen“, biologisch-aktiven Form, als zweiwertiges Eisen (Fe^{2+}, 1370 mg/l), im Verhältnis dazu viel weniger seiner eher „irdischen“ Form, dem dreiwertigen Eisen (Fe^{3+}, 18 mg/l).

„Dieses Verhältnis ist für die Therapie sehr bedeutsam, da ja nicht nur Eisen physiologisch im Hämoglobin in der zweiwertigen Form vorliegt, sondern auch dieses besser resorbiert wird und die kosmische Form des Eisens darstellt. Höhere Oxidationsstufen drücken eine stärkere Erdbindung aus.“[8]

Levico-Wasser	
aus dem Pyrit stammend:	
Sulfat	5180,0 mg/l
Eisen^{2+}	1370,0 mg/l
Eisen^{3+}	18,0 mg/l
Kupfer	29,0 mg/l
Arsen	10,0 mg/l
Blei	2,5 mg/l
Zink	154,0 mg/l
Kobalt	0,72 mg/l
Nickel	0,33 mg/l
Mangan	5,85 mg/l
Aluminium	57,0 mg/l
Siliciumdioxid	18,0 mg/l
Natrium	2,75 mg/l
Calcium	74,0 mg/l
Magnesium	88,0 mg/l

Einige ausgewählte Werte der Analyse des Levico-Wassers[9]

Aber allein anhand der Analyse ist es bis heute schwer, die Wirkung zu erklären, insbesondere die seit langem klinisch gesicherte Erfahrung, dass sich mit Levico-Wasser eine Vielzahl von Krankheiten gut behandeln lässt (normalerweise ist das therapeutische Spektrum der meisten Heilwässer sehr beschränkt), oder die scheinbar paradoxe Tatsache, dass sich durch das Wasser absolut polare Erkrankungen positiv beeinflussen lassen. Man muss bedenken, dass jeder lebendige Organismus nicht als eine analytisch-tabellarisch erfassbare Summe der Teile anzusehen ist, sondern eine Gesamtheit aufeinander abgestimmter Wirkungen darstellt. So ist auch das Levico-Wasser eine lebendige Komposition, in der die Natur selbst ihre unerschöpfliche Kreativität zeigt – und eben keine einfache Mischung von Stoffen darstellt.

Rudolf Steiner gab uns in seinem schon erwähnten Vortrag einen wichtigen Schlüssel zum Verständnis des Levico-Wassers. Er sprach von den polaren Kräften des Kupfers und des Eisens, nicht jedoch von den vielen anderen Mineralien, die durch die chemische Analyse nachweisbar sind: „... *wie in diesem Wasser in einer ganz wunderbaren Weise die beiden Kräfte des Kupfers und des Eisens gegeneinander abkompensiert sind, und wie dann das Arsen darinnen ist, um dieses Abkompensieren auf eine breitere Basis zu stellen.*“[10]

Zu den beiden Metallen tritt ein drittes, mittleres Element hinzu, die Giftsubstanz Arsen, die eine Vermittelrolle zwischen den beiden übernimmt.

Interessanterweise berichtete Otto Wolff (1921-2003), der sich als erster vor vielen Jahren mit dem Levico-Wasser beschäftigte, in seinem Artikel „Die Heilquelle des Levico-Wassers"[11] von der Legende, die in der Tradition des Valsugana lebt und mit der das Volk das Wesen und die Kräfte der Elemente des Wassers beschreibt. Fravort – der Name des beherrschenden Berges der Region – war ursprünglich der Name eines Geisterkönigs dieser Alpengegend. Er besaß drei Söhne. Der älteste Sohn Cyprianus wanderte auf die Insel Cypern aus und lehrte dort viele Künste. Jedoch führte ihn Neid zu betrügerischen Machenschaften, wodurch Verwirrung und Enttäuschung entstanden. Der zweite Sohn Ferrinius kam in die Gegend des Urals und lehrte, Häuser zu bauen und Werkzeuge zu benutzen. Im Gefolge allerdings lernten die Menschen auch Mordwerkzeuge zu konstruieren, sodass schließlich Krieg in allen Ländern wütete. Cobaldus oder Arsenius, der dritte Sohn, bereiste gleichfalls etliche Länder und gab in der Heilkunde manchen guten Rat. Seine zu intensive Verbindung mit den Menschen führte jedoch zu deren Tod. Der Vater sah, dass die Söhne in ihren Einseitigkeiten Krieg, Leid und Tod über die Menschen gebracht hatten. Auf sein Flehen zu Gott wurden sie zur Sühne im Inneren des Berges eingeschlossen. Die Einsicht in ihre Taten und ihre reuevollen Tränen sollten der Menschheit aber Heil und Segen bringen. Im Zusammenfließen der verschiedenen, gefährlich wirkenden Einseitigkeiten ergab sich die wundertätige Quelle von Levico.

„Und unser lieber Herrgott erhörte das Flehen seines treuen Berghüters. – Deine gute menschenfreundliche Absicht soll erfüllt werden – so lautete sein Allmachtspruch. – Zur Sühne der Leiden, welche deine Söhne über meine Kreatur gebracht haben, sollen sie eingeschlossen bleiben im Innern des Monte Frontè. In ihren Herzen aber will ich, durch Erkenntnis ihres sündhaften Handelns, das Gefühl der Reue erwecken und ihre reuevollen Tränen sollen der Menschheit Heil und Segen bringen. Somit hat denn unser lieber Herrgott den Boden Levicos für alle Zeiten segensreich geheiligt und den Bewohnern dieser lieblichen Alpenstation einen erhabenen Beweis gegeben von seiner unendlichen Huld und Gnade."[12]

Hier scheint in Bildern eine alte medizinische Erkenntnis auf: Jede Einseitigkeit macht den Menschen krank, Gesundheit ist immer ein Resultat der Harmonie.

Auch der Arzt Emil Schlegel beschrieb in seinem Gedicht über das Levico-Wasser diese drei Substanzen. So finden das Volk instinktiv, Emil Schlegel durch seine reiche medizinische Erfahrung und Rudolf Steiner intuitiv die Geheimnisse des Levico-Wassers mit seinen drei Bestandteilen: Kupfer, Eisen und Arsen bilden den Kern der Substanz-Komposition. Dieser merkwürdigen Triade widmen wir nun unsere Aufmerksamkeit.

Was sind diese drei Substanzen, was für eine Bedeutung und welche Rolle haben sie in der Evolution der Naturreiche, aber auch in der kulturellen Entwicklung gehabt und was leisten sie in der Physiologie des Menschen?

Beginnen wir bei Kupfer und Eisen. Sie stellen eine echte Polarität dar, dennoch besitzen sie eine gewisse Nähe und Affinität zueinander. Als man die Metalle in Zusammenhang mit den Planeten brachte, war Kupfer mit Venus und Eisen mit Mars verbunden. In dem Mythos bildeten Mars und Venus ein Ehe- oder Liebespaar, also eine intime Affinität, wie dies die Maler auch künstlerisch darstellten (siehe Giorgione (1477-1510): La Tempesta oder Botticelli (1445-1510): Mars und Venus).[13] Auch die Natur führt die polaren Prozesse oft zusammen, man findet z.B. den Chalkopyrit (Kupferkies), in dem Eisen und Kupfer durch den Schwefel verbunden sind.

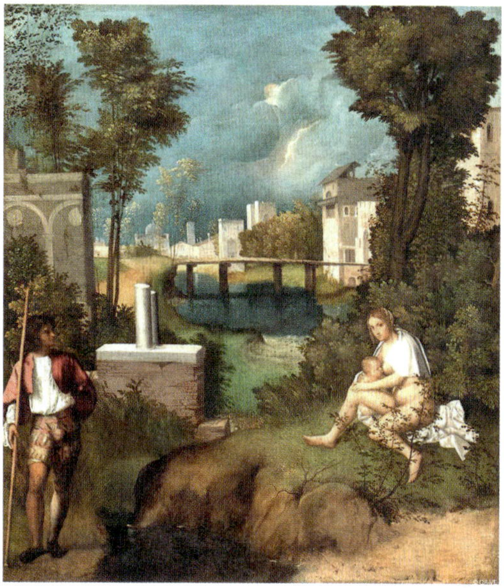

Giorgione: La Tempesta (Das Gewitter)

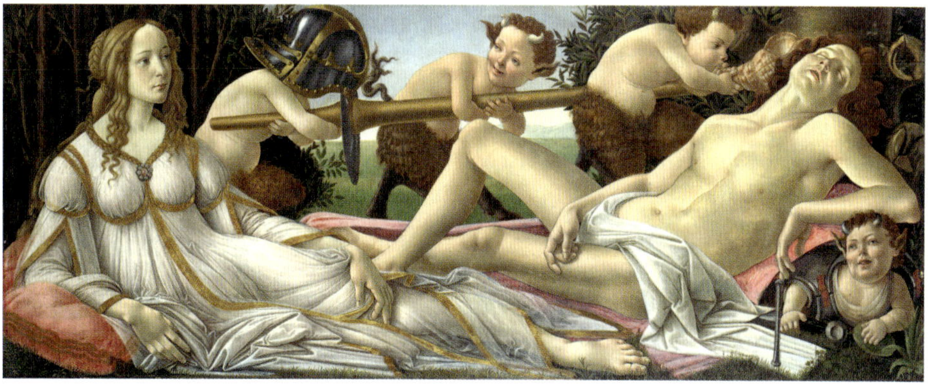

Botticelli: Mars und Venus

2.1 Kupfer

Die Pflanze wächst als belebte Substanz. Im Übergang vom Pflanzen- zum Tierreich tritt die Atmung durch spezifisch gestaltete Organe auf. Sie „beseelt". Das Metall, das hier an der Schwelle zwischen der Pflanzen- und Tierwelt steht, ist das Kupfer; bei den niederen Tieren (z.B. Weichtiere) finden wir es als Atmungsmetall im Hämozyanin. Beim Menschen begleitet in der Schwangerschaft das Kupfer die Aufbauprozesse. Im Gegensatz dazu ziehen sich die Eisenkräfte zum Schutz des wachsenden Lebens zurück, was seinen Abdruck in der häufigen Anämie findet. Zu Beginn des Lebens, wenn das Wachstum und der Aufbau des Leibes im Vordergrund stehen, ist der Eiweißprozess wie in einer Kupfersphäre eingebettet. Die Muttermilch enthält proportional mehr Kupfer als Eisen. Ein

Säugling mit seinem schlafenden Bewusstsein verdoppelt in wenigen Monaten sein Gewicht, eine enorme Aufbautätigkeit, die so nie wieder im Leben stattfindet. Der Kupferprozess öffnet das Organische, damit höhere geistig-seelische Impulse innerhalb dieser Sphäre vermehrt organ-und substanzaufbauend eingreifen können. Voraussetzung für diese enorme Aufbautätigkeit ist, dass die das Bewusstsein tragenden Abbaukräfte der oberen Wesensglieder nicht störend eingreifen. Rudolf Steiner ist die menschenkundliche Erkenntnis zu verdanken: Das Bewusstsein entfaltet sich auf Kosten des Lebens, d.h. Bewusstseinsprozesse sind verwandelte Lebenskräfte. So folgt in der menschlichen Entwicklung dem Kupfer- der Eisenprozess, zu dem die Funktionen der Atmung und des Bewusstseins gehören.

2.2 Eisen

Es wundert uns deshalb nicht, dass in der onto- und phylogenetischen sowie kulturellen Evolution Eisen nach Kupfer kommt. Jahrtausende lang hat eine frühere Menschheit mit dem Kupfer gelebt, war in dieser aufbauenden, schützenden, warmen Kupfersphäre eingehüllt, konnte jedoch noch nicht mit den Eisenkräften Verbindung aufnehmen. Eisen ist „das Inkarnationsmetall", das den Geist durch das Blut mit der zentralen Substanz des Hämoglobins bis tief in die Materie unseres Organismus hereinbringt. *„Eisen, das einzige Metall im Grunde genommen im menschlichen Organismus, das in seinen Verbindungen ... selbst ordentliche Kristallisationsfähigkeit zeigt ... Damit macht es Kräfte geltend, die physische, mineralische Naturkräfte sind. Diese Prozesse sind notwendig, damit unser Ich Teilnehmer wird an der physischen Welt."*[14]

Ohne Eisen hätte sich ein geistiges Prinzip im Menschen nicht mit der Materie verbinden können. Es entwickelt seine Wirksamkeit durch die abbauende Tätigkeiten im Dienste der Bewusstseinsfähigkeit, die überschießenden Aufbau- und Lebensprozesse werden begrenzt und verwandelt. Man kann mit Recht von einem abbauend-katabolen Todesprozess sprechen. Eisen bringt den Sauerstoff zu jeder Zelle und hier, zwischen Zytoplasma und Mitochondrien, in dem „merkuriellen" Gebiet zwischen Luft und Wasser, geschieht ein menschliches und kosmisches Drama: in jeder Millisekunde, in der sogenannten zellulären Atmung, in allen Zellen wird durch den Sauerstoff Materie vernichtet, indem er die Substanz zu Wasser und Kohlenstoff (als Kohlendioxid) oxidiert und dabei die durch die Nahrung aufgenommenen Lebenskräfte befreit. Dieser komplizierte physiologische Prozess ermöglicht es, dass wir unser Selbstbewusstsein entfalten können. Durch das „Opfer" lebendiger Materie bildet sich unser waches Tagesbewusstsein, wie beim Leuchten der Kerze, aus der oben beständig eine substanzzehrende Flamme brennt. Den Gegensatz von Materie und Geist trägt auch der Mensch in sich durch die Spannung zwischen seinem physischen Leib und seinem Ich. In dieser Polarität von Leibwerdung und Vergeistigung ist das Paar Kupfer-Eisen einzuordnen. Zwischen Auf- und Abbau, in der Spannung zwischen Leben und Bewusstsein, haben wir das Urbild des Lebenswegs des Menschen: bildend das Leibliche und abbauend wieder in ein geistiges Dasein. Die beiden Metalle ermöglichen uns, einen Luftorganismus (Kupfer) und einen

Wärmeorganismus (Eisen), d. h. das Seelisch-Geistige, also die oberen Wesensglieder in unsere lebendige Leiblichkeit einzugliedern.

Deswegen können wir räumlich-topografisch, in dem dreigliedrigen organischen System des Menschen, Eisen und Kupfer mit den Kopf- bzw. den Stoffwechselkräften korrelieren: hier tragen wir physiologisch lebenslang die Strahlungspunkte der abbauenden Todes- und aufbauenden Lebenskräfte.

In den 24 Stunden des Tages erleben wir einen Rhythmus, eine Art Atmung zwischen unserem seelisch-geistigen und unserem leiblichen Wesen: am Morgen erwachen wir an dem Leib und an der Welt, dabei tauchen wir ein in eine „Eisensphäre", am Abend merken wir die Müdigkeit als Konsequenz unseres hellen Bewusstseins und wir suchen durch Beenden des Wachens eine erneuernde Regeneration und gelangen in der Nacht in eine aufbauende „Kupfersphäre". Durch diese beiden Metalle tritt der Mensch zudem in einen makrokosmischen Atmungsprozess zwischen Geburt und Tod mit der Ein- und Ausatmung des Seelisch-Geistigen während der Zeit seiner Biografie: so trägt wahrhaft der Mensch in sich, räumlich und zeitlich geordnet, repräsentiert durch Kupfer und Eisen, Aufbau und Abbau, Leben und Tod.

Zudem zeigt sich ein zweiter Aspekt. Im zellulären Atmungsprozess finden wir Eisen und Kupfer auf der mikrokosmischen Ebene unseres Körpers, wo das Blut und Atmung sich begegnen: die Cytochrome der Atmungskette in den Membranen der Mitochondrien vermitteln diesen Prozess. Während alle anderen Cytochrome Eisen in ihrer molekularen Struktur tragen, enthält der letzte Komplex, die Cytochrom-c-Oxidase, ein Transmembranprotein mit zwei Häm-Molekülen (Häm-α und Häm-α3) und als prosthetische Gruppe zwei Kupfer-Zentren (CuA und CuB) als Cofaktoren. Das Enzym ist für nahezu den gesamten Sauerstoffverbrauch des Organismus verantwortlich.

Cytochrom-c-Oxidase

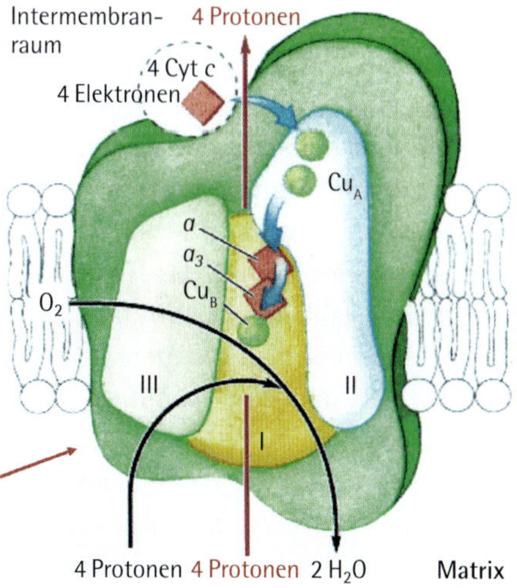

Im Übergang vom Eisen zu Kupfer wechselt die Substanzverwandlung von einem Absterbe- zu einem Lebensprozess. Darüber hinaus sind für die Reaktionen in der Atmungskette schwelfelhaltige Eisen-Eiweißverbindungen (gleichsam wie winzige „Pyritkristalle") unentbehrlich. Also hier, in der Begegnung von Eiweiß, Schwefel und Metallen im merkuriellen Gebiet zwischen Zytoplasma (Wasser) und den Mitochondrien (Luft), ereignen sich die grundlegenden Bildeprozesse des Lebens.

„Die metallverbundenen Astralkraftsphären wirken auf die Lebewelt ein. Sie differenzieren das zunächst einheitliche Ureiweiß und dirigieren die einzelnen Organbildungen. Metalle wirken auch substanziell in Fermenten und Enzymen ... In diesen Fermenten und Enzymen ist immer ein eiweißartiger, komplizierter Grundstoff mit einem Metall verbunden. Es sind regelrechte Metall-Eiweiß-Verbindungen, die durch ihren Metallgehalt ganz erstaunliche funktionelle Eigenschaften entwickeln hinsichtlich der Umwandlung anderer Stoffe. Hier begegnet uns also jener Urzustand des Lebens, wo alles Mineralische im Eiweiß eingebettet war. Etwas von diesem Urzustand haben sich die späteren vereinzelten Lebensformen bewahrt als Grundlage ihrer wichtigsten Lebensprozesse ... Das im lebendigen Eiweiß eingebettete Metall wird wieder empfindlich für die planetarische Kräfte, aus denen das Metall stammt. Auf diese Weise wird das lebendige Eiweiß durch das Metall den einstrahlenden planetarischen und anderen Umkreiskräften zugänglich gemacht. Aber auch die eigenen Lebens-und Seelenkräfte der Lebewesen können durch diese im Eiweiß eingebetteten Metalle hereinwirken in die körperlichen Funktionen.“[15]

2.3 Arsen

Das Rhythmische System, als ein Vermittler zwischen dem Nerven-Sinnes- und dem Stoffwechsel-Gliedmaßen-Pol, ist in sich polar und trägt Tendenzen des oberen und unteren Menschen in abgeschwächter Form in sich. So ist es in der Lage, diese vereinseitigen Kräfte auszugleichen und dadurch Krankheitstendenzen zu überwinden. Arsen ist in seinen chemisch-physiologischen Eigenschaften ebenfalls in sich polar und entspricht damit der zweifachen Gestik des Astralleibes. Was im seelischen Bereich Sympathie und Antipathie sind, dem entsprechen im Physiologischen die aufbauenden und abbauenden Prozesse. Rudolf Steiner sprach in den Vorträgen für die Mediziner mehrfach aus: „Arsenisieren = Astralisieren“.

Je nachdem, in welcher Menge das Arsen in den Körper aufgenommen wird, entfaltet es eine auf- oder abbauende Wirkung. Früher gab es besonders in den Alpen die sogenannten „Arsenesser“. Sie waren Gemsenjäger oder Bergsteiger und brauchten große Kraftreserven und gute Atmungs- und Kreislauffunktionen für ihre Unternehmungen. Sie haben deshalb geringe Dosen von Arsen gegessen. Und tatsächlich ist, bis zu einer gewissen Menge, Arsen eine Substanz, die man Patienten verordnen konnte, die schwach, kraftlos, blass und hypoton waren. Es gab ihnen eine gesunde Farbe, neue Kräfte und solides Körpergewicht. Wird jedoch die Dosis nur etwas überschritten, kommt es zur toxischen Wirkung. In der Vergiftung wird die Atmung unterbrochen zwischen anabolem und katabolem Stoffwechsel. Die Hämolyse und Entkopplung der Atmungskette (Hemmung der oxidativen Phosphorylierung) machen den Mensch immer

blasser, kraftloser, er magert ab bis zur Kachexie und stirbt. Das Vergiftungsbild lässt also eine doppelte Wirkung auf das mittlere System erkennen, auf Blut und Atmung und ihre wunderbare Verbindung miteinander.[16]
Mit diesen drei Substanzen bildet sich in der äußeren Natur das Levico-Wasser als eine dreigliedrige, harmonische Komposition. Es trägt das Grundprinzip des Menschen als ein equilibriertes dreigliedriges Wesen in sich, ein Wesen, das ständig schwankt zwischen Auf- und Abbau, Geburt und Tod, Himmel und Erde, Vergangenheit und Zukunft, um in einer atmend-pulsierenden Mitte das Gleichgewicht zu suchen und zu realisieren. Im Levico-Wasser spiegelt sich der kranke Mensch und kommt unbewusst in eine Art Gespräch darüber, was in seinem Organismus aus dem Gleichgewicht geraten ist, und nimmt dann ein Bild der gesunden dreigliedrigen Natur wahr. Das macht verständlich, warum das Levico-Wasser eine Art universelles Heilmittel sein kann, mit dem sich auch Erkrankungen behandeln lassen, die polar zueinander stehen. Der überwache, zittrige Patient mit seinen weit geöffneten Augen bei einer Hyperthyreose braucht die regenerierenden, das Bewusstsein herabdämpfenden Prozesse des unteren Pols: hier wirkt Arsen in seiner aufbauenden Kraft zusammen mit dem Kupfer. Ein kraftloser, träger, im Bewusstsein träumender und übergewichtiger Patient mit einer Unterfunktion der Schilddrüse, oder ein lymphathisches Kind, lassen sich ebenfalls mit dem Levico-Wasser behandeln: in letzterem Falle wirken die abbauenden Kräfte des Arsens zusammen mit den bewusstseinssteigernden Fähigkeiten des oberen Pols, des Eisens.

3. Intuitionen für die Findung neuer Heilmittel

Zu Beginn des 12. Vortrages von „Geisteswissenschaft und Medizin“ sprach Rudolf Steiner davon, dass derjenige, dessen Aufgabe das Heilen ist, aus dem Modell des Levico-Wassers *„bedeutsame Intuitionen“* entwickeln könne.[17] Er schilderte es als ein „nahe liegendes Beispiel“ für ein fruchtbares therapeutisches Prinzip. Steiner selbst schuf am Ende seines Lebens neue Medikamente (unsere „typischen Heilmittel“, der eigentliche Schatz der Anthroposophischen Medizin); diese sind in ihrer Konzeption ganz neuartig und lassen sich weder mit den Gesichtspunkten der Schulmedizin oder Phytotherapie noch durch die therapeutischen Prinzipien der Homöopathie verstehen. Es ist ein gänzlich neues, grandioses Heilprinzip in der Geschichte der Medizin, das Rudolf Steiner inaugurierte und hier intuitiv das Heilmittelmodell aus der Betrachtung des Levico-Wasser ableitet, Medikamente im Sinne der Salutogenese.

Exkurs

Beispielhaft für das neue Heilmittelprinzip steht das Medikament *Cardiodoron*. Cardiodoron hat keine spezifische Indikation, sondern ein umfassendes Wirkungsspektrum. Im Cardiodoron sind drei Heilpflanzen in einer einzigartigen Komposition zusammengebracht: eine neue Einheit im Sinne der pharmazeutischen Arbeit mit der „werdenden Natur“. Es ist keine Arznei, die durch die therapeutischen Fähigkeiten seiner drei Heilpflanzen zu verstehen wäre; im Gegenteil, es handelt sich um eine künstlerische Komposition, ein Urbild einer gesunden ausgleichenden Tätigkeit im mittleren Menschen. Daher kann man es allgemein bei Störungen rhythmischer Prozesse anwenden. Es ist keine Arznei mit einer Einzelindikation zum Beispiel bei Herzrhythmusstörungen, bei Hypotonie oder arterieller Hypertonie, bei Herzinfarkt und anderen Erkrankungen des Herz-Kreislaufsystems.

Primula officinalis, die Schlüsselblume, öffnet sich im Frühjahr ganz den kosmischen Einwirkungen und hat eine Beziehung zur Peripherie, sodass sich die kosmisch-ätherischen Kräfte erneut mit dem Irdischen verbinden können. Sie braucht feuchte, kühle Gebirgswiesen, um ihr weiches, zartes Pflanzenwesen und ihre gelbe Blütenfarbe zu entfalten.

Onopordon acanthium, die Eselsdistel, verhält sich gegenüber der Primula-Pflanze vollständig polar: sie ist beheimatet im trockenen Klima der ungarischen Puszta und wächst mit violetten Blüten als eine harte und dornige Sommer-Pflanze, die tief in der Erde wurzelt und sich stark mit dem Mineralisch-Irdischen auseinandersetzt.

Zwischen diesen beiden polaren Pflanzen, als Ausgleich, finden wir, analog zum Arsen des Levico-Wassers die einzige Giftpflanze, *Hyoscyamus niger*, das Bilsenkraut. Diese Pflanze zeigt in ihrem Aufbau eine rhythmische Gliederung, ein kontinuierliches Nacheinander von Blattbildung und Blütenanlage.

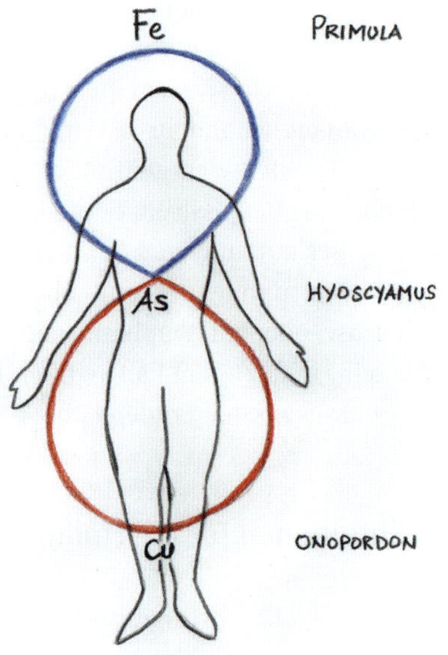

Cardiodoron, Levico und Dreigliederung

So setzt sich der Patient sowohl bei der Anwendung des Levico-Wassers als auch bei der Verabreichung von Cardiodoron nicht mit einem umschriebenen Krankheitswesen auseinander (wie z.B. im Sinne des Vergiftungsbildes der homöopathischen Arzneilehre), vielmehr tritt er in der Behandlung einem Urbild des gesunden Menschen gegenüber: das therapeutische Prinzip „Lernen am Modell“, wie von Matthias Girke dargestellt.[18] Aus diesem Grunde kann man das Levico-Wasser berechtigterweise zu den „typischen Heilmitteln“ zählen.

Rudolf Steiner gab uns diese Medikamente, bei denen polare Pflanzen vermittelt durch eine dritte zusammenklingen, oder bei denen Substanzen durch die harmonische Eingliederung der drei Naturreiche, durch einen genialen künstlerisch-pharmazeutischen Prozess eine neue höhere Einheit erreichen. Diese Medikamente sollen die Menschen in der heutigen Bewusstseinssituation und in der Zukunft als „salutogenetische Helfer“ begleiten.

In der Gegenwart treten zunehmend Phänomene von Spaltungen auf. In allen Lebens- und Sozialbereichen beobachten wir trennende, vereinzelnde, in die Einseitigkeit sich verlierende Tendenzen: Fragmentierungen zwischen den Gesellschaftsgruppen,

Befremdung und Isolierung in den zwischenmenschlichen Beziehungen, Entfremdung von der Welt und von sich selbst, Spaltung der Persönlichkeit: kurz gesagt, die ganze Welt gerät immer mehr in eine gefährliche Polarisierung. Das Lebenswerk Rudolf Steiners ist in allen Lebensfeldern dem Entwurf eines Integrationsprinzips als Gegenprozess zu diesen trennenden Tendenzen gewidmet. Im Mittelpunkt steht die zentrale Stellung des Menschen als eine ausgeglichene Dreiheit.

4. Therapeutische Hinweise

Das Levico-Wasser ist ein Heilmittel zur Regulation des ganzen Inkarnationsprozesses. Die Inkarnationsschritte der oberen Wesensglieder, des Seelisch-Geistigen des Menschen, ermöglichen diese drei Substanzen: die lediglich pflanzlich-lebendige Substanz wird durch das Kupfer zuerst langsam „beseelt", dann beginnt durch Arsen eine tiefere Verbindung des Seelischen mit der Leiblichkeit, bis wir dann mit dem Eisen eine „geisttragende" Materie in uns tragen können. Diese drei Inkarnationsschritte der Wesensglieder erkennen wir auch in den ersten drei Jahrsiebten. Das Kupfer begleitet die vitalen Prozesse zu Beginn des Lebens und der früheren Kindheit. Mit der zweifachen Wirksamkeit des Arsens sehen wir eine Begleitung der Prozesse, die in der Geburt des Astralleibes in der Pubertät sich abspielen. Im dritten Jahrsiebt übernimmt dann das Eisen die Führung im Eingliederungsprozess des Ich.

Große Probleme ergeben sich heute dadurch, dass sich dem Inkarnationsprozess immer mehr Hindernisse in den Weg stellen: pädagogische Fehler, Zivilisationsschäden, eine Verschlechterung der Qualität unserer Lebensmittel, massiv eingreifende medizinische Maßnahmen. Eine Vielzahl anderer Faktoren des modernen Lebens verhindern zunehmend, dass der Inkarnationsprozess beim Kind gesund verläuft. Diese Schwierigkeiten wirken sich gravierend auf die soziale Entwicklung des einzelnen Menschen aus. Unser Selbstbewusstsein entsteht auf der Grundlage der gelungenen Verbindung mit unserer Leiblichkeit. Wird dies behindert, so sind existenzielle und Identitätskrisen sowie Unsicherheiten in der Lebensgestaltung die Folgen. Auf dem medizinischen Gebiet beobachten wir eine Zunahme von Pathologien, bei denen die individuelle Integration des Leibes unvollständig ist, z. B. Krebs- und Autoimmunkrankheiten.

In diesem Sinne sprach Rudolf Steiner in dem Vortrag davon, dass auf der Basis des therapeutischen Prinzips des Levico-Wasser eine Möglichkeit gegeben ist, *„gewissen Krankheitserscheinungen zu begegnen, die eigentlich in ihren Symptomen im Grunde erst heute auftreten ... selbst so etwas wie die gewöhnliche Grippe, wie sie heute auftritt, [hat] eine höchst eigentümliche Eigenschaft. Sie weckt nämlich eigentlich schlafende Krankheiten, Krankheiten, zu denen der Organismus inkliniert und die sonst durch die entgegenwirkenden Kräfte des Organismus in der Verborgenheit bleiben, die also unter Umständen bis zum Tode sogar schlafen könnten, die werden in einer gewissen Weise dadurch aufgedeckt, dass der Mensch von der Grippe befallen wird."*[19] Man denkt an bestimmte Erkrankungen, die heutzutage gehäuft auftreten, früher jedoch selten und eher harmlos waren: die verschiedenen Virusinfekte, die manchmal so gravierend die Lebenskräfte verzehren, wie z. B. die Mononukleose, Cytomegalovirus, das Chronische Müdigkeitssyndrom (CFS), die Lyme-Borreliose und andere, aber auch alle moderne Formen der Erschöpfung.

Giacinto Viola (1870-1943) schrieb in sein Instruktionsbüchlein für die Ärzte in der Einführung: „*Jeder Mensch, der durch das fiebrige und vielfältige moderne Leben übermüdet und gezwungen ist, physisch, emotional und psychisch seinem Organismus zu strapazieren, ihn über die Maßen zu belasten, wird immer eine große vorbeugende Hilfe in diesen Kuren finden, um den aufkommenden Erschöpfungszuständen vorzubeugen.*“[20] Dann zum Schluss, nach der Darstellung verschiedener guter klinischer Erfahrungen und therapeutischen Indikationen (die heute vollständig bestätigt sind), erlaubte er den Ärzten die größtmögliche Freiheit in der Anwendung des Wassers und schrieb: „*Jedesmal, bei einem konkreten Fall, in dem die Pathogenese Euch glücklich beeinflusst zu sein scheint durch eine Erhöhung der lebendigen Tätigkeit des Organismus, wird die Kur in Roncegno höchst wirksam sein.*“[21]

Otto Wolff fasste die Hauptwirkung des Levico-Wasser so zusammen: „*Deshalb liegt die Hauptanwendung dieses Wassers bei nahezu allen chronischen Krankheiten, bei denen die Harmonie gestört ist.*“[22]

In der klinischen Anwendung (hauptsächlich als Badekur) haben wir in den letzten Jahrzenten bei folgenden Krankheitsbildern gute Heilwirkungen festgestellt:[23,24]

- starke Erschöpfungszustände
- Rekonvaleszenz nach schweren Erkrankungen oder nach Chemo- bzw. Röntgentherapie bei Tumorpatienten
- Immunschwächen aller Art, einschließlich Krebskrankheit
- neurasthenische Konstitution mit psychosomatischen Beschwerden
- Autoimmunerkrankungen
- chronische, Therapie-resistente Eisenmangelanämie
- Erkrankungen der Blutes und der blutbildende Organe, Leukopenie, Leukämien, Lymphome
- Schilddrüsenleiden: Hyperthyreose bis zum Morbus Basedow, aber auch Hypothyreose und Morbus Hashimoto
- konstitutionelle Hypotonie
- rheumatischer Formenkreis
- Krankheiten des Nervensystems: Multiple Sklerose, Morbus Parkinson
- Anorexia nervosa
- chronisches Müdigkeitssyndrom (Chronice Fatigue Syndrome, CFS)
- Diabetes mellitus
- chronische Nasen- und Nebenhöhlen-Affektionen, chronische Bronchitis, Asthma bronchiale
- allergische Diathese: Heuschnupfen
- Hauterkrankungen: Ekzeme, Psoriasis, Lichen
- gynäkologische Krankheiten: chronische Entzündungen des Genitalapparates

Bei Kindern:

- lymphatische Diathese
- Inkarnationsschwäche und -störungen
- atopischer Formenkreis, Neurodermitis
- rezidivierende Atemwegsinfekte
- Asthma bronchiale
- Enuresis nocturna

Inzwischen erfolgten dank einiger Kollegen Forschungen zur Wirkung des Levico-Wassers, die meist die klinische Erfahrungen und Beobachtungen an Patienten bestätigten.[25]

5. Die Qualität der Mitte

Wir haben beschrieben, wie Kupfer und Eisen in ihrer Wechselbeziehung für die Entwicklung des menschlichen Lebens auf der Erde dort eine fundamentale Bedeutung haben, wo in der Zelle Blut und Atmung sich begegnen. In Verbindung mit den zellulären Eiweißstrukturen fördern Kupfer und Eisen die Verwandlung der Substanz, aus der das Leben sich ständig erneuern kann: das Menschsein ist nur möglich in der Metamorphose des Gewordenen, im Sinne Goethes (1749-1832) von „stirb und werde". Auch unsere heutige Zivilisation wäre ohne diese zwei Metalle undenkbar, denn sie ermöglichen die technische Nutzung von Elektrizität und Magnetismus.

Ordnen wir die sieben Hauptmetalle, die den Menschen gestalten, entsprechend dem Modell der Dreigliederung, so finden wir im mittleren Bereich als Repräsentanten des Kopf- und Stoffwechselpols unsere zwei Metalle Kupfer und Eisen. In dieser Mitte setzt also das Levico-Wasser mit seiner Wirkung an: Heilen bedeutet, wie schon gesagt, immer eine Stärkung der Mitte.

Die Qualität des Goldes

Zwischen den sieben Metallen nimmt Gold eine Sonderstellung ein, weil es kein ihm polares Metall gibt und Aurum jede Polarität harmonisch ausgleicht. Uberall wo Pyrit in der Natur vorkommt, finden wir auch Spuren von Gold. Dies zeugt davon, dass die goldene Harmonie der Mitte, die für den Menschen teilweise zukünftig ist, durch den Pyrit (auch in seiner wunderbaren pentagon-dodekaedrischen Gestalt) bereits erreicht wurde. Das Streben nach der Verwandlung der Substanz (als Läuterung der Seele), nach dieser verlorenen Harmonie war der goldene Weg der Alchemie. Dieses Motiv der Metamorphose, auch der Verwandlung und Erlösung der Natur, finden wir bei der Bildung des Levico-Wassers, das durch die Transformation des Pyrits entsteht. Wo das Levico-Wasser sich bildet, findet man gehäuft den Chalkopyrit (Kupferkies, $CuFeS_2$), der das Kupfer-Eisen-Paar mit dem Schwefel vereinigt. Auf der mikrokosmischen Ebene der Zelle, bei der inneren Atmung, wo die Vitalität fortlaufend quillt, hat der Mensch die Grundbedingungen des Lebendigen bewahrt: die Urbeziehung zwischen Eiweiß, Kupfer, Eisen und Schwefel.

In diesem Bild findet der Patient, der um seine Mitte ringt, seine Entsprechung, so wie es Rudolf Steiner in seinem 12.Vortrag des ersten Medizi-ner-Kurses bei der Betrachtung des Levico-Wassers beschrieb.

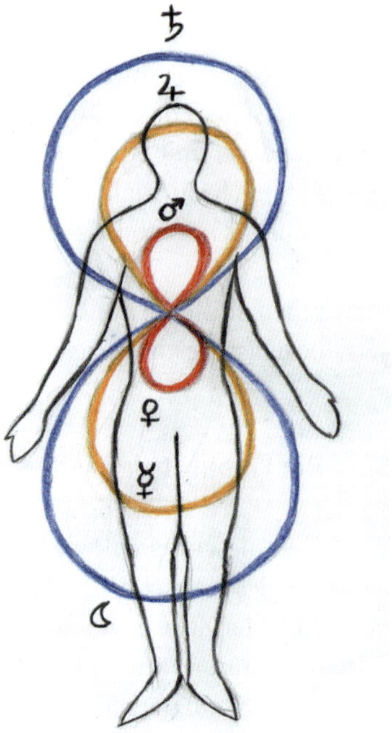

Zuordnung der sieben Metalle

Literatur

1 Steiner, R.: Geisteswissenschaft und Medizin (GA 312). Rudolf Steiner Verlag Dornach 2020. S. 219.
2 Casa di Salute Raphael in Roncegno/Trient: https://www.casaraphael.com/de/home (August 2023).
3 Schlegel, E.: Herr Gotts Apotheke – Heilkunst für Jedermann. Leipzig 1922.
4 Steiner, R.: Geisteswissenschaft und Medizin (GA 312). Rudolf Steiner Verlag Dornach 2020. S. 229.
5 Bosse, D.: Zur Geologie und Mineralogie der Heilquellen von Vetriolo, Levico, Roncegno. Der Merkurstab 2008; 61 (3). S. 220-227.
6 Ebd.
7 Steiner, R., Wegman, I.: Grundlegendes für eine Erweiterung der Heilkunst nach geisteswissenschaftlichen Erkenntnissen (GA 27). Rudolf Steiner Verlag Dornach 2014. XX. Kapitel.
8 Wolff, O.: Die Heilquelle des Levico-Wassers. Der Merkurstab 1995; 48 (3). S. 269-273.
9 Bosse, D.: Zur Geologie und Mineralogie der Heilquellen von Vetriolo, Levico, Roncegno. Der Merkurstab 2008; 61 (3). S. 220-227.
10 Steiner, R.: Geisteswissenschaft und Medizin (GA 312). Rudolf Steiner Verlag Dornach 2020. S. 219.
11 Wolff, O.: Die Heilquelle des Levico-Wassers. Der Merkurstab 1995; 48 (3). S. 269-273.
12 de Massarellos, G.: Frawort, der Berggeist der südtiroler Alpen. Eine Legende über die Entstehung der Kupfer-, Eisen- und Arsenik-haltigen Heilquellen des Bades Levico in Süd-Tirol. Theodor Ackerman – Königlicher Hofbuchhändler München ca. 1880.
13 Giorgione: La Tempesta. Abrufbar unter: https://de.wikipedia.org/wiki/Das_Gewitter_(Gem%C3%A4l-de)#/media/Datei:Giorgione,_The_tempest.jpg. Botticelli: Mars und Venus. Abrufbar unter: https://de.wikipedia.org/wiki/Venus_und_Mars_(Botticelli)#/media/Datei:Venus_and_Mars_National_Gallery.jpg (November 2023).
14 Steiner, R.: Geisteswissenschaft und Medizin (GA 312). Rudolf Steiner Verlag Dornach 2020. S. 71 f.
15 Cloos, W.: Lebensstufen der Erde. Verlag Die Kommenden Freiburg/Breisgau 1983.
16 siehe auch: Kunz, C.: Arsen – Gift und Heilmittel. Der Merkurstab 2020; 73 (5). S. 344-351.
17 Steiner, R.: Geisteswissenschaft und Medizin (GA 312). Rudolf Steiner Verlag Dornach 2020. S. 219.
18 Girke, M.: Innere Medizin. Salumed Verlag Berlin 2020. S. 132.
19 Steiner, R.: Geisteswissenschaft und Medizin (GA 312). Rudolf Steiner Verlag Dornach 2020. S. 219-220.
20 Prof. Giacinto Viola, Direktor der Inneren Medizin der Universitätsklinik Bologna, in der Sommerzeit Leitender Arzt der Therme Roncegno.
21 Viola, G.: Viaggi d'istruzione per medici alle stazioni termali d'Italia. Rom 1922.
22 Wolff, O.: Die Heilquelle des Levico-Wassers. Der Merkurstab 1995; 48 (3). S. 269-273.
23 Roemer, F.: Erfahrungen aus der Praxis mit Levico-Präparaten. Der Merkurstab 2008; 61 (3). S. 290-291. Savournin, G.: Das heilkräftige Wasser von Levico-Vetriolo. Cahiers de Medecine Anthroposophique 1993-94; Nr. 61.
24 GAÄD (Hrsg.): Vademecum Anthroposophische Arzneimittel. Der Merkurstab 2017; 70 (Suppl.). S. 498-501.
25 Schmidt, M.: Immediat- und Langzeitwirkungen einer Bäderkur mit dem Levico-Wasser in Roncegno. Der Merkurstab 2008; 61 (3). S. 234-240.

Präparate mit Levico-Wasser

- *Levico D3* (Weleda) Amp. s.c.
- *Levico D1, D3* (Weleda) Dil.
- *Levico comp.* (WALA) Amp. s.c.
- *Levico comp.* (WALA) Glb. velati

Casa Raphael

Piazza De Giovanni Nr. 4
38050 Roncegno – Italien
www.casaraphael.com

KAPITEL V.4

Das Schwefelbad

ALBRECHT WARNING

1. Einleitung

Zu der Reihe besonderer mineralischer Bäder zählt auch das Schwefelbad. Von jeher benutzte man die heilende Kraft dieser Substanz im Bad. Dessen Anwendung ist bereits historisch seit der römischen Zeit belegt, z. B. der Badeort Saturnia in der Toskana. Heutzutage gibt es zahlreiche Angebote von Schwefelbädern im gesamten europäischen Raum, in Deutschland z. B. Bad Nenndorf oder Sankt Peter Ording[1], in Italien die Therme von Saturnia, in Ungarn z. B. das Heilbad Balf/Sopron.

Vor der naturwissenschaftlichen Ära wendete man die Schwefelbäder erfahrungsorientiert an. In den vergangenen 150 Jahren analysierte man die Wässer der Schwefelquellen unter geologischen und chemischen Gesichtspunkten. Die Schwefelquellen in Deutschland sind überwiegend biogen entstanden. Damit bezeichnet man Schwefelsubstanzen, die sich aus organischen Prozessen gebildet haben. Andererseits gibt es auch solche vulkanischen Ursprungs z. B. in der Nähe des Vesuvs.[2]

In den Schwefelwässern finden sich eine Vielzahl von Schwefelverbindungen und Beimengungen anderer Minerale. Wirksam für die Badetherapie ist im Wesentlichen der Schwefelwasserstoff. Wegen dessen starker Flüchtigkeit erwärmt man das Wasser möglichst quellfrisch auf Körpertemperatur. Schwefelreiche Quellen verströmen oft am Austrittsort einen unverwechselbaren Geruch. Sie wirken über die Luft bereits auf die Empfindungen des Menschen, bevor er einen Schluck genommen oder einen Zeh hineingestreckt hat. So aktivieren die schwefelgeprägten Wässer durch das Einatmen des typischen Duftes einerseits den Geruchssinn und damit seelische Regungen, während sie gleichzeitig innerlich die Stoffwechseltätigkeit beleben. So verbindet Schwefel astralische Wirkung mit ätherischen Kräften.[3]

Badeorte, die Heilquellen nicht unmittelbar nutzen können, verwenden künstlich zubereitete Schwefelwässer. So wird z. B. Schwefelleber (*Kalium sulfuratum pro balneo* nach DAB 6) in einer Dosierung von 1 bis 2 Esslöffel pro Bad eingesetzt; hinzukommen noch einige Tropfen Zitronensaft. Die Substanz wird dem Bad erst zugefügt, wenn sich der Patient bereits im Wasser befindet, sodass dieser dann unmittelbar am Auflösungsprozess des Schwefelsalzes teilnimmt. Es entsteht eine undurchsichtige „Brühe", und der Schwefelgeruch wird meist nicht als unangenehm empfunden. Diese Anwendung soll helfen, den Stoffwechsel anzuregen. Die Patienten erleben sie als „brütende Wärme von unten".[4, 5]

Die Anwendung erfolgt als Wannenbad in körperwarmem Wasser. Ein Bad dauert 15 bis 20 Minuten. Dann ist eine Nachruhe von mindestens einer halben Stunde notwendig. Der Baderaum ist wegen der Schwefeldämpfe immer gut zu lüften. Die Bäder lassen sich mehrmals in der Woche anwenden, wenn eine ärztliche Verordnung vorliegt. Eine fachkompetente Badeaufsicht ist erforderlich.

2. Die Wirkungen im Bad

Im Bad wirkt der Schwefelwasserstoff in den Haut- bzw. Schleimhautschichten. Die Substanz ruft schon nach ungefähr zwanzig Sekunden ein Erythem durch die Dilatation der Hautkapillaren hervor. Der Schwefelwasserstoff wird in der Epidermis oxidiert, d. h. entgiftet, sodass er als Substanz kaum im Blut nachweisbar ist.[6] Das Eindringen des Schwefels in die oberste Hautschicht ist als Impuls aufzufassen, auf den der Organismus aktiv reagiert. Schwefelbäder zählen zu den stärksten Reizen der Balneologie im Sinne einer Reiz- und Reaktionsbehandlung, um Selbstheilungskräfte zu aktivieren. Schwefelbäder sind bekannt für ihre tiefgreifende Umstimmung chronifiziert entzündlicher Prozesse, bei denen ihre durchblutungsfördernden, wärmenden, analgetischen und immunmodulierenden Effekte zum Tragen kommen.[7] Die letztgenannte Wirkung lässt sich als Dämpfung der Langerhanszellen in der Haut erklären, sodass sich entzündliche Überreaktionen und allergische Prozesse (im Sinne einer Desensibilisierung) abschwächen.[8]

3. Indikationen des Schwefelbades

Aus den Erfahrungen und Untersuchungen der vergangenen Jahrzehnte haben sich vielfältige Indikationen ergeben:

So beschreibt Christian Gutenbrunner

- eine Linderung auf Schmerzreize sowie
- eine Besserung überhöhter Empfindlichkeit gegen Kälte[9]

Daraus ergibt sich die Anwendung bei chronischen Krankheiten sowohl aus dem entzündlich-rheumatischen Formenkreis als auch bei orthopädischen Leiden.[10]
Dazu gehören:

- rheumatoide Arthritis
- Spondylarthritis ankylopoetica (Morbus Bechterew)
- Arthritis urica
- degenerative Wirbelsäulenerkrankungen

Infolge der Immunmodulation wendet man Schwefelbäder bei allergischen Hauterkrankungen an.

Vollbäder sind auch indiziert bei

- Hauterkrankungen, wie z. B. des seborrhoischen Formenkreis
- Ekzemen
- Juckreiz
- Hyperhidrosis[11]

Eine recht plastische Schilderung gab Rudolf Steiner (1861-1925) in einem der Vorträge für die Bauarbeiter des ersten Goetheanums:

„Ich hatte zufällig an einen solchen Badeort als Junge zu gehen. Ich musste jeden zweiten Tag nach Bad Marienquelle gehen. Da stinkt es also nach faulen Eiern. Während es äußerlich so unangenehm ist, da es so schrecklich riecht, fängt man plötzlich an, sich sehr wohl im Bauch zu fühlen. Wenn man also nicht krank ist, im Bauch keinen Faule-Eier-Geruch hat, so tritt das Gefühl der höheren Lebenslust auf. Der, der sich nicht abstoßen lässt vom Faule-Eier-Geruch, der kann das erleben ... Und Faule-Eier-Geruch ist zum Beispiel, auch wenn er künstlich erzeugt wird, ein außerordentlich gutes Heilmittel. Er gibt zum Beispiel dem Körper die Kraft, schwindende Muskeln wiederum fest zu machen, stark zu machen. Nun, die Leute lieben dann solche Kuren nicht, aber sie sind in einer gewissen Beziehung außerordentlich nützlich. Denn sehen Sie, wenn äußerlich an den Menschen der Faule-Eier-Geruch herantritt, dann wird es innerlich im Bauch Frühling. Und im Frühling sprießt und sprosst alles, und der Mensch kann wiederum stark werden dadurch, dass er innerlich im Bauch Frühling kriegt ... Gerade der Unterleib macht ja den Frühling in einer außerordentlich starken Weise mit.“[12]

Literatur und Anmerkungen

1 Weitere Bäderorte unter www.rehakliniken.de/kurorte/schwefelheilbaeder (Abfrage Mai 2023).

2 Weckenmann, M.: Ein Versuch, übergeordnete Gesichtspunkte für die Verordnung von Heilbädern zu gewinnen. Beiträge zu einer Erweiterung der Heilkunst nach geisteswissenschaftlichen Erkenntnissen 1979; 32 (6). S. 189-198.

3 Kunz, C.: Medizinische Wirkungen von Wasserarten und Heilquellen. Der Merkurstab 2004; 57 (1). S. 44-50.

4 Deckers, B.: Bädertherapie als Spezialfall einer äußeren Anwendung bei rheumatischen Erkrankungen. Der Merkurstab 2001; 54 (Sonderheft Rheumatologie). S. 78-80.

5 Als Präparate haben sich seit Jahren bewährt: z. B. Leukona Sulfomoor Bad F und Schwefelbad Dr. Klopfer.

6 Pratzel, H. G.: Schwefel-Wässer. In: Bühring, M. (Hrsg.): Naturheilverfahren. Springer Verlag Berlin Heidelberg 2005. Sektion 02.06. S. 1-9.

7 Kunz, C.: Medizinische Wirkungen von Wasserarten und Heilquellen. Der Merkurstab 2004; 57 (1). S. 44-50.

8 Pratzel, H. G.: Schwefel-Wässer. In: Bühring, M. (Hrsg.): Naturheilverfahren. Springer Verlag Berlin Heidelberg 2005. Sektion 02.06. S. 1-9.

9 Gutenbrunner, C., Englert, G., Neues-Lahusen, M. et al.: Analgetische Wirkungen von natürlichen Schwefelbädern und Kältekammerexpositionen bei Fibromyalgie. Physikalische Medizin – Rehabilitationsmedizin - Kurortmedizin 1999; 9 (2). S. 56-62.

10 Brückle, W.: Indikationen und Kontraindikationen der Schwefelbäder für die Behandlung entzündlich-rheumatischer Erkrankungen. In: Pratzel, H. G. (Hrsg.): Sulphur in Health Resort Medicine. I.S.M.H.-Verlag Geretsried 1995.

11 Ebd.

12 Steiner, R.: Natur und Mensch in geisteswissenschaftlicher Betrachtung (GA 352). Rudolf Steiner Verlag Dornach 1981. S. 62.

KAPITEL V.5

Das Kohlensäurebad

ALBRECHT WARNING

1. Historisches

Die Berichte über Kohlensäurebäder reichen bis in das 18. Jahrhundert zurück. Christoph Wilhelm Hufeland (1762-1836) erwähnte in seinem Buch „Praktische Übersicht der vorzüglichsten Heilquellen Teutschlands“ eine Reihe von Badeorten, in denen die Anwendung von CO_2-Quellen florierte. Dazu zählten seinerzeit unter anderen Pyrmont, Driburg, Wiesbaden, Ems, Spa sowie Selters.[1]

Bei einem Besuch in Bad Meinberg erlebte er die Wirkung des kohlensauren Gases: *„Das Wasser ist kohlensauer, salinisch, eisenhaltig. Der Reichtum an kohlensaurem Gas ist außerordentlich, und man findet unaufhörlich über der Quelle eine Schicht von 4-5 Fuß Höhe, die sich, wie ich mich selbst überzeugt habe, durch ein erstickendes Gefühl beim Einatmen und durch die Empfindung brennender Hitze in der Haut äußert. Man fühlt letztere, an der Quelle stehend, an den Füßen, vorzüglich aber am Unterleibe, und sie kann, wenn man das Experiment einige Minuten fortsetzt, so heftig werden, dass man von einem heißen Ofen beschienen zu werden glaubt, und sich zurückziehen muss. Eine Wirkung, die mir höchst merkwürdig und als Effekt des kohlensauren Gases weder von den Chemikern und Ärzten hinlänglich geprüft und gewürdigt zu sein scheint.“*[2]

Unter den verschiedenen Erfahrungsberichten zu den Kohlensäureanwendungen findet sich in dem Buch auch Folgendes: *„Äußerlich und örtlich angewendet ist es ein wirksames Mittel zur Reinigung und Heilung aller bösartigen, brandiger oder krebsartiger Geschwüre, zur Dämpfung der örtlichen Fäulnis und des üblen Geruches, zur Heilung hartnäckiger Hautkrankheiten.“*[3]

Seit Beginn des 19. Jahrhunderts gehören Kohlensäurebäder zu Standardanwendungen in den Kurorten. Hier folgt ein Bericht eines Besuches im Heilbad Karlova Studánka, ein tschechischer Ort (zu deutsch: Karlsbrunn), nahe der polnischen Grenze im Altvater-Gebirge gelegen. Der Name geht zurück auf Erzherzog Karl von Habsburg (1771-1847), der das Bad mehrfach besuchte. Zu seinen Ehren erhielt der Ort 1803 den Namen Bad Karlsbrunn. Die Quelle ist seit 1785 bekannt.

„Für jeden Kurgast steht eine beheizte Edelstahl-Wanne bereit; die Temperatur des Wassers beträgt etwa 37 Grad Celsius. Die Badestuben haben Tageslicht, der Blick des Badenden fällt auf ein künstlerisch gestaltetes Milchglasfenster, das in jeder Ecke von einem Engel geziert wird. Während der ca. fünfzehnminütigen Badedauer herrscht bis auf das Perlen der Kohlensäure Ruhe. In der Wanne besetzt sich die Haut beinahe lückenlos mit Kohlendioxid-Bläschen, und es entsteht das Gefühl, als ob der ganze Körper eine Art ‚Mikro-Massage‘ erhielte. Das Baden ist mit einem Gefühl der Leichte verbunden, insbesondere die mit Bläschen besetzten Arme schwimmen geradezu auf. Eine Quellung der Haut findet nicht statt, sie wirkt gut durchblutet, ohne dass eine klassische Hyperämie wie z. B.

beim Senfbad entstünde. Die angenehme Durchblutung bis in die Zehen hinein ist noch nach Stunden zu verspüren. Die Atmung wird vertieft und insbesondere die Ausatmung verstärkt. Das Kohlensäurebad führt im Unterschied zu sonstigen warmen Bädern nicht zur Ermüdung, sondern zunächst zu einer deutlichen körperlichen Erfrischung."[4]

Die zitierten Erlebnisberichte verweisen auf mehrere bedeutsame Wirkfaktoren: Das Gas in seiner Schwere „liegt" auf dem Erdboden. Es steigt nicht auf. Die Kohlensäure ruft eine außerordentliche Anregung der Wärmerezeptoren hervor. Das geschieht auch in einem thermoindifferenten Bad mit 37 °C. Die Durchblutung der Hautpartien, die in das Wasser eintauchen, also unmittelbar der Einwirkung durch die Kohlensäure ausgesetzt sind, steigert sich. Die sich an der warmen Körperoberfläche lösenden CO_2-Perlen regen den Tastsinn an. Insbesondere vertieft sich die Ausatmung.

2. Anwendung und Befunde während des Bades

Im Laufe des vergangenen Jahrhunderts hat sich die Zubereitung eines Wannenbades mit natürlichem Kohlensäurewasser unter wissenschaftlichen Kriterien standardisiert.

Die Heilquellen sollen mindestens 1 g/l Kohlensäure enthalten. Eventuell vorhandene Mineralstoffe und deren Wirkungen werden hier mit Verweis auf die Fachliteratur nicht berücksichtigt.

Die Temperatur des Badewassers soll sich im Bereich der Thermoindifferenz bewegen. Damit ist gemeint: Die Wärme der Haut entspricht der des Wassers. In Abhängigkeit von der Indikation variiert man die Temperatur: bei Venenleiden 28 bis 30 °C, bei kardialen Erkrankungen 30 bis 35 °C, bei rheumatischen Leiden 36 bis 38 °C.[5] Die Indikationen bei Herzerkrankungen (und die entsprechende Badedauer) gibt der Arzt an. Es ist zu beachten, dass es bei einer Wassertemperatur über 36 °C zu einer Entmischung des CO_2 und damit zu einer stärkeren Gasentwicklung kommt. Da das sich lösende Gas hochperlt und unmittelbar auf der Wasseroberfläche liegt, jedoch nicht eingeatmet werden darf, ist darauf zu achten, dass der Kopf des Badenden entsprechend höher gelagert wird.

Er soll sich im Wasser ruhig verhalten, da jede Bewegung eine Entmischung der gelösten Kohlensäure in CO_2 und Wasser bewirkt.

Nach einer Badedauer, die gewöhnlich 15 bis 30 Minuten beträgt, hält man eine Nachruhe von circa einer halben Stunde ein.

Die Bäder entfalten die angestrebten Wirkungen, wenn man sie in enger Reihenfolge kurmäßig (ambulant oder stationär) durchführt.

Befunde, die während eines Kohlensäurebades auftreten:

- Die an der Körperfläche sich lösenden Gasbläschen regen den Tastsinn an.
- Die Haut des im Wasser eingetauchten Körpers rötet sich deutlich. Diese Rötung beginnt ungefähr nach vier bis fünf Minuten und ist streng auf die benetzten Körperflächen begrenzt. Wie kapillarmikroskopische Untersuchungen zeigen, erweitern sich auch die zu den Hautkapillaren führenden Arteriolen.[6] Es ergibt sich eine Umverteilung des Blutes („Autotransfusion") aus dem arteriellen Blutstrom in die Hautperipherie mit vermehrt venösem Abstrom. Nach Gillert und Rulffs bewirkt

das unmittelbar perkutan resorbierte CO_2 eine Senkung des Tonus in der glatten Muskulatur der terminalen und präterminalen Arteriolen.[7]

- Messungen der Körperkerntemperatur mit Ausgangswerten von 37 °C zeigen im Verlaufe des thermoindifferenten Kohlensäurebades innerhalb der Badedauer von 20 bis 25 Minuten ein Absinken auf circa 36,4 °C.[8] Dieser Prozess, zentrale Entwärmung (Körperkerntemperatur) bzw. periphere Wärmezunahme infolge der gesteigerten Hautdurchblutung, geschieht auch während des Schlafes.[9]
- Es entwickelt sich eine Sensibilisierung der Thermorezeptoren der Haut. An der im Wasser befindlichen Körperoberfläche fühlt man eine deutliche Erwärmung. Dieses Phänomen beschrieb – wie einleitend zitiert – Hufeland eingehend. Zugleich reduziert sich die Empfindlichkeit der Kälterezeptoren.
- Das Kohlensäurebad mindert spezifisch Juckreiz und Schmerzempfindungen.[10]
- Folgende kardiozirkulatorische Reaktionen lassen sich messen: Der systolische arterielle Blutdruck nimmt ab. Dies ist bei arterieller Hypertonie prozentual stärker ausprägt als bei primär bestehender normotoner Regulation. Zugleich sinkt die Herzfrequenz. Die Effekte treten auch bei kohlensäurehaltigen Teilbädern, wie z. B. Arm- und Fußbädern auf. Dies führt zu einer Verminderung des arteriellen Widerstandes und erleichtert die systolische Herzarbeit (Minderung des „afterload"). Die Veränderungen sind spezifisch und treten bei Süßwasserbädern nicht auf.
- Auch im respiratorischen System zeigen kurmäßig angewandte Kohlensäurebäder eine regulierende Tendenz zur physiologisch mittleren Atemfrequenz.[11]

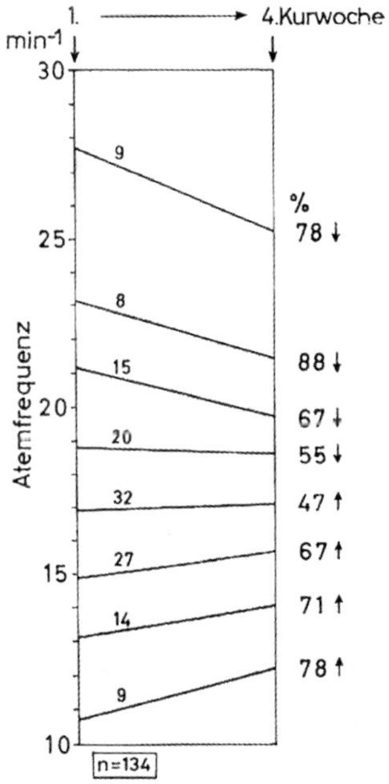

Veränderungen der Ruhe-Atem-Frequenz im Laufe der vierwöchigen CO_2-Badekur bei 134 Patienten[12]

- Im Zusammenhang mit der Absenkung der Herzfrequenz ergibt sich im vierwöchigen Verlauf eine Veränderung des Puls-Atem-Quotienten in Richtung der Gleichgewichtslage 4:1. Man ersieht daraus, dass während der Kohlensäurebäderkuren die Rhythmen der Atem- und Herzfrequenzen auf das physiologisch optimale Verhältnis hinstreben.

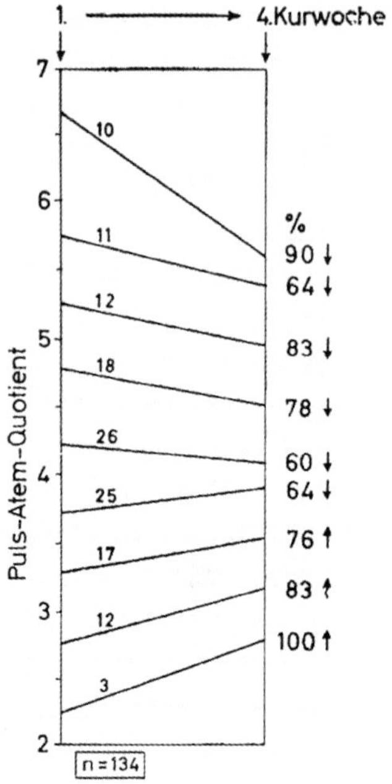

Veränderungen des Puls-Atem-Quotienten im Laufe der vierwöchigen CO_2-Badekur bei 134 Patienten[13]

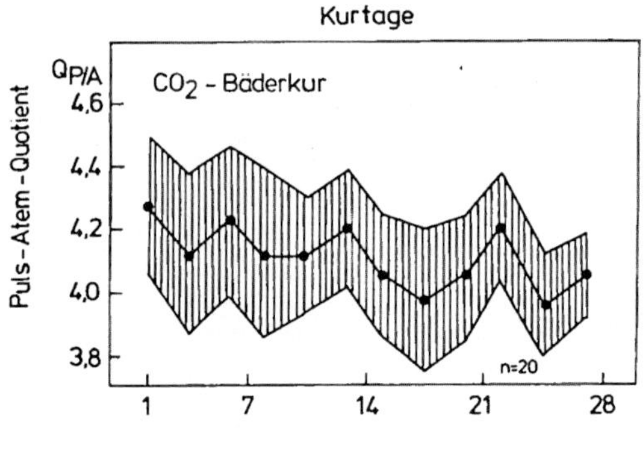

Mittlerer Verlauf des Puls-Atem-Quotienten und seines Streubereiches bei Patientengruppen während CO_2-Bäderkuren[14]

Es sei daran erinnert, dass dieses Zahlenverhältnis zwischen Puls und Atmung (4:1) während eines ungestörten Schlafes in den mittleren Nachtstunden besteht.[15]

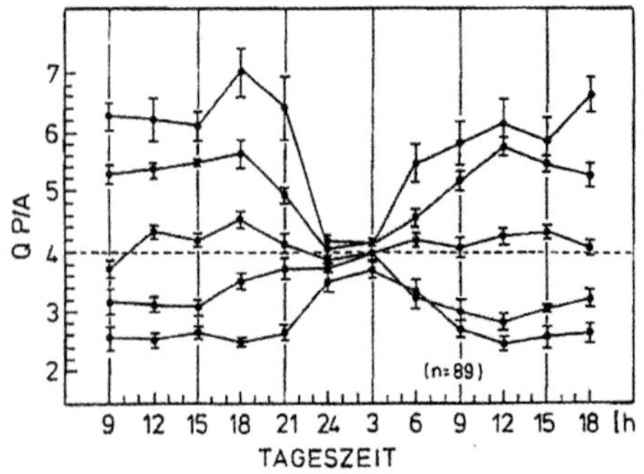

Mittlere Tagesgänge des Puls-Atem-Quotienten von insgesamt 89 gesunden Probanden, die nach dem 24-Stunden-Mittelwert des Quotienten in fünf Gruppen aufgeteilt wurden.[16]

- Es wird berichtet, dass die Badenden reaktiv eine unspezifische Beruhigung und erhöhtes Schlafbedürfnis erleben.[17]

Bemerkenswert sind weitere Befunde:
- Es zeigen sich ein Absinken der Plasma-Renin-Aktivität und des Aldosteronspiegels und damit einhergehend ein allmähliches Ansteigen der Diurese. Daraus lässt sich folgern, dass sich die von dem Nieren-(Nebennieren-)System ausgehende Spannung tendenziell in den physiologischen Gleichgewichtszustand absinkt.[18]

Zusammenfassung der bisher beschriebenen Befunde:
- Umverteilung („Autotransfusion") des Blutstromes aus dem zentralen arteriellen Schenkel in die Hautperipherie
- Minderung des arteriellen Blutdruckes und der Herzfrequenz
- Anregung der Wärmerezeptoren in der Peripherie
- Die rhythmische Korrespondenz zwischen Puls- und Atem-Frequenz strebt zu der physiologisch optimalen Anpassung im Sinne des Puls-Atem-Quotienten von 4:1.
- allgemeine Beruhigung und ein vermehrtes Schlafbedürfnis
- Absinken des Plasma-Renin-Spiegels (dies ist der physisch fassbare Parameter einer verminderten Tonisierung seitens der Niere)

3. Indikationen für Kohlensäurebäder

Die vermehrte Durchblutung der Hautkapillaren bessert chronische Durchblutungsstörungen aufgrund arteriosklerotischer Leiden wie peripherer arterieller Verschlusskrankheit, trophischer Ulzeration und Mikroangiopathien.[19] Untersuchungen zur Anwendungen von CO_2-Bädern bei chronischen diabetischen Wunden zeigen eine deutliche Heilungstendenz.[20] (Siehe auch die obige Beschreibung Hufelands.)

Aus diesen Ergebnissen lassen sich klare Indikationen ableiten. Kohlendioxidbäder sind spezifisch anwendbar bei:
- Herzinsuffizienz (NYHA-Stadium I-II) und geeignet zum Absenken des myokardialen Sauerstoffbedarfs[21]
- einer arteriellen Hypertonie (Grad I-II) sowie zur Rehabilitation bei einer koronaren Herzkrankheit, bei Myokardinfarkt und Schlaganfall[22,23]
- Rehabilitation bei seelischen Belastungen mit übermäßiger Sympathikotonie und Schlafstörungen
- einer physiologischen Regulierung der Abstimmung zwischen Atem-Frequenz und Herzschlag
- autonomen Funktionsstörungen
- Mikrozirkulationsstörungen der Haut
- venösen Durchblutungsstörungen
- trophisch-bedingten venösen Ulcera der Haut, diabetischen Ulcera
- bei entzündlichen und nicht-entzündlichen rheumatischen Erkrankungen im subakuten und chronischen Stadium

Diese Indikationen finden sich im Wesentlichen auch in Übersichten zu verschiedenen Kurorten, die Kohlensäurebäder anbieten.[24]

Betrachtet man die von von Gunther Hildebrandt (1924-1999) erhobenen Befunde zur kurmäßigen Anwendung der Kohlensäurebäder, die eine regulierende Wirkung auf eine gestörte Atemfunktion zeigen, so ist es verwunderlich, dass eine derartige Indikation bei der Mehrzahl der deutschen Heilbäder nicht angegeben wird. Eine Ausnahme macht das tschechische Bad Karlova Studánka. Dort bietet man Kohlensäurebäder ärztlich indiziert bei Erkrankungen der Atemwege, Asthma und Allergien an.

Zu dieser Indikation haben Ulrich Meyer und Koautoren einen bemerkenswert ausführlichen Bericht veröffentlicht, auf den hier besonders hingewiesen sei.[25] Weiterhin findet sich das Kohlensäurebad in den Leitlinien der Therapie asthmatischer Erkrankungen in der Anthroposophischen Medizin.[26]

Eine detaillierte Betrachtung des Asthma bronchiale, welche die physische und psychische Befundlage auch aus geisteswissenschaftlicher Sicht erarbeitet, publizierte die Autorengruppe Gloger et al.[27] So beschreiben sie die typische Symptomatik des Asthma bronchiale als *„heterogene, meistens chronisch entzündliche Erkrankung der Atemwege, die durch die klinischen Symptome Giemen, Luftnot, Brustenge und Husten bei einer bronchialen Hyperreagibilität und einer variablen Atemwegsobstruktion charakterisiert ist.“* Diese Erkrankungsart findet sich gehäuft bei allergischen Reaktionen im Sinne des extrinsischen Asthmas.

Der pathogene Prozess lässt sich folgendermaßen im Detail beschreiben: Mit der Einatmungsluft strömen eine Vielfalt von Substanzen an das Bronchialepithel, die an den Zelloberflächen bei einer entsprechenden Diathese zu gesteigerter chemischer Sinnestätigkeit allergen einwirken und eine entzündliche Reaktion hervorrufen, um die „Fremdsubstanz“ zu eliminieren, respektive frustran zu verdauen (Verdauung am falschen Ort).

Die zwei Phasen dieses Vorgangs lassen sich bei der saisonalen Rhinokonjunktivitis, volkstümlich Heuschnupfen oder Heufieber genannt, deutlich erleben. Mit der einsetzenden Exposition durch ein Allergen beginnen die aufnehmenden Schleimhäute in Mund, Nase und Augen, als Zeichen der erhöhten nervösen Empfindlichkeit im Sinne einer gesteigerten Sinneswahrnehmung zu jucken. Dem folgt unmittelbar der wässrige Ausfluss aus den Tränen- und Nasendrüsen, mitunter auch im Mundbereich. Bleibt die Exposition bestehen, so entwickelt sich ein entzündlicher Status mit einer wässrigen Schwellung der gesamten Nasennebenhöhlen und einer Anschoppung des Blutes in den betroffenen Kapillargebieten. Es ist bemerkenswert, dass diese Symptomatik im Schlaf erheblich nachlässt, mitunter gänzlich aufhört.

Begrenzt sich dieser Prozess nicht nur auf den Kopfbereich, sondern senkt er sich als „Etagenwechsel“ in das Bronchialsystem, entwickelt sich der Zustand der chronisch-entzündlichen Atemwegserkrankung als von außen (extrinsisch) induziertes Asthma bronchiale. Was als Jucken im Gesichtsbereich lästig ist, das erregt den nur schwer stillbaren Hustenreiz in den Atemwegen. Dazu schwellen deren Schleimhäute wässrig an. Zugleich füllen sich die Kapillaren des Bronchialsystems mit Blut. Allein schon durch diesen entzündlichen Vorgang engt sich die Lichtung der Bronchiolen ein. In- und Expiration werden mühsam. Zusätzlich infolge von Hustenreiz und Schwellung reagieren die glatten Ringmuskeln in den Bronchiolen, indem sie sich zusammenziehen und die Lichtung dieser terminalen Atemwegsabschnitte weiter einengen. Das ist ein unbewusster Vorgang, induziert vom vegetativen Nervensystem, den autonomen Fasern des zehnten Hirnnervs, des Nervus vagus. Die Folge ist eine Veränderung der Atemmechanik: Während man in Ruhe physiologischer Weise die Luft aktiv saugend einatmet, die Ausatmungsluft hingegen durch den sich senkend verkleinernden Brustkorb passiv hinausströmt, muss nun exspiratorisch die Luft aktiv durch die Bronchialkonstriktion hinausgepresst werden. Dieser je nach Widerstand gesteigert aufzuwendende Druck vermittelt das Gefühl der Enge und angsterzeugender Fesselung der in der Brust verbliebenen Luftmenge. Die saugende Einatmung strömt weniger behindert, führt aber weiterhin Luft in den ohnehin schon „gefüllten" Atmungsraum. Das verursacht zusätzlich von innen pressende Angstgefühle. Neben der deutlich erschwerten Mechanik steigern die seelischen Reaktionen sich zum Gefühl der Lebensbedrohung.

Wie in den genannten Publikationen beschrieben, ist entsprechend der Verschiedenheit der Symptome und der Intensität der Erkrankung eine multimodale Behandlung angezeigt.[28,29] Das Kohlensäurebad ist hier als zusätzliche Therapieoption insofern hilfreich, als es gemäß der oben beschriebenen Wirkungen bereits an der Hyperreagibilität d.h. der gesteigerten (chemischen) Sinnesaktivität der Bronchialschleimhaut angreift (Dämpfung des Juck- und Schmerzreizes, Herbeiführen des Schlafmodus) und zusätzlich die vegetativ bedingte übersteigerte Konstriktion mit astraler Angstpressung tendenziell lösend in eine Gleichgewichtslage zurückführt.[30]

Rudolf Steiner pointierte diesen Zustand im Hinblick auf die seelischen Kräfte (Astralleib): „*Mit dem Asthma ist es ja eine schwierige Sache, weil das Asthma wesentlich auf der Tatsache beruht, dass die Ausatmung, der Ausatmungsstrom, bei seinem Durchgang durch die Luftwege Widerstände findet. Er hakt sich gewissermaßen ein. Das ist etwas, was im astralischen Organismus zu sehen ist ... Also dem ausströmenden Luftstrom, dem sieht man tatsächlich entgegenstehen vom Astralischen des Menschen etwas wie Haken, in die er sich einstößt. Das ist der Befund. Und das bezeugt eben, dass das Asthma wirklich spezifisch diejenige Erkrankungsform ist, die hart an der Grenze steht an rein psychischen Erkrankungen.*"[31] Steiner beschrieb eindrucksvoll die Schärfe und „Hartnäckigkeit" der vegetativen Bronchialkonstriktion, die bis zu einem akuten Asthmatod führen kann.

Seine Therapieempfehlung äußerte er an anderer Stelle: „*Um was handelt es sich denn bei einem solchen Asthma? Es handelt sich darum, dass der Sinnes-Nervenprozess in den Atmungsprozess hinuntergerutscht [sich dort zentralisiert, Anm. d. Verf.] ist. Es ist nichts anderes als eine Überwirkung im Atmungsprozess vorhanden und zwar eine solche Überwirkung, dass der Sinnesprozess hineingerutscht ist ... [d.h. die Hyperreagibilität, Anm. d. Verf.]. Nun müssen Sie dem polarisch entgegenwirken. Sie müssen von der anderen Seite kommen. Also dem, was schon in der Natur von außen nach innen gegangen ist, dem müssen Sie entgegenwirken mit Kräften, welche die andere Richtung haben und die bekommen Sie heraus, wenn Sie jetzt durch die Haut den Säureprozess einführen, das heißt, wenn Sie etwa Kohlensäure- oder andere Säurebäder verwenden.*"[32]

Steiner verwies darauf, dass die Lebensvorgänge des Menschen, abgesehen von den Prozessen zwischen dem oberen (Nerven-Sinnestätigkeit) und dem unteren (Stoffwechsel-)Menschen, auch in einer zentripetalen und dazu gegensätzlich in einer zentrifugalen Dynamik verlaufen. Im Atemprozess ist dies allgemein bewusst: die Inspiration saugt die Luft aus der Peripherie in das innere Zentrum, bei der Exspiration strömt sie wieder aus dem Zentrum in die Umgebung. Weitere Beispiele finden sich am Herzen: der zentripetale venöse Strom zum Herzen hin, der zentrifugale Puls in die Körpeperipherie. Auch bei der Nahrungsaufnahme lässt sich diese Gegensätzlichkeit erleben: wir nehmen die Speise nach innen auf, dem fließt nach außen das drüsige Sekret entgegen. Schlussendlich erleben wir täglich, wie unsere Arme zentrifugal nach einem Gegenstand greifen und ihn zentripetal an den Körper heranführen. In winterlicher Kühle zentralisieren wir die Wärme, die wir bei sommerlichen Temperaturen in die Peripherie abstrahlen. Untertags konzentrieren wir unser intellektuelles Bewusstsein, während es im Schlaf sich in unbekannte Weiten ausdehnt.

Bei den beschriebenen Zuständen der Bronchokonstriktion mit der chronisch-entzündlichen Blutanschoppung im Bronchialbaum zentriert sich der krankhafte Prozess im Inneren des Rumpfes. Durch das kohlensaure Bad bewirkt man eine zentrifugale Bewegung des Blutes in die Hautperipherie. Zugleich weitet sich die vegetativ innervierte Bronchialmuskulatur aus der zentripetalen Verkrampfung. Witzleb beschrieb diese von der Peripherie her wirkenden Prozesse mit den Worten: *„Alle wesentlichen Wirkungen von CO_2-Wässern auf den Organismus werden in der Peripherie ausgelöst, wobei die Haut nicht nur für die Übertragung der extern-physikalischen Wirkungen, sondern auch für die der intern-chemischen Wirkungen außerordentlich wichtige Funktionen zu erfüllen hat.*“[33] Aus der Peripherie werden die zentripetal konzentrierten Prozesse nach außen geweitet, als zentrifugaler Vorgang.

Diese „intern-chemischen“ Wirkungen betreffen auch das vegetative Nervensystem, das nicht nur lokal in den Hautschichten reagiert (die Öffnung der kleinen Muskeln an den arteriellen Kapillaren), sondern auch beteiligt ist an den von Hildebrandt beobachteten Regulierungen des Puls-Atem-Quotienten. Für die systemisch vegetative Reaktion spricht auch die Senkung des Plasma-Renin-Spiegels. Es gibt Befunde, die den Zusammenhang der muskulären Bronchokonstriktion mit der Aktivität des Renin-Angiotensin-Systems darstellen[34], sodass wahrscheinlich die durch Kohlensäurebäder erzielte Senkung des Plasma-Renin-Spiegels zu einer Lösung des zentralisierenden muskulären Krampfes in den Bronchiolen beiträgt.

Alle bisher dargelegten Prozesse beziehen sich auf das durch äußere Einwirkungen ausgelöste Asthma bronchiale, wie es definiert wird als *„heterogene, meistens chronisch-entzündliche Erkrankung der Atemwege, die durch die klinischen Symptome Giemen, Luftnot, Brustenge und Husten bei einer bronchialen Hyperreagibilität und einer variablen Atemwegsobstruktion charakterisiert ist.*“[35]

Man bezeichnet diesen Krankheitsprozess als extrinsisches Asthma. Demgegenüber finden sich auch asthmatische Zustände, die nicht durch Allergene ausgelöst werden. Pathophysiologisch lassen sich hier nur schwer Ursachen dingfest machen. Sie entstehen von „innen“, man bezeichnet sie als intrinsisches Asthma. Biografische Untersuchungen weisen oftmals darauf hin, was Steiner so beschrieb: *„Unter psychischen Erkrankungen verstehe ich aber diejenigen, wo zum Beispiel wirkliche psychische Wirkungen zugrunde* *liegen, wie auch Schockwirkungen oder Angstwirkungen und dergleichen, also wo psychische Ursachen vorliegen. Und beim Asthma ist es ja tatsächlich so, dass man oftmals sehr weit zurückgehen muss in den psychischen Ursachen … Die äußeren Ursachen liegen eigentlich oftmals wirklich im Embryonalleben.*"[36]

Gloger et al. beziehen sich auf klinische Erfahrungen der Psychosomatik, welche die von Steiner geschilderten Aspekte bestätigen: „*Die Bedeutung von biografischen Ereignissen, das Erkennen und Bearbeiten von seelischen Belastungen, Traumata, Ängsten, Entwicklungs- und Somatisierungsstörungen haben in der Therapie des Asthma bronchiale einen eigenen Stellenwert. Dabei kommt aus Sicht der Autoren den Traumata und Ängsten eine besondere Bedeutung in der Genese des Asthma bronchiale zu.*"[37]

Literatur

1 Hufeland, C. W.: Praktische Übersicht der vorzüglichsten Heilquellen Teutschlands nach eigenen Erfahrungen. Verlag G. Reimer Berlin 1831. S. IX.

2 Ebd. S. 106.

3 Ebd. S. 268.

4 Meyer, U., Lerch, A., Kratukova, J. et al.: "Kräftig heilsam auf den menschlichen Körper" - Kohlensäurebäder und Pflanzenaschen beim Asthma bronchiale. Der Merkurstab 2009; 62 (3). S.221-233.

5 Gillert, O., Rulffs, W.: Hydrotherapie und Balneotherapie. Pflaum Verlag München 1990. S. 143.

6 Witzleb, E.: Kohlensäurewässer. In: Amelung, W., Evers, A. (Hrsg.): Handbuch der Bäder und Klimaheilkunde. Schattauer Verlag Stuttgart 1962. S. 417.

7 Gillert, O., Rulffs, W.: Hydrotherapie und Balneotherapie. Pflaum Verlag München1990. S. 142.

8 Ebd. S. 423.

9 Hildebrandt, G.: Biologische Rhythmen und ihre Bedeutung. In: Amelung, W., Evers, A. (Hrsg.): Handbuch der Bäder und Klimaheilkunde. Schattauer Verlag Stuttgart 1962. S. 751.

10 Witzleb, E.: Kohlensäurewässer. In: Amelung, W., Evers, A. (Hrsg.): Handbuch der Bäder und Klimaheilkunde. Schattauer Verlag Stuttgart 1962. S. 416.

11 Hildebrandt, G.: Biologische Rhythmen und ihre Bedeutung. In: Amelung, W., Evers, A. (Hrsg.): Handbuch der Bäder und Klimaheilkunde. Schattauer Verlag Stuttgart 1962. S. 733.

12 Ebd.

13 Ebd. S. 735.

14 Hildebrandt, G.: Chronobiologisch orientierte Therapie. Der Merkurstab 1991; 44 (4). S. 270.

15 Hildebrandt, G.: Rhythmusforschung als Aufgabe einer anthroposophisch-goetheanistischen Naturwissenschaft. Der Merkurstab 1997; 50 (6). S. 333.

16 Hildebrandt, G.: Zur Physiologie des Rhythmischen Systems. Beiträge zu einer Erweiterung der Heilkunst nach geisteswissenschaftlichen Erkenntnissen 1986; 39 (1). S. 15.

17 Witzleb, E.: Kohlensäurewässer. In: Amelung, W., Evers, A. (Hrsg.): Handbuch der Bäder und Klimaheilkunde. Schattauer Verlag Stuttgart 1962. S. 425.

18 Strec, V., Dukat, A., Aksamitová, K. et al.: Response to a series of carbon dioxide baths. Vnitrní Lékarství 1992; 38 (2). S.148-154.

19 Gillert, O., Rulffs, W.: Hydrotherapie und Balneotherapie. Pflaum Verlag München 1990. S. 142.

20 Macura, M., Ban Frangez, H., Cankar, K. et al.: The effect of transcutaneous application of gaseous CO_2 on diabetic chronic wound healing – A double-blind randomized clinical trial. International Wound Journal 2020; 17 (6). S. 1607-1614.

21 Kraft, K., Stange, R.: Lehrbuch Naturheilverfahren. Hippokrates Verlag Stuttgart 2010. S. 550.

22 Resch, K. L.: Möglichkeiten und Grenzen der CO_2-Balneotherapie. Wiener Medizinische Wochenschrift 1994; 144 (3). S. 45-50.

23 Strec, V., Dukat, A., Aksamitová, K. et al.: Response to a series of carbon dioxide baths. Vnitrní Lékarství 1992; 38 (2). S.148-154.

24 https://de.wikipedia.org/wiki/Kohlensäurebad (Oktober 2023).

25 Meyer, U., Lerch, A., Kratukova, J. et al.: "Kräftig heilsam auf den menschlichen Körper" - Kohlensäurebäder und Pflanzenaschen beim Asthma bronchiale. Der Merkurstab 2009; 62 (3). S.221-233.

26 Allmer, C., Bender, A., Gloger, G. et al.: Leitlinie zur Therapie des Asthma bronchiale in der Anthroposophischen Medizin. Der Merkurstab 2010; 63 (1). S. 62.

27 Gloger, G., Grah, C., Krüger, M., Streit, E.: Asthma bronchiale in der Anthroposophischen Medizin. Teil 1: Krankheitsverständnis und medikamentöse Therapie. Der Merkurstab 2018; 71 (6). S. 428-436.

28 Ebd.

29 Allmer, C., Bender, A., Gloger, G. et al.: Leitlinie zur Therapie des Asthma bronchiale in der Anthroposophischen Medizin. Der Merkurstab 2010; 63 (1). S. 56-63.

30 Hildebrandt, G.: Biologische Rhythmen und ihre Bedeutung. In: Amelung, W., Evers, A. (Hrsg.): Handbuch der Bäder und Klimaheilkunde. Schattauer Verlag Stuttgart 1962. S. 735.

31 Steiner, R.: Physiologisch-Therapeutisches auf Grundlage der Geisteswissenschaft (GA 313). Rudolf Steiner Verlag Dornach 1965. S. 203-206.
32 Steiner, R.: Geisteswissenschaftliche Gesichtspunkte zur Therapie (GA 314). Rudolf Steiner Verlag Dornach 1984. S. 148.
33 Witzleb, E.: Kohlensäurewässer. In: Amelung, W., Evers, A. (Hrsg.): Handbuch der Bäder und Klimaheilkunde. Schattauer Verlag Stuttgart 1962. S. 416.
34 Millar, E. A., Angus, R. M., Hulks, G. et al.: Activity of the renin-angiotensin system in acute severe asthma and the effect of angiotensin II on lung function. Thorax 1994; 49 (5). S. 492-495.
35 Gloger, G., Grah, C., Krüger, M., Streit, E.: Asthma bronchiale in der Anthroposophischen Medizin. Teil 1: Krankheitsverständnis und medikamentöse Therapie. Der Merkurstab 2018; 71 (6). S. 428-436.
36 Steiner, R.: Physiologisch-Therapeutisches auf Grundlage der Geisteswissenschaft (GA 313). Rudolf Steiner Verlag Dornach 1965. S. 203-206.
37 Gloger, G., Grah, C., Krüger, M., Streit, E.: Asthma bronchiale in der Anthroposophischen Medizin. Teil 3: Nichtmedikamentöse Therapien. Der Merkurstab 2019; 72 (2). S. 85.

KAPITEL VI.1

Die praktische Durchführung des Öldispersionsbades nach Werner Junge*

ALBRECHT WARNING

1. Das Aufnahmegespräch mit dem Badegast/Patienten

Unabhängig davon, aus welchem Anlass der Badegast den Therapeuten aufsucht, erfolgt eingangs eine kurze, behandlungszentrierte Anamnese.

Wesentlich ist die Wahrnehmung des ersten Eindrucks. Dieser umfasst die ganze Persönlichkeit und vermittelt zugleich ein – anfänglich unbestimmtes – Gefühl für die jeweilige Ausstrahlung. Sie ist ein Integral der Wesensglieder, des Ich, der seelischen Kräfte (Astralleib), der lebendigen Kräfte (Ätherleib) und der physischen Beschaffenheit des Körpers.

Mit zunehmender Erfahrung wird der Therapeut dieses ersten Eindruckes immer differenzierter gewahr und kann ihn dem Behandlungsprozess zielweisend zugrunde legen.

Es ist bedenkenswert, jede Frage offen zu stellen. Das veranlasst den Patienten am ehesten, so weit wie möglich seine Situation als Erlebnis zu schildern. Wenn man hingegen in der Frage gleichzeitig einen Beschwerdekomplex oder typische Symptome vorgibt, übernimmt der Badegast die genannten Begriffe und seine Antwort engt sich ein. Dadurch bleiben hintergründige, aber wesentliche Probleme möglicherweise unaufgedeckt.

Es können sich bei der Anamnese Details ergeben, die den Ersteindruck zergliedern und verwischen, evtl. aber auch ergänzen und erweitern. Wenn sich der Patient in Einzelheiten verliert oder „nur" ein oder zwei Symptome besonders hervorhebt, ist es Aufgabe des Therapeuten, ein Gesamtbild der Persönlichkeit zu gewinnen und sich dabei an dem Zusammenwirken der Wesensglieder zu orientieren. Körperform, Bewegungsweisen, Sprachmelodie, Gedankenbildung und Verfassung des Wärmeorganismus sind Meilensteine richtungsweisender Erkenntnis zur Therapie [→ Kapitel X.1 Die vier Wesensglieder des Menschen, X.2 Dreigliederung von Mensch, Natur und Bildeprozessen, X.3 Zur Wärme des Menschen im Zusammenhang mit dem Öldispersionsbad]. Zuletzt misst man die Körpertemperatur des Badegastes. Dies geschieht mit digitalen Thermometern entweder im geschlossenen Mund unter der Zunge, sodass der Sensor eng am Gewebe anliegt, oder mit einem Ohrthermometer. Das ermöglicht eine Aussage über die lokalen Wärmeverhältnisse (am Ort der Messung), die ungefähr ein halbes Grad unter der Kerntemperatur liegen. Letztere erhält man durch rektale Messung, die situativ möglich sein kann. Die Temperaturen unter der Achsel sind zu ungenau sowie wechselhaft und deshalb nicht zu empfehlen. Die gemessenen Werte gehen in die Behandlungsdokumentation ein.

---

* Als Anleitung zur Anwendung des Öldispersionsbades nach Werner Junge (1912-1998) wurde im Jahr 2016 ein Lehrfilm produziert, der auf DVD dem Buch beiliegt.

Die Wahl des Öles für den Badegast ergibt sich aus der Anamnese.

Kommt der Patient aufgrund einer ärztlichen Verordnung, so kann das Rezept auch ein bestimmtes Öl nennen. Diese Vorgabe enthebt den Therapeuten nicht der von ihm durchzuführenden Anamnese, denn die Weisung des Arztes berührt nicht die Durchführungsverantwortung.

Das Erstgespräch und die dabei erhobenen Inhalte zeichnet man im Dokumentationsbogen auf.

Die nun folgenden Vorbereitungen geschehen mit einer inneren Widmung an den Patienten und ruhiger Achtsamkeit.

2. Das Öldispersionsbad nach Werner Junge

2.1 Jungebad-Apparat

Der Apparat selbst ist ein birnenförmiger Glaskörper, in den der Zulauf so eingebunden ist, dass sich das einfließende Wasser rechts hinein dreht. In den Glaskörper ist eine Ölküvette eingesetzt, deren langgezogene Pipettenspitze in die Mitte des Glaskörpers hineinragt.

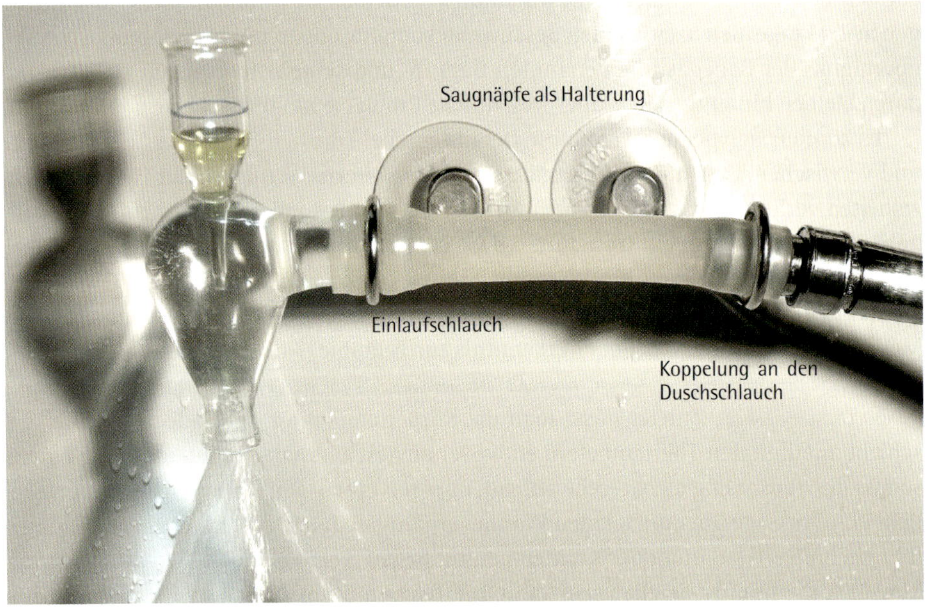

Jungebad-Apparat

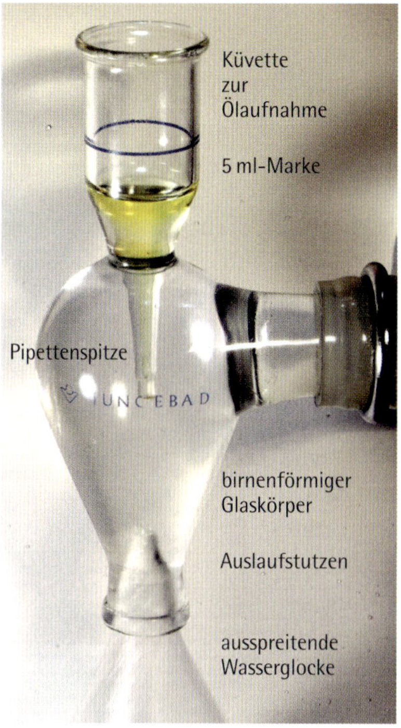

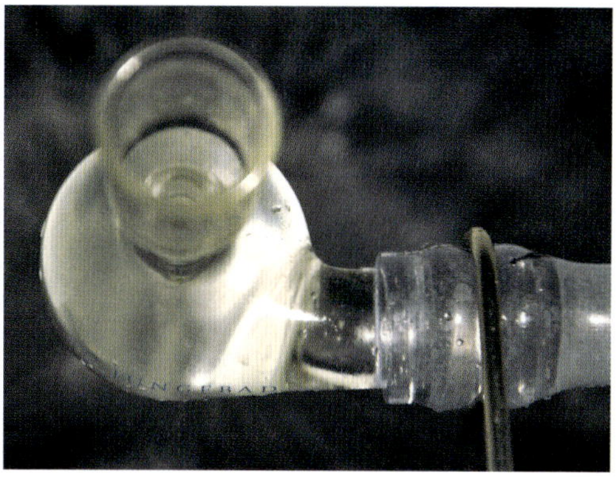

Asymmetrischer Wassereinlauf

Die Zubereitung des Bades sei hier ganz aus der Perspektive der praktischen Durchführung dargestellt.

2.2 Die Vorbereitung

Es sei angemerkt, dass die Badeprozedur den Patienten (und den Therapeuten) zu seinen Leibessinnen (Tast-, Bewegungs-, Lebens- und Wärmesinn) führt. Gleichzeitige äußere Eindrücke, also aus der Umgebung gesetzte Reize wie z. B. Lichtspiele oder Entspannungsmusik, lenken von dem Badeprozess ab und schmälern die innere „Einkehr" [→ Kapitel I Das Gebiet der äußeren Anwendungen].

Freundliche, unaufdringliche Gestaltung des Baderaumes:

- Möglichkeit der Kleiderablage
- Einstieghilfen
- Nackenkissen
- Fußbrett in der Wanne

Vorbereiten des Ruheraumes:

- sollte sich möglichst im Nebenzimmer befinden
- Ruheliege mit Decken und Kopfkissen
- trocken angewärmte Flanelltücher (sog. Biberbetttuch), mit denen der Badegast später eingehüllt wird

In der Wanne dürfen keine Detergenzien oder Seifenreste von der vorhergehenden Reinigung zurückgeblieben sein, da diese als Emulgatoren die neue Öldispersion verderben würden. Man spritzt die Wanne daher sicherheitshalber nochmal mit dem Duschschlauch heiß aus.

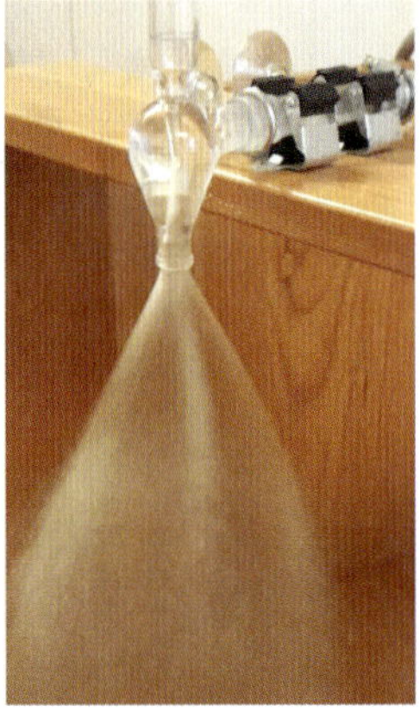
Befestigung mit einem Brett

Dann lässt man eine den Wannenboden gut bedeckende Menge heißen Wassers ein, die gewissermaßen vorheizt. Nun wird der Einlaufschlauch des Gerätes mittels angeschraubter Koppelung an den Duschschlauch mit dem Bajonettverschluss angeschlossen. Mit den Saugnäpfen befestigt man das Gerät am Wannenrand. Dabei müssen die Flächen der Saugnäpfe fettfrei und nur leicht mit Wasser angefeuchtet sein. Sind der Wannenrand oder die Saugflächen ölig, dann rutscht das Gerät am Wannenrand herab, kann abfallen und zerbrechen. Wenn nun der Wasserhahn aufgedreht wird, „schießt" das Wasser in das Gerät und verursacht an der Krümmung der Glasbirne eine Art Rückschlag. Dieser kann das Gerät von der Wand ablösen und wegschleudern. Daher muss man das Gerät in diesem Moment festhalten.

Eine andere, sehr praktische Befestigungsart vermeidet dieses Risiko: Man verwendet ein Brett, dessen Länge über die ganze Wannenbreite reicht. Auf dem Brett sind zwei gummibewehrte Klammern angebracht, die das Gerät fixieren.

Diese Montage hat zugleich den Vorteil, dass die Wasserglocke frei in die Wanne aussprüht, auf die ganze Oberfläche sprudelt und sie rundherum bewegt.

Wenn das Wasser läuft, befüllt man die Küvette bis zur 5 ml-Marke mit dem gewählten Öl.

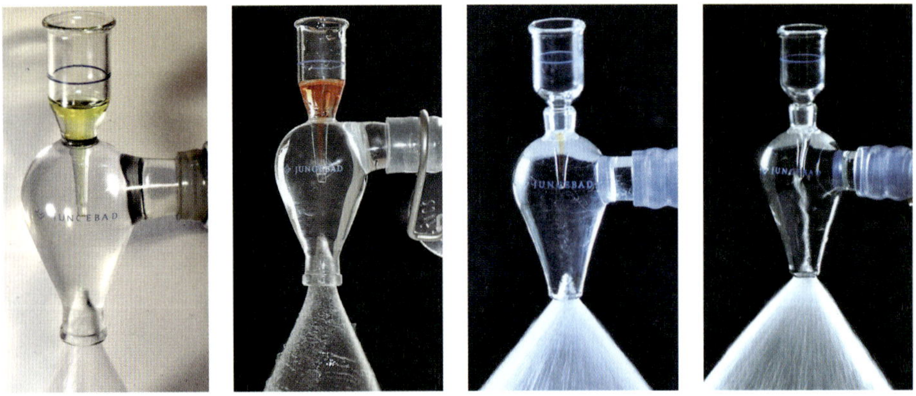
Die Bilder zeigen die richtig gebildete Wasserglocke.

Der Sog, der das Öl hereinsaugt, entsteht von unten her, am Auslauf. Damit der Saugvorgang und damit die Badewasserzubereitung richtig verlaufen, ist ein Wasserdruck von mindestens 2 bar notwendig. Man misst üblicherweise in den Badezimmern diesen Druck nicht, sondern erkennt ihn an der Dynamik des Wassereinlaufes, der aus dem Gerät nicht als plätscherndes Oval, sondern als kräftig ausspreitende Glocke erscheint.

Möchte man die Druckverhältnisse überprüfen, so stoppt man die Füllzeit durch das Gerät in einem Zehnliter-Eimer bei vollständig geöffnetem Wasserhahn. 25 Sekunden Füllzeit entsprechen circa 5 bar, 38 Sekunden etwa 3,5 bar. Druckverluste entstehen durch zwischengeschaltete Reduzierstücke, wie z.B. Absperrarmaturen, Wasserzähler und -filter, und vor allem durch Höhenunterschiede, z.B. Position in einem oberen Stockwerk.

Es ist wichtig, beim Wassereinlauf von vornherein die gewünschte Mischtemperatur einzustellen, da Kalt- oder Warmwasser eine unterschiedliche Druckdynamik bewirken.

Man kann am Geräteauslauf den eindringenden Luftkegel gut beobachten, wie er sich je nach Wasserdruck im Wirbel auf und ab bewegt.

Auf der Abbildung erkennt man den spitz eindringenden Luftkegel und die strahlige Rechtsdrehung (im Uhrzeigersinn) des ausspreitenden Wassers.

Kleine Schlieren zwischen Pipettenspitze und Luftkegel markieren den zentralen Wirbelkern. Gleichzeitig beobachtet man, wie die Ölmenge in der Küvette langsam sinkt, d.h. abnimmt. Auch kann man mit der Hand das ausspreitende Wasser auf eine ölige Beimengung prüfen.

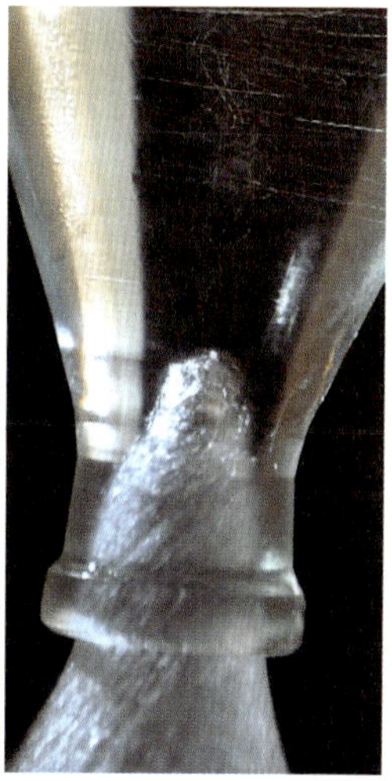

Luftkegel

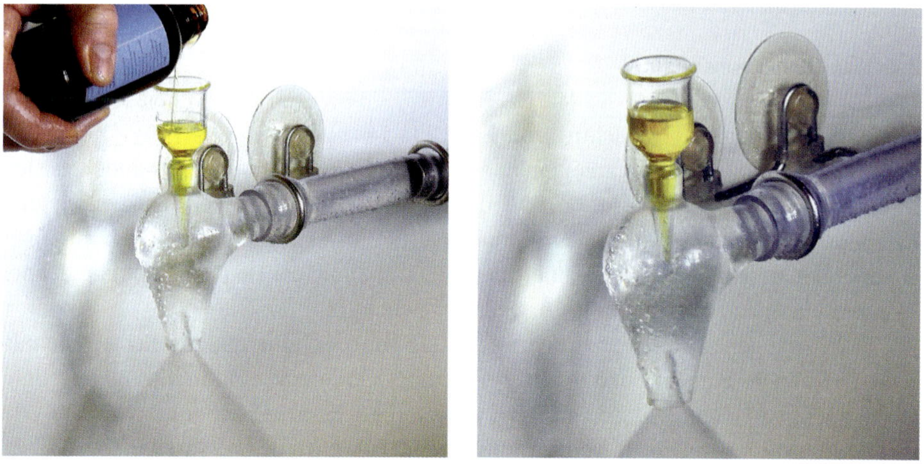

Hinzugabe des gewählten Öles

Während des Wassereinlaufes wird stetig die Temperatur kontrolliert. Diese gab Werner Junge als Richtwert ursprünglich mit 1°C unter der Kernkörpertemperatur an. Das entspricht (sehr pauschal) der Hautoberflächentemperatur. Die Wassertemperatur wird während des Einlaufens mehrfach überprüft und evtl. nachjustiert. So entsteht ein thermoneutrales Bad. Die Wasserumgebung bildet eine Hülle, in der sich der Patient wohlfühlen soll, ohne einen Wärmeunterschied zu spüren. Ein wärmeres Wasser würde die Haut zu sehr öffnen, eine kühlere Temperatur verschließen.

Die Einstellung der Wassertemperatur erörtert das Kapitel [→ Kapitel X.3 Zur Wärme des Menschen im Zusammenhang mit dem Öldispersionsbad] genauer, da sie für die Therapie wesentlich ist.

Wieviel Wasser füllt man ein und welche Öldispersion ergibt sich?

Die folgende Berechnung ist orientierend gedacht. Form und Dimensionen der Wannen unterscheiden sich beträchtlich. Hier sei eine solche gewählt, deren Innenmaße 150 cm Länge, 50 cm Breit und 30 cm Tiefe betragen. Sie fasst ungefähr 225 Liter Wasser. Die 30 cm Tiefe ist vom Boden bis zum Wasserüberlauf gemessen. Da häufig die Wannen im Kopfteil abgeschrägt sind, sodass einige Liter weniger hineinpassen, ergeben sich ca. 210 Liter. Der Badegast nimmt ein zusätzliches Volumen ein: Bei einem Erwachsenen, der ein mittleres Körpergewicht von 70 kg hat, entspricht dieses Gewicht (bei einem spezifischen Gewicht von ca. 1, dies entspricht dem spezifischen Gewicht von Wasser) in etwa dem Körpervolumen, das in das Wasser der Wanne eintaucht. Damit würden, wenn die Wanne bis zum Auslauf (also 210 l) gefüllt wäre, ca. 70 l (einer zubereiteten Dispersion) nutzlos auslaufen.

Das bedeutet – und dies ist für eine exakte Behandlungsarbeit wichtig –, dass die hier beispielhaft gewählte Wanne nur auf ca. 140 l gefüllt wird, im Augenmaß also ungefähr 2/3 der Wannentiefe. Das variiert je nach Dimension der Wanne. Der Therapeut sollte diese Verhältnisse kalkulieren.

2.4 Zur Dispersionsqualität

Als Beispiel dient die Verwirbelung von 5 ml Öl in 140 l Wasser.

Betrachtet man den Vorgang gemäß homöopathischer Methodik, so handelt es sich um einen Potenzierungsschritt. Der Verdünnungsfaktor beträgt bei dem vorgelegten Beispiel 28.000. Damit tritt ein Verdünnungsverhältnis ein, das – verglichen mit einer Homöopathisierung – zwischen einer D4 (1:10.000) und einer D5 (1:100.000) liegt, aber in einem einzigen „Potenzierungsvorgang" erreicht wird.

Das Einsaugen mittels Verwirbelung ist im Sinne der homöopathischen Arzneimittelherstellung als Potenzierung anzusehen, jedoch werden die 5 ml in die endgefertigte Wassermenge in einem Saugvorgang verwirbelt. Es scheint besser, angesichts des Wirbelvorgangs nicht von einer „Verdünnung", sondern wegen der ausspreitenden Wasserglocke von einer „Weitung" zu sprechen.

Beispiel-Maße von Therapiewannen:

- Die zur optimalen Therapie geeigneten Wannen sollten eine Eintauchlänge von ca. 200 cm, eine Breite von 50 cm und eine Eintauchtiefe von 40 cm haben. Das ergibt ca. 390 l als komplette Füllmenge, abzüglich des „normierten“ Badegastes von 70 l Körpervolumen dann: 320 l.
- Eine leicht oval geformte Therapiewanne aus Holz: Sie ist kopfseitig nicht abgeschrägt. Gesamtlänge 180 cm. Breite (im Rumpfbereich): 68 cm. Gesamttiefe: 53 cm. Wannenüberlauf bei 45 cm. Fassungsvermögen gesamt ca. 440 l, abzüglich Badegast 70 l: ca. 370 l Wassermenge.
- Oder eine Wanne (typische Haushaltswannen) mit folgenden Massen: Kopfseitig abgeschrägt: 126 cm am Boden und 167 cm am oberen Wasserrand. Breite Wannen: 36 cm am Boden und 50 cm Breite am oberen Wasserrand. Einfüllhöhe bzw. -tiefe: 36 cm. Mögliche Füllmenge ca. 206 l minus Badegast = 130 l Wassermenge. Diese Wannen sind für die Behandlung eines Erwachsenen im Prinzip zu kurz, weil eine ausreichende Immersion des Körpers in das Wasser nicht möglich ist. Entweder bleibt der Oberkörper außerhalb des Wassers. Oder aber, um diesen einzutauchen, werden die Beine angewinkelt, sodass die Knie aus dem Wasser ragen. Die – weiter unten zu besprechenden – Wirkungen des Wassers als Therapiemedium lassen sich dann nur eingeschränkt erzielen.

Ist das Öl eingesaugt, aber die Wanne noch nicht ausreichend gefüllt, so lässt man das Wasser bis zur beabsichtigten Füllung weiter durch das Gerät laufen. Es kann aber auch sein, dass das Öl trotz ausreichender Wassermenge noch nicht vollständig eingesaugt ist. Dann behilft man sich, indem man das Gerät vom Wannenrand löst und den Auslaufstutzen knapp unter die Wasseroberfläche hält. Der Saugvorgang wird dadurch verstärkt. Man kann dies am Strömungsgeräusch des Wassers hören und fühlt auch den Sog in der haltenden Hand [so werden auch Fußbäder mit 10 bis 15 l Füllvolumen zubereitet → Kapitel IV.2 Hydrotherapeutische Anwendung mit Fußbädern].

Ist die Wassermenge eingelaufen, vergewissert man sich anhand von Temperaturmessungen der geeigneten Wärme. Mit beiden Händen wird durch lemniskatische Bewegungen das Wasser mehrfach bedachtsam durchgemischt. Die Bewegungen finden sich beim Lemniskatenbad detailliert ausgeführt [→ Kapitel III.1 Rhythmische Bäder]. Nun bittet man den Badegast herein. Er hat sich im Ruheraum entkleidet und betritt den Baderaum (z. B.) in einen Bademantel

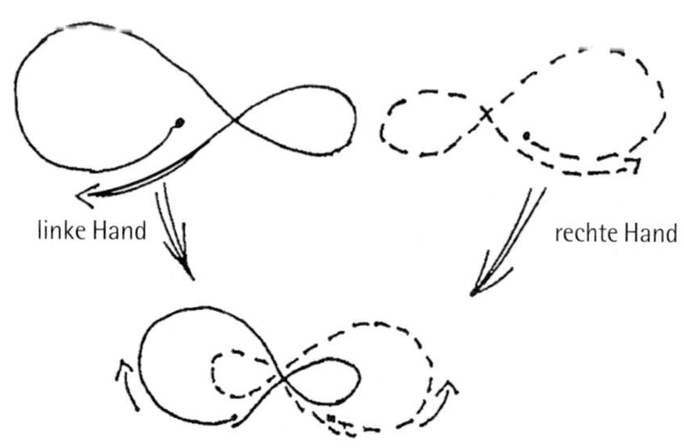

Lemniskatenbewegungen der Hände[1]

gehüllt, den er nun ablegen kann. Idealerweise ist im Sinne des Therapiezieles eine vollständige Entkleidung des Badegastes angezeigt. Jedoch kann es sein, dass er sich nicht vollständig entblößt in die Wanne legen möchte. Auf den Wunsch des Badegastes sollte man Rücksicht nehmen, wenn ihm z.B. eine Bedeckung der Intimgegend unerlässlich ist. Das [→ Kapitel XI Schulungsweg des Therapeuten] bespricht die Frage der inneren Haltung ausführlich.

Je nach Beweglichkeit und Erwartungsstimmung hilft man dem Badegast beim Einsteigen in die Wanne. Es ist angeraten, ihm vorher zu sagen, dass die Wasserwärme hautneutral ist, sodass er beim Eintauchen und der Prüfung der Temperatur nicht unangenehm überrascht wird. Es kann allerdings sein, dass man für das Erwartungsgefühl des Patienten zu kühl temperiert hat. Dies ändert sich im Moment des völligen Eintauchens durch das Empfinden einer wärmenden Hülle.

Man legt dann die zwei Bürsten in das Wasser, damit die Bürstenhaare etwas anweichen.

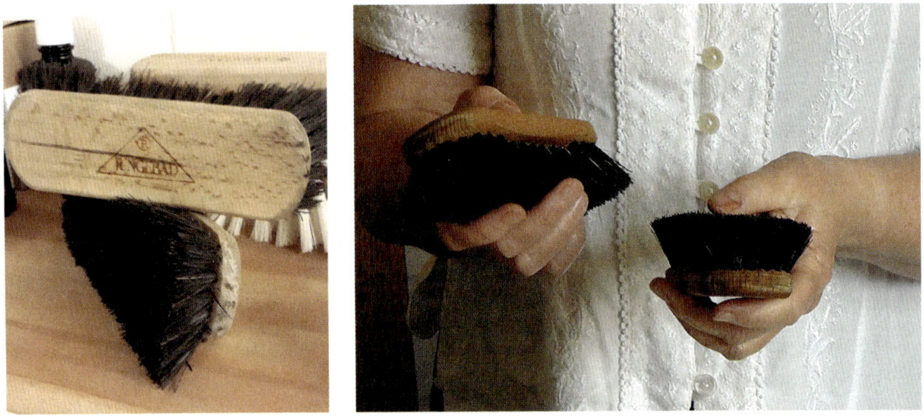

Massage-Bürsten mit Borsten aus Agaven

Erfahrene Therapeuten haben nicht nur die im Ölbadeset mitgelieferten Standardbürsten (Buchenholz, Agavenfasern), sondern beschaffen sich verschiedene Bürsten mit härteren oder weicheren Borsten.

Man lässt nun den Badegast ca. sieben bis zehn Minuten ruhen. Vorher verabredet man mit ihm, ob man im Raum bleiben soll oder ihn für diese Zeit allein lassen kann. Das Pflegehandbuch des Gemeinschaftskrankenhauses Herdecke bemerkt zu dieser Situation:

„Beim ersten Bad und unbekannter Reaktion des Patienten diesen nicht allein lassen. Puls kontrollieren, Befinden erfragen. Wenn der Patient allein gelassen werden kann, sollte man keine zeitaufwendigen anderen Tätigkeiten beginnen. Den Patienten im Bewusstsein behalten. Kontrollieren.“[2]

Bevor man den Baderaum zur weiteren Therapie betritt, klopft man an die Tür, um das Eintreten anzukündigen.

Zunächst wird die Wassertemperatur nochmals überprüft und das Befinden erfragt. Evtl. lässt man mittels Duschschlauch an den Boden der Wanne wärmeres Wasser nachlaufen.

Im Anschluss beginnt die Unterwasser-Bürstenmassage. Sie ist als unmittelbare Zuwendung des Therapeuten an den Patienten der zentral wichtige Behandlungsprozess.

Ergreift man die Bürsten, so achte man darauf, dass sie sich in die Hand schmiegen, also die Handflächen weitgehend dem Bürstenrücken anliegen. Mit der Innenfläche der Hand – charakteristisch auch als „Palma" bezeichnet – ergibt sich ein direkter, fein dosierbarer Kontakt, wie wir ihn bei der Begrüßung mit einem bewussten Händedruck erleben. So gleiten die Bürsten mit der tastenden Hand. Es ist wichtig, die Bürsten während der Massage nicht mit den Fingerspitzen, sondern mit der ganzen Hand zu dirigieren. Es ergäbe sich sonst eine gewisse Distanz zu dem Therapieinstrument, als ob man mit einem Stift zeichnen würde.

Im beigefügten Film lassen sich die Haltung der Bürsten und die Art der rhythmischen Streichungen gut beobachten. Die Bürsten werden aus dem Handgelenk heraus bewegt und geführt.

Es ist für das Gesamtkonzept der Bürstenmassage bedeutsam, dass man sich innerlich eine Art Komposition, eine Prozessgestalt des ganzen Körpers vorstellt, bevor man mit den Streichungen detailliert arbeitet. Das bedeutet, im Bewusstsein der Ganzheit am Detail zu arbeiten. Darin erfüllt sich ein künstlerischer Impuls in der Behandlung: Man erbildet die Gestalt des Badegastes, indem man die Grenzen des Leibes plastiziert. Man achte auf ein anschmiegendes Eingleiten und streifendes Ausgleiten: Mit weicher, einfühlsamer Handführung schmiegt sich die Bürste eingleitend zum Hautkontakt, streicht auf der Oberfläche entlang und löst sich ausgleitend wieder. Vollzieht sich mit der einen Bürste die Streichung, wird zugleich die andere im Wasser (soweit machbar) an den Ansatzbereich zurückgeführt. Dadurch bewegen beide Hände zugleich fließend das Wasser. Das Wasser beginnt zu klingen. Es ist gut, wenn man sich darin erübt, diese Gegenläufigkeit in einem harmonischen Rhythmus auszuführen. Denn der Berührungsrhythmus der Bürsten verinnerlicht sich im Badegast nicht nur durch den Tast-, sondern auch durch den Bewegungssinn.

Jede einzelne Streichung sollte mindestens fünf, sie kann auch sieben Mal erfolgen, um einen quasi musikalischen Rhythmus auf der Hautoberfläche zu bilden.

Bürstung des „unteren Menschen"

Der Patient liegt auf dem Rücken in der Wanne. Man beginnt mit zwei Bürsten am rechten Fuß. Dieser erste Kontakt erfordert viel Achtsamkeit und Einfühlung. Für Therapeut und Patient ist es das erste Tastmoment. Der Patient erlebt dies unter Umständen als nervöse Irritation. Man streicht mit geraden Strichen über den Fußrücken, immer von den Zehen zum Sprunggelenk und seitlich entlang der Fußränder (0), wechselt zur Fußsohle (1) und umkreist mit einer Bürste dann die Ferse mit der linken Hand. Die rechte Hand hält den Fuß. Die Bewegung von der Ferse verläuft hinten nach oben und vorne innen abwärts (2).

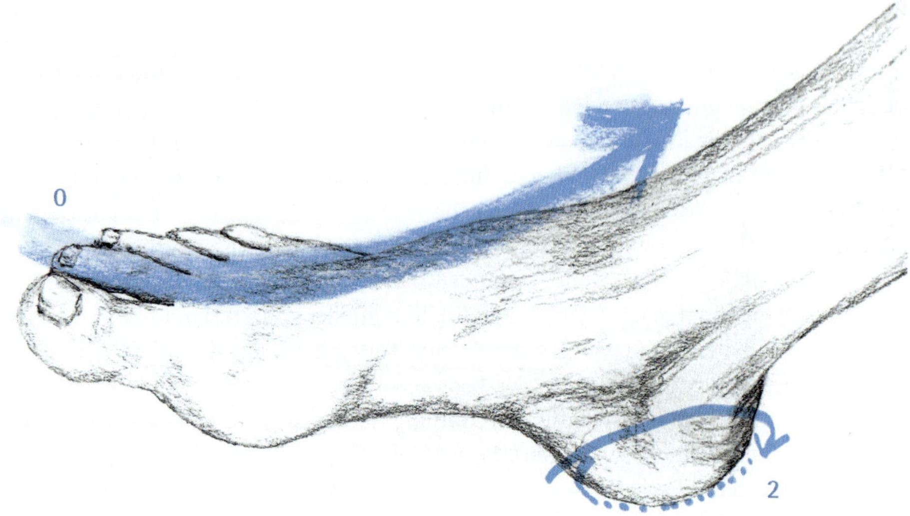

Nun ergreift man die zweite Bürste und umrundet beide Knöchel (3). Die Bürsten laufen dabei innen und außen phasenverschoben (um 180 Grad).

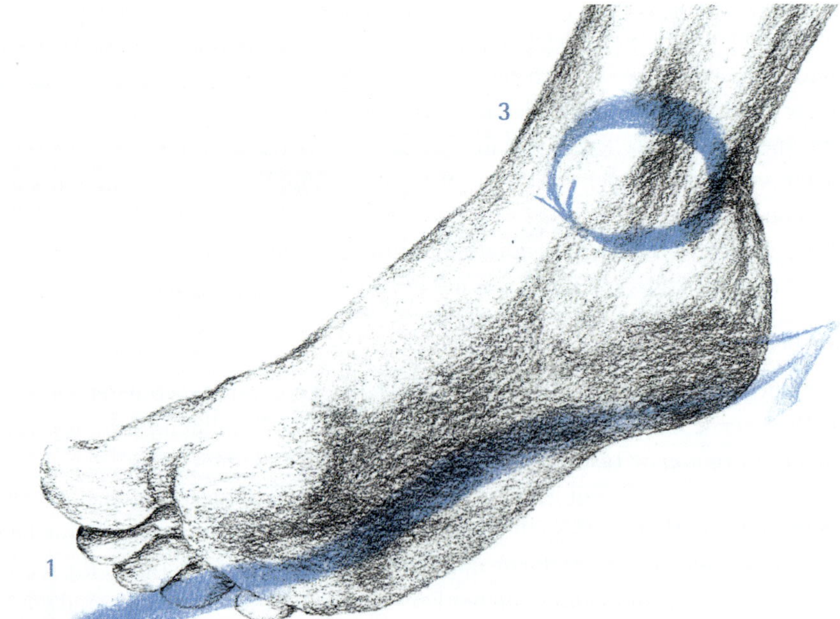

Es folgt gleitend der Übergang zum rechten Unterschenkel. Man beginnt beim Knöchel, zieht mit beiden Bürsten gerade Striche aufwärts zum Knie. Die Bürsten werden immer „gezogen". Ziehen bedeutet: einen Sog zu bilden. Würde man die Bürsten hinaufschieben, so entstünde eine stauende und drückende Bugwelle. Alle Striche verlaufen ausschließlich herzwärts. Im gleichmäßig rhythmischen Wechsel streicht man über die vorderen, die äußeren und inneren Partien des Unterschenkels (4).

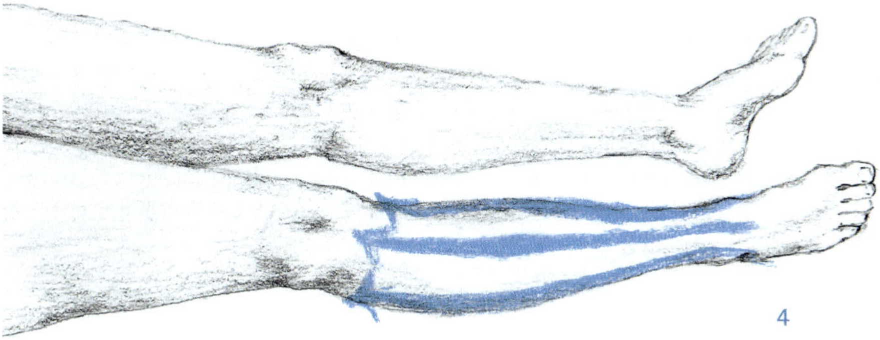

4

Es folgt der Übergang zum rechten Knie: Man streicht mit den Bürsten kleine Kreise unmittelbar um das Gelenk, die an der Innenseite (medial) der Kniescheibe beginnen und diese über innen nach oben außen umrunden. Physiologische Leitlinien sind die Lymphbahnen des Unterschenkels, die sich hier innenseitig (medial) des Kniegelenkes sammeln und zum Oberschenkel hinauf ziehen. Die Bürsten sollten möglichst mit der ganzen Fläche aufliegen. Die Bürste der rechten Hand bleibt in Kontakt mit der Knieregion, während die linke abhebt und übergreift, bevor sie das Knie in Kreisform wieder berührt. Diese Streichung heißt Kniekäppchen. Auf dem rechten Knie erfolgt auf diese Weise eine Drehrichtung gegen den „Uhrzeigersinn" (5).

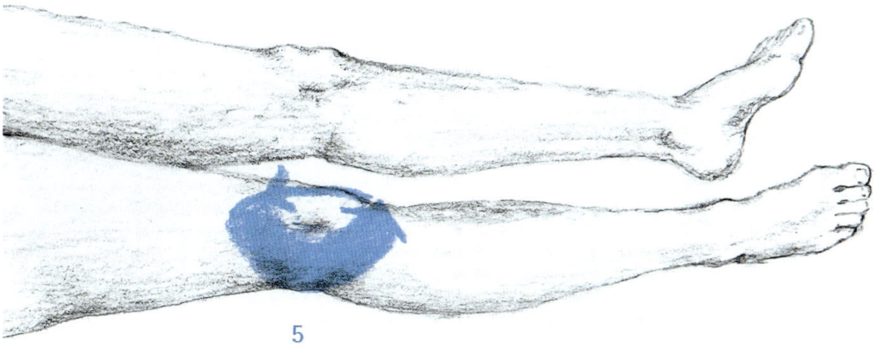

5

Da alle heute gebräuchlichen Uhren sich von Europa aus (seit dem 13. Jahrhundert) mit ihren im „Uhrzeigersinn" drehenden Zeigern entwickelt und über den ganzen Erdball verbreitet haben, ist die Bezeichnung „im Uhrzeigersinn oder gegen den Uhrzeigersinn" auch auf der südlichen Halbkugel Richtung gebend und aus global-kommunikativen Gründen eingeführt. Das gilt ebenso für die Drehrichtungen mit den Bürsten am Körper. Denn auch in Südafrika, in Australien und in Südamerika finden Öldispersionsbäder nach Werner Junge Anwendung.

Rechter Oberschenkel: Wiederum leitet man aus der Drehbewegung über in die langen geraden Striche am Oberschenkel. Beginnend auf der Oberseite streicht man dann auf der Innenseite. Sorgsam ist darauf zu achten, die Intimzone nicht zu berühren. Dann wird die Außenseite (6) gebürstet, von der aus in die Drehbewegung – gegen den Uhrzeigersinn – über dem rechten Hüftgelenk übergeleitet wird. Der Orientierungspunkt ist der äußere Knochenvorsprung des Oberschenkelhalses, der Trochanter major. Mit der folgenden Drehbewegung über dem Hüftgelenk wird das Bein „an den Rumpf angeschlossen". Die rechte Hand hält Kontakt, die linke greift bei der Kreisbahn über die rechte Hand (7).

Nun wechselt man zum linken Bein.

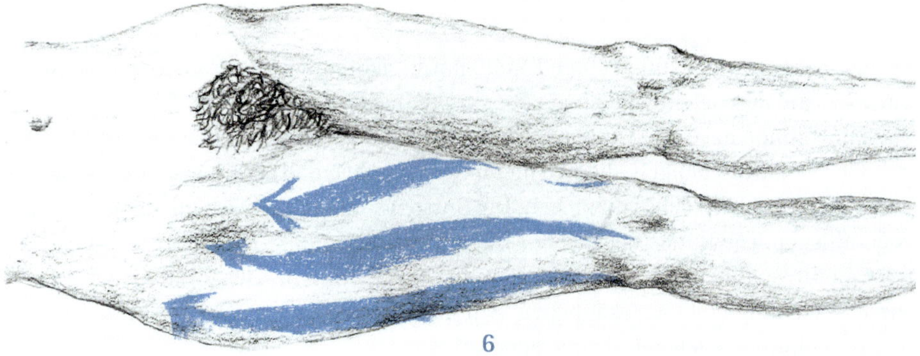

6

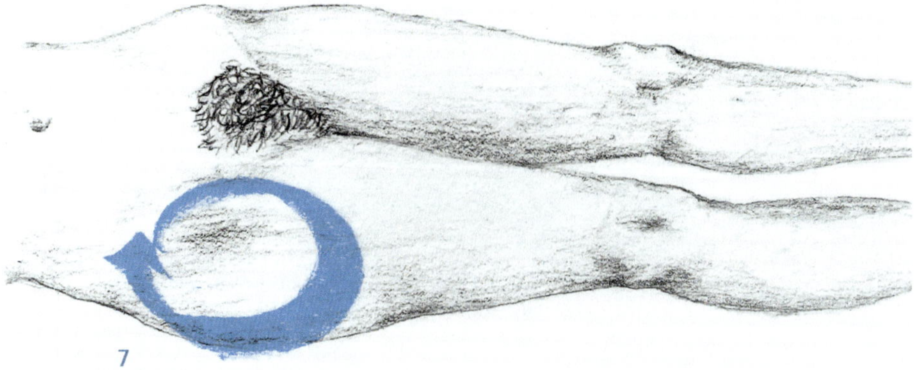

7

Man beginnt wieder auf dem Fußrücken mit zwei Bürsten. Der Ablauf der Bürstenstreichungen entspricht der Durchführung am rechten Bein. Geändert hat sich der Einsatz der Hände: Bei der Fersenbürstung hält hier die rechte Hand den Fuß und die linke umkreist die Ferse. Wieder der gleitende Übergang zum Unterschenkel. Die Streichungen entsprechen in der Bürstenführung dem rechten Bein, die Hände führen sie spiegelbildlich aus. Das Knie umrundet man wieder von unten innen nach oben außen (Leitlinien Lymphbahnen). Hier geht man also mit dem Uhrzeigersinn. Am Oberschenkel beginnt man entlang des Schneidermuskels mit der Oberseite, dann bürstet man die Innenfläche und streicht über die Außenfläche zum Hüftgelenk.

Die drehende Bürstung über dem linken Hüftgelenk (im Uhrzeigersinn) beendet die Streichung des linken Beines.

Damit sind die Bürstungen der Vorderseite des „unteren Menschen" abgeschlossen.

Bürstung des „oberen Menschen"

Man beginnt mit der rechten Hand. Die Hand des Patienten wird von unten auf eine Bürste gelegt, welche die rechte Hand des Therapeuten hält. Die linke Hand bürstet von den Fingerspitzen (einschließlich Daumen) zum Handgelenk. Auch die seitlichen Ränder sind zu berücksichtigen (8).

Dann bürstet man die Handinnenfläche von den Fingerspitzen bis zum Handgelenk (9).

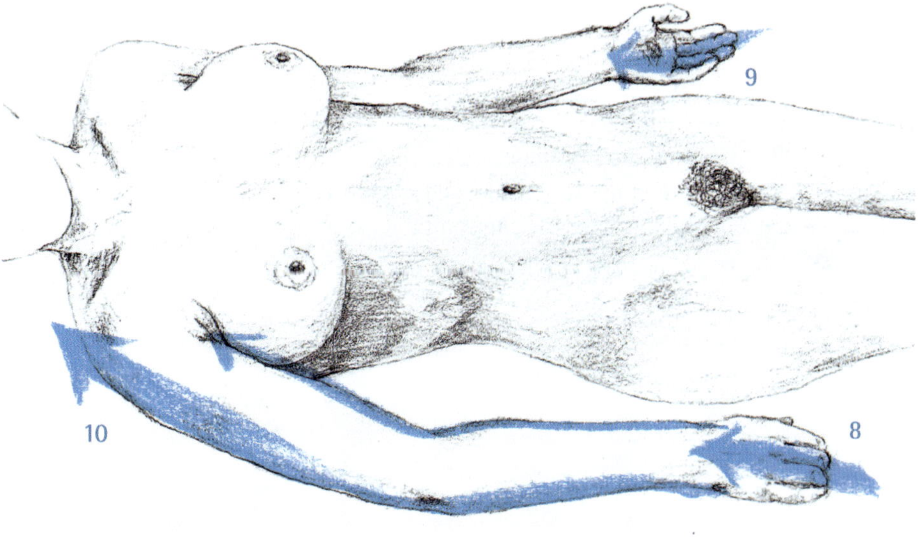

Es folgt der Übergang zum rechten Arm: Man zieht die Bürsten mit geraden Strichen im rhythmischen Wechsel vom Handgelenk zur Schulter. Wenn die Außen- bzw. Oberseite des Armes behandelt ist, streicht die rechte Hand die Bürste beugeseitig, innen entlang bis in die Achselhöhle und löst sich dort nach innen hinten (10). Gleichzeitig greift die linke Hand durch die Beuge des rechten Armes hindurch und zieht die Bürste auf der seitlichen Armfläche entlang zum vorderen, mehr äußeren Bereich des Schultergelenkes. Die Bürsten führt man im Wasser zum Handgelenk zurück.

Rechtes Schultergelenk: Von der seitlichen Armfläche entwickelt man mit der linken Hand den Übergang hinauf zum Schulterkäppchen. Die rechte Hand umkreist dabei das Schultergelenk von vorne nach oben Richtung Hals, während die linke an der Kreisbewegung übergreifend beteiligt wird. Es folgen Kreisbewegungen mit beiden Bürsten um das rechte Schultergelenk gegen den Uhrzeigersinn (11).

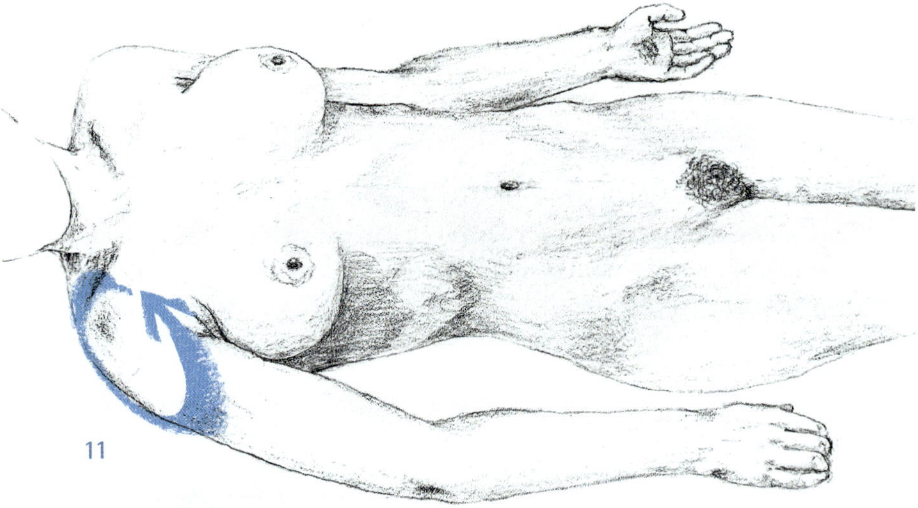

11

Dann wird mit der rechten Hand der Oberkörper des Patienten leicht angehoben und mit einer Bürste das Schulterblatt umrundet (12).

Als nächstes setzt man die Bürste auf den oberen Rand des Kapuzenmuskels und bürstet mit geraden und kräftigen Strichen entlang des rechten Rückenstreckers bis zum Gesäß (13).

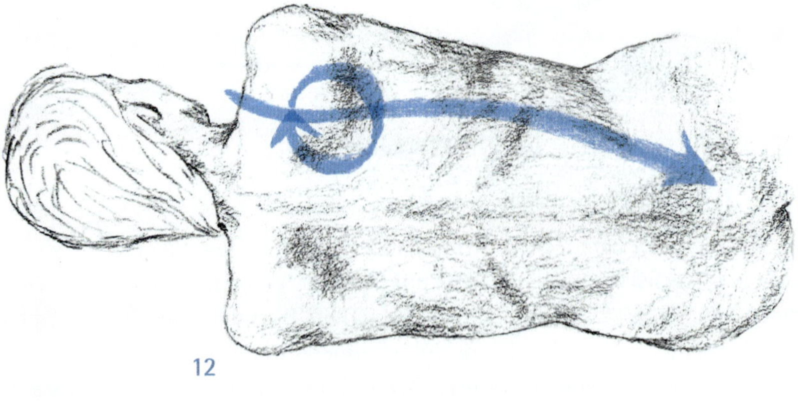

13

12

Nun folgt die Bürstung an linker Hand, Arm und Schulter: Die Bürstenstriche sind analog auszuführen, jedoch stützt der Therapeut mit der linken Hand, die rechte Hand bürstet. Auch hier folgen wieder die Streichungen des ganzen Armes, zuerst auf der Außen- und Oberseite, dann mit der Verschränkung der Bewegungsführung die Innenfläche in die Achselhöhle und Seitenfläche zur Oberseite des Schultergelenkes. Dabei führt die linke Hand die untere, die rechte Hand die obere Bürste. Der Arm wird durch Übergang mit der rechten Hand zum Schulterkäppchen mit dem Rumpf verbunden. Nun folgen nach leichter Anhebung des Oberkörpers die Umrundung des Schulterblattes mit einer Bürste (mit der rechten Hand) und die langen Streichungen neben der Wirbelsäule auf den Rückenstreckern hinunter.

Damit sind untere und obere Gliedmaßen behandelt.

Bürstungen der Vorderseite des Rumpfes

Bauchregion: Es erfolgen Bürstenstriche im rhythmischen Wechsel entsprechend dem Verlauf des Dickdarms. Man beginnt bei der rechten Leiste und zieht die Bürsten vorsichtig bis zum rechten Rippenwinkel oben außen (Leberwinkel). Den Querstrich über den Bauch am unteren Rand der Rippen führt man vorsichtig von der rechten zur linken Seite. Es folgt vom linken Rippenwinkel (Milzregion) oben außen der Strich bis in die Leistenregion, sodass sich eine Dreiecksform ergibt. Diese Bürstenstreichungen, wie auch die nachfolgenden Kreisbewegungen über der Dünndarmregion, sollten nur ziehend, weich erfolgen, ohne besonderen Eindruck der Bauchdecke (14).

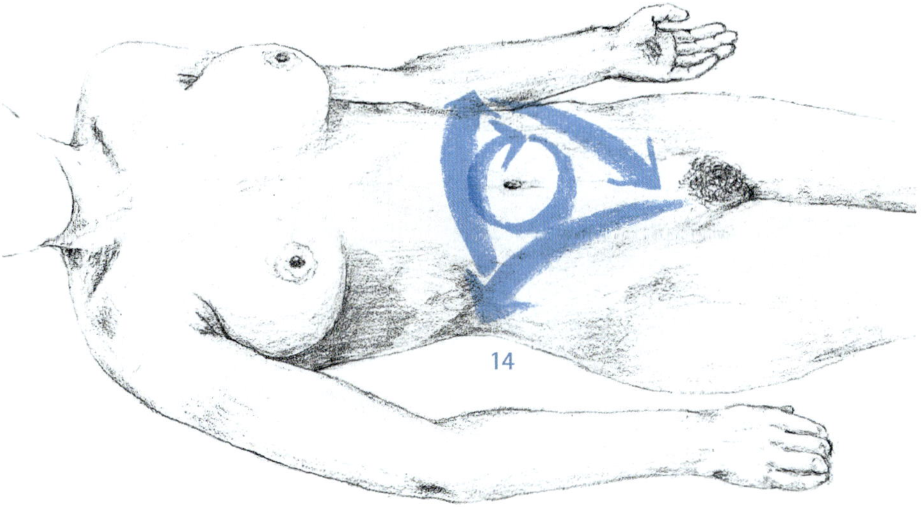

14

Den Dünndarmbereich umrundet man im Uhrzeigersinn um den Bauchnabel mit zwei Bürsten (entsprechend der Bürstenführung beim linken Kniegelenk).

Im Bauchraum bildet sich nun eine Art Zentrum, von dem aus die folgenden Streichungen aus der Brustregion nach außen strahlen.

Vordere Brustfläche: Wenn möglich, stellt man sich ans Kopfende der Wanne. Mit beiden Bürsten nacheinander abwechselnd auf der unteren Region des Brustbeines aufsetzen und mittig wechselseitig nach rechts und links zu den Schlüsselbeinen und über die Schultergelenke ausgleitend streichen (15).

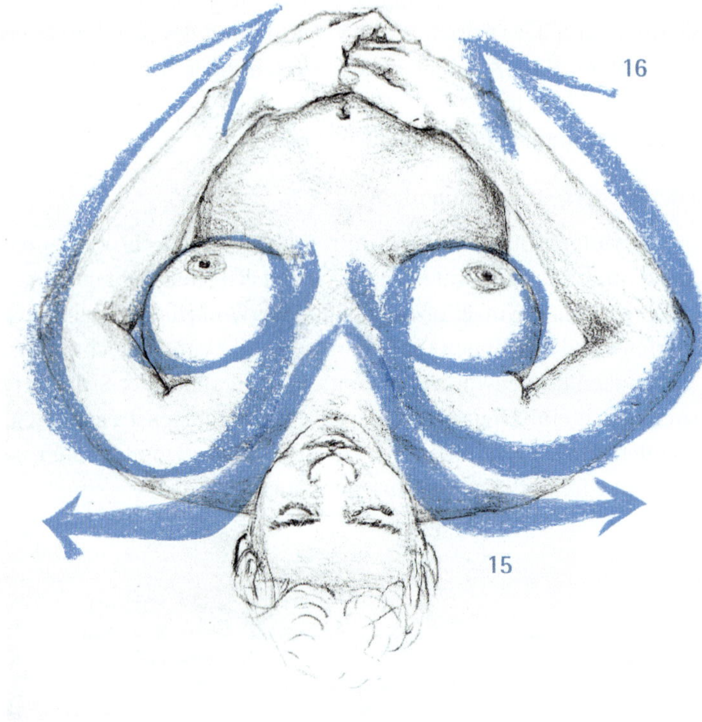

Dann setzt man beide Bürsten auf der unteren Spitze (Schwertfortsatz) des Brustbeins auf und umkreist von innen über oben nach außen den Ansatz beider Brüste gleichzeitig (parallel) und anschließend über die Schultern und hinab über die Außenseiten ein erstes Mal bis zu den Oberarmen, ein zweites Mal bis zu den Unterarmen und ein drittes Mal bis zu den Fingerspitzen. Man kehrt im Wasser über das untere Brustbein wieder zurück zur Brust, die Bewegungsform gleicht einem großen Herz (16).

Man hat also bis zu dieser Bürstung am oberen Rumpfbereich von der Mitte aus nach außen gerichtet gestrichen. Im Gegensatz dazu verlief die Bürstung der Beine und Arme von peripher zum Rumpf hin.

Rücken und Lendenkreuz

Nun setzt sich der Patient auf, um die weitere Behandlung am Rücken zu ermöglichen.

Man stellt sich seitlich zum sitzenden Badegast und umrundet mit der Bürste der rechten Hand – außen, oben beginnend – in Achtertouren (Lemniskaten) am unteren Rücken die Gesäßbacken bzw. deren obere Fläche (17).

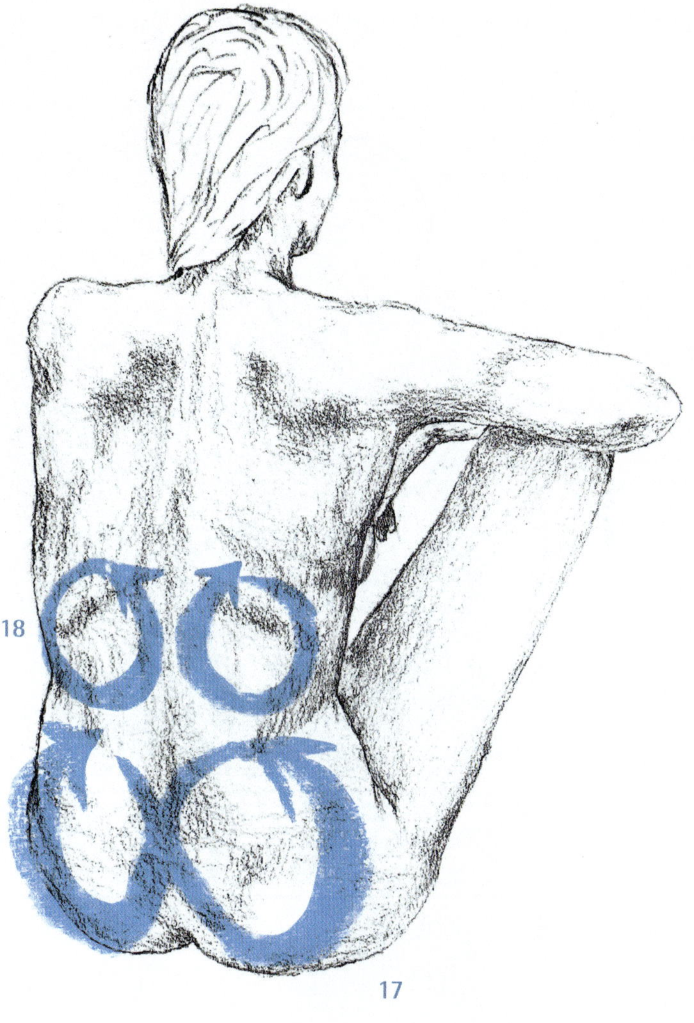

Danach streicht man mit beiden Bürsten sanfte und einhüllende Kreise um die Nieren von außen unten nach innen neben der Wirbelsäule hoch geführt und nach außen kreisend abgeleitet (18). Dann folgen die Rückenaufstriche: sie beginnen auf dem Beckenkamm und werden mit breiten Bürsten und viel Wasser nach oben über den Schultergürtel geführt. Dies kann dreimal geschehen: die erste Streichung neben der Wirbelsäule, die zweite vom Beckenkamm über die Schulterblätter, die dritte fast an den Flanken zum Schulteroberarmgelenk. Es kann sich eine leichte Hautrötung bilden, dies ist für die Rückenpartie typisch (19).

Als Abschluss der Rückenbehandlung und damit auch des ersten Teiles der Bürstungen folgt die Umkreisung des 7. Halswirbels. Dabei schöpft man mit beiden Bürsten Wasser und umkreist mit der rechten Bürste den 7. Halswirbelkörper im Uhrzeigersinn.

Die Bürste wird dabei mit der vorderen Spitze sanft gedreht. Man taucht die linke Bürste immer wieder in das Wasser und tröpfelt es über den 7. Halswirbel (20).

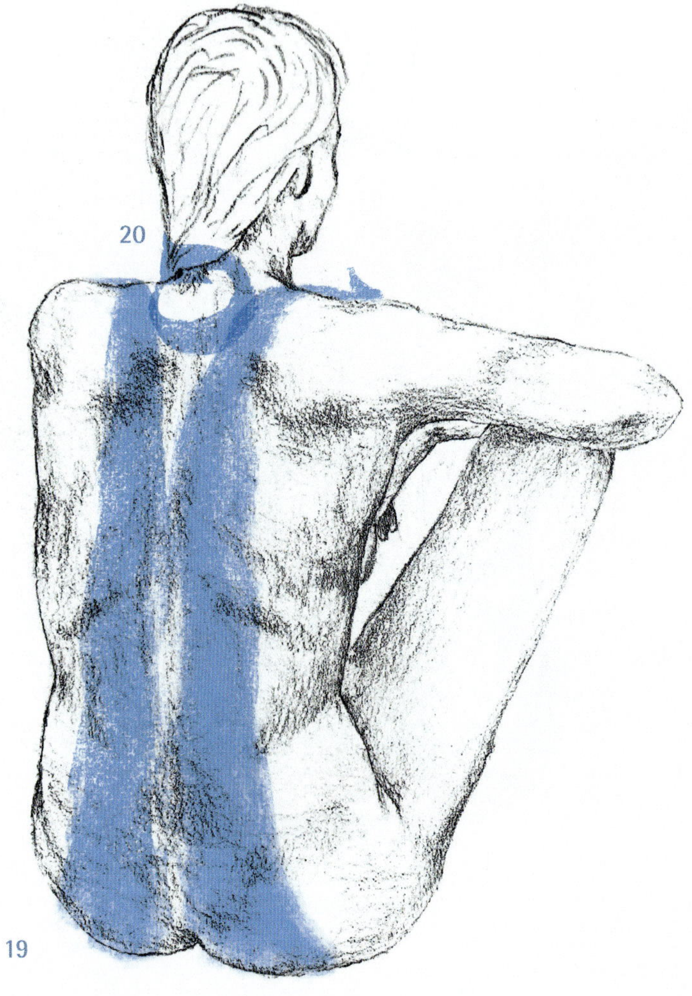

Das weitere Vorgehen

Um Bürstungen der hinteren Körperpartien, die bisher nur teilweise Berücksichtigung fanden, ausführen zu können, dreht sich der Patient in Bauchlage. Ob dies möglich ist, hängt wesentlich von seiner Beweglichkeit ab. Den Kopf sollte man möglichst mit einem Kissen weich lagern, meist muss dieser je nach Dimensionen der Badewanne seitwärts gedreht werden. Man kann in schwierigen Behandlungssituationen davon absehen, dann versucht man mit besonderen Bürstenstreichungen, in der Sitzposition den „hinteren Menschen“ zu erreichen.

Liegt der Badegast auf dem Bauch, so beginnt man mit dem rechten Unterschenkel: Man bürstet abwechselnd mit beiden Bürsten von der Ferse bis unterhalb der Kniekehle (21).

21

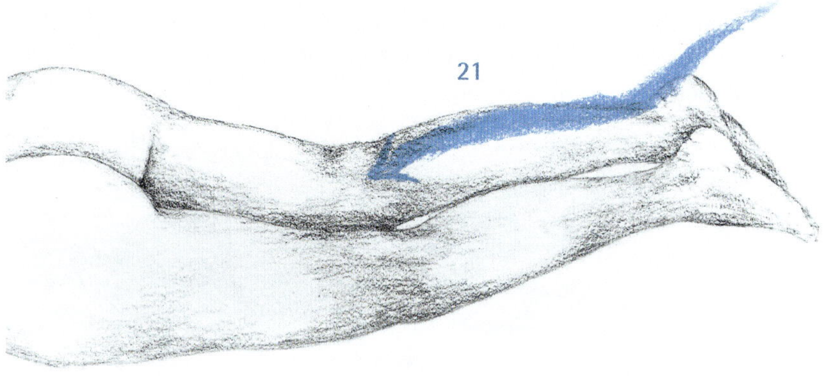

22

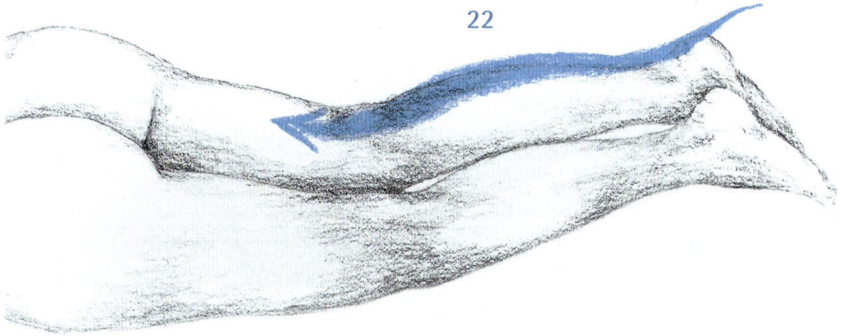

23

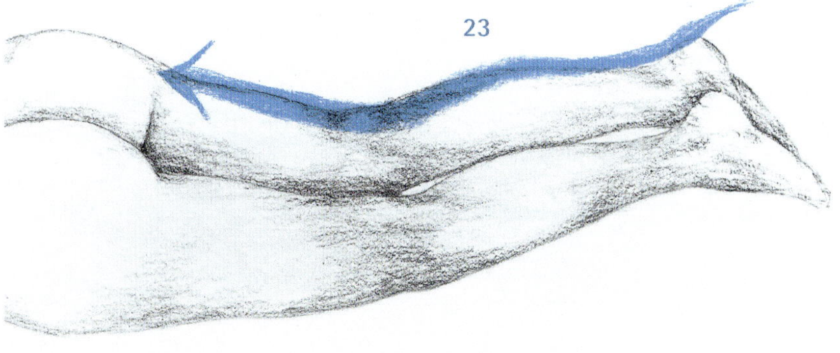

Dann zieht man die Bürsten sanft von der Ferse bis über die Kniekehle in den Oberschenkelbereich und weiter von der Ferse bis auf das Gesäß (22, 23).

Es ist darauf zu achten, dass die Bürstenstriche keine Stückelungen werden, sondern in fließendem Rhythmus die Rückseite des Beines zusammenführen.

Das linke Bein bürstet man in gleicher Weise wie das rechte, nur spiegelbildlich. Nun wird das Gesäß mit beiden Bürsten symmetrisch umrundet. Dabei ist auf die Bürstenführung zu achten: Man streicht von außen oben über unten nach innen, beide Bürsten zusammenführend wieder nach oben und kreist erneut nach außen. Man führt die Gesäßbacken auf diese Weise zusammen (24).

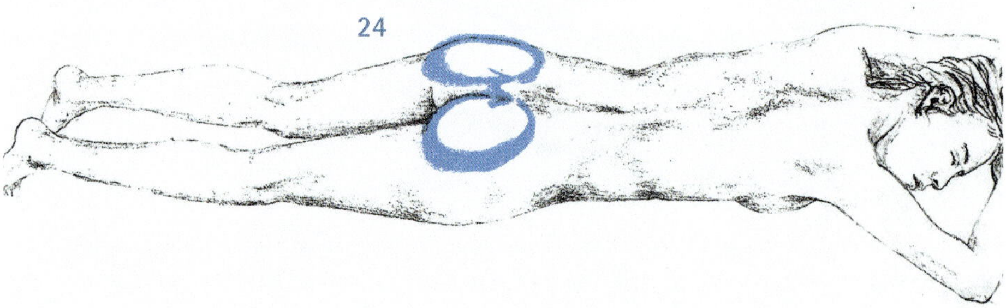

Die ganze rückseitige Körperlänge: Der Therapeut steht ungefähr am Oberschenkelbereich des Badegastes. Der lange gerade Strich über den ganzen Körper erfordert vom Therapeuten mitunter einen ruhigen Seitschritt Richtung Kopf, damit sich eine durchlaufende Rhythmik der Streichung über die ganze Länge ergibt: Beide längsgehaltenen Bürsten werden an den Außenkanten der Knöchel angesetzt, schwungvoll an beiden Außenseiten der Beine zugleich bis über den Gesäßansatz (Beckenkamm) streichend mittig über der Lendenwirbelsäule zusammengeführt und in einem Zug weiter entlang der Wirbelsäule bis über die Schulterregion ausgestrichen (25). Die Rückführung der Bürsten soll seitlich des Körpers im Wasser, idealerweise ziemlich schwungvoll erfolgen. Dies gibt dem seitlichen Wasserraum eine abstreichende Dynamik.

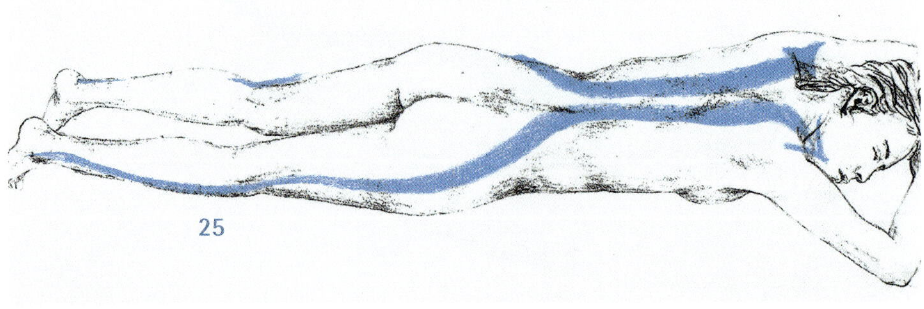

Dann werden die Innenseiten beider Beine bis über das Gesäß zur sogenannten Michaelisraute[3] gebürstet (26). Auch hier führt man die Bürsten im Wasser wieder zur Innenseite der Knöchel zurück, ohne dabei die Beine zu berühren.

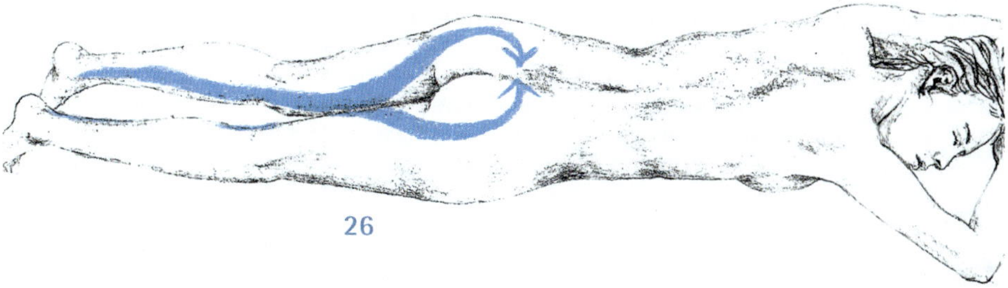

26

Dem schließt sich eine kreisende Bürstung im Uhrzeigersinn über der Lendenregion an. Diese Bürstung nennt man „Wärmekreise“ (27).

Die folgenden Bürstungen erfolgen am Rumpf. Am seitlichen Bereich über den Beckenseiten wird mit aufwärts gerichteten Kreisbewegungen begonnen, die allmählich an der Flanke Richtung Brustkorb übergehen. Dies geschieht auf beiden Seiten gleichzeitig nach oben über die seitlichen Rippen. Nur bei der Aufwärtsbewegung der Drehung streift man mit den Bürsten die Rippen mit einer anhebenden Bewegung. Dies erfolgt aufsteigend ca. drei bis vier Mal entlang des gesamten Rippenbereiches bis zur Achselfalte. Dann kehrt man mit den gleichen Streifungen wieder zurück zu kreisenden Bewegungen über dem seitlichen Beckenbereich und wiederholt diese Abfolge zwei bis drei Mal (28).

27

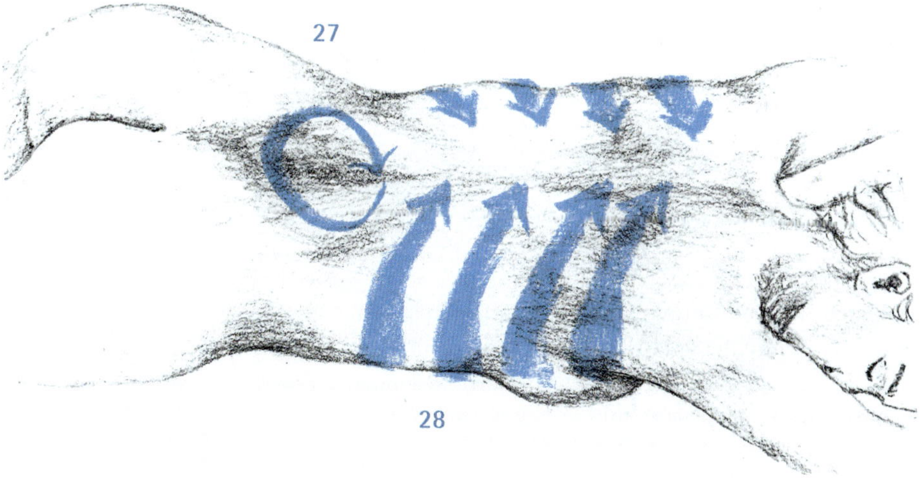

28

Es folgen erneut die kreisende Bürstenbewegungen über den 4. bis 5. Lendenwirbeln („Wärmekreise“). Aus dieser Bewegung ergeben sich aufwärts wandernd die kreisende Bürstung über der Nierenregion (von innen neben der Wirbelsäule nach oben außen drehend) und deren Erweiterung über den oberen Thorax, wobei der Therapeut sich in Schulterhöhe stellt, um die Bürsten zu ziehen und nicht zu schieben (29).

29

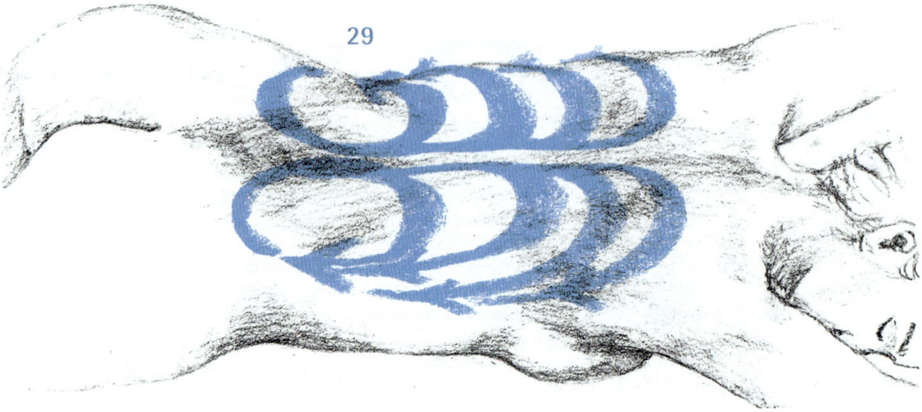

Nun bürstet man parallel mit querliegenden Bürsten sanft den Rücken vom Gesäß bis zu den Schultern hinauf, mit der Bürste viel Wasser mitziehend (30).

30

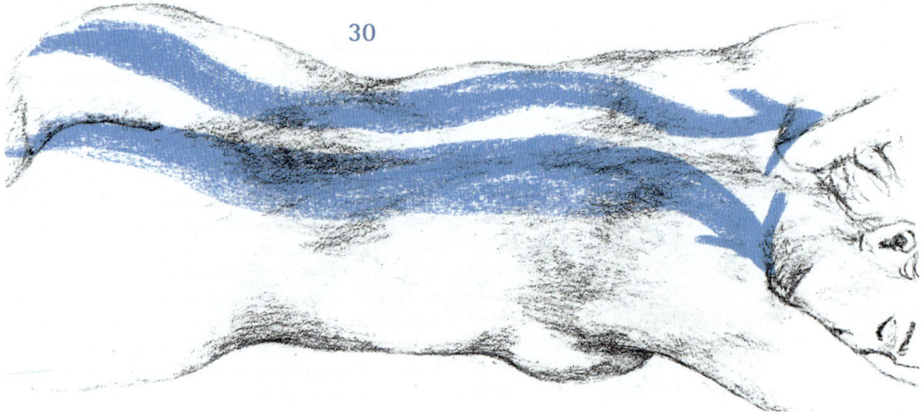

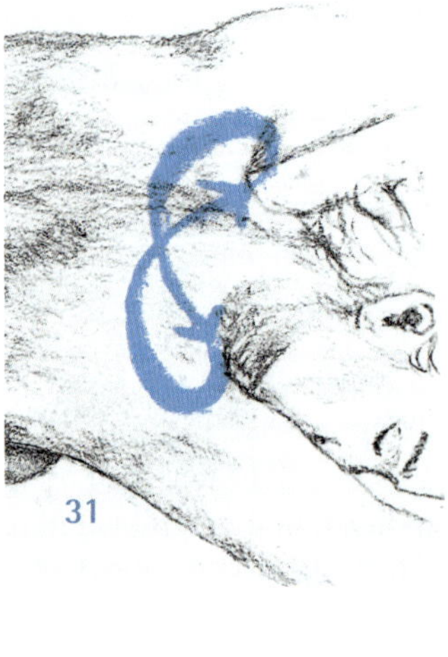

31

Die obere Thoraxöffnung wird mit einer Lemniskatenbewegung „geschlossen". Dabei führt man beide Bürsten gleichzeitig, aber gegenläufig, in einer liegenden Acht (Lemniskatenbewegung) über dem Nacken kreuzend hinaus bis zu den Schultergelenken, rundet gleitend nach vorne in die Region der Schlüsselbeine und entlang des Halses zum Nacken zurück. Da dieser Bereich bei der Bauchlage häufig nicht mit Wasser bedeckt ist, sollte man darauf achten, dass man nicht trocken bürstet (31).

Das Bild zeigt die Bürstenführung als sogenannte harmonische Acht. Der Kreuzungspunkt liegt auf dem siebenten Halswirbelkörper, die beiden Rundungen im seitlichen, vorderen Halsbereich.

Nun hält man beide Bürsten parallel und streicht sie von den Schultern bis in die Gesäßregion abwärts. Dabei streicht man mit quer gehaltenen und ganz aufgelegten Bürsten über der Wirbelsäulenregion des Rückens, dann über den seitlichen Thorax und zuletzt die Flanke abwärts. Jedes Mal ist viel Wasser mitzunehmen (32).

32

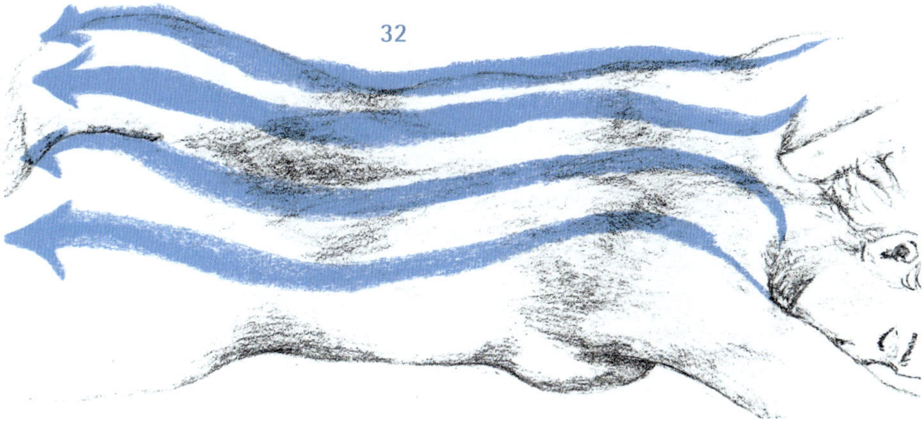

Den Abschluss bilden sanft und lang anhaltende Wärmekreise um das Lendenkreuz. Die letzten Drehungen erfolgen verlangsamt, sodass der Badegast in seinem Tastgefühl den Beschluss mitfühlen kann (33).

Danach lässt man den Patienten eine kurze Zeit ganz allein in der Wanne ruhen.

33

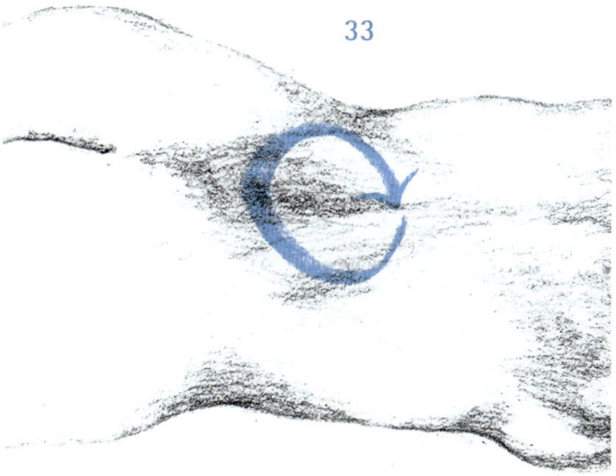

Die Kopf- und Gesichtsbehandlung besteht aus 13 verschiedenen Streichungen. Man sollte den Patienten vorher sagen, dass nun die Bürsten über den Kopf streichen. Denn das Gesicht wird unmittelbar als hochsensibler Bereich nicht nur mit den Bürstenflächen, sondern auch von herabtropfendem Wasser berührt (Kontaktlinsen besser vorher herausnehmen).
Der Patient liegt auf dem Rücken und schließt die Augen.

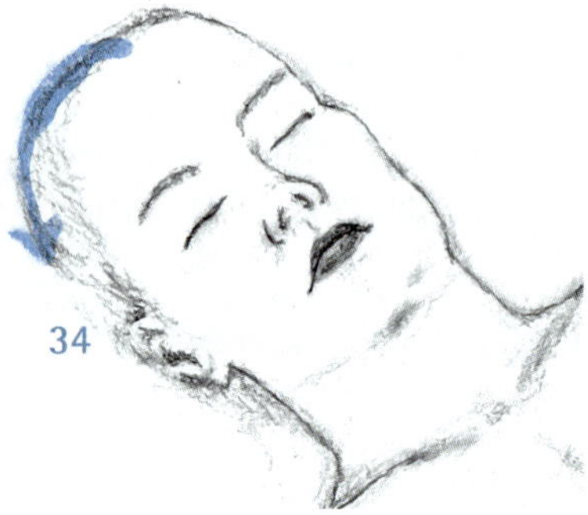

34

Man beginnt bei der ersten Streichung damit, eine Bürste von der Stirn mittig über den Scheitel bis in die Hinterhauptsregion zu führen. Diese Bürstung erfolgt dreimal hintereinander (34).

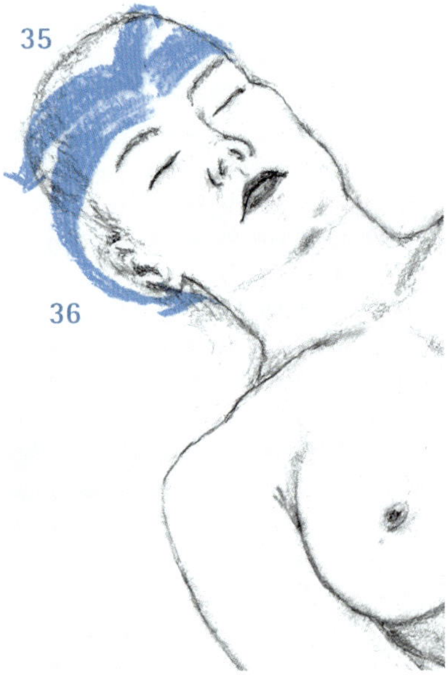

35

36

Im zweiten Schritt wird mit zwei Bürsten symmetrisch und gleichzeitig schräg über das Scheitelbein hinter den Ohren in die Hinterhauptsregion gestrichen (35).

Der dritte Bürstenstrich erfolgt etwas seitlich davon, ebenfalls hinter den Ohren entlang, aber noch nicht über die Schläfenregion. Der Ausstrich verläuft bis in den Halsbereich. Für diese und die folgenden Streichungen ist es wichtig, dass der Therapeut seitlich neben der Wanne steht, um die Bürsten über den Hals und die Schultern ziehen zu können (36).
Man hält anfänglich die Bürsten mit deren seitlichen Flächen so, dass bei deren Aufsetzen die Borsten einander zugewendet sind. Im Streichen dreht man sie vorsichtig auf die Borstenfläche.

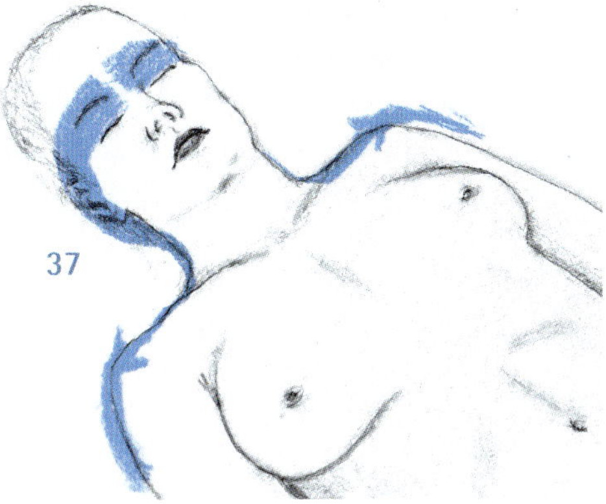

37

Bei der vierten Streichung setzt man die Bürsten erneut mittig über der Nasenwurzel an und führt sie über Augenbrauen und Schläfen direkt über die Ohren bis zum Schultergelenk (37).

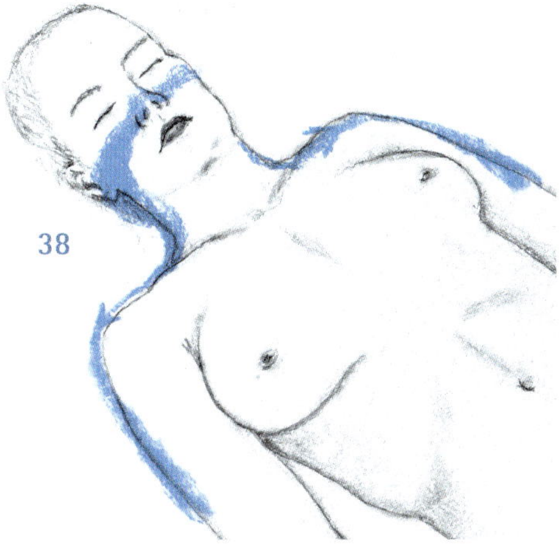

38

Der fünfte Bürstenstrich beginnt an der Nasenwurzel und verläuft unterhalb der Lider und über die Ohrmuscheln in die Halsregion bis in die Oberarmmitte (38).

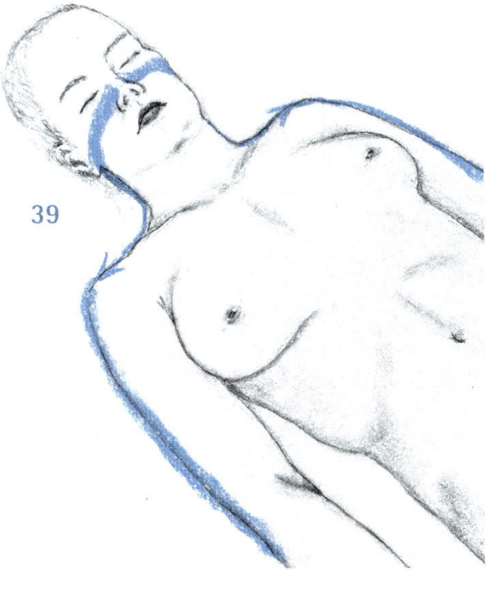

39

Die sechste Streichung beginnt wieder auf dem Nasenrücken und führt über die Wangenknochen zur seitlichen Halsregion bis zum Ellbogen (39).

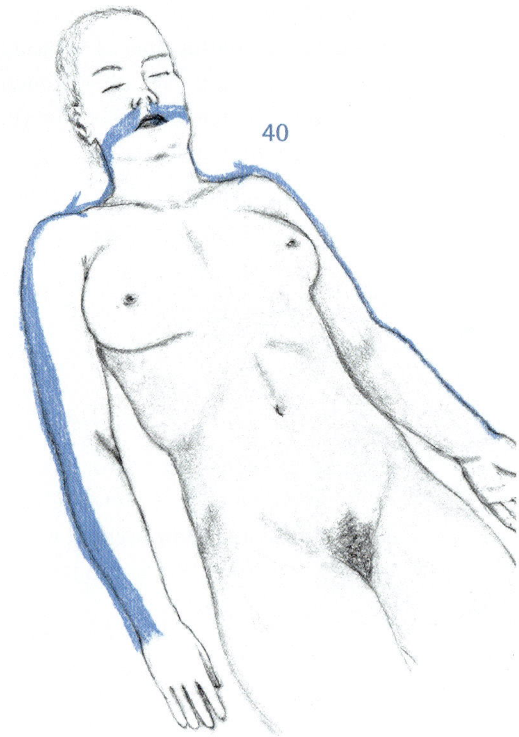

Ebenfalls am unteren Nasenrücken beginnend verläuft die siebte Streichung über die seitliche Mundpartie hin zum Hals, zur Schulter und zum Arm bis zum Handgelenk (40).

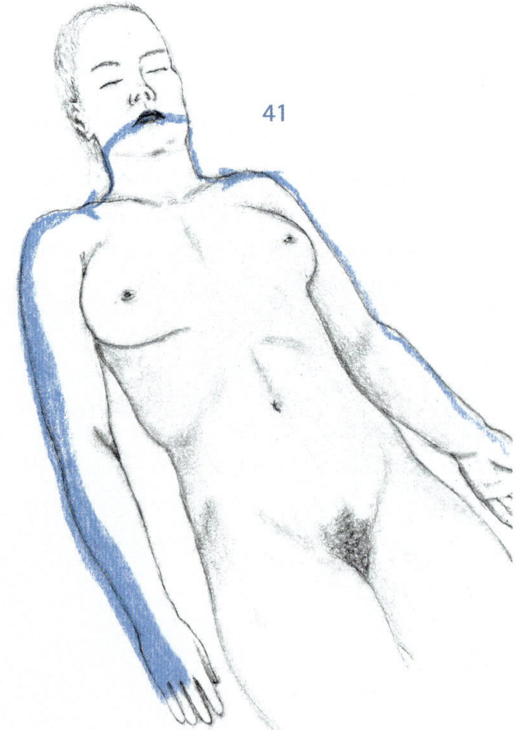

Nun setzt man die Bürsten vorsichtig auf den Mund und streicht seitlich zur Halsregion und von dort den ganzen Arm entlang bis zum Handrücken (41).

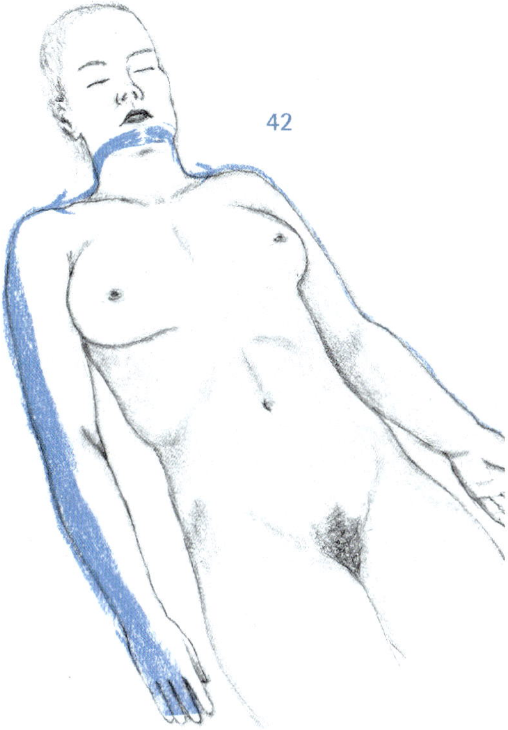

42

Bei der neunten Streichung setzt man an der Kinnpartie an und führt die Bürste wie bei der achten Streichung in gleicher Weise bis zum Handrücken (42).

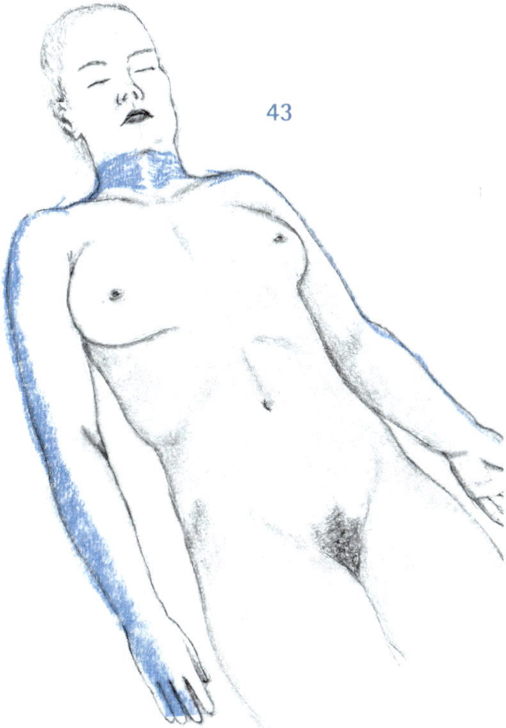

43

Es folgt – zehntens – die Bürstung von der vorderen Halspartie mit Kehlkopf und Schilddrüse ausgehend über den Schultergürtel und ausstreichend bis über die Finger (43).

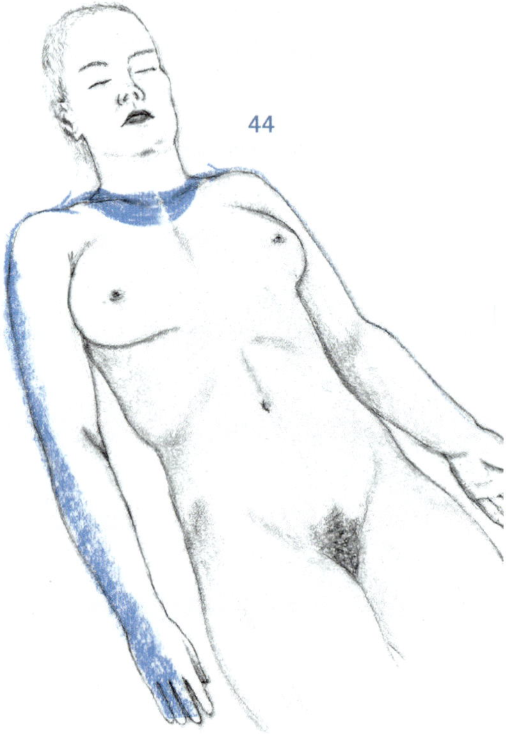

44

Mit der elften Streichung beginnt man zwischen den Schlüsselbeinen und gleitet seitlich an den Armen abwärts bis über die Finger (44).

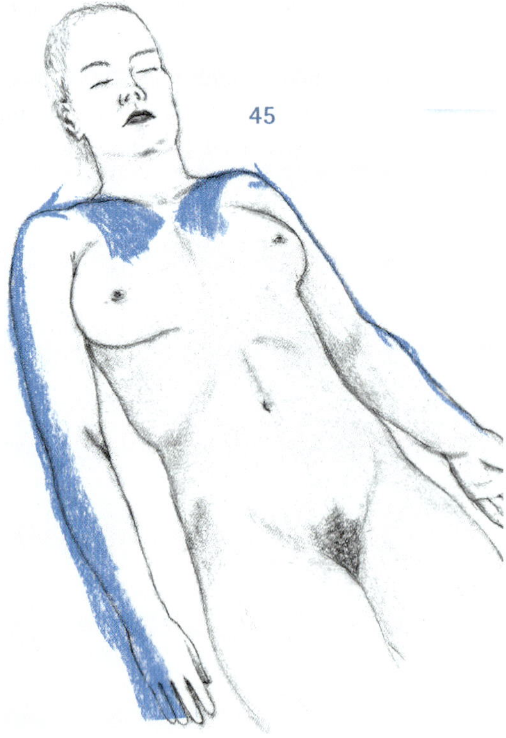

45

Die zwölfte Bürstung setzt unterhalb der Schlüsselbeine auf dem oberen Brustkorb an und verläuft über die Schulterpartie an den Armen entlang bis über die Finger hinaus (45).

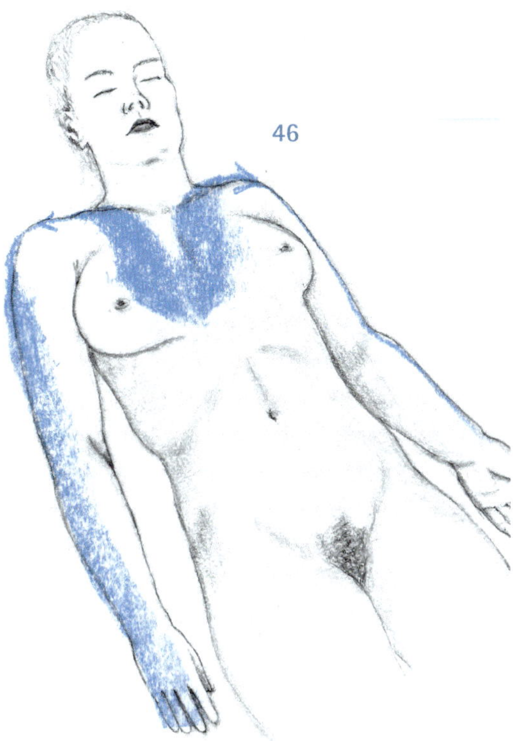

46

Die dreizehnte und letzte Streichung beginnt in der Mitte des Brustbeins, führt aufwärts – kurz schiebend – zu den Schultern, wieder an den Armen entlang und geht bis über die Finger hinaus (46).

Bei der vollständigen Behandlung erfolgen diese Bürstungen dreimal hintereinander.

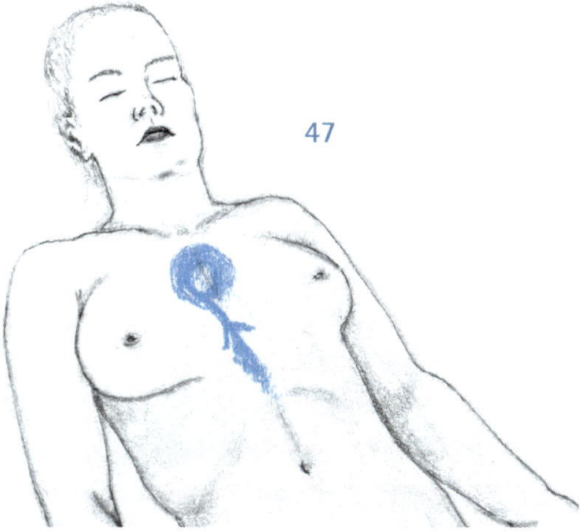

47

Erst zum Abschluss führen wir eine Bürste vom unteren Brustbein nach oben und beenden die Streichung kreisend unterhalb der Schlüsselbeine (47).

Medizinisch-physiologisch gesprochen regen diese Bürstungen am Kopf die drei Bereiche des Gesichtsnervs (Nervus trigeminus) an. Zugleich leitet man durch die Abstreichungen in die Schulter- und Armregionen sensible Spannungen ab. Das Kopfgefühl verbindet sich mit dem Schulter-Armbereich.

Indikationen der Kopfbehandlung:

- Spannungskopfschmerz
- Migräne im Intervall
- Trigeminusneuralgien im Intervall
- Phantomschmerz in der Kopf-Halsregion
- Nervosität
- Schlafstörungen durch nervöse Spannung

4. Die Nachruhe

Man hilft dem Badegast beim Aussteigen. Das vorgewärmte Flanelltuch sollte so griffbereit liegen, dass man es über den Kopf des Gebadeten legt, seitlich zwar fallen lässt, aber im Taillenbereich etwas anhebt, damit es beim Gehen nicht auf der Erde schleift. Man hebt sozusagen das Tuch wie einen „Abnäher" hoch. Der Badegast kann das Tuch dabei vorne zusammenhalten. In diesem Moment ist ein schnelles und gezieltes Handeln notwendig, denn der aus dem körperwarmen Wasser in die Raumluft aussteigende Badegast kühlt durch die Verdunstung schnell ab. Der Patient wird nicht abgetrocknet, nicht abgetupft, sondern seine Hautfeuchte sofort umhüllt und man begleitet ihn rasch zur Ruheliege. Dort wird das angehobene Tuch bodenlang losgelassen. Der Badegast setzt sich auf die Ruheliege und legt sich durch eine vom Therapeuten unterstützte Drehung hin. Man legt das Tuch so an den Körper an, dass sich keine nassen Körperpartien berühren. Die Beine schlägt man jeweils einzeln von der Seite her mit dem Flanelltuch ein, die Füße wickelt man in das lange Tuchende ein. Dieses schlägt man nach oben um, ohne, dass es über den Zehen spannt. Auf der rechten Seite legt man das Tuch um den erhobenen rechten Arm des Badegastes und schiebt es unter die rechte Achselhöhle, dabei hält der Badegast das Tuch mit der rechten Hand fest und legt seinen Arme auf die Brust. Auf der linken Seite erfolgt die gleiche Prozedur. Dann hüllt man den Kopf leicht ein und legt das gefaltete Tuch so über Schultern und Brust, dass kein Luftzug eindringen kann.

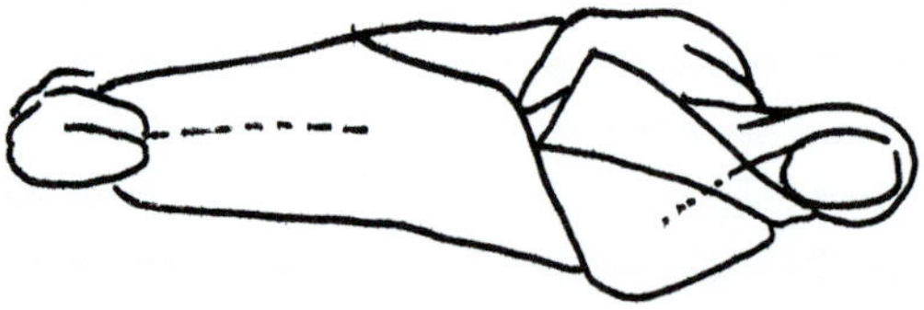

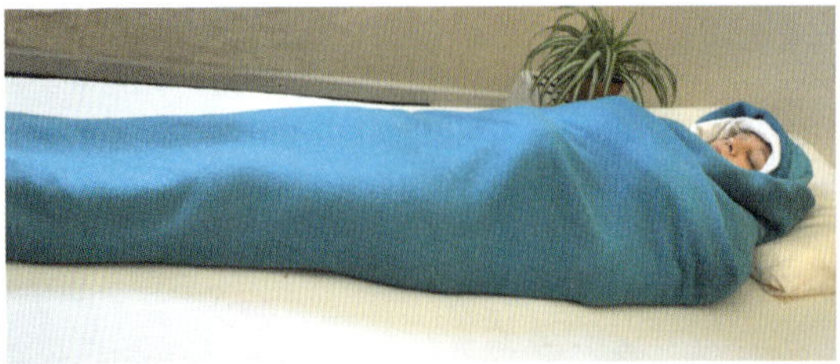

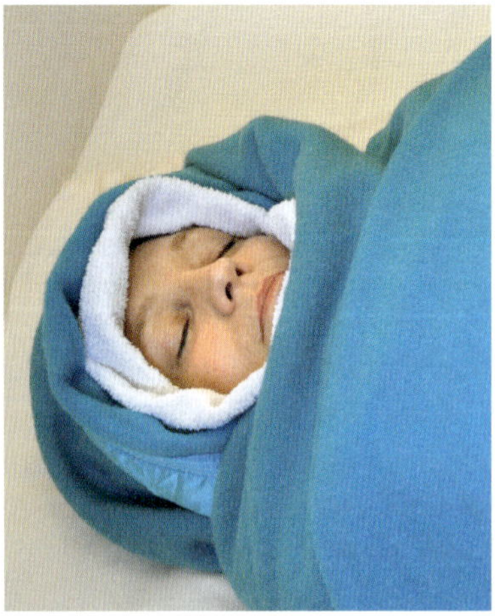

Das Ergebnis der Packung am Körper und im Kopfbereich

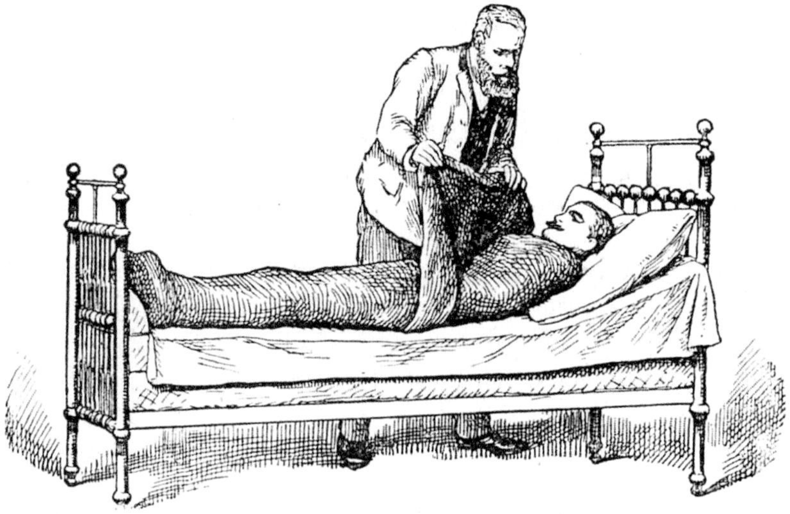

Fig. 46. Die Ganzpackung. (Die Abbildung zeigt, wie der Wärter die wollene Decke hebt, um sie unter die linke Schulter des Patienten zu stopfen.)

Die Ganzpackung nach Sebastian Kneipp (1891-1897) aus der Zeit um 1900[5]

Die Wolldecken schlägt man dicht um den Körper und seitwärts mit leichtem Zug ein, sodass eine straffe Geschlossenheit entsteht. Besonders ist auf das Einschlagen der Füße zu achten.

Der Kopf wird von den Decken eingerundet und zuletzt mit einem ringförmig gefalteten Handtuch umgeben.

Zusätzlich misst man die Körpertemperatur im Ohr (oder unter der Zunge) und dokumentiert die Werte vor und nach dem Bad.

Nun beginnt die Nachruhe, die ungefähr 30 bis 45 Minuten dauert. Der Badegast schläft in den meisten Fällen ein. Je nach Situation entscheidet der Therapeut, wann der Patient zu wecken ist.

Das Wasser wird erst aus der Wanne gelassen, wenn der Badegast in der Nachruhe liegt!

Die Reinigung erfolgt z.B. mit Kernseife (bzw. einem biologischen Reinigungsmittel) und Schwamm oder Tuch, dabei reichlich nachspülen mit klarem, heißem Wasser. Es dürfen in der Wanne keine Rückstände des Reinigungsmittels bleiben, da diese sonst als Emulgatoren beim Zubereiten des nächsten Bades störend wirken.

Zur Hygiene der Bürsten

Die Erfahrungen der Therapeuten ergeben zum einen, dass die Patienten am besten eigene Bürsten erhalten, zumal bei längerer Dauer der Badetherapie. Zum anderen empfiehlt sich das Auskochen oder im Bedarfsfall die Anwendung von standardisierten, biologischen Reinigungs- oder Desinfektionsmitteln.[6] Es ist darauf zu achten, evtl. verwendete

Säuberungsmittel äußerst gründlich auszuwaschen, da sie sonst beim weiteren Gebrauch Rückstände in das Wasser einbringen. Dann sind die Bürsten gründlich zu trocknen.

Das Reinigen des Gerätes ist mit besonderer Sorgfalt durchzuführen. Die Ölrückstände sind mittels biologischer Reinigungsmittel zu entfernen. Nicht nur, weil sie sich bei einem folgenden Bad nicht mit einem anderen Öl vermischen dürfen, sondern auch, weil insbesondere bei geringer Verwendungsfrequenz des Gerätes Ölrückstände in der Düse verkleben und verharzen. Damit wäre das Gerät unbrauchbar. Durch die Düse darf man kein Reinigungsbürstchen oder Stab führen, die Pipettenspitze würde zerbrechen. Bei der Durchführung der Reinigung verwendet man die aufgesetzte Gummikappe als „Druckpumpe", um die Reinigungslösung durch die Düse zu drücken. Das erste Trocknen des Gerätes geschieht mit einem sauberen Tuch, die Trocknung muss ebenfalls gründlich erfolgen. Im Zweifelsfall benutzt man einen Föhn, um die Pipette warm durchlüftend zu trocknen.

Zum Schluss führt man den firmenseitig mitgelieferten Metalldraht ein, um die Düse offen zu halten und stülpt die Gummikappe auf.

Nach dem Ende der Nachruhe kann der Therapeut beim Auswickeln helfen. Er versucht das Befinden des Patienten wahrzunehmen. Auch sollte dieser kurz mitteilen, wie er sich fühlt.

Man misst nochmals die Temperatur und dokumentiert diese mit den Beobachtungen während des Bades und der Patientenrückmeldung. Das Flanelltuch und weitere Packungstücher, die den Badegast unmittelbar berührt haben, werden getrocknet und, falls in kurzem Abstand wieder ein Badetermin gegeben ist, für ihn gekennzeichnet und aufbewahrt, oder aber mit biologischem Waschmittel gereinigt und entsprechend getrocknet.

Die Zeichnungen für den Verlauf der Bürstungen skizzierte Benedikt Krüger.

Alle Fotos stammen – wenn nicht anders angegeben – aus eigener Praxis.

Literatur und Anmerkungen

1 nach: Sitzmann, F.: Pflegehandbuch Herdecke. Springer Verlag Berlin, Heidelberg 1995. S. 111.

2 Siehe Lehrfilm.

3 Unter der Michaelis-Raute versteht man ein oberflächlich sichtbares Relief im Sakralbereich.

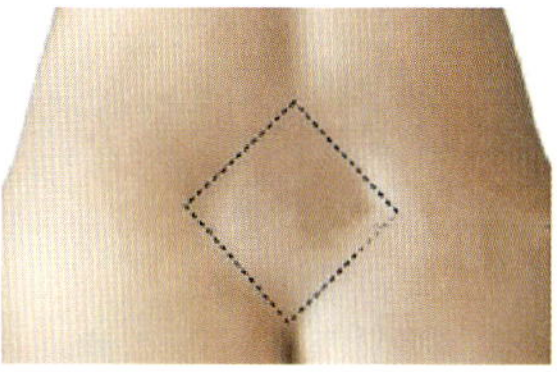

4 Martin Frank (1952-2023, Heilpraktiker, Gründungsmitglied des Verbands für Öldispersionsbäder nach Werner Junge) initiierte diese Behandlung, Reinhold Schön hat sie erweiternd ausgestaltet.

5 Platen, M.: Die Ganzpackung nach Sebastian Kneipp. In: Platen, M.: Die neue Heilmethode. Deutsches Verlagshaus Bonn 1907.

6 Zum Beispiel der Firmen Sonett, Sodasan, Almawin u. a.

KAPITEL VI.2

Die Pentagramm-Bürstenmassage im Öldispersionsbad*

MARKUS KRÜGER

Die Pentagramm-Bürstenmassage[1] spricht den Patienten in besonderer Weise als Mensch an. Sie aktiviert und stärkt die Lebenskräfte. Die Massage wirkt ordnend auf die vier Wesensglieder des Menschen und fördert ein gesundes Ineinandergreifen von Leib, Seele und Geist [→ Kapitel X.2 Dreigliederung von Mensch, Natur und Bildeprozessen, Kapitel X.1 Die vier Wesensglieder des Menschen].

1. Durchführung

Nachdem der Patient etwa fünf Minuten im vorbereiteten Badewasser geruht hat, tritt der Therapeut zu ihm.

Die Pentagramm-Bürstenmassage beginnt mit einer kreisenden Bewegung von drei bis fünf Kreisen mit der Bürste auf der Stirn. Es folgt die Behandlung des rechten Fußes: Fußrücken-Fußsohle-Ferse, dann um die Knöchel. Anschließend bürstet man die linke Hand: Handrücken-Handinnenfläche, nachfolgend die rechte Hand. Danach behandelt man den linken Fuß: wieder Fußrücken-Fußsohle-Ferse, dann die Knöchel. Nun kehrt die Bürste zurück zur Stirn und beschließt den Fünfstern mit drei bis fünf Kreisen.

Diesen Durchgang durch das Pentagramm kann der Therapeut zweimal wiederholen: von der Stirn zum rechten Fuß, dann zur linken Hand, zur rechten Hand, zum linken Fuß und wieder zurück zur Stirn und noch einmal: rechter Fuß – linke Hand – rechte Hand – linker Fuß – Stirn. Die Wiederholung intensiviert die Wirkung. Für viele Menschen reicht ein Durchgang allerdings aus. Den Abschluss bildet in jedem Fall ein Wärmekreis über der Herzmitte (Brustbein).

Bei einer freistehenden Badewanne geht der Therapeut im Kreis um den Patienten, um von einem Behandlungsort zum nächsten zu kommen. Bei einem Durchgang des Pentagramms beschreitet er also zwei Kreise um den Patienten.

---

* Als Anleitung zur Idee und Durchführung der Pentagramm-Bürstenmassage wurde im Jahr 2016 ein Lehrfilm produziert, der auf DVD dem Buch beiliegt.

2. Wirkung

Das Anregen des Leibes in der Peripherie im Pentagramm führt die Behandelten zu innerer Ruhe und Mitte. Die Herzenskräfte werden gesteigert. Es kann eine Stimmung entstehen, in der sich Urvertrauen bildet. Der Badegast erlebt seinen Leib als vollständige Einheit, in der das „Ich bin"-Gefühl erwacht. Die Förderung des Lebenssinnes steigert die Wahrnehmung der Leibesbehaglichkeit [→ Kapitel X.5 Die Bedeutung des Öldispersionsbades für die zwölf Sinne des Menschen].

Steigt man erschöpft in das Bad, so führt die Pentagrammbürstung zu einem Erholungsgefühl, weil sie vorhandene Lebenskräfte mobilisiert und dynamisiert. Darüber hinaus substituiert das Bad dem Mensch in der Wanne die durch den Wirbel von Wasser und Öl beim Einlassen des Öldispersionsbades freigesetzten Ätherkräfte [→ Kapitel VI.3 Die Ätherisation des Badewassers], sodass man von einer Stärkung der Lebenskräfte sprechen kann. Schon während der Behandlung beginnen, nach der Anregung in der Peripherie, anfangs schwer herabhängende Gliedmaßen im Wasser zu „schweben". Die Bürstung aktiviert der Gravitation entgegengesetzte Leichtekräfte. Ist das Pentagramm vollendet, so entsteht das Gefühl, als sei man vollständig und ganz behandelt worden. Die Atmung vertieft sich, der Patient fühlt sich erfrischt und gestärkt.

3. Zum Pentagramm

Rudolf Steiner (1861-1925) beschrieb einen fortwährend zirkulierenden Ätherstrom im Menschen, wobei kosmische Ätherkräfte, die in den Kopf eintreten, dann zum rechten Fuß ziehen, von dort zur linken Hand, dann zur rechten Hand, von dort zum linken Fuß und schließlich zurück zum Kopf.[2] Die Pentagrammbürstung – in gleicher Reihenfolge – scheint diesen Ätherstrom anzuregen. So stärkt und dynamisiert diese Bürstung die Ätherkräfte. Der Mensch ist so proportioniert, dass er sich in das Pentagramm hineinstellen kann.

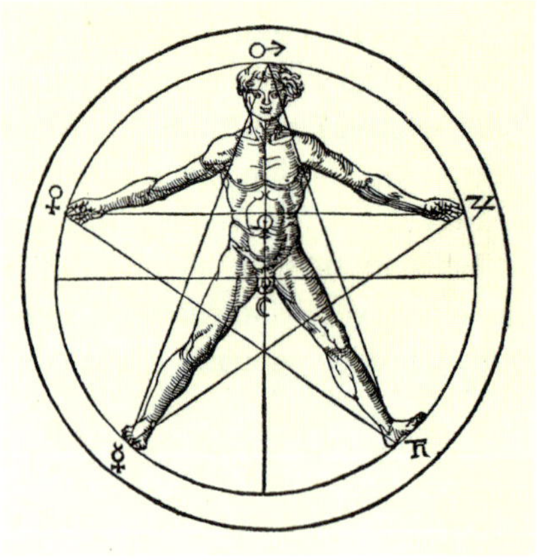

Pentagramm[3]

In der Antike war das Pentagramm Symbol des ewigen Lebens. Die Pythagoräer sahen in ihm ein Zeichen für Gesundheit und Erkenntnis. Im Mittelalter diente es als Bild für Christus und fand sich in den gotischen Kathedralen. Man zeichnete es auf Hauseingänge, um das Böse abzuhalten.

In der Waldorfschule schreiten die Schüler der sechsten Klasse in der Eurythmie das Pentagramm (mit den Vokalen A E I O U). Es ergibt sich dadurch eine Ordnungskraft, die den Mensch in seine Mitte führt.

Das Pentagramm steht für den Menschen und sein höheres Selbst, das danach strebt, von der Christuskraft durchdrungen zu sein.

4. Indikationen

Indikationen für die Pentagramm-Bürstenmassage sind insbesondere:

- Traumatisierungen
- Angststörungen
- Depressionen
- Suizidalität
- Anorexie
- außerordentliche Belastungssituationen
- Lebens- und Sinnfindungskrisen
- Störungen des Lebenssinns
- Außer-sich-Sein
- Narkosefolgen
- Aggressivität
- Manie
- Suchterkrankungen (z. B. Nikotin-, Sex-, Alkohol-, Drogen- oder Internetsucht)

Die Pentagramm-Bürstenmassage eignet sich auch, wenn eine Ganzkörperbehandlung für den Patient zu anstrengend erscheint oder wegen Traumatisierung nicht möglich ist, wenn für diese zu wenig Zeit gegeben ist oder wenn wegen körperlicher Unbeweglichkeit Aufsitzen im Bad oder Drehen auf den Bauch nicht möglich ist.

5. Das passende Öl

Die Wirkung der Anwendung lässt sich durch die Wahl eines geeigneten Öles steigern. Besonders bewähren sich:

- *Gold-Rosenblüten-Öl aeth.* (Dr. Heberer)
- *Rosenblüten 10 % in Olivenöl* (Dr. Heberer) bzw.
  Rosa e floribus 10%, Oleum (WALA)
- *Gold-Rosenblüten-Lavendel-Öl aeth.* (Dr. Heberer)
- *Gold-Weihrauch-Myrrhe-Öl aeth.* (Dr. Heberer)
- *Malvenöl* (WALA)
- *Olivenöl* (ohne Zusätze, diverse Hersteller)
- *Wildrosen-Kernöl naturrein* (Hagebutte) (Dr. Heberer)
- *Oliven-Wacholder-Öl aeth. 5 %* (Dr. Heberer)

6. Besonderheiten im Vergleich zur Ganzkörperbehandlung

Im Vergleich zur Ganzkörperbehandlung ist die Dauer der Bürstung deutlich kürzer. Ein Durchgang dauert etwa fünf Minuten. Für die Pentagramm-Bürstung muss der Badende sich nicht auf den Bauch legen und sie kann auch bei stark eingeschränkter Beweglichkeit des Patienten erfolgen.
Der Behandelte erfährt die Anregung nur in der Peripherie, wobei sich durch die umfassende Aktivierung des Ätherleibes das Gefühl der Körperganzheit unbewusst einstellt. Das Pentagramm erzeugt eine Zentrierung zur eigenen Mitte, die den „mittleren Menschen" anspricht. Der Badende spürt seinen eigenen Seelenraum wieder, erlebt sich harmonisch als ganzer Mensch. Er wird schwingungsfähig von der Mitte aus und kann so übersteigerte Tendenzen des Nerven-Sinnes- oder des Stoffwechsel-Gliedmaßen-Pols in einen gesunden Ausgleich bringen. Die Pentagrammbürstung mag verhindern, dass ein Krankheitsbild in ein ihm polares übergeht und dabei „die Mitte" überspringt: Die Stärkung der Mitte unterstützt, dass eine Depression nicht in eine Manie oder Aggression, eine Anorexie nicht in eine Bulimie, eine Angststörung nicht in eine (Auto-)Aggression oder Depression wechselt.

Das Pentagramm lädt zu einem Bezug zum Göttlichen ein. Es fördert den Lebenssinn und die geistige Orientierung. Das Pentagramm unterstützt das Anknüpfen an die eigenen Lebensimpulse.

Literatur und Anmerkung

1 Die Pentagrammbürstung im Öldispersionsbad wurde 2009 von Markus Krüger entwickelt.

2 Steiner, R.: Aus den Inhalten der esoterischen Stunden (GA 266a). Rudolf Steiner Verlag Dornach 1995. S. 183.

3 Heinrich Cornelius Agrippa (1486-1535): https://commons.wikimedia.org/wiki/File:Pentagram_and_human_body_%28Agrippa%29.jpg (Juni 2023).

KAPITEL VI.3
Die Ätherisation des Badewassers

MARKUS KRÜGER

„Ich fühle mich wie neugeboren", *„Ich fühle mich quicklebendig"*, *„Ich erlebe mich wie neu belebt"* sind immer wieder spontane Aussprüche von Badenden, wenn sie nach einem Öldispersionsbad aus der Ruhepackung steigen – das drückt unmittelbar die belebende Qualität der Öldispersionsbäder aus.

Mit dem von Werner Junge (1912-1998) [→ Kapitel VI.7 Werner Junge – Eine Biografie] entwickelten „Verwirbelungsgerät" (Jungebad-Apparat) lässt sich nicht nur eine stabile Öldispersion herstellen, sondern zugleich ein Bad, das die Lebenskräfteorganisation der Badenden belebt, erfrischt und nährt, weil der spezifische Zubereitungsvorgang dem Badewasser ätherische Kräfte vermittelt, die dann dem Badenden zur Verfügung stehen. Dieser Zusammenhang sei im Folgenden dargelegt.

1. Die vier Schritte des Wassers bei der Anwendung des Jungebad-Apparates

Wenn Wasser ohne Öl in der Pipette durch den Jungebad-Apparat fließt, durchläuft es vier Schritte:

1. **Verwirbelung**: Durch die seitlich versetzte und nach unten hin enge und offene Birnenform des Glases bildet sich ein Wirbel, der von seinem Zentrum her aus der darüber liegenden Pipette Luft ansaugt, da diese luftgefüllt ist.
2. **Aufspreitung**: Das wirbelnde Wasser tritt als nach unten geöffneter Wasserkegel aus dem Jungebadgerät aus. Die Kegelbildung ist Folge des Wasserwirbels und der nach unten hin engen Birnenform des Glaskolbens. Der Wasserkegel bildet und umgrenzt einen Luftraum und ist von außen ebenso von Luft umgeben.
3. **Zergliederung**: Der Wasserkegel versprüht an seinem Unterrand in viele kleine Tröpfchen. Je schneller eine zusammenhängende Wassermasse sich durch die Luft bewegt, desto mehr zerteilt sie sich in immer kleinere Tröpfchen.
4. **Begrenzung**: Das Wasser kommt in der Wanne zur Ruhe und wird von dieser gehalten.

Entstehungsprozess der Öldispersion

Ist die Pipette mit Badeöl gefüllt, durchläuft seine Prozessierung zum Öldispersionsbad zusammen mit dem Waser vier Schritte:

1. **Verwirbelung**: Einsaugen und Aufnahme des Badeöls aus der Pipette in den Wasserwirbel und Herstellung der Öldispersion.
2. **Aufspreitung**: Heraustreten der Öldispersion als nach unten geöffneter Wasserkegel aus dem Jungebadgerät.

3. **Zergliederung**: Die Öldispersion versprüht in viele kleine Tröpfchen.
4. **Begrenzung**: Die Öldispersion kommt in der Wanne zur Ruhe und wird von dieser gehalten.

Wie im Großen, so im Kleinen

In der Verwirbelung (1.) finden sich bei der Herstellung der Öldispersion die ersten drei Schritte im Kleinen wieder:

1. **Verwirbelung**: Der Wirbel saugt das Öl ein und chaotisiert es.
2. **Aufspreitung**: Die eingesaugten Öltropfen gelangen zwischen die Wasserschichten des Wirbels im Jungebadgerät. Es ist vorstellbar, dass sie hier kurzzeitig eine flächige, sich aufspreitende, ausziehende Form zwischen den feinen Wasserschichten des Wirbels bilden.
3. **Zergliederung**: Die Scherkräfte, die zwischen den feinen Wasserschichten des Wirbels wirken, „zerreiben" die Öltropfen in mikroskopisch kleine Tröpfchen mit einem Durchmesser von etwa 4 bis 60 Mikrometer, wobei die meisten einen Durchmesser zwischen 8 und 14 Mikrometern aufweisen.[1]

2. Die vier Äther

Ernst Marti[2] (1903-1985) unterschied nach Rudolf Steiner (1861-1925) vier ätherische Kräfte: den Wärme-, Licht-, Klang- und Lebensäther [zur ausführlichen Beschreibung → Kapitel X.1 Die vier Wesensglieder des Menschen].

Wärmeäther: Er führt das Stofflich-Physische in den Lebenszusammenhang, schließt es auf, für das Lebendige überhaupt. Potenzialität, Regsamkeit, Quellkraft sind seine Eigenschaften. Der Wärmeäther chaotisiert und setzt Bildeprozesse in Gang, gibt den Impuls für Neubeginn. Bei Pflanzen zeigt sich seine Wirkung in der Keimkraft.

Lichtäther: Er ist eine Wachstumskraft, die Raumhaltigkeit und -struktur bewirkt. Er scheidet außen von innen, ist strahlend, erhellend, saugend und bringt die Raumesgrenzen in Erscheinung. Der Lichtäther stellt Zusammenhang her, fördert Wachstum und baut auf. So wirkt er bei der Pflanze an der Bildung der Blattspreite. Er stellt Beziehung zum Umkreis her und lässt das Gebilde zusammenhängend als Raumgestalt erscheinen. *„Lichtäther raumt."*[3]

Klangäther/Chemischer Äther: Der Klangäther gliedert, ordnet, trennt, differenziert, lockert auf. Er greift rhythmisch ein und lässt wieder los. So gliedert er bei den Pflanzen in harmonischer Weise den Sproß durch Knoten. Rhythmische Gliederungen in Raum und Zeit sind die Folge. Er strukturiert und reduziert.

Lebensäther: Er begrenzt die anderen drei Äther und stellt so lebendige Ganzheiten her. Er belebt, befestigt, begrenzt. Er führt zu untrennbaren, in sich geschlossenen, lebendigen Einheiten: *„... er ist die eigentlich belebende Kraft"*, *„Der Lebensäther leibt"*.[4]

Die vier Äther im Zubereitungsprozess der Öldispersion

Dieser Vorgang lässt sich selbst als ein Bildeprozess verstehen. Ist es denkbar, dass in den oben erläuterten vier physikalischen Schritten die vier ätherischen Kräfte (Wärme-, Licht-, Klang- und Lebensäther) ihre Wirksamkeit – unabhängig von einem lebendigen Organismus – entfalten?

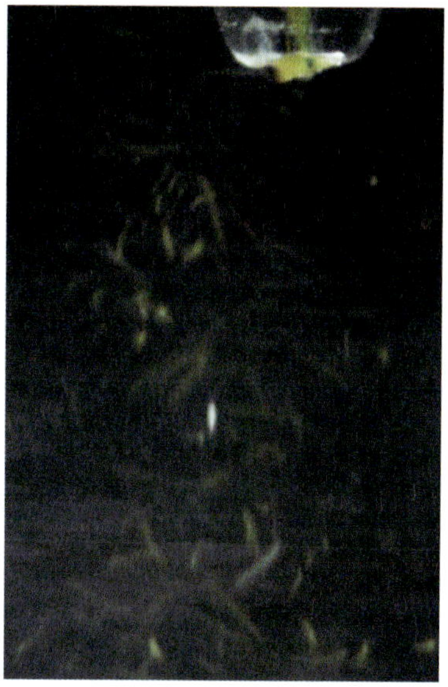

„Zerreiben" des Öls im Wirbel des Jungebad-Apparates. Die gelben, strichartigen Formen markieren den Weg der Öltröpfchen während der Belichtungszeit.[5]

1. Der Wirbel saugt das Öl an, Öltropfen gelangen ins Zentrum, der Wirbel chaotisiert sie und zieht sie zwischen den Wasserschichten auseinander. Den Vorgang kann man als einen physikalischen Wärmebildeprozess – Reibungswärme – nachempfinden. Gleichzeitig lässt sich die Wirksamkeit des Wärmeäthers in diesem Prozesse erahnen.

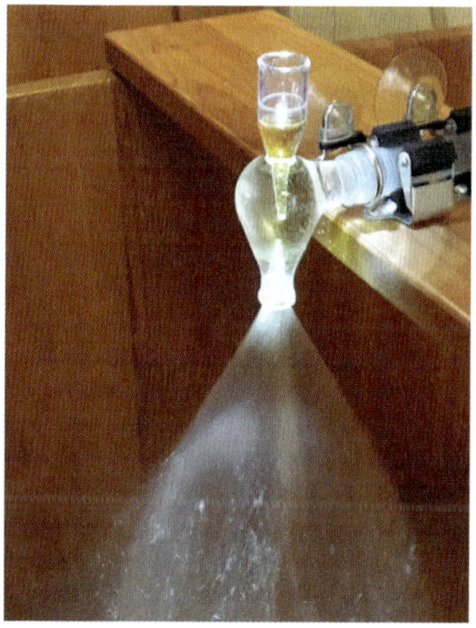

Aufspreitung des Wasserkegels

2. Am Unterrand des Glaskolbens spreitet sich ein lichtreflektierender Wasserkegel, zur Wanne hin als Hohlraum offen, raumbildend auf: Es zeigt sich das Wirken des Lichtäthers in dieser Aufspreitung und Raumbildegeste.

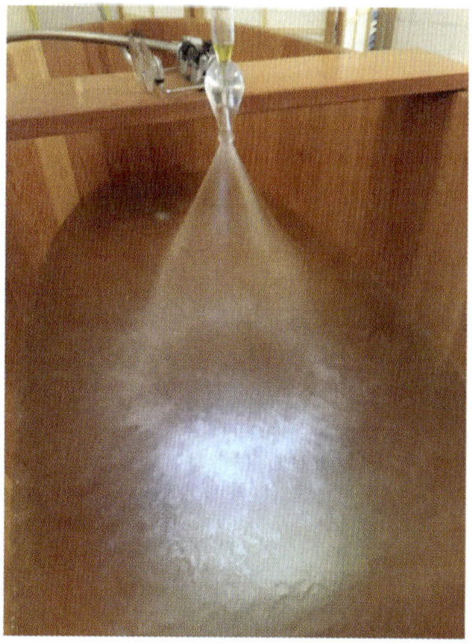

Zersprühen des Kegels

3. Nach unten hin zergliedert und zerstäubt der Öl-Wasserkegel in tausende Tröpfchen: In diesem Zergliederungsprozess lässt sich der Klangäther nachempfinden.

4. In der Wanne kommt die Öldispersion zur Ruhe, gehalten in ihrer Form. Gleichzeitig ist eine über Stunden stabil gehaltene Dispersion zubereitet. Der Lebensäther findet sich eigentlich in lebendigen Einheiten, also Lebewesen. Ist das Zusammenführen zum verlebendigten Badewasser in der Form der Badewanne und der Erhalt der stabilen Dispersion dennoch von Lebensätherkräften berührt?

3. Potenzierung des Öls und Ätherisation des Wassers

Wirbelbildungen treten in der Natur und im Menschen bei Werde- oder Bildeprozessen auf: So sind Wirbel z. B. in den galaktischen Spiralnebeln sowie bei den Rayleigh-Bénard-Wirbeln auf der Sonnenoberfläche oder den Zyklon/Antizyklon-Systemen der Erdatmosphäre zu beobachten.

Im Pflanzenwachstum zeigen sich wirbelförmige Figuren z. B. als Ausdruck lebendigen Wirkens beim Keimen eines Samenkorns.

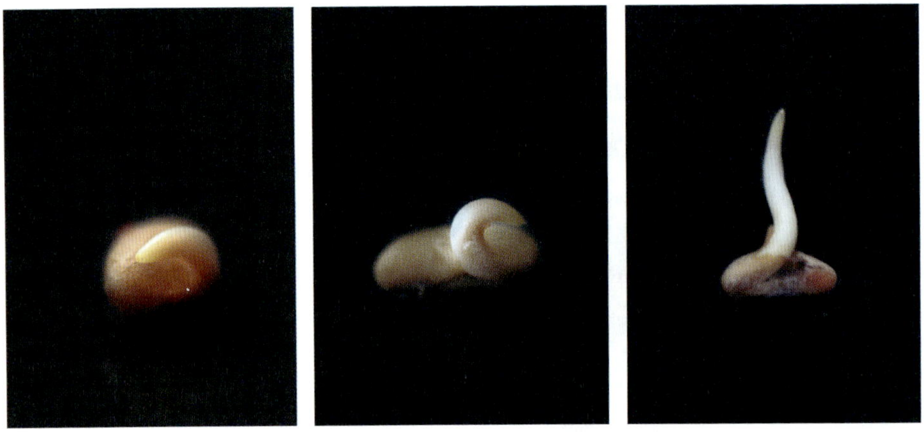

Dinkelkeimling: Tag 1, Tag 1, Tag 2[6]

In der Herzbildung spielen in der phylo- wie auch in der ontogenetischen Entwicklung Wirbelprozesse eine Rolle. Herzform und -größe einerseits und diastolischer Blutwirbel im Herz andererseits bedingen sich beim Gesunden gegenseitig.[7,8] Töger et al. zeigten, dass bei Menschen mit linksventrikulärer, diastolischer Funktionsstörung des Herzens Verwirbelung und Vermischung des einströmenden Blutes mit dem in der Kammer befindlichen signifikant reduziert sind im Vergleich zu gesunden Probanden.[9] Die Funktionsschwäche zeigt sich also in einem reduzierten Wirbelprozess im Herzen, der wiederum Ausdruck einer geschwächten Lebenskräfteorganisation sein kann.

Wirbel treten auf, wo sich Lebensräume bilden.

3.1 Ist der Wirbel im Jungebadgerät als Verlebendigungsprozess des Badewassers denkbar?

Bei einem Wasserwirbel „reiben" feinste Schichten aneinander, weil im Wirbelzentrum nach den Navier-Stokes-Gleichungen zur Strömungsmechanik die schnellste drehende Bewegung vorherrscht, die sich bei einem ideal gedachten, reibungsfreien Wirbel nach der Gleichung von Leonard Euler (1707-1783) im Zentrum theoretisch sogar bis in das Unendliche steigern würde, während der Druck zum Zentrum hin immer weiter abnimmt und damit einen saugenden Charakter annimmt. Je weiter vom Wirbelzentrum entfernt, desto langsamer bewegt sich das Wasser in kreisenden, aneinander „reibenden" Schichten.

Im Jungebad-Apparat saugt das rasende Wirbelzentrum das Öl aus der Pipette ein, während die Wasserschichten im Wirbel das Öl zwischen sich in feine, teils nur noch mikroskopisch sichtbare Öltröpfchen mit einem Durchmesser von wenigen Mikrometern bis zehntel Millimetern[10] „zerreiben" [→ Abb.].

Nach Auffassung des Autors „befreit" dieser Vorgang die Pflanzenöl-Bildekräfte (respektive Pflanzenöl-Ätherkräfte) und bei Auszugsölen auch Pflanzen-Bildekräfte (resp. Pflanzen-Ätherkräfte) und überführt sie in das Wassermedium. Es findet dabei eine Art einstufiger Potenzierungsvorgang[11] statt.

Das Jungebadgerät stellt also nicht nur eine über mehrere Stunden stabile Dispersion her, sondern es ist zugleich ein „Potenzierungsapparat" mit einem Wirbelprozess, der die im Öl gebundenen, ätherischen Kräfte frei setzt und dabei mit dem Wasser verbindet und für den Badegast aufschließt. Das Jungebadgerät ätherisiert das einströmende Wasser.

4. Baden in Lebenskräften, baden in Heilkräften

Der Badegast wird umgeben von dem ätherisierten Badewasser, gewissermaßen eingehüllt in die „Ätherwolke" der ausgewählten Öle und Pflanzen. Der Ätherleib (Lebenskräfteleib) des Badenden verbindet sich mit dieser Bad-Ätherhülle und saugt die Kräfte auf, wie eine „Ätherkraft-ätherleibliche Infusion". Über den Ätherleib kommen die über den Jungebad-Apparat freigesetzten und mit dem Wasser verbundenen Pflanzenbildekräfte als Heil- oder Gesundungskräfte bei dem erkrankten oder erschöpften Menschen zur Wirkung. Die Unterwassermassagen und die spezifischen Wasserbewegungen, wie sie in den Kapiteln zur praktischen Anwendung des Öldisdpersionsbades und über die Rhythmischen Bäder nach Ita Wegman (1876-1943) [→ Kapitel VI.1 und Kapitel III.1] beschrieben sind, verstärken die Aufnahme der Heilkräfte.

Herzlich danke ich Herrn Privatdozent Dr. Gero Leneweit, Leiter des Carl Gustav Carus-Institutes, Niefern-Öschelbronn, für die Durchsicht des Manuskriptes und Literaturhinweise.

Literatur und Anmerkungen

1 Höffmann, A. K., Lakshmanan, P., Hollmann, C. et al.: An experimental study on oil-dispersion baths generated by the Jungebad Apparatus. Complementary Therapies in Medicine 2018; 41. S. 147-153.

2 Marti, E.: Die vier Äther. Verlag Freies Geistesleben Stuttgart 2005.

3 Ebd.

4 Ebd.

5 Diese und die folgenden zwei Fotografien erstellte Albrecht Warning.

6 Die Fotos der keimenden Dinkelkörner stammen von Markus Krüger, 2023.

7 Arvidsson, P., Kovács, S., Töger, J. et al.: Vortex ring behavior provides the epigenetic blueprint for the human heart . Scientific Reports 2016; 6. doi: 10.1038/srep22021.

8 Furst, B.: Autonomie der Blutbewegung. Salumed Verlag Berlin 2020.

9 Töger, J., Kanski, M., Arvidsson, P. et al.: Vortex-Ring Mixing as a Measure of Diastolic Function of the Human Heart: Phantom Validation and Initial Observations in Healthy Volunteers and Patients With Heart Failure. Journal of Magnetic Resonance Imaging 2016; 43. S. 1386-1397.

10 Warning, A., Krüger, M.: Das Öldispersionsbad nach Werner Junge. Der Merkurstab 2014; 67 (2). S. 108-115.

11 Engel, W.: Zum Verständnis des Potenzierens aus anthroposophischer Sicht – unter besonderer Berücksichtigung der Triturationen. Der Merkurstab 2012; 65 (3). S. 196-211.

KAPITEL VI.4

Regenerations- und Erneuerungsvorgänge der Leibesgrenze durch das Öldispersionsbad

MARKUS KRÜGER

Das Öldispersionsbad fördert Regenerationsvorgänge an der Hautoberfläche. Es führt zunächst zu einer Art „Häutung" und in der Ruhepackung sowie in den Tagen danach zu einer Erneuerung der Haut.

1. Die äußeren Schichten der Haut

Die menschliche Haut gliedert sich in Schichten: Die Hornschicht der Oberhaut bildet eine geschlossene physikalische Schutzfläche gegenüber mechanischen Einwirkungen und äußeren Einflüssen, sie schließt den Leib gegenüber der Umwelt ab. Die Hornzellen werden von einer lebendigen Basalzellschicht gebildet und durchlaufen einen langsamen Absterbeprozess, indem sie die nachfolgenden Zellgenerationen immer weiter an die Oberfläche „schieben", bis sie nach etwa 28 Tagen als tote Hornschuppen anhaften und schließlich abschilfern.

Eine große Zahl von Mikroorganismen lebt als Mikrobiom auf der Hautoberfläche und übernimmt vielfältige immunologische und weitere Aufgaben. Das Mikrobiom der Haut bildet eine ätherisch-astralische Schutzhülle.

Die organischen Säuren des Schweißes und die Fettsäuren des Talges bilden den sogenannten Säureschutzmantel der Haut. Mit einem pH-Wert zwischen 4 und 6 dient der Säuremantel dem Schutz vor pathogenen Mikroorganismen. Die Säurebildung und ihre Wirkung sind Ausdruck der Tätigkeit des Astralleibes.

Durch die Verdunstung des salzhaltigen Schweißes, den in größeren oder kleineren Mengen die Schweißdrüsen (Perspiratio insensibilis bzw. sensibilis) absondern, bildet sich eine natürliche „Salzkruste" um den Leib herum. Das Salz unterstreicht den Todesprozess an der Leibesgrenze. Auch kräftigt die Salzbildung die Ich-Organisation.[1]

Die Talgdrüsen legen durch die Absonderung des Talges einen zarten Fettmantel um den Leib und stellen so den Bezug zur Wärmeorganisation her. In der Fettbildung zeigt sich die Tätigkeit der Ich-Organisation.[2]

2. Wirkung des Öldispersionsbades auf die äußeren Schichten der Haut

Während des Badens schmiegt sich die Öldispersion an die Haut und der Therapeut bearbeitet die Haut gründlich mit einer kräftigen Bürstung [→ Kapitel X.6 Wirkungen des Bades auf das Hautorgan]. So löst das Wasser das Salz, das Öl den zarten Fettmantel und die Bürstung „alte" Hornschuppen und „Stäube", die sich auf der Haut angesammelt haben, ab.

Therapeuten beschreiben, dass nach einem Bad durchaus eine Menge „Hautüberstand" im und auf dem Wasser schwimmt. Der Badevorgang entfernt zahlreiche Hautschuppen, also physisch-tote Substanz von der Hautoberfläche. Dieses Peeling lässt sich auch als „Häutung" beschreiben.

Das Öldispersionsbad bearbeitet also die Leibesgrenze und ermöglicht in der Ruhepackung und in der Zeit danach ihre Neubildung bzw. Regeneration.

Gleichzeitig aktiviert die Bürstung den Tastsinn [→ Kapitel X.5 Die Bedeutung des Öldispersionsbades für die zwölf Sinne des Menschen], der das Bewusstsein für die physische Leibesgrenze schärft. Der Badegast erspürt die Grenze beim Bürsten als Tasteindruck von außen, in der Ruhepackung danach von innen heraus, gleichsam als Antwort erneuert. Die Haut bildet ihre Hornschicht an den auf das Bad folgenden Tagen nach.

Welchen Einfluss das Öldispersionsbad auf das Mikrobiom der Haut hat, bedarf noch eingehender Untersuchungen.

Gleiches gilt hinsichtlich des Einflusses des Bades auf den Säureschutzmantel der Haut. Öl, Wasser und Bürste lösen den natürlichen, „konservierenden" Fettmantel der Haut sowie die „Salzkruste" ab. Neubildungen durch die Talg- und die Schweißdrüsen sind notwendig. Der Prozess beginnt bereits in der Ruhepackung. Über diesen Weg aktiviert und kräftigt das Öldispersionsbad die Ich-Organisation und erhöht die Durchlässigkeit des Leibes für das Ich. Die folgende Tabelle fasst diese Schritte zusammen.

Haut/Hülle/ Mantel	Bedeutung und Aufgabe	„Häutung" oder „Enthüllung" und Erneuerung	Wirkung der „Hauterneuerung"	im Fokus stehendes Wesensglied
Hornschicht	umspannt als geschlossener Zellverband den physischen Leib und grenzt ihn von der Umwelt ab	Hornschuppen abbürsten, physische Leibesgrenze lösen und neu bilden	Ablösen und Entfernen von toter Substanz, Erneuerung der physischen Leibesgrenze	physischer Leib
Hautflora/ Mikroorganismen/ Mikrobiom	u. a. Immunabwehr und Abgrenzung			Äther- und Astralleib
Säuremantel	erschwert das Eindringen von pathologischen Mikroorganismen			Astralleib
Fetthülle	macht die Haut geschmeidig und stabilisiert den Wärmeorganismus	Fetthülle mit Öl und Bürstung ablösen und durch Ölmantel ersetzen bzw. nach dem Bad durch Talgdrüsenaktivität erneuern	wirkt auf die Wärmeorganisation und fördert die Durchlässigkeit des Leibes für das Eingreifen des Ich	Ich- und Wärme-Organisation
Salzkruste	unterstreicht den Todesprozess an der Leibesgrenze, führt zur Abgrenzung und Vereinzelung aus dem Weltenganzen	Salzmantel mit Wasser auf- und ablösen und im Anschluss durch Schweißdrüsenaktivität neu bilden	kräftigt den Lebensäther und führt zu einer lebendigen Ganzheit des Organismus	Ich-Organisation, Astral- und Ätherleib

Übersicht über die äußeren „Häute" im Öldispersionsbad

3. Bedeutung für den Badegast

Nach der Ruhepackung spürt der Badegast eine weiche, zart-samtene, verjüngte Haut mit einem angenehmen „Hauch" von Ölfilm, der sie noch geschmeidiger anmuten lässt. Bildlich gesprochen hat das Öldispersionsbaden mit Unterwasser-Bürstenmassage alte, verhärtete Verkrustungen abgelöst und Regeneration sowie Erneuerung der Leibesgrenzfläche gefördert.

Seelisch erlebt der Patient durch den „Häutungs-Vorgang" zunächst eine Art Öffnung und Entgrenzung [→ Kapitel X.5 Die Bedeutung des Öldispersionsbades für die zwölf Sinne des Menschen]. Dies setzt den Badegast auch seelisch in Bewegung, wobei nach der kurzen

Chaotisierungs- und Entgrenzungsphase im Bad eine ordnende und strukturierende Phase in der Ruhepackung folgt. In dieser kommt er – oft nach einem tiefen und erquickenden Schlaf – wieder zu sich. Wenn eine Ruhepackung erfolgt, ist die Gefahr einer seelischen Desorientierung nicht gegeben.

Psychosomatisch-psychiatrischer Exkurs

Bei Patienten, die durch ihr Krankheitsbild bereits eine stärkere Entgrenzung mit sich bringen, z. B. Menschen mit einer akuten Psychose oder in einer manischen Phase, empfehlen wir Ruhebäder durchzuführen, falls die öffnende Wirkung der Bürstenmassage zu stark erscheint. Zudem sollte man die Patienten beim Baden nicht alleine lassen. Andererseits wirkt gerade die Tastwahrnehmung der Bürstung auch einer Entgrenzung entgegen. Der intensive Tasteindruck einer fest gewickelten Ruhepackung hilft diesen Patienten wieder zu sich zu kommen.

4. Zusammenfassung

Das Öldispersionsbad macht die Leibesgrenzen der Badenden durchlässiger und induziert ihre Erneuerung durch spezifische Aktivierung der Wesensglieder an der Haut. Dieser Erneuerungsvorgang ist Teil des umfassenden Veränderungs- und Verwandlungsprozesses, den eine Serie von Öldispersionsbädern beim Badegast anregt und ihn dem Selbst als seinem eigentlichen Wesen ein kleines Stückchen näher bringt.

Der Badegast erlebt:

„Der Badevorgang stärkt meine Leibesgrenzen und fördert ihre Abgrenzungsfähigkeit gegenüber der Umwelt."

„Ich bin ein unabhängiges Wesen, das sich von der Umwelt abgrenzt und ein eigenständiges, autonomes Dasein und Leben führt."

„Der Badevorgang öffnet meine Leibesgrenzen und macht sie durchlässiger, empfindsamer und empfänglicher auch für Geistig-Seelisches."

Literatur

1 Meyer, U.: Die Schlehe – Heilpflanze für Zeitgenossen. Der Merkurstab 2011; 64 (2). S. 100-114.

2 Steiner, R., Wegman, I.: Grundlegendes für eine Erweiterung der Heilkunst nach geisteswissenschaftlichen Erkenntnissen (GA 27). Rudolf Steiner Verlag Dornach 1991. S. 58.

KAPITEL VI.5

Zur Selbstbehandlung

REINHOLD SCHÖN · ALBRECHT WARNING

1. Anleitung zur Selbstbehandlung mit einem Öldispersionsbad

In erster Linie dient das Bad der Stärkung der gesunderhaltenden Kräfte und der Lösung seelischer Verdichtungen im Alltagsleben. Will man ein Ruhebad zubereiten, also ohne Bürstung, so ist es sicher notwendig, die Wirkungen des Wassers, der Wärme und der für die Öldispersion verwendeten Öle kennenzulernen. Dazu sollte man fachkundig eingeführt und beraten werden. Eine Bürstung erlebt man zum ersten Mal am besten durch die Hand eines Badetherapeuten und übt sie in dessen Beisein bei sich selbst, um sie dann anwenden zu können.

Die Ölauswahl trifft der Badende für sich selbst.

Die Badeprozedur ist die gleiche, wie im Kapitel [→ Kapitel VI.1 Die praktische Durchführung des Öldispersionsbades nach Werner Junge] beschrieben. Ihre Wirkungen gelten natürlich auch für denjenigen, der sich selbst badet.

Die Bürstenmassage sollte den praktizierbaren Möglichkeiten angepasst, aber so umfassend wie möglich erfolgen.

Der Badende liegt zehn Minuten in der Wanne, beginnt dann die Bürstenstriche mit zwei Bürsten am rechten Fuß, Fußrücken, Fußsohle, Ferse umkreisend und Sprunggelenk. Der Unterschenkel wird rundum gebürstet, oben, seitlich und hinten. Dann folgt das „Kniekäppchen" oben (gegen den Uhrzeigersinn) mit Kniekehle sowie Oberschenkel rundum. Die Hüftgelenke umkreist man jeweils mit einer Bürste. Die Strichrichtungen geschehen hier wie bei der Therapie gegen den Uhrzeigersinn.

Das linke Bein behandelt man in gleicher Weise, jedoch mit Kreisbewegungen im Uhrzeigersinn.

Es folgen rechte Hand innen und Handrücken, rechter Arm, rechte Schulter und Schulterblatt, alles mit einer Bürste, linke Hand, linker Arm, ebenfalls mit einer Bürste.

Die Bauchstreichungen führt man mit zwei Bürsten durch.

Im Brustbereich bürstet man, jeweils auf dem Brustbein ansetzend, im Wechsel rechts-links nach oben außen.

Die Bürstung der Rippen erfolgt in Rückenlage, mit der linken Hand wird die rechte Seite behandelt, dann mit der rechten Hand die linke Seite.

In Sitzstellung mit zwei Bürsten im Wechsel den ganzen Rücken von den Schulterblättern nach unten behandeln. Im Nierenbereich erfolgen die Streichungen in parallelen Kreisen. Mit einer Bürste streicht man über beiden Gesäßbacken wie eine liegende Acht (Lemniskate), den Abschluss bildet der Wärmekreis [→ Kapitel VI.1 Die praktische Durchführung des Öldispersionsbades nach Werner Junge] über dem vierten und fünften Lendenwirbel.

Diese Bürstenführungen erfordern sicher etwas Übung zur erfolgreichen Gelenkigkeit. Die Gesichts- und Kopfbehandlung entspricht dem normalen Ablauf wie in den Vorlagen beschrieben, ebenso Schultern und Schultergelenk.

Hier noch einige praktische Tipps

Nachdem das Wasser eingelaufen ist, löst man vor dem Einsteigen in die Wanne das Gerät vom Duschschlauch und reinigt es. Man kann sich dann nach dem Bad unmittelbar zur Nachruhe begeben.

Da das Einpacken mit den verschiedenen Tüchern für eine Person schwierig sein kann, legt man sich Kleidung aus Wolle zurecht, z. B. lange Unterhose und -hemd sowie einen Bademantel mit einer Kapuze. So hat man eine enganliegende Hülle, über die Decken gelegt werden.

2. Zur Selbstbehandlung des Therapeuten

Für Therapeuten empfiehlt sich aus mehreren Gründen eine Selbstbehandlung.

Während der Behandlungen im Bad taucht der Therapeut mit seinen Händen und Unterarmen in das Wasser ein, in dem der Klient bzw. Badegast liegt, und setzt sich so den Kräften aus, die von dem Behandelten ausstrahlen bzw. in das Badewasser hineinwirken. Die Persönlichkeitssphäre des Badegastes beeinflusst mit Unpässlichkeiten oder Krankheiten das Wasser, in das der Therapeut behandelnd hineingreift. Er kommuniziert also unmittelbar mit den Wirkungen im Wasser, ist davon berührt, wenn nicht sogar beeindruckt. Um sich davon wieder zu befreien, ist ein lösendes, sozusagen den Fremdeinfluss ausscheidendes Bad mit Selbstbürstung angezeigt. Diese „Selbstreinigung" sollte rhythmisch ein- oder zweimal pro Woche erfolgen, je nach Beanspruchung im Therapiealltag.

Selbstbürstungen sind auch Übungsmöglichkeiten, um die Wirkungen unterschiedlicher Handhaltungen der Bürsten und deren Schmiegsamkeit oder Pressungen an sich selbst zu erfühlen. Man probiere den Unterschied aus zwischen einem schiebenden Bürstenstrich, der leicht drückend wirkt, und einer gezogenen Streichung, die einen saugenden Charakter entwickelt. Was fühlt man dabei auf der jeweiligen Hautpartie?

Auch lässt sich wahrnehmen, wie man die Berührung bei einer Selbstbürstung vorerwartet. Man weiß bereits, wo die Bürsten aufsetzen und entlang streichen werden.

Insbesondere, wenn man den Vorgang mit den Augen verfolgt bzw. kontrolliert. Dazu lässt sich ausprobieren, wie eindrücklich sich eine absichtsvoll gespannte Bürstung anfühlt. Im Gegensatz dazu schließe man die Augen und versuche, vorbehaltlos mit träumender Gelassenheit zu streichen, und nehme das Ungewisse der Berührung wahr.

Auf diese Weise erübt man, die Bürstenstreichungen bewusst zu gestalten und ist dann imstande, den Patienten freilassend in einem unbestimmt dahinfließenden Prozess zu bürsten, ohne, dass man als Behandelnder, persönliche, unbewusst wirkende Stimmungen oder Absichten hineinlegt. Letzteres wäre eine Art Übertragung des Therapeuten auf den zu Badenden, die unbedingt zu vermeiden ist. Dies hat mit dem

Bewusstsein zu geschehen, dass der Klient, sich den Streichungen offen hingebend, die Berührungen jedes Mal neu erlebt, die gleichsam wie unbekannt auf ihn einwirken. Er folgt ihnen tastend und macht sich die Sinneswahrnehmung zu eigen oder versucht, dem Eindruck grenzbildend zu entgegnen. Es kann sogar geschehen, dass er das Tasterlebnis innerlich abzuwehren versucht.

Zudem vermag der Therapeut bei solchen Bädern an sich selbst die Wirkung von neuen Ölen zu erproben, mit denen er noch keine Erfahrung hat.

KAPITEL VI.6

Sonderbehandlungen mit Bürstenstreichungen

REINHOLD SCHÖN · ALBRECHT WARNING

Die beschriebenen Bürstenabläufe [→ Kapitel VI.1 Die praktische Durchführung des Öldispersionsbades nach Werner Junge] lassen sich vielfältig variieren. Reinhold Schön entwickelte bei bestimmten Indikationen sogenannte Sonderformen, die sich als hilfreich erweisen.

1. Indikationen

1.1 Variköser Symptomenkomplex

Oftmals fürchten Menschen mit oberflächlichen Venenschlängelungen (sogenannte Varizen bzw. variköser Symptomenkomplex) an den Unterschenkeln, mitunter auch an den Oberschenkeln, dass die Bürstungen die Gefäße reizen und Komplikationen auftreten können. Tatsächlich befördert ein sanftes Ausstreichen den Blutfluss zum Herzen hin und beugt damit Folgen von Blutstau oder -stockungen vor.

Dabei sind die vorbeschriebenen Streichungen in gleicher Weise auszuführen, aber nicht mit der vollen Fläche, sondern bei leicht angewinkelten Bürsten mit den zart aufgesetzten Borstenkanten. Auf diese Weise strafft sich auch das umgebende Bindegewebe. Als Ölzusätze sind hier zu empfehlen:

- *Rosskastanie 5 % in Olivenöl* (Dr. Heberer)
- *Klettenwurzel 5 % in Olivenöl* (Dr. Heberer)

1.2 Neigung zu Obstipation

Bei herabgesetzter, träger Darmbewegung bzw. Neigung zur Verstopfung variiert man die abdominellen Streichungen bei gleicher Verlaufsführung, indem man die Bürsten mit leichten Schwingungen auf der Haut vibrierend streicht. Je nach Empfindlichkeit des Badegastes lässt sich dies durchaus „eindrücklich" vollziehen.

Unterstützend wirken Ölzusätze von Rosmarin zur Aktivierung der Darmmotilität:

- *Oliven-Rosmarin-Öl aeth. 10 %* (Dr. Heberer) bzw.
- *Rosmarinus, Oleum aethereum 10 %* (WALA)

Fenchel- oder Kümmelöl eignet sich, um die Verarbeitung des Darminhaltes, also die drüsige Verdauungstätigkeit zu regeln:

- *Fenchelöl aeth. 10 % in Olivenöl* (Dr. Heberer)
- *Oliven-Kümmel-Öl aeth. 5 %* (Dr. Heberer)

1.3 Förderung der Atemfunktion

Eine weitere Modifikation ergibt sich, wenn der Badegast nicht auf dem Bauch liegen kann, man jedoch die Brustkorbbewegung im Sinne der Atmungsfunktion fördern möchte, z.B. bei flacher Atmung oder bei chronisch-obstruktiver Bronchitis bzw. Emphysem. Dann lassen sich am sitzenden Badegast folgende Streichungen durchführen:

Nach der Lemniskate über dem Gesäßansatz streicht man über beiden Hüften kreisend, großzügig nach aufwärts links im Uhrzeigersinn, rechts gegenläufig. Nun setzt man, analog zur Bauchlage, die Bürsten in der vorderen Axillarlinie symmetrisch seitlich rechts und links am unteren Rippenbogen an und zieht vergleichsweise kraftvoll die Bürsten nach hinten, jedoch nicht bis auf die Rückenpartie einschwenkend, sondern an der Schulterblattlinie nach außen abhebend, wie wegspringend. Dies führt man schrittweise hinauf bis zu Achselhöhle, streicht in gleicher Weise abwärts und wiederholt diese Streichungen zwei- bis dreimal. Dabei soll der Badegast eine synchrone Atembewegung vollziehen.

Als Zusatz empfiehlt sich eine 10 %-ige Rezeptur mit Latschenkiefer:

- *ätherisches Latschenkieferöl* (z.B. Primavera) 10 g
natives Olivenöl ad 100 g

1.4 Muskelschmerzen (Myalgien, Lumbago)

Oftmals haben Klienten bzw. Patienten unspezifische Rückenbeschwerden, Muskelschmerzen in den verschiedenen „Rücken-Etagen", d.h. Myalgien bis hin zur Lumbago. Es lassen sich Verkrampfungen, mitunter Verhärtungen einzelner Muskelstränge tasten. Sie sind durch einen erhöhten vegetativen Tonus des Sympathikus bedingt, meist als Zeichen körperlicher oder seelischer Überforderung, unabhängig davon, ob die Persönlichkeit selbst sich „überspannt" hat oder zwingende äußere Bedingungen vorliegen.

Es lassen sich folgende Bürstenstreichungen anwenden: Beim sitzenden Badegast streicht man nach der Lemniskate über dem Gesäßansatz die Wärmekreise in der Region über den dritten bis fünften Lendenwirbelkörper. Dann wandert man mit beiden Bürsten von rechts und links in kleinen lemniskatenartigen Schwingungen von der Lendenregion beginnend entlang der Wirbelsäule, bis hinauf über die Halswirbelsäule an den Übergang zum Hinterhaupt. Dort verweilt man kurz in rechtsdrehenden Kreisen und streicht dann in der Lemniskatenbewegung wieder hinunter bis zum Becken. Das kann man zwei- bis dreimal durchführen, um dann mit den Wärmekreisen abzuschließen.

Zur Genese solcher Störungen und entsprechender Wahl der Öle

Die Funktionseinheit des Lendenbereiches erlangt mit der Aufrichtung der Wirbelsäule um das erste Lebensjahr herum eine wesentliche Bedeutung für die vertikale Haltung des Ich-begabten Menschen. Das Kreuzbein kann pflanzenartig bildhaft als Wurzel betrachtet werden, über den sich die aufrichtenden Säule frei schwingend, einem Stängel gleich, erhebt, während die zwei Beine den Menschen auf dem Erdboden (beweglich) verankern. Ludger Simon (1957-2016) beschrieb diese Skelettregion in dynamischer Weise: „*Unmittelbar um den Schwerpunkt des physischen Leibes herum wird in die Wirksamkeit physisch-mechanischer Kräfte hinein der senkrechten Wirbelsäule und des horizontalen ‚Fundamentes' das ‚Kreuz' des Beckenringes aufgerichtet. Zwei weitere Säulen, nämlich die Beinen, tragen den Beckenring, der gleichsam ein ‚Architrav'*[1] *ist.*"[2]

Um zu verstehen, wie bedeutsam diese Dynamik für die gesunde Funktion der hier wirksamen Wesensglieder ist, sei zu dem Zitat aus dem Beitrag Simons Folgendes angeregt: Wenn man, nur wenig nach vorne gebeugt, in eine halbe Hockstellung geht, erlebt man die erhebliche muskulo-skelettale Anstrengung dieser Haltung im Bereich Lendenwirbelsäule und Oberschenkel. (Dem entspricht die physiologische Winkelstellung der Hinterbeine eines Tieres.) Erhebt man sich jetzt in die Senkrechte und streckt dabei die Beine, dann lässt die Anstrengung der muskulären Fixierung ruckartig nach. „*Man erlebt an diesem kleinen Selbstversuch: Hier werden Willenskräfte aus den Muskeln frei, die dann auf einer höheren, seelischen Ebene dem Ich-Bewusstsein zur Verfügung stehen. Das menschliche Ich stellt sich - untertauchend in die physische Kräfteregion des Kreuzbeins - hinein in die Gravitationskraft, die vom Mittelpunkt der Erde ausgeht, um sie in der aufrechten Gestalt wieder überwinden zu können.*"[3]

Diese Ausführungen zeigen auf, dass der Symptomenkomplex Lumbago als Störung in den verschiedenen Wesensglieder verursacht sein kann. Daher kommen unterschiedliche Badezusätze zur Anwendung:
Um eine verkrampfte, z. B. aktuell verkühlte Muskulatur wieder geschmeidig zu machen, nimmt man

- *Kupfer-Lavendel-Öl aeth.* (Dr. Heberer).

Liegt eine Schwächung der Ätherkräfte (Lebens- und Regenerationskräfte) im Sinne einer Ermüdung vor, so ist die Schlehe

- *Prunus spinosa e floribus W 5%, Oleum* (WALA)

angezeigt.

Bedarf es einer Belebung der Atmung im unteren Rumpfsystem, so lässt sich Rosmarinus officinalis

- *Oliven-Rosmarin-Öl aeth. 10 %* (Dr. Heberer) bzw.
- *Rosmarinus, Oleum aethereum 10 %* (WALA)

anwenden.

Erkennt man eine Schwächung des Selbstbewusstseins, sozusagen eine kränkende Nachgiebigkeit der inneren Haltung, dann ist Wacholder

- *Oliven-Wacholder-Öl aeth. 5 %* (Dr. Heberer)

das Mittel der Wahl. Um eine solche Anwendung einzuleiten, lässt sich vorbereitend Basilikum

- *Oliven-Basilikum-Öl aeth. 5 %* (Dr. Heberer)

ansetzen.

Literatur und Anmerkung

1 Der Architrav ist bei einem griechischen Tempel das auf den Säulen ruhende, steinerne „Gebälk" für das Dach.

2 Simon L.: Gesichtspunkte zur Wesensgliederdiagnose und konstitutionellen Therapie bei Wirbelsäulen-Erkrankungen. Der Merkurstab 2003; 56 (5). S. 293-294.

3 Ebd.

KAPITEL VI.7
Werner Junge – Eine Biografie

ALBRECHT WARNING

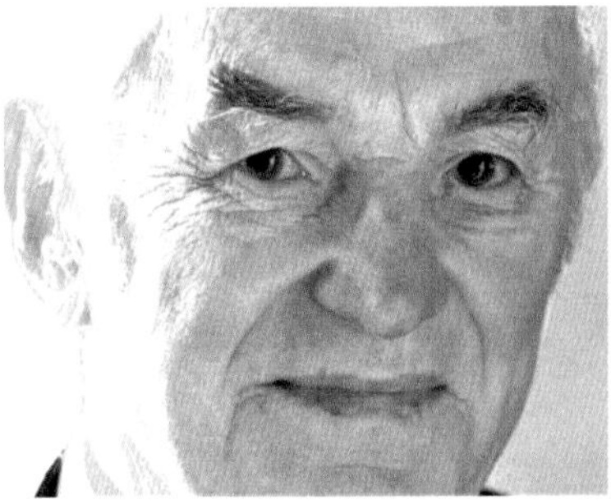

Werner Junge (1912–1998)

„Müsset im Naturbetrachten
Immer eins wie alles achten
Nichts ist drinnen
Nichts ist draußen
Denn was innen, das ist außen
So ergreifet ohne Säunmis
Heilig, öffentlich Geheimnis"

Johann Wolfgang von Goethe (1749–1832)

Werner Junge war ein Sonntagskind. Er erblickte am Palmsonntag, den 31. März 1912 in Berlin das Licht der Welt. Sein Vater Paul Junge fiel im ersten Weltkrieg 1916 an der russischen Front, sodass seine Mutter Emma als Weißnäherin den Lebensunterhalt verdienen musste. Werner lebte bis zu seinem Schuleintritt bei Verwandten. Nach der Volksschule begann er 1926 eine Lehre als Maschinenschlosser bei der AEG Berlin, die er mit Auszeichnung abschloss. Er arbeitet im Dampfturbinenbau. Ende der zwanziger Jahre führte in Deutschland eine Wirtschaftskrise zur Massenarbeitslosigkeit. Werner Junge teilte das Schicksal vieler Deutschen, denn man entließ ihn 1931. Er stand nun als 18-Jähriger vor dem Nichts. Auf der Suche nach neuen Zielen zeigte sich sein Ideenreichtum. Er beschloss, sein weiteres Leben mit einer Wanderschaft zu versuchen, setzte sich auf sein Fahrrad und radelte nach Süden. Man könnte meinen, sein Weg orientierte sich an der Flugroute der brandenburgischen Störche und Kraniche über Spanien zum afrikanischen Kontinent. Nach Süd-Südwest fand er seinen Weg und strebte so nach Gibraltar. Dort fasste er den Entschluss, nach Afrika überzusetzen.

Doch das Schicksal bremste ihn aus. Wegen einer Typhuserkrankung musste er in ein spanisches, von Nonnen geführtes Krankenhaus. Er genas von dieser Krankheit. Sein Verhalten und seine liebenswürdige Art veranlasste die Äbtissin ihn zu fragen, ob er nicht den katholischen Glauben annehmen wolle. Das hat Werner Junge, der – wie er von sich erzählte – in seiner Jugend als absolut unchristlicher Mensch und ohne Bindung an eine Religionsgemeinschaft gelebt hatte, jedoch von sich gewiesen. Um aber die aus deutscher Seele so strikt geäußerte Ablehnung zu mildern, erinnerte er sich der „Ringparabel" aus dem Schauspiel Nathan der Weise (1779) von Gotthold Ephraim Lessing (1729-1781) und erzählte sie, um darzulegen, dass man nicht wissen könne, wer den echten Ring des wahren Glaubens besitze. Die Äbtissin, so berichtete Werner Junge mit Schmunzeln, war von dieser Erzählung beeindruckt. Man respektierte seine freiheitliche Haltung, nicht ohne ihm den guten Rat zu geben, doch wieder in seine Heimatstadt Berlin zurückzukehren.

Man möge sich vergegenwärtigen, dass der Elektromaschinenbaugeselle mit Volksschulabschluss die Ringparabel nicht nur kannte, sondern sie auch vorzutragen wusste. Es erscheint in dieser Lebenssituation schon in dem 20-Jährigen eine innere Bildung, die sich als Keim seines stetigen Strebens im weiteren Lebenslauf offenbart.

Im Jahr 1932 trat er die Heimfahrt nach Berlin an. Im Zug lernt er einen Mitreisenden kennen. Zwischen den Beiden entspann sich ein Gespräch, in dem sie Themen mathematisch-geometrischer Fragen vertieften. Später stellte sich heraus, dass es sich bei diesem Gesprächspartner um George Adams Kaufmann[1] (1894-1963) gehandelt hatte, der ihn auf die projektive Geometrie und die Bedeutung der sogenannten Lemniskate[2] aufmerksam machte.

Werner Junge gelangte tatsächlich zurück nach Berlin und wendete sich einer Gruppe von Menschen zu, die mit der Anthroposophie verbunden waren. Er erfuhr dort von landwirtschaftlichen und baulichen Pionierarbeiten auf dem Gut Schloss Hamborn bei Paderborn.

Hier sei ein Passus übernommen, den der damalige Eigentümer dieses Landgutes in der Geschichte der Hamborner Institution verfasste:

Georg Moritz Erbprinz von Sachsen-Altenburg (1900-1991) schrieb[3]:

„Mit besonderer Begeisterung griffen wir es daher auf, dass uns durch eine verständnisvolle Stiftung der Mutter eines einstigen Waldorfschülers die Möglichkeit gegeben wurde, eine Anzahl erwerbsloser junger Menschen aufzufordern, bei der Herrichtung und Vorbereitung für unseren Plan behilflich zu sein. Hieraus entwickelte sich die ‚Hamborner Kolonne' (später Hamborner Arbeitsdienst), die über ein Jahr auf Hamborn lebte und wirkte. Manch wertvolle Arbeit wurde von diesen Helfern ausgeführt: Steine lasen sie von über 100 Morgen Ackerland, rodeten Waldland, pflanzten Tausende von Bäumchen und verrichteten mancherlei Maurer- und Zimmermannsarbeiten. – All' diese jungen Studenten und Kumpels, prächtige Menschen, nahmen natürlich an unserem gemeinsamen Leben teil. Die ‚Hamborner Kolonne' musste im Herbst 1933 wieder aufgelöst werden ... Mithelfer in der ‚Hamborner Kolonne' waren unter anderen: Paul Johannes Höll und Werner Junge.“

Die Beiden trafen sich, als Werner Junge in seinem 21. Lebensjahr eben in die Sphäre der Anthroposophie hineinlebte, während Paul Johannes Höll (1906-2002) 26-jährig, bereits Mitglied der Ersten Klasse der Freien Hochschule für Geisteswissenschaft war. Ita Wegman (1876-1943) hatte ihn selbst aufgenommen. Man kann vermuten, dass sich beide während der gemeinsamen Zeit über geisteswissenschaftliche Themen intensiv ausgetauscht haben.

Im Nachruf über Johannes Höll findet sich der Bericht über ein besonderes Ereignis, an dem Werner Junge teilnahm[4]:

„In diese Zeit, Pfingsten 1932, fiel auch die Einweihung des damaligen ‚Heilerziehungs- und Erholungsheimes Schloss Hamborn'. Siegfried Pickert (1898-2002) war im Dezember 1931 mit den Betreuten von Jena nach Schloss Hamborn gezogen. Hier wurde nun mit Ita Wegman die Begründung des Heimes und des Sanatoriums festlich

begangen. Dazu waren junge Menschen aus verschiedenen europäischen Ländern zusammen gekommen, um beim Aufbau zu helfen.“

Ergänzend die Würdigung aus dem Bericht von Georg von Sachsen-Altenburg: *„In erster Linie aber müssen wir hier in Dankbarkeit Frau Dr. Ita Wegmans gedenken, der großen Ärztin und einstigen Mitarbeiterin Rudolf Steiners, die mit ihrer Tatkraft und mitreißendem Enthusiasmus uns alle befeuerte. Immer wieder besuchte sie uns in den ersten Jahren, beriet uns bis in alle Einzelheiten und freute sich an jedem Fortschritt und Erfolg. Sie ließ uns wertvollste Hilfe auch dadurch zukommen, dass sie uns für die einzelnen Gebiete erfahrene Mitarbeiter aus den von ihr geleiteten Instituten schickte. Ihr Plan war, die sich anbietenden größeren Räumlichkeiten des Schlosses so zu verwenden, dass zahlende Erholungsgäste darin untergebracht werden könnten, dass aber durch das Zusammenwirken aller dort Tätigen ein Lebens- und Kulturstil gepflegt werde, der zu gesamtmenschlicher Förderung und Bildung führen und das soziale Gewissen wieder wecken könne.“*

Werner Junge mag hier anlässlich des Pfingstfestes im Miterleben der heilpädagogisch zu betreuenden Menschen einen Impuls zur therapeutischen Lebenstätigkeit erhalten haben. Bei ihm bewirkten diese Jahre eine Wende in seinem Bewusstsein: In seinem Lebenslauf schrieb er: *„In der Technik konnte mit dem Intellekt die Elektrizität sehr gut gehandhabt werden, in der Landwirtschaft versagt er gegenüber den Lebenszusammenhängen. Hier kamen Kräfte in Betracht, die weit umfassender und wirksamer waren als Elektrizität, obwohl diese nicht in der gleichen Weise messbar waren ... Im Vordergrund standen nun die Lebenskräfte und die Frage: Wo finde ich diese Kräfte in der Natur?“*[5]

1935 kehrte er nach Berlin zurück und begann seine Ausbildung zum medizinischen Bademeister und Masseur, die er noch im selben Jahr abschloss. In dieser Zeit lernte er seine Frau Franziska (1912-2001) kennen. Sie heirateten im November 1935. Franziska hatte 1933 ein Reformhaus in Kleinmachnow bei Berlin eröffnet, in dem Werner mitarbeitete.

Durch seine Hinwendung zur Anthroposophie bildete sich in ihm eine „Immunität gegen die Faszination der Machtergreifung des Nazi-Regimes, der die damalige Jugend weitgehend unterlag“.[6]

„Werner Junge hat als Therapeut sich das Wasser als Instrument seines täglichen Wirkens gewählt.

So lebte er mit und in den lebendigen Qualitäten, d.h. unmittelbar mit den Naturkräften, in denen er die Auferstehungskräfte suchte. Diese Kräfte und Dimensionen des Wassers werden in ihm neue Gedankenwege eröffnet haben, einem ebenso staunenden, wie forschenden Menschen, der sich der Welt des Geistes geöffnet hat. Er erkennt unter anderem, dass die physikalisch wirkende Dynamik des Wassers fassbar werden muss, zum Beispiel in einem Wirbel.“[7]

Aus der Vielzahl der Zeichnungen und Berechnungen der Wirbelkonfigurationen und deren mathematische Darstellung, die sich in seinem Nachlass fanden, wird deutlich, dass Werner Junge sich mit dem Phänomen der Wirbeldynamik schon sehr früh auseinandersetzte, als es allenfalls mathematische Literatur darüber gab. Er war ein unermüdlich forschender Autodidakt.

Diese Forschungsfragen wurden zur realen Herausforderung durch ein Ereignis, das uns Franziska Junge berichtete: „*Lassen Sie mich kurz schildern, wie die Öldispersionsbäder entstanden sind. Im Jahre 1935 bestanden wir an der Universitätsklinik in Berlin das Staatsexamen für Massage und Hydrotherapie. Ich hatte schon zwei Jahre vorher ein Reformhaus mit der ersten Demeter-Abteilung in Berlin eröffnet. Diesem Betrieb wurde nun eine Massage- und medizinische Bäder-Praxis angegliedert. Zwei Jahre später, im Juni 1937, wurden wir mit einem sehr schweren Fall, einer Aktinomykose des Mundes konfrontiert.*“[8]

Werner Junge hatte sich wenige Wochen zuvor die 1937 gedruckte Erstausgabe der Vortragsreihe Rudolf Steiners aus dem Jahre 1920 mit dem Titel „Geisteswissenschaft und Medizin“ gekauft. In ihm fand er die Anregungen zur Feinstzerstäubung des Öles in Wasser.[9]

Er entwickelte daraufhin in wenigen Tagen das Glasgerät zur Öldispersion.[10]

Nach einer Serie von Bädern gesundete die erkrankte Frau. Sie wurde 1990 87 Jahre alt.

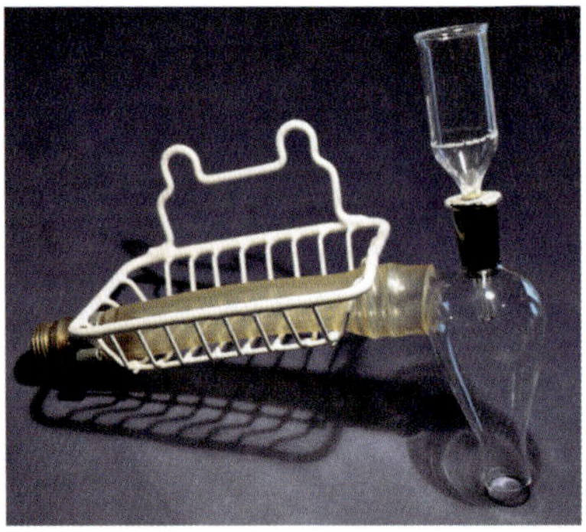

Ursprüngliches Glasgerät [→ Zur Beschreibung des Glasgerätes siehe Kapitel 6.1 Die praktische Durchführung des Öldispersionsbades nach Werner Junge]

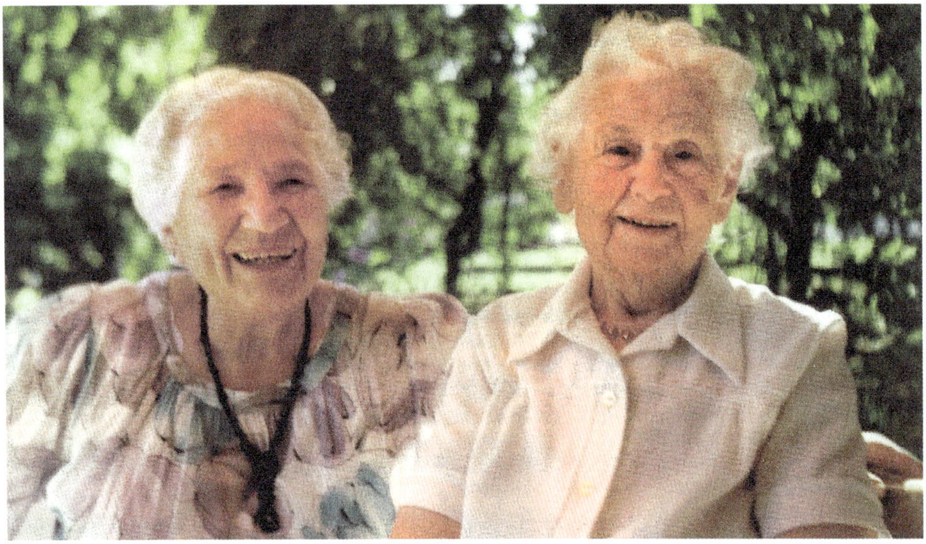

Zwei lebensfrohe und rüstige Damen im stolzen Alter von 80 Jahren: Franziska Junge (links), die gemeinsam mit ihrem Mann Werner das Öldispersionsbad entwickelte, und Frau Zapf, die Patientin, für die diese Erfindung Ende der 1930er-Jahre vermutlich lebensrettend war.[11]

1940 wurde Werner Junge als Soldat eingezogen und musste bis 1945 in einem Lazarett, überwiegend im Operationsraum tätig sein.

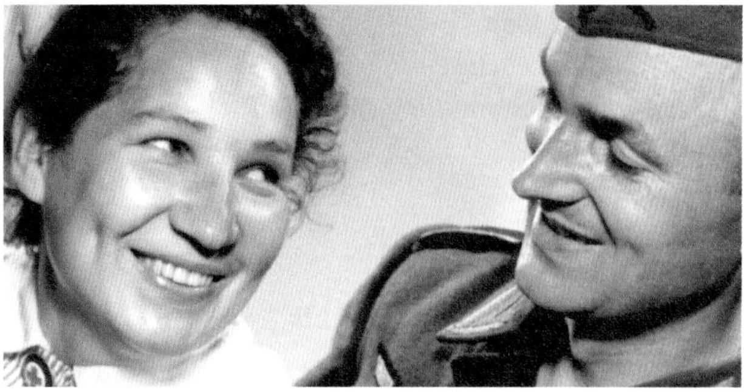
Franziska und Werner Junge im Jahr 1943

Bei Kriegsende war die Berliner Existenz zerstört. Er fand seine Familie in Wangen im Allgäu wieder. Anfänglich arbeitete er in der Landwirtschaft, erhielt dann (1947) eine befristete Anstellung beim württembergischen Staat in einem Amt in Heidenheim. Nach wechselnden Tätigkeiten begann er bei der Firma Voith in Heidenheim als Maschinenschlosser. Die Familie wurde dort ansässig. Die fünf Kinder besuchten die Waldorfschule in Heidenheim. Diese war im Jahr 1946 von Hanns Voith (1885-1971), dem Firmenbesitzer, gegründet worden.

Bis 1967 bauten sich Werner und Franziska Junge eine Massagepraxis in Heidenheim auf, in der das Öldispersionsbadegerät seine Renaissance erlebte.

Werner Junge bemühte sich damals erneut um die Theorie der Wirbelbildung im Öldispersionsgerät. Bei seinen Studien fand er Goethes Gedicht: „Gesang der Geister über den Wassern", das dieser angesichts des Wasserfalls in Lauterbrunnen im Berner Oberland (Schweiz) 1779 dichtete.[12]

Des Menschen Seele
Gleicht dem Wasser:
Vom Himmel kommt es,
Zum Himmel steigt es,
Und wieder nieder
Zur Erde muss es,
Ewig wechselnd.

Strömt von der hohen,
Steilen Felswand
Der reine Strahl,
Dann stäubt er lieblich
In Wolkenwellen
Zum glatten Fels
Und leicht empfangen,
Wallt er verschleiernd,
Leisrauschend
Zur Tiefe nieder.

Ragen Klippen
Dem Sturz entgegen,
Schäumt er unmutig
Stufenweise
Zum Abgrund.

Im flachen Bette
Schleicht er das Wiesental hin,
Und in dem glatten See
Weiden ihr Antlitz
Alle Gestirne.

Wind ist der Welle
Lieblicher Buhler;
Wind mischt vom Grund aus
Schäumende Wogen.

Seele des Menschen,
Wie gleichst du dem Wasser!
Schicksal des Menschen,
Wie gleichst du dem Wind!

Werner und Franziska Junge reisten selbst zu dem Staubbachfall im Lauterbrunnental und beobachteten die Zerstäubung des fallenden Wassers. Werner Junge sah, dass das aus der Höhe in die Tiefe stürzende Wasser eine derart hohe Fallbeschleunigung erfährt, dass innerhalb mancher Wasserstränge die dem wässrigen Element charakteristische Kohärenz durch Turbulenzen zerreißt und sich Wassernebel bilden, die wieder aufsteigen.

Aus dieser Zeit ist eine Veranstaltung bemerkenswert: Im Jahr 1961 initiierte das Ehepaar Junge eine Tagung in Heidenheim zur Wirkungsweise des Öldispersionsbades. Auf der Teilnehmerliste der ca. 30 Anwesenden finden sich handschriftlich verzeichnet die Unterschriften z.B. von Rudolf Hauschka (1891-1969), Irmgard Marbach (1921-2008), Els Eichler (1910-2002), Heribert Kaufmann (1912-1990), Heinz-Hartmut Vogel (1914-1995), Eberhard Schickler (1895-1964) und andere. Damit wurde deutlich, dass das Ehepaar Junge das Öldispersionsbad im Kreis der anthroposophisch medizinisch Tätigen nicht nur bekannt machen wollte, sondern danach strebte, die grundlegende Ideenbildung in diesem Kreis offen zu legen und zur weiteren Entwicklung anzuregen. Eberhard Schickler[13], der als Assistenzarzt in der Klinik in Arlesheim bei Ita Wegman mitgearbeitet hatte, schrieb über die Zusammenkunft 1961 in Heidenheim:

„Mitte Januar 1961 haben sich in Heidenheim interessierte Ärzte und Bademeister versammelt, um über das Öldispersionsbad Erfahrungen auszutauschen ... Gerne habe ich mich daran beteiligt, weil ich durch einen Auftrag noch von Frau Dr. Wegman her weiß, dass ein besonderes Interesse von ihr dieser Heilmöglichkeit galt ...“

Wie schon in der Hamborner Zeit scheint sich hier der Lebensweg Werner Junges mit den Impulsen und dem Wirken Ita Wegmans zu begegnen.

1967 pachteten Werner und Franziska Junge im Schwarzwald das Gut Lauterbad, um ein Sanatorium zu eröffnen. Sie wollten ein therapeutisches Konzept der äußeren Anwendungen und ganzheitlicher Ernährung im Sinne der Reformbewegung verwirklichen. Im Sanatorium Lauterbad vertiefte das Ehepaar die Anwendungen. Zum einen erweiterten sie das Ölsortiment, das sie zusammen mit der Firma WALA herstellten.

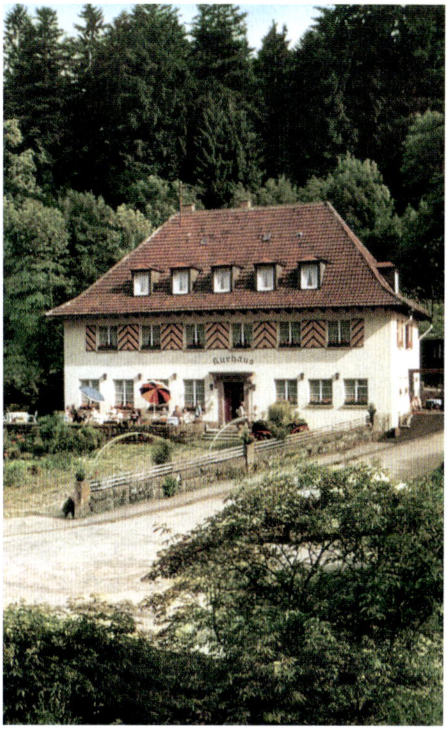

Das Kurhaus des Sanatoriums Lauterbad, ca. 1970

Zum anderen entwickelte Werner die Unterwasserbürstenmassage. Der Anlass dazu ergab sich, als Kurgäste aus dem Bergbau des Ruhrgebietes geschickt wurden. An ihnen erlebt er die verhärtenden Wirkungen der Untertagearbeit. Um die Kraft des Bades zu steigern, insbesondere die Ölaufnahme durch die Haut zu fördern – so wurde von ihm mitgeteilt –, begann er die Bürstenmassage einzusetzen. Vorbild dazu waren einerseits die Vorgehensweise wie sie seit dem 19. Jahrhundert Johann Heinrich Lahmann (1860-1905) praktizierte[14] und von den Kneippvereinen übernommen worden war. Andererseits war Werner Junge mit der Rhythmischen Massage von Ita Wegman nach einem Ausbildungskurs bei Margarete Hauschka (1896-1980)[15] vertraut.

In dieser Zeit wurde der Name „Öldispersionsbad" von Hans Klett geprägt, der selbst, neugierig durch die Heilerfolge dieser Therapie, im Sanatorium Lauterbad im Schwarzwald von Werner Junge gebadet worden war.

10 Jahre später, 1977, beendete das Ehepaar die dortige Tätigkeit und zog nach Birenbach bei Göppingen, um sich ganz der Weiterentwicklung der Therapie mit dem Öldispersionsbad zu widmen.

Eingeladen von Therapeuten in anthroposophischen Institutionen in Europa und Übersee reisten sie um die Welt. Werner hielt Einführungskurse und Franziska sorgte für die Verbreitung der Geräte und Öle, z.B. sind Kanada, Neuseeland, Australien, die USA oder Finnland dokumentierte Reiseziele. Wenn heutzutage Kurse an diesen Orten stattfinden, so wird man immer wieder mit persönlichen Erlebnisberichten der älteren Generation an Werner und Franziska Junge erinnert.

Zum 1. Januar 1996 übergaben Werner und Franziska Junge die Leitung der Firma Jungebad an die Schwiegertochter Angelika Junge mit deren Geschäftspartner Arno Schmitt.

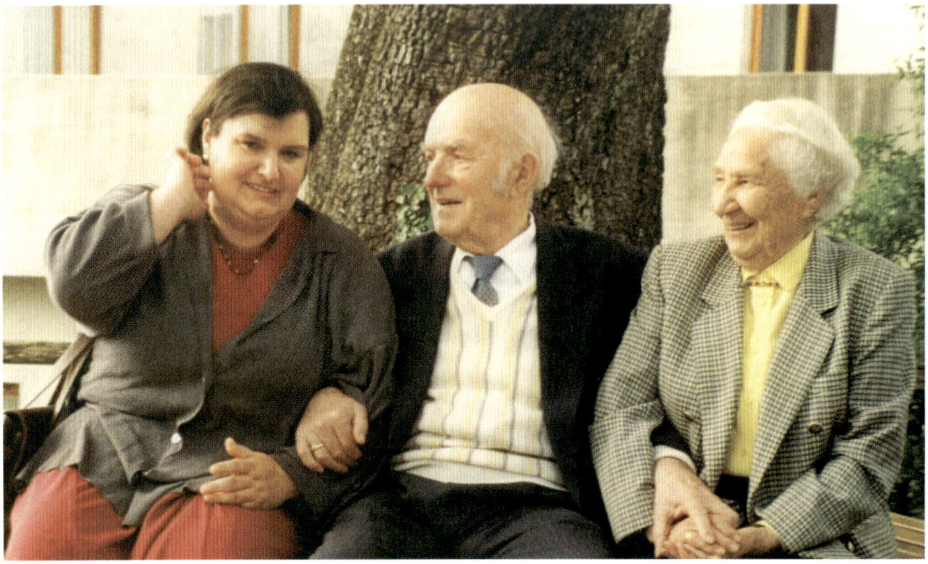

Angelika Junge, Werner Junge und Franziska Junge bei einem Besuch am Goetheanum, Dornach, ca. 1996

Werner Junge widmete sich über die umfangreiche Arbeit mit dem Öldispersionsbad als Heilmittel hinaus intensiv einem Lebensthema: Die Suche nach den Auferstehungskräften des Christuswirkens. In dem Isenheimer Altar in Colmar[16] und im Bild der Stuppacher Madonna[17], beide Kunstwerke gemalt von Gotthard Matthias Neidhart, genannt Grünewald (um 1480-1530), suchte er sein ganzes Leben Antworten auf diese und andere Fragen. Er verfasste über die Ergebnisse seines Bemühens eine kleine Schrift.

In seinem unablässigen Forscherdrang beschäftigte ihn seit der Begegnung mit George Adams Kaufmann die Bewegungen der Planetenbahnen. Nach dem Studium des III. Naturwissenschaftlichen Kurses Rudolf Steiners[18], den dieser den Lehrern der Waldorfschule in Stuttgart gegeben hatte, versuchte Werner Junge den lemniskatischen Verlauf der Planetenbahnen im Verhältnis zur Erde und zur Sonne zu beschreiben und abzubilden. Ein Zweigmitglied aus Göppingen beschrieb ihn als *„souveränen, aber auch eigenwilligen Denker, der durch seine grundständige Denkfähigkeit manchem nicht so potentem Zeitgenossen davoneilte und auch oft genug schmerzlich erleben musste, dass er nicht verstanden wurde ... In nächtelanger Rechenarbeit versuchte er die Planetenbewegungen zu erfassen.“*[19]

Bei den Begegnungen mit Werner Junge beeindruckte nicht nur, wie sehr er seinen Lebensweg mit Enthusiasmus an der Geisteswissenschaft geprägt hatte, sondern mehr noch das herzvolle Bemühen eines vom Helferwillen durchdrungenen Therapeuten. Er hatte den heilenden Impuls als spirituelle Dimension des Öldispersionsbades erfasst. Seine Genialität vermittelte in einem physisch gestalteten Apparat zwischen der Dynamik des Wassers und den Feuergeistern der fetten und ätherischen Öle zur heilenden Mischung. Vorreiter für die erfahrungsgesicherten Indikationen war seinerzeit Hermfried Kunze (1915-1998). Ein Arzt, der sich mit Werner Junge zusammen dem „Ölbad“ widmete.

Eine Bemerkung Rudolf Steiners prägte die Sichtweise Werner Junges wesentlich.

„Es ist also möglich, an eine Therapie zu denken, die nicht bloß mit den chemischen Agenzien, mit den chemischen Kräften arbeitet, sondern die ein Heilmittel mit dem vollen Bewusstsein verabreicht: Geradeso, wie du eine Portion physische Substanz verabreichst, oder wie du in einer bestimmten Prozentuallösung von physischer Substanz baden lässt oder injizierst, so injizierst du mit der bestimmten Substanz in einer ganz bestimmten Weise das Geistige in den menschlichen Organismus hinein. So ist es durchaus möglich, den Übergang zu machen zu der Erkenntnis nicht bloß der physischen Substanz im Heilmittel, sondern desjenigen, was im Heilmittel als Geistiges wirkt."[20]

Werner Junge zitierte gerne J. W. von Goethe: Wenn ein Mensch in der Wanne vollständig von Wasser und Öl umhüllt war, machte er auf die Ganzheitlichkeit des Ölbades aufmerksam, indem er bemerkte, was Goethe in Straßburg aus den Gesprächen der medizinisch strebenden Kommilitonen folgerte: *„Die Medizin beschäftigt den ganzen Menschen, weil sie sich mit dem ganzen Menschen beschäftigt.*"[21]

Ein Leitmotiv war ihm das Gedicht:

Epirrhema

Müsset im Naturbetrachten
Immer eins wie alles achten;
Nichts ist drinnen, nichts ist draußen;
Denn was innen, das ist außen.
So ergreifet, ohne Säumnis,
Heilig öffentlich Geheimnis.
Freuet euch des wahren Scheins,
Euch des ernsten Spieles!
Kein Lebend'ges ist ein Eins,
Immer ist's ein Vieles.

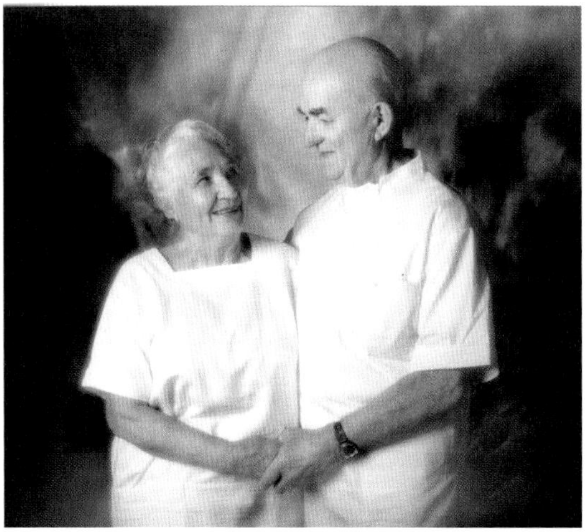

Werner und Franziska Junge

Bis in seine letzte Lebenszeit beschäftigte er sich mit den beschriebenen Fragen. Das Bild des auferstandenen Christus im Isenheimer Altar wurde ihm zur elementaren Erfahrung. Am 13.12.1998 starb Werner Junge in Birenbach.

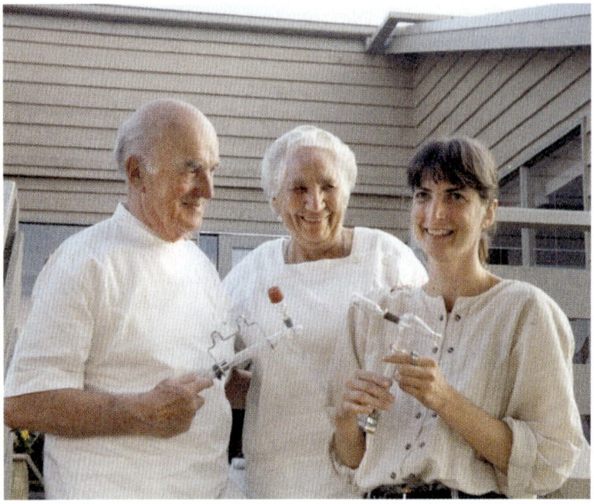

Werner und Franziska Junge mit einer Bekannten

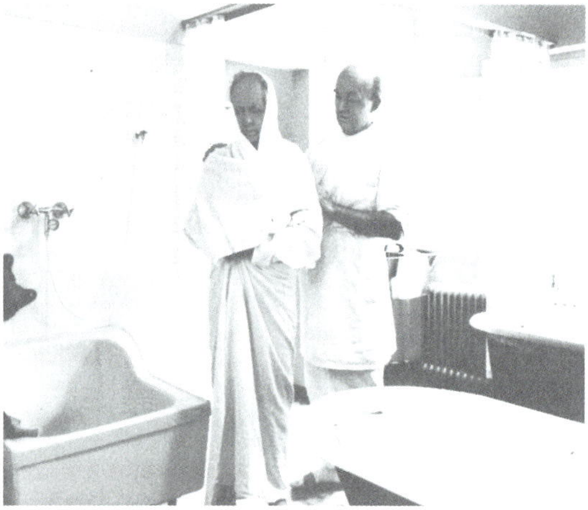

Werner und Franziska Junge, Vorbereitung der Nachruhe

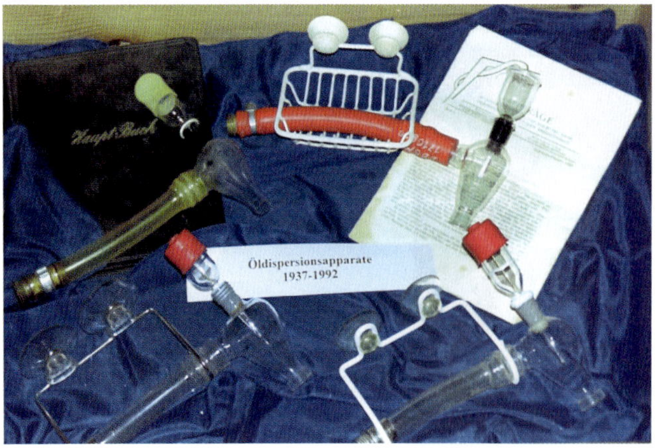

Historische Öldispersionsapparate

Literatur und Anmerkungen

1 Ziegler, R.: George Adams Kaufmann. In: von Plato, B. (Hrsg.): Anthroposophie im 20. Jahrhundert. Ein Kulturimpuls in biographischen Portraits. Verlag am Goetheanum Dornach 2003. S.19-22.

2 Eine geometrische Figur, die als liegende Acht beschrieben wird. Sie ist Gegenstand mathematischer Betrachtungen und gilt als Zeichen für Unendlichkeit.

3 Erbprinz von Sachsen-Altenburg, G. M.: Rückblick auf ein Stück Hamborner Geschichte. Als Chronik verfasst anlässlich des 25-jährigen Bestehens der Einrichtung. Verlag Ch. Möllmann Borchen 2018.

4 Hüther, I.: Anthroposophie - Mitteilungen aus der anthroposophischen Arbeit in Deutschland. Nr. 225, Michaeli 2003. S. 212-215.

5 Alexander, S.: Zum 85. Geburtstag von Werner Junge. Laudatio. Die Christengemeinschaft 1997; (4). S. 195-197.

6 Junge, W.: Mein Lebenslauf. Unveröffentlicht, in Privatbesitz des Autors.

7 Warning, A.: Spirituelle Hintergründe des Öldispersionsbades. In: Verein für Öldispersionsbadetherapie nach Werner Junge (Hrsg.): Zum Öldispersionsbad. Eine Jubiläumsschrift anlässlich des 100. Geburtstages von Werner Junge. Düsseldorf 2012. S. 33.

8 Junge, F.: So entstand das Öldispersionsbad. Der Merkurstab 1990; 43 (5). S. 338-339.

9 Steiner, R.: Geisteswissenschaft und Medizin (GA 312). Rudolf Steiner Verlag Dornach 2020.

10 Das Gerät und die Ratio zu seiner Gestaltung sind im Kapitel VI.1 ausführlich beschrieben.

11 DAMiD (Hrsg.): Medizin individuell. Nr. 22, Frühjahr 2006. S. 8.

12 v. Goethe, J.W.: Gesang der Geister über den Wassern. In: Goethes Werke. Erster Band. Verlag Wilhelm Grunow Leipzig 1889. S. 367.

13 Zu Eberhard Schickler siehe: Selg, P.: Anthroposophische Ärzte, Lebens- und Arbeitswege im 20. Jahrhundert, Nachrufe und Kurzbiographien. Verlag am Goetheanum 2000. S. 191.

14 Schweizer Kneippverband: http://kneipp.ch/das-ist-kneippen/anwendungen/buerstenbad (Abfrage Mai 2023).

15 Eigenhändiges Zeugnis von Margarete Hauschka vom 31.12.1954.

16 Biermann, G.: Der Isenheimer Altar, 10 Farbtafeln mit einer Einführung von Hans Möhle. Bruckmann Verlag München 1948.

17 Hilsenbeck, B.: Die Stuppacher Madonna und ihre Botschaft. Stuppach-Bad Mergentheim Kapellenpflege Stuppacher Madonna 1980.

18 Steiner, R.: Das Verhältnis der verschiedenen naturwissenschaftlichen Gebiete zur Astronomie (GA 323). Rudolf Steiner Verlag Dornach 1997.

19 Trenkel, I.: Nachruf in den Nachrichten des Anthroposophischen Zweiges Göppingen 1999.

20 Steiner, R.: Anthroposophische Menschenerkenntnis und Medizin (GA 319). Rudolf Steiner Verlag Dornach 1994. Vortrag vom 28. August 1924.

21 v. Goethe, J.W.: Aus meinem Leben. Dichtung und Wahrheit. Erster und zweiter Teil. In: Goethes Werke. Neunter Band. Verlag Wilhelm Grunow Leipzig 1889. S. 426.

KAPITEL VII.1

Das Öldispersionsbad bei Kindern und Jugendlichen

MARKUS KRÜGER

Das Öldispersionsbad findet in jedem Alter Anwendung. Bei Kindern und Jugendlichen eignen sich die Bäder besonders bei chronischen Erkrankungen, Regulations-, Somatisierungs- und Entwicklungsstörungen sowie bei psychosomatischen Leiden.

Erstes Jahrsiebt

In den ersten sieben Lebensjahren kommt es darauf an, die Ausbildung der Lebenskräfteorganisation zu fördern und in ihrer Entwicklung zu unterstützen. Olivenbaum (*Olivenöl naturrein* (Dr. Heberer)), Schafgarbe (*Schafgarbe 5 % in Olivenöl* (Dr. Heberer)) und Schlehdorn (*Prunus spinosa e floribus W 5 %, Oleum* (WALA)) stehen hierbei zur Seite.

Zweites Jahrsiebt

Im zweiten Jahrsiebt ist es wichtig, die Empfindungs- und Seelenkräfteorganisation in ihrer Entwicklung zu begleiten. Lavendel (*Oliven-Lavendel-Öl aeth. 10 %* (Dr. Heberer) bzw. *Lavandula, Oleum aethereum 10 %* (WALA)) und andere Labiaten wie Thymian (*Thymus, Oleum aethereum 5 %* (WALA)) und Salbei (*Oliven-Salbei-Öl aeth. 10 %* (Dr. Heberer)) und auch die Umbelliferen wie Kümmel (*Oliven-Kümmel-Öl aeth. 5 %* (Dr. Heberer)), Fenchel (*Fenchelöl aeth. 10 % in Olivenöl* (Dr. Heberer)) und Anis (*Anisöl aeth. 5 % in Olivenöl* (Dr. Heberer)) sind dabei wirksame Unterstützer.

Drittes Jahrsiebt

Ab der Pubertät beginnen die entfaltenden Seelenkräfte sich neu zu formieren und den Leib für die Ich-Geburt vorzubereiten. Öldispersionsbäder mit Gold-Rosenblüten-Öl (*Gold-Rosenblüten-Öl aeth.* (Dr. Heberer), Gold-Weihrauch-Myrrhe-Öl (*Gold-Weihrauch-Myrrhe-Öl aeth.* (Dr. Heberer), Rosmarinöl (*Rosmarinus, Oleum aethereum 10 %* (WALA) bzw. *Oliven-Rosmarin-Öl aeth. 10 %* (Dr. Heberer)) und ggf. auch Wacholderöl (*Oliven-Wacholder-Öl aeth. 5 %* (Dr. Heberer)) sind in diesem Alter besonders hilfreich.

1. Praktische Durchführung und spezifische Krankheitsbilder in den verschiedenen Altersgruppen

Kinder lieben es, wenn man sich ihnen zuwendet und mit ihnen beschäftigt. Zuwendung und Aufbau von Beziehung sind essenziell für ihre gesunde Entwicklung. Das kommt im hektischen Alltagsleben oft zu kurz. Mit dem Öldispersionsbad kann man Beziehung und Zuwendung fördern. Die Bäder und die anschließende Ruhepackung geben Kindern Wärme, Hülle und Geborgenheit, sie unterstützen nachhaltig Heilungsprozesse.

Je kleiner ein Kind ist, desto weniger lässt sich eine vollständige Bürstenmassage durchführen.

1.1 Säuglinge

Bei Säuglingen hält die eine Hand des Therapeuten den Kopf aus dem Wasser, während die andere Hand eine Art Unterwassermassage ausführt. Dabei wird entweder mit der bloßen Hand gearbeitet oder ein Waschlappen oder Massagehandschuh übergezogen. Eine spezielle Choreografie ist für Säuglinge bisher nicht festgelegt, doch sollte man auch bei ihnen mit der Massage der Gliedmaßen beginnen. Die Pentagramm-Anwendung ist hier ohne Bürsten gut möglich [→ Kapitel VI.2 Die Pentagramm-Bürstenmassage im Öldispersionsbad].

Idealerweise badet die Mutter zusammen mit dem Säugling. Das Kind spürt dann ihre Nähe und fühlt sich geborgen. Außerdem unterstützt die Mutter beim Halten des Kindes. Das fördert in besonderem Maße die Mutter-Kind-Einheit und damit die *kindliche Bindung.*

Bei Säuglingen und Kleinkindern verwendet man vorzugsweise die fetten Öle wie:

- *Olivenöl, naturrein* (z.B. Dr. Heberer)
- *Mandelöl,* naturrein (z.B. Primavera)
- *Hagebuttenkernöl,* z.B. *Wildrosen-Kernöl naturrein* (Dr. Heberer)

Das Mandelöl eignet sich bei Kindern, die besonders *sinnesoffen und hüllbedürftig* sind, während das Olivenöl bei Kindern zum Einsatz kommt, die z.B. nach einer *Frühgeburt* oder schwerer Krankheit eine *geschwächte Lebenskräfteorganisation* haben.

Bei etwas älteren, *schutzlos wirkenden Säuglingen* gibt das Auszugsöl der Kamille

- *Chamomilla e floribus W 10 %, Oleum* (WALA) bzw.
- *Oliven-blaue Kamille-Öl aeth. 1 %* (Dr. Heberer)

Hülle und Geborgenheit.

- *Schafgarbe 5 % in Olivenöl* (Dr. Heberer)
- *Oliven-Calendula-Öl 10 %* (Dr. Heberer)

eignen sich für die Behandlung der *Neurodermitis.*

Auch kleine Kinder erhalten in der Regel keine vollständige Bürstenmassage. Das Baden erfolgt sehr spielerisch. Waschlappen oder Massagehandschuhe finden Verwendung.

Das Kind darf beim Baden Spaß haben, auch eine Badeente oder ähnliches ist erlaubt. Eltern begleiten während der Ruhepackung ihre Kinder. Sollten diese unruhig sein, überbrückt beispielsweise das Vorlesen Grimmscher Märchen die notwendige Ruhezeit.

Das Rosenblütenöl in Olive

- *Rosa e floribus 10 %, Oleum* (WALA)

eignet sich bei *allgemeinen Entwicklungsstörungen.*

Bei spezifischen Krankheitsbildern variiert man die Wahl des Öles entsprechend. Bei *frühkindlichem Asthma* oder bei *rezidivierender, spastischer Bronchitis* ist das Baden in

- *Schafgarbe 5 % in Olivenöl* (Dr. Heberer)

hilfreich. Bei Kindern über drei Jahren gibt es auch gute Erfahrungen mit dem Salbeiöl, das ebenfalls einen besonderen Bezug zu den Bronchien aufweist.

- *Oliven-Salbei-Öl aeth. 10 %* (Dr. Heberer)

Während die Schafgarbe die *Lebenskräfteorganisation* stärkt, die übermäßigen Stoffwechseltätigkeiten in den Bronchien an die richtigen Orte im Leib verweist und mit ihrer starken Klangätherkraft die Feingliedrigkeit des Bronchialsystems unterstützt, stabilisiert der Salbei ein *hyperreagibles Bronchialsystem* und versetzt ebenfalls die übermäßige Stoffwechselaktivität aus den Bronchien wieder an ihre gehörige Stelle.

Ein abendliches Bad mit

- *Oliven-Lavendel-Öl aeth. 10 %* (Dr. Heberer) bzw.
- *Lavandula, Oleum aethereum 10 %* (WALA)

vor dem Schlaf bereitet eine ungestörte Nachtruhe bei Kindern mit *Einschlaf- und Durchschlafschwierigkeiten.*

Unruhige und unausgeglichene Kinder profitieren von sich zweimal wöchentlich rhythmisch wiederholenden Öldispersionsbädern: Das Öl der Mandel gibt Geborgenheit, Olivenöl kräftigt den Organismus, Kamillenöl vermittelt eine Schutzhülle, Rosenöl berührt mit Zartheit, Lavendelöl beruhigt und entspannt.

Bei infektanfälligen Kindern ist

- *Prunus spinosa e floribus W 5 %, Oleum* (WALA)

gefragt. Die Schlehe kräftigt den Lebensorganismus und stärkt das Immunsystem. Generell stärkt das Öldispersionsbad die Abwehrkräfte nachhaltig.

Chronischen, funktionellen Bauchschmerzen wirken Kamille- (bei schmerzhaften Krämpfen), Fenchel- oder bei Blähbauch Kümmel-Öldispersionsbäder entgegen.

- *Chamomilla e floribus W 10 %, Oleum* (WALA) bzw.
- *Oliven-blaue Kamille-Öl aeth. 1 %* (Dr. Heberer)
- *Fenchelöl aeth. 10 % in Olivenöl* (Dr. Heberer)
- *Oliven-Kümmel-Öl aeth. 5 %* (Dr. Heberer)

1.3 Schulkinder

Bei Schulkindern ist eine typische Ganzkörpermassage oft schon möglich. Während manche bereits eine Bürstenmassage genießen, profitieren andere noch von den zarteren Berührungen mit Massagehandschuhen. Je nach Entwicklungsstand und Konstitution ist auch bei Schulkindern das Baden eine große Spaßveranstaltung mit Planschen und viel eigenen Bewegungen. Oft finden die Kinder erst in der anschließenden Packung Ruhe.

Kraftlosigkeit und vegetative Erschöpfung: Kinder kommen heute schon früh durch den hohen schulischen Erwartungsdruck, den Medienkonsum und die anstrengende Terminfülle am Nachmittag in einen allgemeinen, zum Teil schweren Erschöpfungszustand. Neben einer grundsätzlichen Lebensstil-Änderung empfehlen sich hier wöchentliche Öldispersionsbäder mit:

- *Olivenöl, naturrein* (z.B. Dr. Heberer)
- *Schafgarbe 5 % in Olivenöl* (Dr. Heberer)
- *Prunus spinosa e floribus W 5 %, Oleum* (WALA)

Angststörungen und Panikattacken liegen oft *traumatisierende Erfahrungen* zugrunde. Regelmäßige Öldispersionsbäder mit

- *Oxalis e planta tota W 10 %, Oleum* (WALA)

unterstützen leiblich die Trauma-Verarbeitung.

Kindern mit *Diabetes mellitus Typ 1* sind Öldispersionsbäder mit

- *Lärchenharz 10 % in Olivenöl* (Dr. Heberer)
- *Rosmarinus, Oleum aethereum 10 %* (WALA) bzw.
- *Oliven-Rosmarin-Öl aeth. 10 %* (Dr. Heberer)

zu empfehlen. Dabei sind die allgemeinen Baderegeln für Typ 1-Diabetiker zu beachten.

Baderegeln für Kinder und Jugendliche mit Diabetes mellitus Typ 1:

- individuelle, vom Kinder-Diabetologen vorgegebene Regeln beachten
- Insulinreduktion (70 %), wenn eine Mahlzeit direkt vor dem Baden eingenommen wird
- Blutzucker (BZ) direkt vor, während und nach dem Baden messen:
  Messung vor dem Baden:
  - BZ < 70 mg/d → nicht baden! Zwei schnelle und eine langsame KE (Kohlenhydrateinheit), baden erst wenn BZ > 100 mg/dl
  - BZ 70-100 mg/dl → eine schnelle und eine langsame KE → baden
  - BZ 100-150 mg/dl → eine Sport-KE → baden
  - BZ 150-250 mg/dl → baden, ohne vorher zu essen
  - BZ über 250 mg/dl → Keton messen, wenn schon über 8 Stunden hoch → Keton negativ oder gering positiv → nach individuellem Korrekturschema, wenn letzte Insulingabe schon länger zurückliegt → baden
  - BZ über 250 mg/dl → Keton messen, wenn schon über 8 Stunden hoch → Keton mittel oder stark positiv → Ketoazidose-Schema, nicht baden!

- BZ-Kontrolle in jedem Fall nach einer Badedauer von 30 Minuten, vor und nach der Ruhepackung
  - Essen nach dem Baden, nur mit ca. 2/3 (70 %) Insulin spritzen

1.4 Jugendliche

Der *Rubikon* im Alter von 9 1/3 Jahren stellt einen Wendepunkt in der kindlichen Entwicklung dar: War bis zu diesem Zeitpunkt das Seelische des Kindes noch intensiv mit der Umwelt „verwoben", also stark abhängig von den Stimmungen der Umgebung und beeinflusst von den Emotionen der Erziehenden, so beginnt mit dem Rubikon eine Art seelische Innenwendung als Vorbereitung der seelischen Autonomie, die mit der *Pubertät* möglich ist: Das Kind fühlt sich im Rubikon alleine, einsam, heimatlos und hat das Erlebnis, dass kein Mensch es mehr richtig versteht. Das Erleben des „Weltschmerzes" ruft Verlustgefühle oder Trauer hervor. Das Kind wird der Endlichkeit des Lebens durch den Tod gewahr. Die Seele ist in dieser Zeit sehr empfindlich und leicht zu kränken. Die Seelenkräfte emanzipieren sich dann zunehmend von der Umwelt, um im Alter von etwa 14 Jahren autonom „geboren" zu werden. Dabei treten unter Umständen Vereinseitigungen auf, die zu pathologischen Tendenzen oder Krankheiten führen, z. B. Depression und Anorexie auf der einen, Drogen- und Alkoholmissbrauch oder Manie auf der anderen Seite. Das Pendeln zwischen den Extremen bedarf einer Kraft, die immer wieder den Weg zur Mitte führt: Im Rubikon und in der Zeit danach ist daher

- *Gold-Rosenblüten-Öl aeth.* (Dr. Heberer)

ein idealer Entwicklungsbegleiter bis in das Erwachsenenalter hinein. Auf die genannten Krankheitsbilder geht das Kapitel [→ VII.6 Das Öldispersionsbad in der Psychosomatik] genauer ein.

Bei Jugendlichen mit *Morbus Crohn* sind Öldispersionsbäder mit

- *Arnica e floribus W 5 %, Oleum* (WALA),

bei *Colitis ulcerosa* mit

- *Oliven-Calendula-Öl 10 %* (Dr. Heberer)

einmal pro Woche angezeigt.

Von Formica-, Oxalis- oder Arnika-Öldispersionsbädern profitieren Kinder und Jugendliche mit *Erkrankungen aus dem rheumatischen Formenkreis wie z. B. juvenile rheumatoide Arthritis.* Dabei unterstützt die Arnika den Organismus bei der Überwindung des Entzündungsprozesses in den Gelenken.

- *Arnica e floribus W 5 %, Oleum* (WALA)

Formica ist bei akuten Rheumaschüben geeignet.

- *Formica* (Weleda) *Urtinktur* 10 gtt. in das Olivenöl geben und über das Jungebadgerät verwirbeln;

Oxalis, wenn in der früheren Vergangenheit traumatisierende Erlebnisse vorliegen, die im Zusammenhang mit der Rheumagenese zu sehen sind:

- *Oxalis e planta tota W 10 %, Oleum* (WALA)

KAPITEL VII.2

Das Öldispersionsbad bei einem Jungen mit dem Förderschwerpunkt emotionale und soziale Entwicklung – Ein Fallbericht

MONIKA HALTER

Ich lernte Max mit 6,5 Jahren kennen, als er mit seiner Mutter und deren Lebensgefährten ins Parzival-Zentrum in Karlsruhe kam, um ihn bei uns einzuschulen.

Max wirkte ängstlich und blass, war schmal, hatte schwarze Haare und dunkle Augen, er war unruhig, wenig ausdauernd und mischte sich ständig in unser Gespräch ein. Mir fiel auf, dass Max, wenn er nicht zu Wort kam, sich an den Armen kratzte. Er wirkte wie auf dem Sprung und wollte eigentlich wieder gehen. Der soziale Dienst des Jugendamts hatte die Familie geschickt, um eine Schule mit den Förderschwerpunkten sozial-emotionale Entwicklung und Lernen zu finden. Die Mutter berichtete, dass Max ihr zweites Kind sei. Die Schwester konnten die Eltern nicht versorgen, daher brachte das Jugendamt sie mit zwei Jahren in einer Pflegefamilie unter.

Eigentlich war die Schwangerschaft mit Max nicht geplant. Ihr damaliger Lebensgefährte und Vater von Max zeigte sich zunehmend gewalttätig und begann verstärkt, große Mengen Alkohol zu trinken. Die Mutter rechtfertigte sein Verhalten mit der Sorge um die finanziellen Verhältnisse und den jetzt schon beengten Wohnraum. Die Schwangerschaft verlief nicht ohne Komplikationen. Neben der Übelkeit litt sie unter Depressionen, zu Beginn hatte sie Blutungen und musste daher viel liegen. Ihr Mann war keine große Hilfe, da er viel in Kneipen unterwegs war, am Abend alkoholisiert nach Hause kam und oft seine Freunde mitbrachte.

Nach einer Placenta-Insuffizienz kam Max wegen Mangelversorgung in der 35. Schwangerschaftswoche per Kaiserschnitt zur Welt.

Es folgte ein langer Krankenhausaufenthalt für Max. Komplikationen wie rezidivierende Lungenentzündungen verlängerten diesen. Die Mutter besuchte Max in der Klinik nur unregelmäßig und nie sehr lange. Sie war mit sich, ihrer Lebenssituation und den eigenen Stimmungsschwankungen beschäftigt und konnte emotional kaum eine Beziehung zu Max aufbauen. Als er nach Hause kam, versorgte sie ihn so gut wie sie konnte. Max war unruhig, schrie viel, schlief kaum, trank schlecht und bekam zudem Neurodermitis.

Die Situation mit dem Vater, der immer öfter nach seinen Kneipenbesuchen zu Hause randalierte und die Mutter schlug, eskalierte zunehmend. Als Max vier Jahre alt war, holte die Polizei den Vater nach einer Schlägerei zuhause ab. Es folgte eine gerichtliche Verurteilung, da mehrere Gewaltdelikte und Drogen im Spiel waren.

Mit fünf Jahren kam der neue Mann in Max' Familie. Zum leiblichen Vater gab es keinen Kontakt mehr.

Die Mutter schilderte Max als lebhaft, einer, der sich nichts gefallen ließ. Oft sei er krank und zudem ein schlechter Esser gewesen. Abends mochte er nicht ins Bett, nachts schreckte er oft schreiend auf. Im Kindergarten fiel Max durch Unruhe und aggressives Verhalten auf. Er baute kaum Beziehung zu den anderen Kindern auf, zerstörte deren Spiel, war laut und unberechenbar. Krankheitsbedingt gab es immer wieder längere Fehlzeiten im Kindergarten. Auch fühlte sich die Mutter von den Erziehern nicht verstanden. Sie zog sich vermehrt aus dem sozialen Umfeld des Kindergartens zurück.

Der neue Lebenspartner lebte in der Familie, baute aber kaum Beziehung zu Max auf („*Ja, Max bekommt auch schon mal einen Klaps auf den Po, sonst hört er wohl nicht.*").

Max kam mit 6,5 Jahren bei uns im Parzival-Schulzentrum mit den Diagnosen ADHS, sozial-emotionale Entwicklungsverzögerung, Bindungs- und Tic-Störung in die 1. Klasse. Immer wieder geriet er in Streit mit seinen Klassenkameraden und wurde handgreiflich. Gegenüber dem Klassenlehrer zeigte er sich zuweilen verbal übergriffig und respektlos. Fachlehrer akzeptierte er selten. Er wurde oft, um sich zu beruhigen, zu mir geschickt. So gelang es mir im ersten Schuljahr, mit ihm in Beziehung zu treten, ohne etwas von ihm zu wollen. Er wusste schon bald: in meinem Zimmer darf man nicht schreien, da hier kranke Kinder liegen, um zu genesen. So saß er „ruhig" bei mir. Sein Verhalten wirkte verzweifelt und oft fragte er mich: „Warum bin ich so?" Was mochte Max uns mit seinem Verhalten sagen? Schrie er nach Hilfe? Wollte er gesehen werden? Sagte er uns „Ich bin hier! Ich lebe!" Machten wir es uns zu einfach mit den Sanktionen, dem Aussondern, Schimpfen und stets erneut vor Augen führen „so nicht"?

Immer wieder sah ich vor meinem Auge einen kleinen zarten, fast schmächtigen, dunkelhaarigen Jungen mit einer Lebensgeschichte, die einen berührt: ungewollte Schwangerschaft, drohender Abort, Placenta-Insuffizienz, Notkaiserschnitt, Krankenhausaufenthalte, häusliche Gewalt, von der Mutter emotional nicht richtig angenommen. Jetzt lautete die Diagnose seitens des Schulamtes ADHS. Mir stellte sich aber die Frage: War Max in seiner Biografie solch traumatischen Situationen ausgesetzt, die ihn haben so werden lassen?

Er litt unter psychosomatischen Symptomen wie Bauch- und Kopfschmerzen, Lernstörungen, Gedächtnis- und Erinnerungsproblemen.

Max besuchte inzwischen die 2. Klasse (weiterhin mit den Förderschwerpunkten Lernen und sozial-emotionale Entwicklung). Auf schulische Anforderungen reagierte Max oft mit Verweigerung. Er wirkte unsicher, ängstlich in neuen Situationen und traute sich wenig zu. Sein Verhalten war sehr ambivalent. Es gab Momente, da eskalierte es so extrem, dass dem Lehrer andere Kollegen zu Hilfe kommen mussten. Max schrie, war wütend, beschimpfte, schlug, biss und trat um sich. Dann wiederum brach er in sich zusammen, weinte, wirkte hilflos, stumm und verzweifelt.

Zuhause lebten die Mutter, der Lebensgefährte und Max. Seine Schwester wohnte noch immer in einer Pflegefamilie. Die Mutter schilderte weiterhin, dass Max kaum Grenzen akzeptierte, abends Angst hatte ins Bett zu gehen und nachts schreiend aufwachte, und dass sie zunehmend überfordert war. Ihr ging es ebenfalls nicht gut. Oft hatte sie Stimmungsschwankungen und war verzweifelt. Der Lebensgefährte regelte den Alltag mit Max auf seine „strenge“ Art.

So lebte der Junge im häuslichen Umfeld weiterhin in sehr unsicheren, teilweise für ihn bedrohlichen Situationen.

1. Heilbedarf

Zu den Diagnosen zählten neben ADHS: allgemeine Entwicklungsverzögerung, Tic-Störung (motorisch/verbal), motorische Unruhe mit impulsivem, teilweise autoaggressivem Verhalten, Traumata durch Gewalterfahrungen, Vernachlässigung und Ablehnung.

Die Behandlungsziele lauteten, mit Max in Beziehung zu treten, eine Bindung zu ihm aufzubauen, sich mit seiner Biografie auseinanderzusetzen und das rhythmische Zusammenwirken seiner Wesensglieder so zu unterstützen, dass diese wieder harmonisch miteinander agieren.

Das Öldispersionsbad ermöglicht durch die einhüllenden, lösenden Qualitäten und die Bürstenmassage, Energien wieder zum Fließen zu bringen. Folgestörungen, die durch Traumata entstanden, vermag das Öldispersionsbad wieder „in Normalität“ zu führen.

Das Öldispersionsbad sollte die Wärmeorganisation im Körper anregen, um Max zur inneren Ruhe zu bringen. Ein weiteres Anliegen war, ihm Geborgenheit, Verlässlichkeit und Sicherheit zu vermitteln, den verlorengegangen (Schlaf-)Rhythmus wiederzufinden.

Ich wählte für Max ein Bad wöchentlich, immer zur selben Zeit, für dreimal 28 Tage aus. Die Öldispersionsbäder erfolgten im Rahmen der Schultherapie.

2. Die Wahl der Öle und Max' Entwicklung während des therapeutischen Prozesses

Das Kapitel [→ IX.1 Der Olivenbaum und das Olivenöl] beschreibt das Olivenöl als ein wärmevermittelndes Öl, das als Basis zum Einsatz kommt. Es wirkt Kraft spendend, belebend und regt einen inneren Verwandlungsprozess an. Olivenöl gilt als das Gold des Pflanzenreiches, auch als verwandelte Sonnenkraft. Es kommt zum Einsatz, wo eine Verbindung zur geistigen Welt herzustellen ist.

Max sollte über das Ölivenöl Anschluss an sein „höheres Ich“ finden. Ich wählte drei Öle in Verbindung mit dem Olivenöl als Basis (Lavendel, Oxalis und Gold-Weihrauch-Myrrhe).

Den ersten Monat badete ich Max in Lavendelöl.

- *Lavandula, Oleum aethereum 10 %* (WALA)

Lavandula angustifolia gehört zur Familie der Labiaten, wirkt beruhigend, krampflösend und sanft ausgleichend [→ Kapitel VIII.2 Indikationsverzeichnis].

Max wählte sich dieses Öl aus, da er den Duft liebte und dieser ihn beruhigte. Vier Mal in Folge badete ich Max in Lavendelöl. Es tat ihm sichtlich gut. Sein Blick wurde wacher, aufmerksamer und er fasste zunehmend Vertrauen. Er kam immer sehr gerne zur Therapie. Je nach seiner Verfassung tastete ich mich mit den Bürstungen weiter vor. Es gelang mir aber noch nicht, Max ganz ins Wasser zu legen. Im Sitzen hatte er die Situation besser unter Kontrolle. Max kam meist mit einer Körpertemperatur von ca. 36,4 °C und ging mit ca. 37,2 °C. Die Wassertemperatur lag bei 35,5 bis 35,8 °C. Der Stoffwechsel verbesserte sich, der Appetit wurde größer, die Verdauung regelmäßiger und es gab Abende, da schlief Max laut Aussage der Mutter leichter ein.

Für die nächsten vier Wochen wählte ich für die Bäder Oxalisöl.

- *Oxalis e planta tota W 10 %,* Oleum (WALA)

Der Sauerklee braucht zum Gedeihen kaum Licht, wächst an schattigen, feuchten Plätzen in Laubwäldern. Er ist eine sehr vitale Pflanze, die sich tief ins Erdreich verbindet. Der wichtigste Inhaltsstoff dieser Pflanze ist die Oxalsäure, die sich im Sauerklee anreichert. Durch die Oxalsäure lassen sich Stauungen im Ätherischen lösen. Der Sauerklee hat eine besondere Affinität zum Licht. Bei starkem Lichteinfall klappen seine Blätter zusammen, bei Halbschatten öffnen sie sich wieder. Den Bezug zu den Ätherkräften macht die Vitalität der Pflanze sichtbar. In der Empfindlichkeit, der Beweglichkeit und dem Verhältnis zum Licht zeigt sich die Verbindung zum Astralleib. Im Oxalis herrschen die Äther- über den Astralkräften. Die Unterstützung des Ätherleibes gebietet den vorherrschenden Wirkungen des astralischen Elementes Einhalt. Hier findet sich der Bezug zum Trauma. Überall wo etwas ins Stocken geriet, wo etwas im Seelischen unverdaut blieb, findet Oxalis Anwendung.[1] Der Sauerklee enthält keine ätherischen Öle, er besitzt keine Wärmekräfte.

Max erlebte durchaus einen Unterschied in der Auswahl des Öles. Er empfand das Bad mit Oxalis als fordernder. In meiner Beobachtung veränderte Max sein Verhalten nach dem dritten Bad mit Oxalis. Er wirkte impulsiver, unkonzentrierter, die wohlige Wärme war verschwunden. Er klagte über Kälteempfinden und wurde auch in der Nachruhe nicht richtig warm. Er kam nicht mehr so gerne zur Therapie. Seine Mutter schilderte, dass Max zuhause sehr anstrengend, ja richtig aufmüpfig sei. Ich hatte jedoch das Gefühl, dass ihm der Oxalis gut tut. Ich beobachtete in seinem Verhalten, dass etwas in ihm aufbrach, er die gewohnten Wege verließ. Die Mutter berichtete, dass er viel weine, der Schlaf aber ruhiger geworden sei. In der Schule sprach er im Klassen-internen Morgenkreis über Erlebtes, seine Sorgen und Ängste.

So entschied ich mich, statt vier acht Öldispersionsbäder mit Oxalis durchzuführen. Max nahm die Bäder immer besser an. Er war nicht mehr so zwanghaft und impulsiv, blieb im Unterricht längere Zeiten an einem Thema. Eskalierte eine Situation dann doch, war er bemüht, es wieder gut zu machen und sich bei seinen Klassenkameraden zu entschuldigen. Diese gingen größtenteils liebevoll und verständig mit ihm um, da er sich immer mehr öffnete.

Die Öldispersionsbäder hatten Max unterstützt, etwas in Bewegung zu bringen. Die Bäder mit Oxalis verhalfen ihm ein kleines Stück aus seinem „Gefangensein", der Hilflosigkeit Situationen gegenüber. Die Starre in seinen Handlungen verschwand zunehmend, in seinem Tun wirkte er nicht mehr so zwanghaft.

Als vorläufigen Abschluss der Öldispersionsbäder badete ich Max noch viermal mit Gold, Weihrauch und Myrrhe.[2]

■ *Gold-Weihrauch-Myrrhe-Öl aeth.* (Dr. Heberer)

Karl König (1902-1966) regte zur Anwendung dieser drei Gaben der Heiligen drei Könige als Heilmittel für heilpädagogische Kinder an. Gold, Weihrauch und Myrrhe helfen z. B. bei Eingriffen medizinischer Art oder wie bei Max solchen in die Biografie durch menschliche Gewalt oder Vernachlässigung, das Verhältnis zwischen physiologischen und seelischen Prozessen zu ordnen. Sie stabilisieren und harmonisieren das Wesensgliedergefüge.[3] Denken, Fühlen und Wollen sowie Vergangenheit, Gegenwart und Zukunft kommen in ein harmonisches Miteinander.

Max liebte diese Bäder. Ganz entspannt und „innerlich aufgeräumt" strahlte er aus der Wanne. Endlich schaffte Max es, sich vollständig ins Wasser zu legen und eine ganze Bürstung zuzulassen. In den Schlaf fand er in der Nachruhe allerdings nicht immer. In der letzten Bäderreihe blieb seine Körpertemperatur fast konstant bei 37,2 °C. Schlief Max doch ein, musste ich ihn nach ca. einer dreiviertel Stunde wecken. Sein Blick war dann oft ganz verklärt, als ob er aus einer anderen Welt kam. Diesen Blick sah ich in der Intensität nur bei dieser Ölkombination. Die innere Ruhe hielt länger an, seine Konzentrationsfähigkeit verbesserte sich. Im Unterricht war Max konzentrierter an einer Sache dran und die anfänglich geschilderten sozialen Konflikte verringerten sich merklich.

In der Klasse fand er einen richtigen Freund. Die häusliche Situation mit Geldsorgen, wechselnden „Vätern", beengten Wohnverhältnissen und mit einer im Alltag oft überforderten Mutter belasteten Max sehr und warfen ihn auch immer wieder in alte Verhaltensmuster zurück.

Für Max, glaube ich abschließend sagen zu können, war es gut, die Bäderreihe mit Lavendel zu beginnen und ihn damit warm, liebevoll, ohne etwas von ihm zu wollen, aufzunehmen. Die Anwendungen mit Oxalis verlangten von ihm inneren Umbau, brachten ihn hin und wieder an seine Grenzen. Die Bäder mit Gold, Weihrauch und Myrrhe stärkten seinen Mut und seine Zuversicht.

Literatur

1 GAÄD (Hrsg.): Vademecum Anthroposophische Arzneimittel 2017. Der Merkurstab 2017; 70 (Suppl.). S. 580-581.

2 Ebd. S. 570-571.

3 Steiner, R.: Das Initiaten-Bewusstsein (GA 243). Rudolf Steiner Verlag Dornach 1983. S. 57.

Weiterführende Literatur

- Ruf, B.: Trümmer und Traumata. Anthroposophische Grundlagen notfallpädagogischer Einsätze. Verlag des Ita Wegman Instituts Arlesheim 2012.
- Sommer, M.: Heilpflanzen: ihr Wesen, ihre Wirkung, ihre Anwendung. Verlag Freies Geistesleben Stuttgart 2011. S. 271-279, 309-319.

KAPITEL VII.3

Fallberichte von Behandlungen mit Öldispersionsbädern im Rahmen einer Mutter-Kind-Kur

MARINA KAYSER-SPRINGORUM

Das Mutter/Vater-Kind-Kurheim Alpenhof Alberga in Rettenberg/Allgäu[1] hat sich zur Aufgabe gemacht, Patienten von ihren Alltagsverpflichtungen zu entlasten und mithilfe psychotherapeutischer sowie ärztlicher Gespräche die individuelle Lebensführung und eigene Biografie zu reflektieren und ggf. neu zu ergreifen. Die Behandlungen bestehen in der Regel aus einer Komposition aus medikamentösen, künstlerischen, physikalischen und Bewegungstherapien, wodurch einerseits Entspannung, Ruhe und ein Zu-sich-Zurückkehren eintritt, andererseits sich Wärme bildet, was ein Ordnen und lebendiges Ineinanderwirken der Wesensglieder ermöglicht.

Die mütterliche wie väterliche Beziehung zu den Kindern soll ggf. intensiviert, der Umgang miteinander entspannter und liebevoller werden. Dadurch können die Patienten die für die anstehenden lebensverändernden Maßnahmen notwendige Kraft schöpfen.

1. Fallbericht

Ein achtjähriger Junge kam mit einer schweren Neurodermitis, verschiedenen Nahrungsmittelallergien, Ängsten und Schlafstörungen zusammen mit seiner Mutter zu einer Mutter-Kind-Kur in das Kurheim Alpenhof.

Hans[2] war ein zarter, wohlgeformter Junge mit kleiner Nase, schmalen Lippen und kantigem, aber feinem Kinn. Die Gesichtsabschnitte wirkten gleich groß, er hatte einen ausgeprägten Hinterkopf. Die schwarzen Haare waren trocken, struppig, glanzlos und leicht gelockt, die Augen dunkelbraun. Seine Hände erschienen knochig, trocken, überformt und kühl. Hans wirkte überwach, relativ empfindlich gegenüber Sinnesreizen, strukturiert, ängstlich-kontrolliert. Nach Angaben der Mutter verliefen Schwangerschaft und Geburt weitgehend unauffällig. Postpartal konnte die Mutter Hans nur mit Schwierigkeiten versorgen. Der Vater kümmerte sich „außerhalb des Bettes" um das Baby und trug es wegen seiner Unruhe längere Zeiten im Tragetuch oder auf dem Arm. Auch später schlief Hans fast ausschließlich auf dem Arm oder dem Körper der Eltern, er ließ sich nicht ablegen. Die Mutter stillte ihn insgesamt 16 Monate. Mit drei Monaten hatte Hans ausgeprägten Kopfschorf mit anschließendem Haarausfall. Ab dem achten Monat entwickelte sich eine schwere Neurodermitis. Aufgrund starker bakterieller Superinfektionen musste Hans mehrmals stationär behandelt werden, auch wegen schwerer Dyspnoe im Rahmen allergischer Reaktionen.

Hans' Tagesablauf war sehr festgelegt, fast „getaktet". Er besuchte eine Grundschule und war bis 15 Uhr im Hort, damit er Spielkontakte zu anderen Kindern hatte. Sein

Hobby war das Klettern, das sein Vater mit ihm in der Halle übte und wobei er großen Ehrgeiz entwickelte. Hans verehrte seinen Vater sehr.

Befund

Hans war 8 Jahre und 5 Monate alt, 130 cm groß und wog 24,8 kg. Er hatte eine Prognathie und eine große Interdentallücke zwischen den beiden oberen Schneidezähnen.

Aktuell litt er unter chronischem Pruritus, insbesondere wenn er schwitzte oder müde war. Das Gesicht wirkte blass, haloniert. Die Haut war extrem trocken. Es bestanden Effloreszenzen beidseits retroaurikulär, in den Kniekehlen und Ellenbeugen, die gerötet, aufgekratzt und verschorft waren.

Hans hatte verschiedenen Allergien (Erd-, Wal- und Haselnuss, Fisch, Ei). Er wirkte insgesamt dünn. Er litt unter einer Hyperakusis, war dadurch extrem geräuschempfindlich, was den Aufenthalt in einer größeren lärmenden Kindergruppe erschwerte. Bemerkenswert erschienen sein Mangel an Vitalität und Körperwärme sowie die geringe Körpergröße. Auffallend waren die Überwachheit und Sinnesüberempfindlichkeit, die mangelnde Grenzflächenbildung, seine „Überstrukturiertheit" und Ängstlichkeit. Jede Nacht hatte er Alpträume. Hans wirkte unruhig, nervös, ernst und traurig sowie erschöpft. Ihm war alles zu laut. Wenn er sich überanstrengte oder unter Druck stand, was schnell geschah, zeigte er Aggressionen gegenüber seiner Mutter (kratzte sie), aber auch gegen sich selbst. Er wirkte seelisch und körperlich angespannt, hatte einen hohen Muskeltonus.

Hans Mutter war 43 Jahre alt, überformt, kritisch, kontrollierend, ängstlich, teilweise mit zwanghaften Zügen. Sie bemühte sich überaus, alles richtig und gut zu machen, hatte hohe Ansprüche an sich selbst und an andere. Aufgrund verschiedener Schicksalsereignisse fiel es ihr schwer, dem Jungen seelische Kraft und liebevolle Zuwendung zu geben, sodass er seelisch mehr oder weniger sich selbst überlassen war. Viel zu früh traten Bewusstseinsprozesse, Einsamkeitserlebnisse und dadurch Ängste auf.

Therapie

Während des dreiwöchigen Kuraufenthalts erhielt Hans zweimal wöchentlich ein Öldispersionsbad mit

- *Anisöl aeth. 5 % in Olivenöl* (Dr. Heberer).

Anisöl wirkt krampflösend, durchwärmend, desinfizierend, entblähend und verdauungsfördernd. Auch wird von positiven Effekten bei Alpträumen berichtet.[3] Es verhilft dem Ich und Astralleib über Geruch und Wärme zu einem gesünderen Eingreifen in den Stoffwechsel, rückt das Ineinanderweben von Äther- und Astralleib „zurecht" und mildert somit die Alpträume.

Das Öldispersionsbad wirkte therapeutisch besonders hilfreich. Weitere Maßnahmen und Arzneimittel ergänzten die Behandlung:

- *Schafgarben-Leberwickel*[4] zur Stoffwechselstärkung
- *Plumbum silicicum D20* (Weleda)
- *Amnion Gl D30* (WALA)
- *Cardiodoron* (Weleda)

Diese Therapie war eingebettet in eine gute waldorfpädagogische Betreuung, den Tagesrhythmus im Alpenhof, eine liebevolle Atmosphäre im Haus, eine vollwertige Ernährung und eine gesundende Naturlandschaft in den Bergen.

Verlauf

Die Hyperakusis normalisierte sich. Die Haut heilte von Bad zu Bad mehr ab. Sein Appetit nahm zu. Nachts schlief Hans häufiger durch, die Alpträume wurden seltener. Der Mutter gelang es, im Kurverlauf zunehmend zu entspannen, ihren Sohn mehr loszulassen und gleichzeitig liebevoll und verständnisvoll mit ihm umzugehen. Gut fünf Jahre nach dem Aufenthalt im Alpenhof ging es Hans trotz immer wieder auftretender Krisen, Ängsten, Bauchschmerzen und Alpträumen, zumindest was die Neurodermitis betrifft, deutlich besser. (Eine ausführlichere Besprechung des Falles findet sich in der Originalpublikation.[5])

2. Fallbericht

Ein sechs Jahre alter Junge erhielt Öldispersionsbäder, weil er unter Angst vor Schlangen, Einbrechern und Hexen litt. Beim Aufwachen war er oft traurig und weinte aus Angst, seine Mutter könnte ihn verlassen. Diese Symptomatik trat erstmals im ersten Lebensjahr auf, als seine Eltern eine Woche abwesend waren. Er litt unter Ein- und Durchschlafstörungen. Zusätzlich kotete er in Windeln ein, die er sich abends anlegte. Häufig hatte der Junge bis zu einer Woche Stuhlverhalt. Er hatte das Gefühl, den Boden unter den Füßen zu verlieren und doch äußerte er strikt: „Ich bestimme über mich" oder „Das entscheide ich". Während der Kur von drei Wochen bekam er zweimal pro Woche ein Öldispersionsbad mit Römischer Kamille

- *Oliven-röm. Kamille-Öl aeth. 5 %* (Dr. Heberer)

mit den Indikationen Angstzustände, Magen-Darmkrämpfe und Verspannungen. Während der dreiwöchigen Behandlung kotete der Junge nur noch zweimal ein. Die Schlafstörungen und die Ängste wurden seltener.

3. Fallbericht

Ein fünfjähriges Mädchen hatte erhebliche Probleme mit der Ernährung, es bestand eine Essstörung. Die Geburt des Kindes war sehr kompliziert. Trotz vielfältiger Maßnahmen kam es nach 24-stündiger Wehentätigkeit zu einem Geburtsstillstand. Nach Verlegung in eine andere Klinik zeigte sich, dass die eine Schulter hinter dem Schambein festhakte (Schulterdystokie). Bei der Geburt des Kindes kam es zu einem Dammriss III. Grades. Die Mutter verlor sehr viel Blut mit nachfolgender Anämie. Im Anschluss folgten erhebliche Stillprobleme und später Schwierigkeiten, zu Brei und fester Nahrung überzugehen. Erst im Alter von anderthalb Jahren akzeptierte das Mädchen Löffelnahrung. Bei der Aufnahme zur Kur aß sie nur sehr wenige, ausgewählte Nahrungsmittel. Als Öl für die Badetherapie wählten wir

- *Oxalis e planta tota W 10 %,* Oleum (WALA)

mit dem Ziel, den Geburtsschock zu überwinden und den Stoffwechsel zu stärken. Tatsächlich gelang es, dass sie größere Mengen aß und auch die Nahrungsmittel nicht mehr selektiv sortierte, sondern sich dem allgemeinen Speiseplan anpasste.

4. Fallbericht

Ein achtjähriger Junge kam zur Kur mit den Diagnosen: Alopecia areata (umgrenzte Haarausfallflächen), Enuresis (nächtliches Einnässen), ebenso Enkopresis (Einkoten) und emotionale Instabilität. Der Junge hatte großflächigen Haarausfall; er neigte zu Aggressionen, reagierte überempfindlich. Die Mutter berichtete von einer Tast- und Lebenssinnschwäche des Jungen. Sie verstand ihn häufig nicht, beide Eltern waren oft ungeduldig mit ihm. Bis vor kurzem lebten sie in einer Patchwork-Familie, jetzt hatte die Mutter sich vom Vater der Kinder getrennt, es gab noch eine elfjährige gemeinsame Tochter. Bis zur Trennung lebte jeweils die halbe Woche der große Sohn des Vaters mit in der Familie. Seit anderthalb Jahren gab es gravierende Eheprobleme. Der Junge pflegte regelmäßigen Kontakt zu seinem Vater. Mit sechs Jahren wurde eine Phimose operiert, im gleichen Jahr erfolgte die Einschulung. Er war sehr traurig, weil er sich nicht verstanden und gesehen fühlte. Die behandelnde Ärztin sah den Haarausfall durch die Verletzungen bzw. seelische Schocks bedingt.

Der Junge erhielt zweimal wöchentlich ein Öldispersionsbad mit

- *Klettenwurzel 5 % in Olivenöl* (Dr. Heberer).[6]

Im Bad fiel auf, dass er extrem kitzelig war (Bürstenmassage). Er überwand die anfängliche Scheu rasch, genoss die Bürstenmassage und ruhte gerne nach. Im Kurverlauf besserten sich sowohl das Einnässen als auch das Einkoten. Nach zwei Wochen erschien ein feiner Haarflaum an den zuvor kahlen Stellen am Kopf. Die Mutter schöpfte Kraft, nahm sich Zeit für sich selbst und konnte mit mehr Ruhe und Geduld ihren Sohn wahrnehmen und sich ihm wieder liebevoll zuwenden. Beide waren sehr dankbar und erleichtert über diese positiven Entwicklungen.

Literatur und Anmerkungen

1 https://www.alpenhof-kur.de/ (Abfrage Juni 2023).

2 Alle Namen sind anonymisiert.

3 Bühring, U.: Praxis-Lehrbuch Heilpflanzenkunde. Thieme Verlag Stuttgart 2014. S. 203.

4 Zur Durchführung siehe: https://www.pflege-vademecum.de/schafgarben_leberwickel.php (Abfrage Juni 2023).

5 Kayser-Springorum, M.: Behandlung einer schweren Neurodermitis bei einem 8-jährigen Jungen während einer Mutter-Kind-Kur. Der Merkurstab 2020; 73 (3). S. 183-187.

6 Die Pflanze wächst als Pionierpflanze auf Schotterflächen oder Brachland (Ruderalflora). Zu ihrem Wirkungsspektrum zählen allgemeine Toxinbindung und Verbesserung der Ausscheidung, Immunopathien und Nahrungsallergien.

KAPITEL VII.4

Das Öldispersionsbad in der Heilpädagogik

KIRSTIN MÖLLER

Die Empfehlungen der einzelnen Öle für die Öldispersionsbäder in der Heilpädagogik basieren auf den Erfahrungen im Haus Arild, einer Einrichtung für seelenpflegebedürftige Kinder und Jugendliche in Bliestorf bei Lübeck.[1]

Das Haus Arild ist eine staatlich anerkannte Heimsonderschule in freier Trägerschaft, in der zur Zeit ca. 60 seelenpflegebedürftige Kinder und Jugendliche zwischen 6 und 18 Jahren in acht familienähnlichen Wohngruppen leben und von den dort beschäftigten Heilpädagogen und (Heil-)Erziehern betreut werden.[*]

Weiterhin gibt es einen Jugendwohnbereich mit insgesamt 16 Plätzen für Jugendliche und junge Volljährige sowie drei Tagesgruppen mit insgesamt ca. 28 externen Schülern.

Die heilpädagogische Arbeit orientiert sich an der anthroposophischen Menschenkunde. Die Schule arbeitet nach den Grundsätzen der Waldorfpädagogik. Es gibt ein umfangreiches Behandlungsangebot.

Die äußeren Anwendungen, zu denen im Haus Arild neben Öldispersionsbädern rhythmische Einreibungen nach Wegman/Hauschka, verschiedene Formen der Massage und Wickel gehören, sind hoch wirksame Therapien, die den Kindern helfen, sich in ihrem Körper wieder wohl zu fühlen. Dies schafft eine wesentliche Voraussetzung dafür, mit der Umwelt angemessen in Kontakt zu treten und das jeweilige Entwicklungspotenzial voll auszuschöpfen.

Alle Kinder und Jugendlichen im Haus Arild haben es mit Entwicklungsverzögerungen oder -vereinseitigungen zu tun, die sich häufig durch starke Verhaltensauffälligkeiten zeigen.

1. Einleitung

Die anthroposophisch-orientierte Heilpädagogik regte Rudolf Steiner (1861–1925) im Jahr 1924 im Rahmen des Heilpädagogischen Kurses an.[2]

Behinderungen, Entwicklungsverzögerungen und Störungen des Sozialverhaltens, alles was an kindlichem Verhalten nicht „normal" oder angemessen erscheint, gilt als Vereinseitigung oder zu starke Ausprägung von bestimmten Tendenzen auf körperlicher, seelisch-geistiger oder sozialer Ebene.[3]

* Der Bericht stammt aus dem Jahr 2017.

Anhand umfassender Beobachtungen und bildgestaltender Diagnostik[4] der kindlichen Konstitution versucht man, den Ursachen einer Störung oder Auffälligkeit im Rahmen der kindlichen Entwicklung auf die Spur zu kommen. So kann zum Beispiel das distanzlose, grenzüberschreitende Verhalten eines Kindes unterschiedliche Gründe haben und ist entsprechend individuell therapeutisch zu begleiten und zu behandeln.

2. Diagnostik

Ein Teil der heilpädagogischen Diagnostik besteht darin, das Kind genau zu beobachten und über das Erfassen bestimmter Wesens- und Verhaltensmerkmale die Zuordnung zu einem der sogenannten Konstitutionsbilder vorzunehmen.

Die Frage *„Was kann ich für Dich tun?"* ist dabei hilfreich, um den geeigneten therapeutischen Weg zu finden und das Kind zu unterstützen.

Antworten erhalten wir über die Wesensglieder [→ Kapitel X.1 Die vier Wesensglieder des Menschen]:

- *Ich*: „Wer bist Du? Welche Präsenz kommt mir entgegen?"
  Die Biografie und hier insbesondere die Krisen geben Antworten, auch der Wärmehaushalt, der Blick und der Griff zeigen die Ich-Präsenz des Kindes.

- *Astralleib*: „Wie fühlst Du Dich? Wie ist die Gestimmtheit?"
  Erkennbar ist das über die Sprache, Gestik, Mimik und den Gang, auf körperlicher Ebene zeigen Atmung und Zirkulation die Gestimmtheit an.

- *Ätherleib:* „Wie geht es Dir? Wie ist das Befinden?"
  Die Lebensprozesse zeigen die Vitalität im Körper, auch die Gewebespannung und die Leichte im Körper sind Qualitäten des Ätherleibs.

- *physischer Leib*: Über die Frage „Was fehlt Dir?" ergibt sich der körperliche Befund.

3. Die heilpädagogischen Konstitutionsbilder

Die Konstitutionen beschrieb Rudolf Steiner im Heilpädagogischen Kurs[5] als drei Paare von polaren Urbildern, die sich jeweils gegenüber stehen und als extreme Form von „Zusammenziehung" und „Ausdehnung" innerhalb einer zentripetalen bzw. zentrifugalen Dynamik zu verstehen sind.[6]

Den Bildern mit einer peripheren oder zentrifugalen Dynamik entsprechen die Begriffe wie folgt:vergesslich/„schwefelreich"

- offen/ausfließend
- leicht/überbeweglich

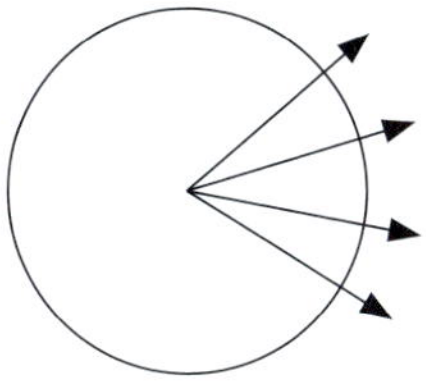

Die Bilder der zentripetalen Dynamik bezeichnet man als:

- zwanghaft/„eisenreich"
- geschlossen/gestaut
- träge/schwer

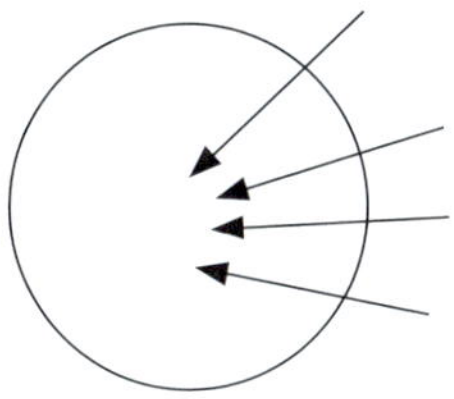

In jedem Menschen sind Merkmale dieser Polaritäten in unterschiedlicher Ausprägung zu finden. Gesundheit bedeutet, sich zwischen den Extremen von Erinnern und Vergessen, Aufwachen und Einschlafen sowie Bewegung und Ruhe zu orientieren und darin sein eigenes Gleichgewicht zu finden.[7]

Die Öldispersionsbäder stärken die Fähigkeit, sich wieder geschmeidig innerhalb dieser Polaritäten zu bewegen und Einseitigkeiten auszugleichen.

Mit Hilfe der heilpädagogischen Konstitutionsbilder lässt sich der Entwicklungsstand eines Kindes umfassend beschreiben, um geeignete therapeutische und erzieherische Maßnahmen zu ergreifen.

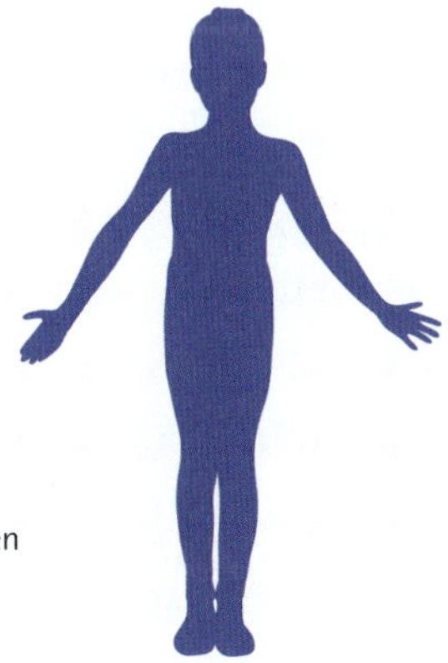

Die Konstitutionsbilder sind nicht als starres System zu verstehen. Sie beschreiben als Momentaufnahme Beobachtungen am Kind zu den Bereichen Denken, Fühlen und Wollen.

Im Rahmen der heilpädagogischen Begleitung ist es wichtig, den Ursachen einer Problematik auf die Spur zu kommen und nicht nur unmittelbar auf das vordergründige Verhalten – die Symptome – zu reagieren. Die Einteilung in grundlegende Typen hilft neben einer kinderpsychiatrischen Diagnostik, Ansätze für die heilpädagogisch-erzieherische und therapeutische Unterstützung des Kindes zu entwickeln.

Kinder und Jugendliche, bei denen Entwicklungsverzögerungen oder -vereinseitigungen vorliegen, zeigen häufig starke Verhaltensauffälligkeiten oder Anpassungsschwierigkeiten.

Hier ist das Öldispersionsbad eine wirksame Hilfe, um Entwicklungsschritte nachzuholen oder im Bad und der anschließenden Ruhepackung erstmals die Geborgenheit und Hülle zu erfahren, die jedes Kind für eine gesunde Entwicklung benötigt.

Die folgende Tabelle gibt einen Überblick über die Konstitutionsbilder[8], Ideen zur Begleitung der Kinder und Vorschläge zum Einsatz der Öldispersionsbäder.[9]

3.1 Erinnern und Vergessen – Eindrücke machen Schwierigkeiten

zwanghafte/„eisenreiche" Konstitution: „Nicht vergessen können"	**vergessliche/„schwefelreiche" Konstitution:** „Vergessen und nicht erinnern können"
Äußeres	
Die Formkräfte herrschen vor. Der Eisenprozess überwiegt, das kann ggf. zu dunklerer Haut und Haaren führen. Der Blick ist wach und klar. Oft sind wenig Mimik und Bewegung vorhanden.	Der Körperbau ist wenig geformt, zeigt eher runde, weiche Formen. Häufig haben die Kinder helle bis rötliche Haare und helle Haut. Der Blick ist oft träumerisch und wenig wach.
Lebensprozesse	
Das Gleichgewicht zwischen Ab- und Aufbau hat sich in Richtung Abbau verschoben. Die Durchwärmung ist ungenügend. Es besteht die Neigung zur Obstipation durch die Verhärtung der Stoffwechselprozesse. Das zu große Bewusstsein für den eigenen Leib führt oft zu körperlichen Beschwerden.	In den Stoffwechselprozessen herrschen die Kräfte des Aufbaus vor, es fehlen die abbauenden Formkräfte. Das zeigt sich durch eine erhöhte Neigung zu Entzündungen und Durchfällen.
psychosozial	
Es besteht ein gutes Gedächtnis. Der Umgangsstil ist fest und vorhersehbar. Das Verhalten wirkt in der Regel übergenau und oft übertrieben, die Stimmung eher launisch und gereizt. Das zu starke Denk-Bewusstsein führt	Ein oftmals verträumtes, dumpfes Bewusstsein steht der Bildung klarer Vorstellungen entgegen. Auch das Begreifen von Zusammenhängen ist erschwert. Kindern mit dieser Konstitution entgleitet oft alles, sie vergessen es einfach. Sie sind

zur Erstarrung und Fixierung auf immer gleiche Abläufe oder Themen. Diese Verfestigung begünstigt Ängste und Zwänge.	unsicher, was das eigene Tun betrifft. Das führt zu Misserfolgen, Spannungen und Unruhe. Das Verhalten ist im Kontakt oft unvorhersehbar. Es zeigen sich plötzliche explosive (Wut-)Ausbrüche.
Begleitung	
Es hilft, Spannungen zu lösen und Bewegung anzuregen, um einer weiteren Erstarrung entgegenzuwirken. Es ist darauf zu achten, dabei Struktur und Sicherheit zu geben, um die oft vorliegenden Ängste nicht zu verstärken.	Bewusst-Machen von Inhalten und rhythmische Wiederholungen unterstützen die Ausbildung von Gewohnheiten, was das Erinnern der Kinder stärkt.
Therapie	
Es eignen sich Öldispersionsbäder, bei denen das Wasser in Bewegung bleibt, indem man mit den Händen Lemniskaten beschreibt, während das Kind in der Wanne liegt. Das vermittelt Ruhe und schafft Ansätze, loszulassen und zu vergessen. Hilfreich sind besonders stark wärmende Öle wie zum Beispiel *Kupfer-Lavendel-Öl* (Dr. Heberer) oder *Kupfer-Kamille Bade-Öl* (Lichterde). Bäder mit Ölen, die aus der Blüte einer Pflanze stammen, helfen der Überformung entgegenzuwirken, da sie die Aufbaukräfte stärken. Beispiele: *Lindenblüten 5 % in Olivenöl* (Dr. Heberer), Schlehe (*Prunus spinosa e floribus W 5 %; Oleum* (WALA)), *Schafgarbe 5 % in Olivenöl* (Dr. Heberer)	Öldispersionsbäder, die durch eine zusätzliche Bürstenmassage in der Wanne einen aufweckenden, strukturierenden Charakter haben, schaffen Bewusstsein und Wachheit für den eigenen Körper. Stark duftende Öle wie Rosmarin (z.B. *Rosmarinus, Oleum aethereum 10 %* (WALA)) oder von Nadelbäumen sind gut geeignet. Bäder mit Ölen, die man aus der Wurzel gewinnt, wirken der Formlosigkeit entgegen, da sie die Abbaukräfte stärken. Beispiele: *Berberitze 5 % in Olivenöl, Klettenwurzel 5 % in Olivenöl, Liebstöckel 5 % in Olivenöl* (alle Dr. Heberer)

geschlossene/gestaute Konstitution: „Sich verschließen und blockieren"	ausfließende/offene Konstitution: „Sich öffnen und verlieren"
Äußeres	
Ein gedrungener Körperbau, feste, blasse Haut und ein verträumter, nach innen gewandter Blick sind äußere Merkmale. Die Motorik ist ungeschickt, das Kind kommt nur mühsam in Gang. Es hat Schwierigkeiten, Verhältnisse richtig einzuschätzen.	Ein eher zarter graziler Körperbau herrscht vor. Es fällt die dünne, durchscheinende Haut auf, die sehr empfindlich ist. Die Haare sind dünn und glatt.
Lebensprozesse	
Morgens fällt es Kindern mit dieser Konstitution oft schwer aufzuwachen. Die Atmung ist langsam und tief mit Betonung der Einatmung. Die Haut erscheint trocken, schlecht durchblutet und zeigt Wärmestauungen.	Es liegt eine Überempfindlichkeit gegenüber Schmerzreizen vor. Die Haut ist feucht und eher kalt. Es kann anhaltend Bettnässen vorliegen. Die Atmung ist eher flach, die Einatmung mitunter schwierig. In Bezug auf das Essen sind diese Kinder sehr wählerisch und oft appetitlos. Sie machen häufig einen wenig vitalen Eindruck.
psychosozial	
Das Kind mit einer gestauten Konstitution grenzt sich in verstärktem Maß von seiner Umwelt ab. Es achtet kaum auf seine Mitwelt, scheint nicht einbezogen zu sein. Die Kinder sind wenig aufmerksam im Kontakt mit anderen. Ungeschicklichkeit und grobe Verhaltensweisen führen mitunter zu Konflikten. Langsamkeit, das Einfordern von Aufmerksamkeit und Langatmigkeit im Kontakt herrschen vor. Eine Qualität ist das „sich durchsetzen können", sie lassen sich nicht von ihrem Ziel abbringen. Widerstände lösen gelegentlich impulsive Entladungen und Ausbrüche aus. Es besteht eine Neigung zu verkrampften Bewegungen.	Infolge der „offenen" Konstitution sind diese Kinder gegen jede Art von Sinneseindrücken zu wenig abgegrenzt und dadurch schnell überreizt und überfordert. Sie sind offen und leicht verletzlich im Kontakt. Ihre Aufmerksamkeit ist übersensibel auf die Umgebung gerichtet, dadurch leiden diese Kinder oft an einem Zuviel der Eindrücke. Sie bilden häufig neurotische Schutzmechanismen, um sich vor ihrem „seelischen Wundsein" zu schützen. Oft liegen massive Versagensängste vor. Um in Aktion zu treten, müssen die Kinder erst die Schwelle, vor der sie innerlich zurückschrecken, überwinden. Ihr Verhalten fordert viel Aufmerksamkeit, da sie ein absolutes Gespür für Personen und Situationen haben und dabei oft grenzverletzend handeln. Sie neigen zu lockeren Bewegungen.

Begleitung	
Interesse wecken hilft dabei, sich wach mit der Welt zu verbinden. Die gezielte Begegnung mit den Elementen der Natur wirkt positiv: - Erde: durch Bewegungs- und Gleichgewichtsübungen - Wasser: durch Schwimmen und Anregung des Geschmackssinns - Luft: durch Sprach- und Atemübungen - Wärme: durch ausreichend warme Bekleidung. Diese Kinder sollte man immer etwas überwärmen.	Diese Kinder benötigen klare Grenzen und eine schützende, umhüllende Begleitung ohne direkte Konfrontation. Ein ruhiges, emotionsloses Gegenübertreten hilft bei seelischer Erregung des Kindes. Bei Aktivitäten empfiehlt es sich, die ersten Schritte gemeinsam zu machen, um die Schwellenproblematik zu überwinden.
Therapie	
Es empfehlen sich Öldispersionsbäder am Vormittag, um den Aufwachprozess zu unterstützen. Eine kräftige Bürstenmassage ist hilfreich: von den Füßen, mit Betonung der Waden, bis zum Kopf. Als Öle eignen sich besonders Rosmarin (z.B. *Rosmarinus, Oleum aethereum 10 %* (WALA)) und Mistel (*Viscum Mali ex herba W 5 %, Oleum* (WALA)).	Bäder, die über die gezielte Auswahl des Öles eine stärkere Verankerung im Stoffwechsel bewirken, sind hilfreich. Die (Bürsten-)Massage, welche die Wahrnehmung der Körpergrenzen fördert, ist mit ganz weichen Bürsten oder nur mit den Händen auszuführen. Es empfehlen sich große lange Striche vom Kopf bis zu den Füßen, die verbal zu begleiten sind. Es soll ein geschlossener Ganzkörpereindruck entstehen, deshalb berührt man die Gliedmaßen nicht einzeln. Als Öle eignen sich im Sinne der Begrenzung und Strukturierung Johanniskraut (*Oliven-Johanniskraut-Öl 10 %* (Dr. Heberer)), Rosmarin (*Rosmarinus, Oleum aethereum 10 %* (WALA)), Berberis (*Berberitze 5 % in Olivenöl* (Dr. Heberer)), Zitrone (*Citrus, Oleum aethereum 10 %* (WALA)) und Zypresse (Oliven-Zypressen-Öl aeth. 5 % (Dr. Heberer)). Zur Verankerung im Stoffwechsel hat sich die römische Kamille (*Oliven-röm. Kamille-Öl aeth. 5 %* (Dr. Heberer)) bewährt.

träge/schwere Konstitution: „Nicht in Bewegung kommen"	überbeweglich/leichte Konstitution: „Nicht zur Ruhe kommen"
Äußeres	
Der Körperbau ist ungeformt und schwer. Die Bewegungen sind träge, der Gang oft schlurfend. Bei diesen Kindern verlaufen die motorische und die Sprachentwicklung häufig verzögert. Sie zeigen nur eine geringe Mimik, der Blick ist wenig klar. Es besteht häufig Übergewicht.	Der Körperbau ist oft zart und leicht. Es besteht ein Zuviel an Bewegung, hauptsächlich mit den Gliedmaßen, aber auch in Form von Grimassen-Schneiden. Der Blick wirkt unruhig und wach, die Kinder sehen und hören alles im Umfeld. Diese Kinder laufen häufig auf den Zehenspitzen.
Lebensprozesse	
Die Kinder erwachen schwer, sie schlafen gerne und lange. Der Muskeltonus ist eher herabgesetzt. Die eingeschränkte Beweglichkeit zeigt sich auch in einer reduzierten Sinneswahrnehmung. Diese Kinder erleben sich selber als schnell ermüdbar. Sie erholen sich von Krankheiten nur langsam.	Die Kinder schlafen nur schwer ein und wachen oft sehr früh wieder auf. Der Tonus der Muskeln ist meist hoch. Die Kinder haben einen guten Appetit, es fehlt jedoch die Fähigkeit, in Ruhe zu essen. Der schnelle, hyperaktive Stoffwechsel führt oft zu Durchfall und zu einem zu niedrigen Körpergewicht. Zudem liegen häufig Nahrungsmittelunverträglichkeiten vor.
psychosozial	
Die Kinder lassen sich nur schwer in Bewegung bringen, sie wirken willensgehemmt und gefühlsarm. In einer positiven Atmosphäre leben die Kinder auf, sie sind auf viel Lob angewiesen.	Die Kinder sind sehr unruhig. Sie reagieren impulsiv, äußere Reize lenken sie schnell ab. Die Kinder sind emotional häufig instabil, weil sie in der Stimmung der Umgebung mitschwingen. Ihre Interessen und die Konzentrationsfähigkeit schwanken.
Begleitung	
Begeisterung wecken und für eine gute Stimmung sorgen, hilft dabei, diese Kinder in Bewegung zu bringen.	Grenzen setzen und die Bewegung zur Ruhe bringen, ist notwendig, um dem Kind das Bewusstsein zu vermitteln, was gerade ansteht. Die Kinder müssen lernen, sich von den Eindrücken aus ihrer Umwelt zu distanzieren. Eine schützende, reizarme Umgebung mit klaren Grenzen wirkt unterstützend.

Therapie	
Öldispersionsbäder, die den Kreislauf und die Wärmebildung anregen, sind hilfreich. Dafür führt man die Bürstenmassage kräftig, temperamentvoll von unten nach oben durch. Die Bäder sollten eher am Vormittag stattfinden, mit kurzem Nachruhen. Bewährte Öle sind Johanniskraut *(Oliven-Johanniskraut-Öl 10%)*, Fenchel *(Fenchelöl aeth. 10% in Olivenöl)* und Ingwer (*Oliven-Ingwer-Öl aeth. 10%* (alle Dr. Heberer)).	Öldispersionsbäder, die der Entspannung und Konzentration auf sich selber dienen, sind hilfreich. Die Bürstenmassage erfolgt beruhigend, recht langsam und rhythmisch vom Kopf zu den Füßen. Hilfreiche Öle sind Lavendel (*Lavandula, Oleum aethereum 10 %* (WALA)), Passionsblume (*Passionsblume 5% in Olivenöl* (Dr. Heberer)) und *Rosengeranie* ((Primavera, Taoasis), 4%-ig in Olivenöl zu mischen). Bei starker Unruhe und Nervosität haben sich Torföle (z.B. von Dr. Heberer, Wandil) bewährt [→ Kapitel IV.3 Torföle].

4. Der Bezug zur Sinnesentwicklung und zu den Wesensgliedern

Über die Sinne nimmt das Kind sich und die Umwelt wahr. Bis zum Alter von sieben Jahren findet die kindliche Entwicklung vorwiegend über die sinnliche Wahrnehmung der Umwelt und seines Körpers statt. Es ist damit beschäftigt, zu fühlen und seinen Leib in Beziehung zu diesen Empfindungen reagieren zu lassen. Dieser Prozess der Einordnung von Eindrücken und Empfindungen bildet die Grundlage für Selbstvertrauen und -einschätzung, Konzentrations- und Handlungsfähigkeit, Lateralisation und komplexe Lernvorgänge.

Rudolf Steiner beschrieb zwölf Sinne, wobei Tast-, Lebens-, Bewegungs- und Gleichgewichtssinn zu den sogenannten unteren Sinnen zählen [→ Kapitel X.5 Die Bedeutung des Öldispersionsbades für die zwölf Sinne des Menschen]. Über den Tastsinn erlebt das Kind seine eigene Begrenzung und damit eine Orientierung im Raum. Den Lebenssinn nennt man auch Behaglichkeitssinn, das dazu gehörige Sinnesorgan ist das vegetative Nervensystem im Bereich des Solarplexus. Als gesunde Grundstimmung besteht ein Wohlgefühl im eigenen Leib, bedingt durch die ausgeglichene Funktion von Sympathikus und Parasympathikus.

Die Wahrnehmung der Umwelt erfolgt über den Geruchs-, den Geschmacks-, den Seh- und den Wärmesinn.

Wenn Störungen der Sinnesentwicklung vorliegen, eine Überempfindlichkeit oder polar eine zu geringe Sensibilisierung, können folgende Phänomene auftreten: Angst, Orientierungs- und Distanzlosigkeit, Unruhe und Nervosität.

Über gezielte Sinneseindrücke lässt sich das Kind in seiner Entwicklung durch die sensorische Integration nachhaltig fördern, eine Nachreifung findet auch nach dem siebten Lebensjahr statt.

Das Öldispersionsbad wirkt auf alle Sinne, insbesondere den Tast- und Lebenssinn. Bei Ängsten, Orientierungs- und Distanzlosigkeit liegt häufig eine Störung des Tastsinnes vor. Die gesunde Entwicklung dieses Sinnes vermittelt dem Kind das Urvertrauen. Ist dieses ungenügend entwickelt, entstehen als Folge Ängste, in der Regel verbunden mit Verhaltensauffälligkeiten.

Ein hilfreicher Therapieansatz ist, über den Tastsinn Grenzen, Schutz und Hülle erlebbar zu machen. Durch das Spüren der eigenen Körpergrenzen entwickelt das Kind wieder Vertrauen zu sich und der Welt. Das Öldispersionsbad fördert das Grenzerlebnis durch die Bürstenmassage und die anschließende feste Ruhepackung, es spricht den physischen Leib an.

Der Lebenssinn ist bei vielen Kindern, die einer heilpädagogischen Begleitung bedürfen, gestört. Bereits im normalen Alltag, erst recht in Überforderungssituationen, ist hier häufig ein Ungleichgewicht zwischen Sympathikus und Parasympathikus zu beobachten, das zu diffusem Unwohlsein im Leib führt. Um dieses nicht spüren zu müssen und sich davon abzulenken, entwickeln Kinder oft Strategien, die sozial nicht verträglich sind. Sie fühlen sich nicht wohl in ihrem Leib, das kann sich durch Hyperaktivität, Nervosität und Orientierungslosigkeit äußern.

Der Sympathikus ist als ein Teil des Nervensystems für die Leistungsfähigkeit zuständig, der Parasympathikus für die Erholungsbereitschaft.

Öldispersionsbäder fördern die leibliche Regeneration. Die Impulse des Bades führen häufig zu einer tiefen Entspannung und zum Einschlafen in der Ruhepackung.

Die immer gleich ablaufende rhythmische Gestaltung des Bades gibt dem Kind eine zeitliche Orientierung. Das fördert die Entwicklung des Lebenssinns und hat durch die Stärkung des Ätherleibs Auswirkungen auf die Vitalität.

Um ein positives Lebensgefühl zu fördern, sind eine gute Atmosphäre und die ansprechende Gestaltung im Bad und Ruheraum besonders wichtig. Der Geruch des Öls und die Möglichkeit, sich in der Ruhepackung zum vorher Erlebten ins Verhältnis zu setzen, sprechen den Astralleib an.

Das Öldispersionsbad führt zu einer unspezifischen Antwort des Immunsystems in Form eines Temperaturanstiegs. Die Haut nimmt die Inhaltsstoffe der ätherischen und zum Teil der Auszugsöle auf und sie gelangen direkt, ohne Umweg über den Stoffwechsel, in die Blutbahn. Auf diesen Impuls von außen reagiert der Körper in der Ruhepackung im Sinne einer Reiz-Regulationstherapie mit einem Temperaturanstieg, gesteuert über das Immunsystem.

Als „Ich-Therapie“ entfaltet das Bad eine tiefe Wirksamkeit, wenn man das richtige Öl gewählt hat und eine spezifische Reaktion des Immunsystems erfolgt.

Die ätherischen Öle, die man für das Öldispersionsbad mit Olivenöl mischt, sind Träger kosmischer Kräfte. Diese vermittelt das Jungebad und fördert so die Heilung.

5. Die Ölauswahl

Die Wahl des geeigneten Öls erfolgt unter verschiedenen Gesichtspunkten:

- über den Bezug zur Erfahrungs- und Heilpflanzenkunde (körperliche Ebene)
- über den Geruch und den Bezug zur Aromatherapie (seelische Ebene)
- über die Dreigliederung des Menschen und den Bezug zur Pflanze:
  Die Hauptwirksamkeit eines Öls lässt sich daraus ableiten, aus welchem

Teil der Pflanze das Öl stammt. Dabei entspricht das Bild der umgekehrten Pflanze dem Menschen.

[→ Kapitel VIII.1 Die Indikation zur Therapie aus der Biologie der Pflanzen und deren Öle]:

- Wurzelöle unterstützen die Tätigkeit des Nerven-Sinnes-Systems.
- Blattöle stärken durch den Ausgleich von Auf- und Abbau das Rhythmische System.
- Blütenöle unterstützen das Stoffwechsel-Gliedmaßen-System.

6. Die Durchführung des Öldispersionsbads im Haus Arild

Das Öldispersionsbad wirkt gut bei seelischen Verstimmungen, Unruhezuständen und Entwicklungsverzögerungen, auch in Krisensituationen hilft es.

Für die Ölauswahl zur Behandlung von Kindern und Jugendlichen mit starken Verhaltensauffälligkeiten, deren Ursachen häufig in traumatischen Erfahrungen und Bindungsstörungen liegen, hat sich die Auswahl über den Geruch des Öls bewährt. Wichtig für den Einsatz in der Heilpädagogik ist, dass nur Öle Verwendung finden, die das Kind gerne riecht. Öle, die es als unangenehm empfindet, können eine Überforderungssituation darstellen und Krisen auslösen.

Machen die Anamnese und das Vorgespräch (mit dem Kind und/oder Bezugspersonen) deutlich, dass zum Beispiel starke Ängste und mangelndes Vertrauen vorliegen, gibt man dem Kind eine Vorauswahl an ätherischen Ölen nacheinander zum Riechen. Über den Geruch und die dazu entstehenden Empfindungen lässt sich gemeinsam ermitteln, ob das jeweilige Öl hilfreich sein könnte.

Bei massiven Ängsten und mangelndem Urvertrauen ist ein Öl geeignet, das dem Kind Schutz und Sicherheit vermittelt, möglichst über ein gutes, warmes Gefühl im Bauch. Mit dem gefundenen Öl bereitet man das Öldispersionsbad zu.

Die Gestaltung des Bades richtet sich dann nach den Bedürfnissen des Kindes, damit es sich wohl fühlt. Das „Körpergedächtnis“ speichert dieses gute Gefühl und hilft, frühere traumatische Erfahrungen zu verarbeiten.

Häufig erhalten die Kinder im Anschluss an das Bad noch ein kleines Riechfläschchen mit dem ausgewählten ätherischen Öl, um es in der Zeit bis zum nächsten Bad als Hilfe zu nutzen. Diese Methode hat sich besonders bei Kindern mit massiven Wutanfällen und aggressiven Impulsdurchbrüchen bewährt.

Bei großen Ängsten und mangelndem Urvertrauen empfiehlt sich unter anderem das

- *Perubalsamöl (Myroxylon balsamum pereirae)* (Maienfelser Naturkosmetik, 4 %-ig in Olivenöl zu mischen).

Es führt auf der körperlichen Ebene tief in den Stoffwechsel, unterstützt also die Verbindung mit dem eigenen Leib und vermittelt ein starkes mütterliches Prinzip. Die bessere Verbindung mit dem Stoffwechsel ermöglicht eine tiefe Ruhe und Entspannung. Zudem wächst das Gefühl auf der seelischen Ebene, in der Welt bedingungslos willkommen zu

sein. Da dieses Prinzip die wichtigste Grundlage für die Entwicklung eines Kindes darstellt, bereitet das Perubalsamöl den Boden für weitere Therapien.
Zum Verständnis hilft folgendes Bild: Wenn in einem Haus das Fundament fehlt oder brüchig ist, lassen sich die Stockwerke darüber nicht stabil bauen. Entsprechend kann die kindliche Entwicklung nicht gesund verlaufen, wenn die Ebene des Urvertrauens massiv gestört ist. Liegt hier ein gravierender Mangel vor, erfordert es vom Kind eine hohe Kompensationsleistung, um im Leben zurechtzukommen. Das führt in den meisten Fällen zu einer Überforderungssituation mit Verhaltensauffälligkeiten.

Für die heilpädagogisch-therapeutische Begleitung ist wichtig zu erkennen, dass diese Verhaltensauffälligkeiten lediglich das sichtbare Symptom einer tiefliegenden Angst sind.

Die Ölauswahl und die Gestaltung des Bades zielen auf die Bewältigung und Verarbeitung dieser Angst.

Bei Traurigkeit und depressiven Verstimmungen bestehen gute Erfahrungen mit:

- *Citrus, Oleum aethereum 10%* (WALA)
- *Fenchelöl aeth. 10% in Olivenöl* (Dr. Heberer)
- *Oliven-Basilikum-Öl aeth. 5%* (Dr. Heberer)

Die Durchführung eines Bades ist an die Bedürfnisse der Kinder und Jugendlichen anzupassen. So ist es z. B. ganz besonders wichtig, den Wunsch eine Badehose oder einen Badeanzug zu tragen, zu respektieren. Auch Spielsachen in der Badewanne können kleinen Kindern helfen, Erlebnisse durch das Nachspielen zu verarbeiten und geben dem Therapeuten über die Beobachtungen neue Anregungen zu Behandlungsoptionen.

Die Massage mit Bürsten oder Handschuhen richtet sich nach der therapeutischen Zielsetzung: zentrierend oder lösend gestaltet bzw. ganz weggelassen und durch die Bewegung des Wassers ersetzt. Eine zentrierende Wirkung erreicht man, wenn die Bürstung kräftig von den Füßen und Händen in Richtung Körpermitte erfolgt. Eine lösende Wirkung geschieht durch sanfte, lange Bürstenstriche arm- und beinabwärts, jeweils über Hände und Füße hinaus. Die Bewegung des Wassers spricht den Flüssigkeitshaushalt des Menschen an, Blockaden können sich lösen.

Auch die Ruhepause nach dem Bad gestaltet sich individuell nach den Möglichkeiten des Kindes. Hier sind die Ideen des Therapeuten gefragt, damit das Kind möglichst weitreichend in die Entspannung und Ruhe findet. Bei kleinen Kindern bewähren sich Rituale wie Klangspiele einsetzen, ein Schlaflied singen oder eine kurze Geschichte erzählen und dann am Bett sitzen bleiben. Auch ältere Kinder genießen solche Rituale und haben hier häufig noch einen Nachholbedarf zu stillen.

Die nachfolgenden Beispiele geben einen Einblick in unsere Arbeit, aus Datenschutzgründen wurden alle persönlichen Angaben verändert.

7. Fallbeispiele

7.1 Sarah: überbewegliche/leichte Konstitution

Sarah kam mit neun Jahren in die Tagesgruppe von Haus Arild, da sie innerhalb der Familie und der Schule massive Verhaltensprobleme entwickelt hatte. Getrieben von einer starken Bewegungsunruhe und Nervosität war ihr ein angemessenes Verhalten weder in der Gruppe noch in der Schule möglich. Sarah zeigte sich uns als zartes, durchscheinend wirkendes, sehr schlankes Mädchen mit deutlicher Verhaltensproblematik.

Sie schreckte vor jeder Anforderung zurück und reagierte häufig mit überschießenden Bewegungsabläufen, die Geschrei und Beschimpfungen der Betreuer begleiteten. Sarah war nicht in der Lage, Grenzen zu spüren oder zu akzeptieren, bedingt durch ihre Reizoffenheit schien sie permanent überfordert.

Neben dem strukturierten, für sie immer verlässlich vorhersehbaren Tagesablauf in der Einrichtung unterstützten wir sie mit Öldispersionsbädern.
Die Bäder fanden auf Verordnung des Arztes einmal wöchentlich am Vormittag statt. Ihre Körpertemperatur lag immer deutlich unter 37 °C, ihre Hautoberfläche war sehr kühl, besonders in der Nierengegend. Die Temperatur des Bades lag anfangs bis zu einem Grad über der des Körpers, da sie sonst gefroren hätte.

Sarah erhielt Bäder mit

- *Rosa e floribus 10 %, Oleum* (WALA) und
- *Passionsblume 5 % in Olivenöl* (Dr. Heberer)

im Wechsel. Das Ziel war eine allgemeine Beruhigung und Harmonisierung.

Zu Beginn der Bäderserie ließ sie sich nicht mit den Bürsten massieren, Berührungen mit den Händen z. B. am Rücken konnte sie zulassen. Die Badedauer lag bei durchschnittlich 12 Minuten, dann traten Kältegefühle auf, sodass es notwendig war, warmes Wasser zulaufen zu lassen. Sarah konnte sich in der Wanne nicht hinlegen und entspannen. Sie war in ihrer Mitte sehr verkrampft und hatte gleichzeitig einen ständigen Bewegungsdrang.

In der Packung nach dem Bad kam sie kaum zur Ruhe. Sie mochte nicht alleine sein und machte ständig Geräusche. Um ihr eine Entspannungsphase zu ermöglichen, wurde ihr in der Ruhepackung etwas vorgelesen und die anschließende Ruhezeit auf zunächst 5 Minuten begrenzt.

Im Anschluss an die Behandlung war Sarah besser durchwärmt, Hände und Füße blieben jedoch deutlich kühler als der Rest des Körpers. Sie wirkte nach dem Bad regelmäßig stärker in sich ruhend und für den Rest des Tages ausgeglichener.

Die Anwendung der Bäder erfolgte über zwei Jahre. Nach und nach lernte Sarah, im Bad zur Ruhe zu kommen und sich liegend eine Ganzkörper-Bürstenmassage verabreichen zu lassen. Dieser tiefe Tastsinneseindruck ermöglichte eine grundlegende Beruhigung bei ihr. Die Ruhephasen ließen sich auf bis zu 40 Minuten ausdehnen. Sie schlief zwar nicht, war aber ruhig und im Anschluss gut durchwärmt.

Schon als Baby war Emils Verhalten auffällig. Er hat viel geschrien und im Alter von vier Jahren stellte man eine Störung des Sozialverhaltens mit zwanghaften Tendenzen fest. Es zeigte sich zunehmend ein Zwangsverhalten mit impulsiven Ausbrüchen, denen die alleinerziehende Mutter nicht gewachsen war.

Emil kam vor einigen Jahren in die Tagesgruppe und in die erste Klasse der Förderschule von Haus Arild. Innerhalb des Gruppen- und Schultages sorgten der immer ähnlich rhythmisch strukturierte Tagesablauf und die enge Zusammenarbeit der Bezugspersonen für eine sichere Orientierung. Diese Rahmenbedingungen benötigte er, um gut über den Tag zu kommen und sich wohl zu fühlen. Als zusätzliche Unterstützung erhielt er Öldispersionsbäder.

Emil war zu Beginn der Behandlung sieben Jahre alt. Er hatte einen sehr großen runden Kopf und einen hervorstehenden Bauch. Arme und Beine wirkten unverhältnismäßig klein und zu kurz. Emil hatte noch kleine „Babyhände" mit Speckpölsterchen, sehr weiche kleine Füße, blonde, feste kurze Haare, blaue Augen und trug eine Brille. Seine Haut erschien blass, immer feucht und rötete sich schnell bei körperlicher Anstrengung. Durch seinen niedrigen Muskeltonus wirkte Emil schlaff und unbeholfen. Er war deutlich übergewichtig, schwitzte bei der geringsten Anstrengung stark und roch dann sehr nach Schweiß. Sein Blick war unruhig; wenn ihn etwas intensiv beschäftigte, war es an seinen Augenbewegungen abzulesen. Die Atmung war flach, er schien nur einzuatmen, beschnüffelte vieles, so z. B. das Essen oder Bücher. Er sprach oft sehr schnell und zudem undeutlich leise.

Emil zeigte sich als schweres, willensgehemmtes Kind. Er schaffte es nicht, die Erlebnisse des Lebens zu „verdauen" oder angemessen darauf zu reagieren. Alle Eindrücke führten bei ihm zum Kreisen von Gedanken, die er nicht loslassen und vergessen konnte. Emil verbrachte viel Zeit damit, über Zusammenhänge nachzudenken und kam darüber nicht ins Tun. Er entwickelte generalisierte Ängste und als Schutzmechanismus massive Zwänge.

Emil erhielt eine Serie von 24 Bädern, einmal wöchentlich am Vormittag. Die ersten zehn Bäder mit

- *Rosmarinus, Oleum aethereum 10 %* (WALA),

danach 14 Bäder mit

- *Oliven-röm. Kamille-Öl aeth. 5 %* (Dr. Heberer).

Die Bäder sollten Emil helfen, eine angemessene Körperspannung aufzubauen und wacher zu werden. Er sollte klare Grenzen und gleichzeitig das Gefühl von Geborgenheit erleben, um Ängste abbauen zu können. Zusätzliches Ziel war die Anregung des Stoffwechsels und der Verdauung.

Emil kam von Anfang an fröhlich gestimmt zum Bad. Da wir die Badesituation gut vorbesprochen hatten, zeigte er auch keine Ängste oder Vorbehalte.

In der Badewanne lag Emil immer auf dem Bauch, spielte im Wasser mit seinen Händen und experimentierte mit der Wasseroberfläche, während er leise vor sich hin redete. Seine Haut nahm das Öl schnell auf, Emil genoss den Duft des Badewassers. Er saugte die Luft direkt über der Oberfläche durch die Nase ein, hielt die Luft lange an und schien gar nicht wieder auszuatmen.

Das Rosmarinöl kräftigt das Bewusstsein und regt die Sinne an. Es wirkt im Öldispersionsbad strukturierend, inkarnierend, aufrichtend und stimuliert zusätzlich die Verdauung.

Nach acht Anwendungen war Emil im Anschluss an das Bad immer sehr aufgedreht und hatte ein stark gerötetes Gesicht, sodass eine Umstellung auf das mildere Öl der römischen Kamille erfolgte. Dieses Öl wirkt auf die Verdauung, ist krampflösend, bietet Unterstützung bei Ängsten und gilt als sogenanntes „mütterliches Öl".

Bei der Bürstenmassage wurden überwiegend die Oberschenkel behandelt. Teilweise mit Wärmekreisen an den einzelnen Beinen, jeweils mit zwei Bürsten, teilweise als große Hüftlemniskate beidseitig zugleich an den Oberschenkeln – diese Form in Verbindung mit der sogenannten Gutenmorgenlemniskate im Kreuzbeinbereich mochte Emil am liebsten. (Die Formen sind angelehnt an die Rhythmischen Einreibungen nach Wegman/Hauschka.) Selten ließ er sich lange Rückenabstriche machen und auch die direkte Bauchbehandlung gefiel ihm nicht so gut.

Auf die Packung nach dem Bad ließ sich Emil gerne ein. Er hat die erste Zeit nicht geschlafen, blieb aber ruhig liegen. Er konnte von Anfang an alleine im Raum bleiben und schlief nach dem sechsten Bad erstmals fest ein.

Emil wirkte direkt nach den Bädern entspannter, zudem wacher und besser an das Leben in der Gruppe angeschlossen. Der Blick war an den Badetagen nachmittags weniger unruhig, zusätzlich zeigte er sich wesentlich ausgeglichener im Umgang mit den anderen Kindern.

7.3 Das Öldispersionsbad als Krisenintervention

Der zehnjährige Manuel wohnte seit einiger Zeit in einer Gruppe von Haus Arild. Hier schien er sich wohl zu fühlen, er stellte jedoch immer wieder das Beziehungsangebot der Betreuer in Frage und testete massiv die Grenzen. Phasenweise schaffte er es, sich auf die Betreuer und die schöne Atmosphäre der Gruppe einzulassen. Manuel hatte regelmäßig impulsive „Ausraster" und brauchte deshalb eine sehr enge Begleitung. In der Schule hatte er neben sozialen Problemen Schwierigkeiten, sein Potenzial zu nutzen, da er nur über eine minimale Konzentrationsspanne verfügte. Es wurde eine schwere frühkindliche Traumatisierung vermutet. Auf Vorschlag der Therapiekonferenz führte man aufgrund einer akuten psychischen Krise mit fremd- und selbstgefährdendem Verhalten eine Bäderbehandlung durch.

Die Bäder erfolgten über zehn Tage jeden Abend vor dem zu Bett gehen. Im Anschluss wurde statt der üblichen Packung die Abendrunde mit Kerze, Vorlesen und Gebet im Bett durchgeführt, danach schlief er ein.

Da Manuel immer wieder Anzeichen einer schweren Traumatisierung zeigte, wurde das Öl täglich mit ihm über den Geruch ausgesucht.

Diese intensive Behandlung zielte darauf, Manuels Verbleib in der Einrichtung zu ermöglichen und eine stationäre Unterbringung in der Kinder- und Jugendpsychiatrie zu vermeiden, da diese für ihn einen weiteren Beziehungsabbruch bedeutet hätte.

Verlauf der zehntätigen Behandlung

1. Tag:

Die Badeserie begann mit

- *Birkenteeröl* (Maienfelser Naturkosmetik, 4 %-ig in Olivenöl zu mischen),

das Manuel sich aussuchte. Dieses Öl vermittelt sehr viel Liebeskraft und Hülle, sodass man Dinge, die nicht zu einem gehören, loslassen kann. Manuel erzählte viel von seinen Eltern, wirkte sehr aufgeregt, wie getrieben. Am nächsten Tag hatte es in der Gruppe einen „Ausraster", der wie eine Erstverschlimmerung wirkte.

2. Tag:

Manuel freute sich auf das Bad. Er wählte das Öl der

- *Balsamtanne* (Maienfelser Naturkosmetik, 4%-ig in Olivenöl zu mischen),

das sich bei der Traumata-Behandlung bewährt hat. Auf eine vorsichtige Rücken- und Beinmassage mit den weichen Kinderbürsten ließ er sich gut ein. Er war ruhiger und erzählte freundlicher von schönen Erlebnissen mit seiner Mutter.

3. und 4. Tag:

An diesen Tagen erfolgte das Bad mit Kapkamillenöl

- *Kapockstrauch* (Eriocephalus punctulatus) (Maienfelser Naturkosmetik, 4%-ig in Olivenöl zu mischen).

Manuel war im Bad recht ruhig, er saß mit seinen Spielsachen in der Wanne und wünschte sich eine kräftige Bürstenmassage. Das blaue Öl der Kapkamille gibt Schutz und Halt durch die Entspannung und Beruhigung des überreizten Nervensystems. Es hilft, wenn ein Nachholbedarf aus der frühesten Kindheit vorliegt, aus dem eine Bindungsstörung resultiert.

Am 4. Behandlungstag begann man zusätzlich mit einer niedrig dosierten Methylphenidat-Therapie (10 mg Medikinet am Morgen).

5. bis 7. Tag:

Für diese Bäder suchte sich Manuel das

- *Perubalsamöl* (Myroxylon pereirae) (Maienfelser Naturkosmetik, 4 %-ig in Olivenöl zu mischen)

aus. Dieses Öl hilft sehr gut bei Kindern, denen das Vertrauen in das Leben fehlt. Nach dem Bad wurde Manuel für die Nacht erstmals fest in ein Laken gewickelt, um ihm noch mehr Hülle zu geben. Darauf ließ er sich sehr gut ein.

8. und 9. Tag:

Da Manuel in der Nacht nach dem 7. Bad sehr unruhig war, wählten wir für den 8. Tag das Öl der Echten Kamille

- *Oliven-blaue Kamille-Öl aeth. 1 %* (Dr. Heberer).

Dieses ist tiefblau, wirkt stark krampflösend auf den Stoffwechsel und hilft dadurch, tief bei sich selber anzukommen.

10. Tag:

Für den letzten Behandlungstag wählte Manuel das Mandarinenöl

- *Mandarinen Bade- und Massage-Öl* (Lichterde).

Es hat folgendes Wirkprinzip: „*Das Kindliche in sich wieder wecken – wieder staunen lernen.*“ Die Stimmung im Bad war sehr gelöst und fröhlich. Im Anschluss forderte er besonders die Ruhepackung ein: „*Wickel mich ganz fest ein, damit es über Nacht nicht aufgeht.*“

Nach einer Woche erfolgte zur Stabilisierung noch einmal ein Bad mit Perubalsamöl im vertrauten Ablauf.

Auswertung

Bei Manuel trat im Verlauf der Zehn-Tage-Behandlung eine zunehmende Beruhigung ein. Er wirkte abends entspannter und hatte tagsüber deutlich weniger Konflikte. Im Verlauf der Bäderserie war er mehr im Hier und Jetzt und erzählte weniger von früher bzw. zu Hause oder seinen Geschwistern.

Er konnte sich gelöster auf die Beziehungsangebote innerhalb der Einrichtung einlassen.

Im Anschluss an die Bäderserie wurde der Wohngruppe ein Badegerät mit Bürsten und geeigneten Ölen zur Verfügung gestellt. Die Mitarbeiter erhielten eine Einweisung, damit Manuel dort einmal wöchentlich abends sein Bad bekommen konnte. Das Öldispersionsbad wirkte bei Manuel besonders heilsam, wenn es als intensive Einzelzuwendung direkt vor der Nachtruhe stattfand. Ziel war es, dass er im Laufe der Zeit seine alten Verletzungen hinter sich lässt und so viel Vertrauen zu seinen Bezugspersonen aufbaut, dass seine „Ausraster" überflüssig werden.

Neben der medikamentösen Behandlung haben die Öldispersionsbäder einen großen Anteil an der inzwischen über sechs Monate andauernden Stabilisierung der Situation rund um Manuel. Die Einweisung in eine Fachklinik für Kinder- und Jugendpsychiatrie ließ sich bisher vermeiden.

7.4 Mirco, Diagnose ADHS

Mirco war ein sehr unruhiges Baby. Er hatte Drei-Monats-Koliken und schrie im ersten Lebensjahr viel. Die frühkindlichen motorischen Entwicklungsschritte erfolgten alle sehr früh, ebenso das Zahnen und der Zahnwechsel. Auffällig war seine verlangsamte Sprachentwicklung, massives Nägelkauen und eine ständige motorische Unruhe.

Mirco besuchte verschiedene Kindergärten, war jedoch nicht integrierbar, sodass diese Versuche mit Abbruch endeten. Er fiel durch massiv aggressives Verhalten auf, es folgte der Ausschluss vom Besuch.

Im Jahr vor der Einschulung wurde Mirco als Integrationskind in einem heilpädagogischen Kindergarten betreut. In dieser Zeit erhielt er Logopädie und Ergotherapie.

Mirco kam mit sieben Jahren in die Regelschule, war dort jedoch völlig überfordert und fiel durch massive Verhaltensprobleme auf. Im Alter von acht Jahren nahm die Tagesgruppe von Haus Arild Mirco auf, gleichzeitig wechselte er an die hausinterne Förderschule.

Es zeigte sich schnell, dass er einen großen Bewegungsdrang hatte und deshalb einen sehr klar strukturierten, engen Rahmen brauchte. Mirco neigte zum Schwindeln und zeigte bei seinen Erzählungen eine reiche Fantasie. Auffällig war die Sprachentwicklungsverzögerung, er hatte einen sehr geringen Wortschatz und plapperte oft nur mechanisch, ohne Inhalte zu erfassen. Häufig schienen seine Gedankengänge sehr sprunghaft und verworren. Mirco litt unter massiven Schlafstörungen und übernachtete noch im Bett seiner Mutter, weil er sonst nicht einschlafen konnte. Er berichtete regelmäßig über Albträume und dass er nachts viel weine.

Mirco wirkte sehr angespannt und verhärtet, bei einem gleichzeitig vorliegenden hohen Bewegungsdrang. Er neigte bedingt durch seine starke Desorientierung zu impulsiven überschießenden Verhalten, wenn man ihm nicht die entsprechenden Grenzen und Orientierung vermittelte.

Zu Beginn der Behandlung war Mirco acht Jahre alt, ein sehr großes schlankes Kind mit schwarzen Haaren und blauen Augen. Die Atmung war unregelmäßig und gestaut. Er hatte in der Vergangenheit häufig Bronchitiden bis hin zu Lungenentzündungen.

Über die Öldispersionsbäder sollte Mirco lernen, zur Ruhe zu kommen und seine Schlafängste abzubauen. Zusätzlich wollte man eine Vertiefung und Harmonisierung der Atmung erreichen.

Mirco erhielt eine Serie von 16 Bädern einmal wöchentlich am Vormittag.

Als Badeöl kam

- *Passionsblume 5 % in Olivenöl* (Dr. Heberer)

zum Einsatz, da es bei Nervosität und Unruhe hilfreich wirkt, Ängste und Krämpfe löst. Bei beginnender Erkältung erfolgte der Zusatz von

- *Thymus, Oleum aethereum 5 %* (WALA),

das sich bei Atemwegsinfekten, besonders bei spastischer Bronchitis bewährt hat.

Mirco hatte zu Behandlungsbeginn eine niedrige Körpertemperatur von 35,0 bis 36,0 °C, die Hautoberfläche fühlte sich gleichmäßig kühl und trocken an.
Die Wassertemperatur lag anfangs auf Höhe der Körpertemperatur und fiel dann schrittweise bis zu 1,5 °C unter diese. Die Badedauer stieg im Laufe der Behandlung von fünf auf ca. 15 Minuten inklusive Bürstenmassage.

Diese erfolgte mit normalen Bürsten, kräftig von außen nach innen mit großen Bewegungen, sodass ein Ganzkörpereindruck entstand. In Bauchlage beginnend an beiden Händen, gleichzeitig in großen Strichen über die Arme, die Schultern, den Rücken abwärts bis zum Gesäß, im Anschluss daran von den Füßen aufwärts die Beine bis zum Gesäß, die Lemniskate in Kreuzbeinbereich lange und ausdauernd als Abschluss. Auf die Ruhepackung nach dem Bad ließ sich Mirco zu Beginn nur schwer ein, er konnte sich nicht entspannen und war mit der Aufmerksamkeit bei allen Geräuschen, die er von draußen hörte. Im Verlauf der Badeserie lernte Mirco, sich zu entspannen und schlief regelmäßig ein.

Insgesamt trat eine Beruhigung ein, Mircos Bewegungsdrang ließ nach und die Atmung vertiefte sich. Auch das Immunsystem stabilisierte sich im Behandlungszeitraum, sodass keine weiteren schweren Atemwegsinfekte auftraten.

An den Badetagen zeigte sich Mirco oft sehr anhänglich und wollte gerne in den Arm oder auf den Schoß genommen werden. In dieser Stimmung konnte er sich besser auf ruhige Spiele mit den jüngeren Kindern einlassen.

Literatur

1 www.haus-arild.de (Abfrage Juni 2023). Die Angaben des Textes beziehen sich auf das Jahr 2017.

2 Steiner, R.: Heilpädagogischer Kurs (GA 317). Rudolf Steiner Verlag Dornach 1995.

3 Vergl. Schmalenbach, B.: Was ist anthroposophische Heilpädagogik? Konferenz für Heilpädagogik und Sozialtherapie Dornach. Abrufbar unter: https://www.anthroposophie.ch/files/anthroposophie.ch/content/bilder/themen/Heilpaedagogik/Was_ist_anthroposophische_Heilpaedagogik.pdf (Abfrage Juni 2023).

4 Niemeijer, M., Baars, E.: Bild-gestaltende Diagnostik der kindlichen Konstitution. Louis Bolk Instituut Driebergen 2004.

5 Steiner, R.: Heilpädagogischer Kurs (GA 317). Rudolf Steiner Verlag Dornach 1995.

6 Holzapfel, W.: Seelenpflegebedürftige Kinder. Verlag am Goetheanum Dornach 2003. S. 254.

7 Niemeijer, M.: Medizinisch-therapeutische Behandlungen in der Heilpädagogik. In: Grimm, R., Kaschubowski, G. (Hrsg.): Kompendium der anthroposophischen Heilpädagogik. Ernst Reinhardt Verlag München 2008.

8 Niemeijer, M.: Die Konstitutionsbilder. In: Niemeijer, M., Gastkemper, M., Kamps, F. (Hrsg.): Entwicklungsstörungen bei Kindern und Jugendlichen. Medizinisch-Pädagogische Begleitung und Behandlung. Verlag am Goetheanum Dornach 2011.

9 Niemeijer, M., Baars, E.: Bild-gestaltende Diagnostik der kindlichen Konstitution. Louis Bolk Instituut Driebergen 2004.

KAPITEL VII.5

Anthroposophische Pflege und das Öldispersionsbad – Ein Erfahrungsbericht aus der ambulanten Pflege

JACQUELINE GOLDBERG · SÖREN HIRNING-GOLDBERG

Die Freie Pflege Praxis Ulm ist ein ambulanter Pflegedienst, dessen Grundlage die Anthroposophische Pflege bildet.

Der Dienst ist von allen Krankenkassen anerkannt und bietet Leistungen des SGB V (Häusliche Krankenpflege, Krankenversicherungsleistungen) und des SGB XI (Grundpflege, Pflegeversicherungsleistungen) an. Er versorgt mit etwa 40 Mitarbeitern ca. 150 Patienten im Stadtgebiet von Ulm. Die rein pflegerischen Leistungen führen ausschließlich examinierte Pflegekräfte durch. Hauswirtschaftliche Aufgaben sowie familienentlastende Dienste (Betreuungsleistungen) komplettieren das Spektrum.

Ein umfangreiches Fortbildungsprogramm gewährleistet die Qualität. So durchlaufen alle Mitarbeiter den Grundkurs für Anthroposophische Pflege. Dieser findet regelmäßig berufsbegleitend über ein Jahr mit 200 Fortbildungsstunden statt, veranstaltet vom Förderkreis für Anthroposophische Pflege e.V. in Ulm.[1]

Die Besonderheit der Freien Pflege Praxis Ulm ist, neben der konsequenten Ausrichtung auf die Anthroposophische Pflege, dass sie über einen Anwendungsbereich verfügt. Es gibt ein Pflegebad mit einer Hubwanne für Öldispersionsbäder sowie einen Raum für Rhythmische Einreibungen, Wickel und Auflagen, in dem auch die Ruhephasen im Anschluss an die Bäder stattfinden. Alle Anwendungen lassen sich mit Einschränkungen (s.u.) auch bei den Menschen zu Hause durchführen.

Die Grundhaltung der Anthroposophischen Pflege ist die der „werktätigen Liebe". Dieses Wort geht auf Ita Wegman (1876-1943) zurück[2], die davon schrieb, dass Rudolf Steiner in diesem Sinne einen Kurs für Pflegende halten wollte. Die Pflegenden müssen aus Herzenskräften handeln können. Das Ziel ist, Lebensqualität zu erhalten und zu fördern. Damit steht die Pflege in der Mitte zwischen Medizin bzw. Therapie auf der einen und der Seelsorge auf der anderen Seite. Zudem ist die Pflege aufgerufen, therapeutische Maßnahmen dauerhaft umzusetzen.

1. Die Beziehung des Öldispersionsbades zu den pflegerischen Gesten

Rolf Heine beschreibt das Konzept der zwölf pflegerischen Gesten in dem von ihm herausgegebenen Buch „Anthroposophische Pflegepraxis"[3] als Möglichkeit, die innere Haltung in ihrer Wirkung und Rolle zu begreifen, indem die Pflege die geistig-seelischen und körperlichen Entwicklungsbedingungen eines Menschen nachvollzieht. Eine äußere Handlung wie Körperpflege, Mobilisation oder Wundbehandlung wird seelenvoll und lebendig, wenn sie aus der Quelle einer inneren Haltung des Pflegenden entspringt.

Diese entsteht aus einer stetigen Selbstbetrachtung heraus anhand eines Leitbildes, wie z. B. der „werktätigen Liebe". Wie gestalte ich als Pflegender den „Zwischenraum" zum Patienten? Habe ich eigene (egoistische) Motive im Sinne eines Helfersyndroms? Bin ich wahrnehmend geöffnet dem Pflegebedürftigen gegenüber?

Zwischen der äußeren Handlung und der inneren Haltung steht die pflegerische Geste. Das „Wie" einer Handlung kommt durch die Geste zur Erscheinung. *„In der Pflege können wir mindestens zwölf verschiedene Grundgesten unterscheiden."*[4] Die entsprechende Geste zu einer konkreten Pflegesituation findet man durch eine differenzierte Patientenbetrachtung, wie es Rolf Heine beschreibt.[5]

Von den zwölf pflegerischen Gesten lassen sich drei besonders auf das Öldispersionsbad beziehen:

- Reinigen
- Hüllen
- Aufrichten

Sie sind während des Öldispersionsbades wesentlich wirksam. Zu den neun weiteren Gesten vervollständigen kurze Erläuterungen die Darstellungen.

1.1 Reinigen, Erneuern, dem Wesen zur Erscheinung verhelfen

Im Grunde meint die Geste des Reinigens, das „Reine", das sich unter Schmutz oder Gerüchen verbirgt, zu entdecken und zum Vorschein zu bringen. Gemeint ist nicht nur das Physische, sondern auch das Seelische. Die Bürstenmassage, die wesentlichen Bildeströmungen des Lebensorganismus folgt, ermöglicht eine Erinnerung an die ursprüngliche Gestalt, die ein Ausdruck der Reinheit darstellt. Die Bürstung öffnet die Poren und macht sie durchlässig. Da man Altes entfernt, kann sich Neues aufbauen.

Indem diese Geste das Wesentliche vom Unwesentlichen trennt, wirkt das Öldispersionsbad auf drei Ebenen: physisch reinigen Wasser und Bürsten, seelisch weckt die Berührung die Aufmerksamkeit zur Selbstempfindung und geistig schaffen Licht- und Wärmeentwicklung Bewusstsein für den Wesenskern des Menschen.

1.2 Hüllen, Schützen, Wärmen

Das Öldispersionsbad ist ganz geprägt von dieser pflegerischen Geste. Zu Beginn in der Wanne vom warmen Wasser umhüllt, erlebt sich der Patient in einer Umgebung und Gefühlslage, die der Embryonalzeit ähnlich erscheint. Er findet sich weich gebettet, leicht schaukelnd und geschützt durch das ihn umgebende Wasser. Die zugewandte Haltung des Therapeuten umhüllt ihn ebenso wie die warme Gestaltung des Behandlungsraumes. Dies alles hilft dem Patienten, die Scheu der Nacktheit zu überwinden. Die intensive Bürstenmassage regt die Lebenskräfte gleichsam geburtsähnlich an, woraufhin der Patient dann in der Nachruhe, eingepuckt wie ein Neugeborenes, das Gefühl von umfangender Hülle und des Gehaltenseins erleben, und eingehüllt in wärmende Tücher sich dem Nachspüren des eben Erfahrenen in einem halb träumenden Bewusstsein hingeben kann. Oftmals entsteht eine solch behagliche Ruhe, dass der Patient in einen tiefen Schlaf fällt. Das Gefühl beschützt zu sein, ermöglicht dieses Nacherleben sowohl bewusst unter Präsenz des Ich als auch unbewusst im Schlaf.

Es fällt auf, dass die Prozedur des Öldispersionsbades den Wärmeorganismus des Patienten intensiv angeregt, obwohl man üblicherweise die Temperatur des Wassers ca. 1 °C unter der Körperkerntemperatur einstellt. Die Erfahrungen zeigen, dass nach dem Bad die Körperkerntemperatur in der Regel um mindestens 1 °C ansteigt. Die Extremitäten sind stärker durchblutet und durchwärmt, womit, gerade bei Patienten, die z. B. ständig unter kalten Füßen leiden, ein ganz neues Gefühl der eigenen Leiblichkeit entsteht.

1.3 Aufrichten, Erheben

Die Vertikale des Menschen ist eine Raumesrichtung, die ihn als selbstbewusstes Wesen von Tieren und Pflanzen unterscheidet und sich in der pflegerischen Geste des Aufrichtens wiederfindet. Sie vermittelt *„die Ergriffenheit von der Erhabenheit und Einzigartigkeit eines jeden Menschen und seinen Lebenszielen. Dadurch keimen in ihm das Bewusstsein einer geistigen Welt und das eigene Streben zur Menschlichkeit. Die Aufrichte vermittelt das Gefühl von Freiheit und Verantwortung.*“[6]

So, wie die Geste aus einem tiefen Urgefühl zu ergreifen ist, so zeigt sich die aufrichtende Kraft des Öldispersionsbades, wenn Patienten berichten, dass sie nach einem Bad aufrechter in das Leben treten und für sich geradestehen können. Mitunter fühlen sie sich so, als ob sie zum ersten Mal bewusst aufrecht gehen. Die Neuordnung des Wärmehaushaltes führt, vor allem nach längerer Zeit der Anwendung, zu einer wieder erstarkenden Ich-Kraft des Patienten, die zur Aufrichte befähigt. Für die Pflegenden ist die veränderte, aufrecht gerichtete Körperhaltung immer wieder sichtbar.

Weitere pflegerische Gesten, die an Wirkungen des Öldispersionsbades erlebbar sind:

1.4 Nähren

Dass das Öldispersionsbad die Lebenskräfte wachruft und erquickt, seelisch Freude und Ruhe schenkt und durch die Wärmebildung das Selbstbewusstsein stützt, macht den ernährenden Charakter dieser Behandlung offensichtlich. Der Patient steigt also vom Auftrieb und der Bürstung gespeist und „gesättigt“ aus der Wanne und hält in der Nachruhe – metaphorisch gesprochen – seinen „Verdauungsschlaf“. Nach der Hingabe in eine Gedankenruhe während des Badens treten infolge der Nachruhe neue Lösungen wie durch „Zauberhand“ auf.

1.5 Entlasten

Diese Geste erlebt man unmittelbar, wenn man fühlt, wie das Wasser in der Wanne durch Auftrieb trägt und erleichtert. Wie irdische Schwere oder Willensträgheit schwindet, auch was vorher als Last des Leibes oder als Schmerzen bedrängt hat.

1.6 Ausgleichen, Rhythmisieren

Ein Badetherapeut wirkt durch die rhythmisierten Bewegungen bei der Choreografie der Bürstenmassage auf den Lebensorganismus und die Sinneswahrnehmungen des Patienten ein und ruft auf diese Weise eine strukturierte Rhythmisierung des Tast- und Bewegungssinns hervor. Die dadurch entstehende Ordnung trägt zu einer gerichteten Harmonisierung des gesamten Organismus bei.

1.7 Anregen, Stimulieren

Die Geste des Anregens ergibt sich schon durch die ungewohnte Prozedur, die Überwindung der Scheu vor der Nacktheit und vor allem während der intensiven Bürstenmassage. Die Reizung der Haut und ihrer nervalen Komponenten durch die Borsten, das Anregen des Blutflusses durch rhythmische Bewegungen und die manchmal – bewusst gestaltete – leicht schmerzhafte Berührung jeder einzelnen Hautpartie lassen sich an stimulierender Qualität kaum übertreffen. Zusätzlich regen das Wasser als Träger des Lebens und der Auftrieb die Ätherkräfte des Gebadeten zu neuer Beweglichkeit an. Die strenge Packung in der Nachruhe zentriert das Körpergefühl und stimuliert mit der neuen Wärme die Selbstwahrnehmung.

1.8 Belasten, Zumuten, Ermutigen

Diese Geste ist so zu verstehen, dass die Pflegenden dem Patienten etwas zutrauen und zumuten, was noch in seinen Kräften liegt. Etwas, was er selbst von sich nicht mehr wahrgenommen hat oder scheute, sich dem auszusetzen. Mitunter empfindet man eine Bürstenmassage im Öldispersionsbad zunächst als unangenehm und daher belastend. Doch bemerkt man nach mehreren Behandlungen, wie die intensive Stimulation der Lebenskräfte und der Sinnesfähigkeit eine Ermutigung bewirkt.

1.9 Raum schaffen, Ordnen

Raum schaffen und ordnen meint den physischen und seelischen Ort zugleich. Ein aufgeräumter, freundlicher Raum stellt Ordnung von außen her. Die Bürstenmassage hat ihre zeitliche und räumliche Ordnung, an die der Patient sich schon ab dem zweiten Mal erinnern kann. Er ordnet sich daran selbst. Die Rhythmisierung des Organismus unterstützt die Ordnung von innen. In Krankheitssituationen ist etwas aus dem Lot geraten, hat etwas zu viel oder zu wenig Platz eingenommen. Wenn hier das Gleichgewicht wiederhergestellt ist, geschieht Gesundung.

1.10 Erwecken

Im Sinne des Öldispersionsbades lässt sich die pflegerische Geste des Erweckens vor allem bildlich verstehen. Jedes Öldispersionsbad weckt das Ich im übertragenen Sinne auf. Dazu findet sich in den medizinischen Vorträgen Rudolf Steiners folgende Aussage: Der gleiche Prozess, die gleichen Kräfte, sind tätig, wenn sich in der Natur fette und ätherische Öle bilden, wie wenn sich beim Menschen die Ich-Kraft mit der Ich-Organisation (den Ich-Organen) verbindet mittels der Wärme. *„So müssen wir das Ich mit dem Ölbildungsprozess in Beziehung setzen. Und das können wir wohl am besten dadurch, dass wir versuchen, fein zerstäubtes Öl im Bad zu verarbeiten und den Menschen zu behandeln mit Ölbädern.“*[7] So kann das Öldispersionsbad durchaus ein erweckendes Erlebnis sein, sei es auf körperlicher, seelischer oder geistiger Ebene.

1.11 Bestätigen, Trösten, Hoffen

Die Pflege des Menschen ist an sich Ausdruck dieser Geste. Ohne das Bestätigen des Menschlichen, das Trösten in Zeiten von Krankheit und das Hoffen auf Entwicklung und Veränderung könnte der Pflegeberuf nicht bestehen. Und dies geschieht durch das Handeln in Sinne der „werktätigen Liebe“. Schon die innere Präsenz des Pflegenden schafft hier Wesentliches oder, wie es Dorothee Sölle (1929-2003) einmal sinngemäß so ausdrückte: *„Das Geheimnis der Liebe ist Anwesenheit.“*

Da dies auf jede pflegerische Handlung zutrifft, gilt es ebenso für das Öldispersionsbad. Auch hier lassen sich in jeder geführten Bewegung diese Qualitäten wahrnehmen.

1.12 Abwehren, Schützen

Diese Geste beschreibt den Schutz des Patienten vor negativ einwirkenden Kräften. Die pflegerischen Maßnahmen versetzen den Patienten in die Lage, jene abzuwehren. Das Öldispersionsbad stärkt und aktiviert die Haut. Sie ist das Organ des Menschen, das an erster Stelle der Abgrenzung von der Umwelt steht und dadurch auch vor schädlichen Einflüssen von außen. Nach dem Bad bleibt auf der Haut über mehrere Tage ein zarter Schutzfilm, insofern man diesen nicht abwäscht. Der Wärmeorganismus entfaltet eine neue Kraft und Ordnung.

All dies körperlich Wirksame hinterlässt in Verbindung mit der vertrauten Situation des Settings eine Haltung, die gegenüber den physischen und seelischen Anforderungen, die der Alltag mit sich bringt, besser das Eigene behaupten lässt.

2. Die Anwendung des Öldispersionsbades in der ambulanten Pflege

In der ambulanten Pflege sind Ruhe- und Teilbäder eine gut praktizierbare Anwendung. Angesichts der Regelmäßigkeit der Hausbesuche in einem oft jahrelangen Rhythmus wirken diese Bäder in einer ganz eigenen Weise heilsam. Die Bürstenmassage während des Öldispersionsbades ist oftmals aus ergonomischen Gründen nicht oder nur in Ausnahmefällen möglich. Eine Alternative sind reine Ruhebäder, bei denen der Patient für eine gewisse Dauer in der Öldispersion und anschließend in einem Bett liegt. Eine weitere, für den Pflegenden nicht so belastende Möglichkeit besteht darin, mit Waschlappen nach den Kriterien der Bürstenmassage zu waschen. Eine modifizierte Form des Einpackens ist dabei nötig, die ein selbstständiges Aufstehen des Patienten erlaubt.

Das Öldispersionsbad in der ambulanten Pflege lässt sich auch anwenden, indem man den Patienten zur eigenen Bürstung anleitet. Er leiht oder kauft sich ein Öldispersionsgerät und badet sich somit selbst. Die Bürstenmassage findet dabei reduziert statt [→ Kapitel VI.5 Zur Selbstbehandlung], da sowohl die gründliche Ausbildung fehlt als auch einige Körperteile nicht gut erreichbar sind. Vorteil dieser Methode ist die Mobilisation des Patienten. Bewegungen sind im Wasser bei alten und kranken Patienten viel leichter, selbst Bewegungseinschränkungen lassen sich überwinden. Auch finden Prophylaxen auf diese Art und Weise kontinuierlich statt.

Eine besondere Methode ist eine Ganzkörperbürstung mit einem Öl, also ein „Bad ohne Wasser".

Fallbeispiel

Die ambulante Pflege muss oft den gegebenen Möglichkeiten entsprechend improvisieren. Dies geschah bei einem knapp 40-jährigen Tetraplegiker. Da es unmöglich war, ihn in eine Badewanne zu bringen, hatte unsere Therapeutin die Idee, ihn ohne Wasser zu bürsten. Die Bürstenmassage mit

- *Cuprum metallicum praeparatum 0,4 %* (Weleda) Ölige Einreibung

erfolgte im Bett. Schon nach kurzer Zeit kam es zu einer signifikanten Veränderung: Der Patient spürte sich in der Lendenregion und konnte den Schulterbereich etwas bewegen. Nach einigen Wochen begann der Patient, an den Armen Wärme und Kälte wahrzunehmen. Durch eine Steigerung der Schulterbewegung gelang es ihm, Arme und Hände zu heben sowie dank der neu erlangten Kontrolle über den rechten Mittelfinger seinen elektrischen Rollstuhl zu steuern.

Große Erfolge lassen sich mit Teilbädern bei Wunden oder z. B. bei Arthrose-Schüben in Gelenken erzielen.

Beispielhaft für die Wundbehandlung stehen hier die Öldispersions-Teilbäder eines über 90-jährigen Patienten, der an beiden Fersen ein Ulcus mit nekrotischem Gewebe (ca. 3-4 cm groß und 2-3 cm tief) hatte. Durch tägliche Öldispersions-Unterschenkelbäder mit

- *Oliven-Calendula-Öl 10 %* (Dr. Heberer)

löste sich die Nekrose. Zugleich verminderte sich das Wundexsudat, sodass nach acht Monaten das Ulkus abgeheilt war.

3. Praxisbericht über das Öldispersionsbad als Ganzkörperbad

In die Freie Pflege Praxis Ulm kommen regelmäßig Patienten mit oder ohne ärztliche Verordnung, um Öldispersionsbäder in Anspruch zu nehmen. Beispielhaft sei hier der Patient K. mit Arthrosebeschwerden ausführlich dargestellt. Zunächst seine eigene Beschreibung:

„Aufgrund der Diagnose ‚Arthrose' und den damit verbundenen immer wieder auftretenden Schmerzen (Hüfte, Knie, Fingergelenke), begann ich vor sieben Jahren (2011) mit der Durchführung der Öldispersionsbäder. Zu Beginn wurden die Bäder wöchentlich, später zweiwöchentlich über die Wintermonate (ca. September bis April) durchgeführt. Folgende Wirkungen stellten sich zusehends ein:

1. *Seit einem Unfall in den Jugendjahren war die stetige, gleichmäßige Durchwärmung nicht mehr kontinuierlich gegeben. Durch die Bäder wurde der Wärmeorganismus harmonisiert und stabilisiert, sodass eine durchgehende Durchwärmung nun vorhanden ist. Die Körpertemperatur von ca. 35,5 Grad zu Beginn der Bäder-Therapie ist mittlerweile konstant bei 36,9 Grad.*
2. *Die Arthrose-Schmerzen haben sich nahezu vollständig reduziert. Es gibt keine Dauerschmerzen mehr, sondern nur in manchen Augenblicken treten sie noch auf.*
3. *Des Weiteren sind die Migräne-Anfälle durch die Bädertherapie vollständig verschwunden.*
4. *Ebenso die schweren Nasen-Nebenhöhlen- und Stirnhöhlenentzündungen: Diese treten nur noch sehr selten und auch viel schwächer auf."*

Nach sieben Jahren mit regelmäßigen Öldispersionsbädern ist das Wärmeempfinden und -bewusstsein wiederhergestellt. Die Körperkerntemperatur hat sich bei 36,9 °C mit einer guten Durchwärmung des ganzen Leibes stabilisiert.

Pflegerische Anamnese des Patienten K.

Die pflegerische Anamnese nach der Wesensgliederdiagnostik ergab folgendes Bild:

Ich-Organisation:

- kognitiver Zustand: klarer wacher Verstand, bestens zu allen Qualitäten orientiert
- Wärmehaushalt: bei Aufnahme empfindet sich Patient selbst als warm, ist jedoch an vielen Stellen (Gelenke etc.) von außen fühlbar kühl bis kalt (disharmonisches Wärmeempfinden) mit einer Körperkerntemperatur von 35,6 °C
- Kunst- und Kultur-interessiert, sozial durch dauerhafte Projekte stark engagiert, konsequent und zuverlässig
- energischer, aufrechter Gang
- verheiratet, zwei erwachsene Kinder, beruflich als Pädagoge eingebunden

Astralleib:

- Atmung: gleichmäßig und unauffällig
- Hunger, Durst, Lust: kann gute Dinge genießen und auch darauf verzichten
- Stimmung: stabil, eher ernst
- Muskeltonus: etwas angespannt, vor allem an Oberschenkeln und Nacken
- Schmerzen: Bei Aufnahme durch Arthrose Schmerzen in beiden Hüftgelenken, allen Fingern, beiden Kniegelenken, zudem monatliche Migräneattacken und chronifizierte Sinusitis

Ätherleib:

- Schlafgewohnheiten: anfangs Einschlafstörungen, inzwischen rhythmisch gleichmäßig
- Essen, Trinken: regelmäßiges Essen gesunder Kost
- Stuhlgang: einmal täglich ohne Auffälligkeiten
- Wundheilung: intakt

physischer Leib:

- männlich, 60 Jahre alt, sehr aufrechte Statur
- Vitalwerte: RR im Durchschnitt bei 130/70 mm Hg und Puls bei 70 Schläge/Minute
- Atemfrequenz: ruhig und gleichmäßig
- Gewicht, Größe: 72 kg bei einer Körpergröße von 1,72 m
- Haut: trocken, bisweilen sind Kratzspuren zu erkennen, die der Patient sich selbst zugefügt hat

Temperaturauswertung des Patienten K.

Die gemessenen Körpertemperaturen vor und nach der Anwendung zeigen eine deutliche Stabilisierung auf einem höheren Niveau nach einigen wenigen Bädern an. Patient K. machte zwischen den drei nachstehend dargestellten Zeiträumen jeweils eine Pause bei den Bädern, in der er auf sein früheres Temperaturniveau zurückfiel.

Zeitraum November 2011 – Juli 2012 (22 Bäder):

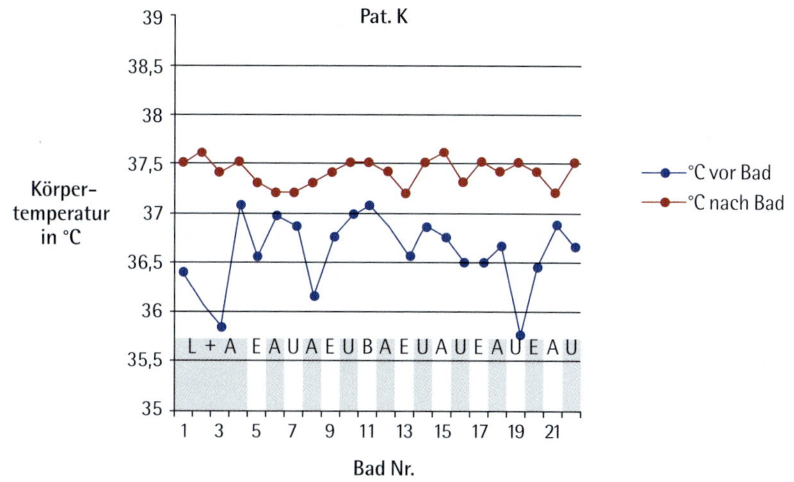

L: Lärchenharz 10 % in Olivenöl (Dr. Heberer)

A: Arnica e floribus W 5 %, Oleum (WALA)

E: Equisetum ex herba W 5 %, Oleum (WALA)

U: Urtica dioica ex herba W 5 %, Oleum (WALA)

B: Berberitze 5 % in Olivenöl (Dr. Heberer)

Zeitraum September 2012 – Juli 2013 (25 Bäder):

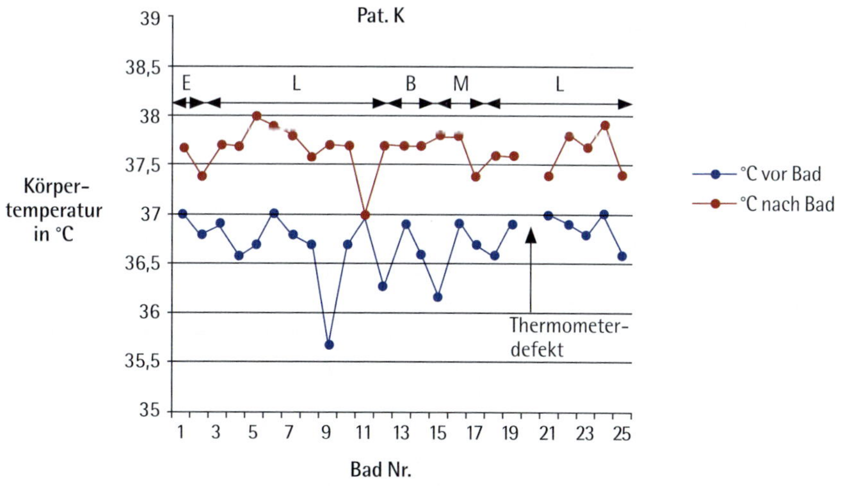

Der Versuch mit Meerrettich- (Meerrettichöl aeth. 5 % in Olivenöl (Dr. Heberer)) und Berberitzen-Öl in der Mitte des Zeitraums wurde aufgegeben, da die Behandlung im Vergleich zum Lärchenharz nicht zufriedenstellend verlief.

Zeitraum Januar – Juni 2014 (12 Bäder):

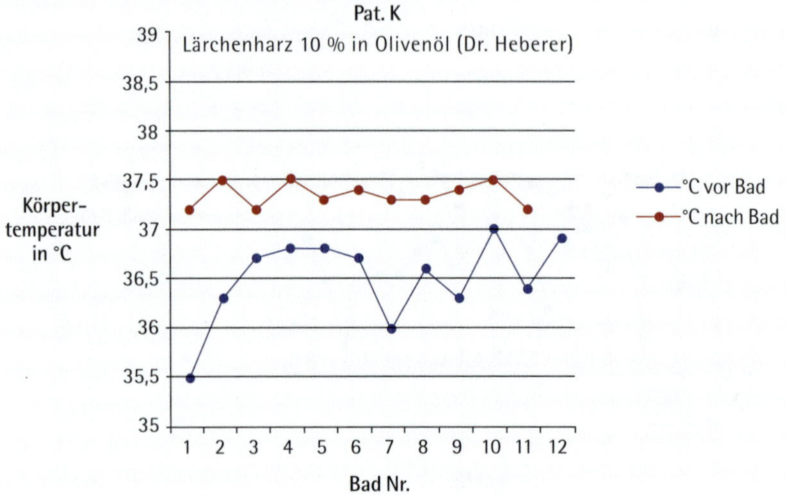

Eine wesentliche Vorraussetzung für den Heilerfolg des Patienten lag in seiner Disziplin, die Öldispersionsbäder regelmäßig zu nehmen. Auch änderte er bestimmte Ernährungsgewohnheiten. Er reduzierte den Konsum von Fleisch, Kaffee, Salz und Zucker. Der Erfolg war, dass eine avisierte Operation am Knie nicht stattfinden musste. Er konnte auch wieder Cello spielen. Im Laufe der nächsten Jahre, die er weiterhin nutzte, um mit den Öldispersionsbädern zu genesen, verschwanden die regelmäßigen Migräneattacken genauso wie die chronifizierten Nasen-Nebenhöhlen-Entzündungen.

Unsere Erfahrung, hier am Beispiel des Patienten K. dargestellt, zeigt, dass der Erfolg der Behandlung wesentlich von der Kontinuität abhängt. Erst mit Zyklen von zehn bis zwölf Bädern tritt ein nachhaltiger Heilerfolg ein.

Literatur

1 Förderkreis für Anthroposophische Pflege e.V.: http://www.fap-ulm.de/der-foerderkreis.html (Abfrage Juni 2023).

2 Zitiert nach: de la Houssaye, I., Heine, R. (Hrsg.): Beiträge zur Entwicklung der Anthroposophischen Pflege 1921-2003. Medizinische Sektion am Goetheanum Dornach 2005. S. 19.

3 Heine, R. (Hrsg.): Anthroposophische Pflegepraxis. Salumed Verlag Berlin 2017. S. 199 ff.

4 Ebd. S. 199, 201-205.

5 Ebd.

6 Ebd. S. 221.

7 Steiner, R.: Geisteswissenschaft und Medizin (GA 312). Rudolf Steiner Verlag Dornach 2020. S. 277.

KAPITEL VII.6

Das Öldispersionsbad in der Psychosomatik

ANNE UND MARKUS KRÜGER

Das Öldispersionsbad ist eine wichtige Körpertherapie in der Psychosomatik. Es wirkt in besonderer Weise auf den Leib ein und schließt ihn gewissermaßen auf, sodass Seele und Geist in ihm wirken können. Diese Behandlung bereitet den Boden für eine fruchtbare Psychotherapie. Zudem harmonisieren die Bäder das seelische Befinden und wirken unmittelbar regulierend auf psychische Disharmonien. Sie rufen das Ich auf, sich mit Seele und Leib in Verbindung zu setzen und die Führung zu übernehmen. Die Bäder fördern den Zusammenhalt der vier Wesensglieder und ihr gesundes Ineinandergreifen bzw. unterstützen die Wiederherstellung ihres Gefüges bei Störungsbildern mit dissoziativen Zügen.

Insgesamt ist das Öldispersionsbad eine Therapie, die auf leiblicher, seelischer oder geistiger Ebene ausgleichend wirkt und beim Haften in Extremen den Weg zur eigenen Mitte unterstützt und begleitet.

1. Trauma

Während der Traumatisierung verliert das Ich die Führungsrolle über die anderen Wesensglieder. In der posttraumatischen Belastungsstörung (PTBS) zeigen sich multiple Symptome, die sich aus der veränderten Wesensgliederkonstellation erklären. Die Öldispersionsbäder fördern die Führung des Ich über den physischen, Äther- und Astralleib.

Um welche Traumatisierung auch immer es sich handelt (einmaliges Ereignis, verursacht durch Umwelt- und Naturkatastrophen oder durch Menschen, oder mehrfache, evtl. chronische Traumatisierungen), es kommt dabei bei dem Betroffenen zu Angst, Schrecken, Hilflosigkeit, Ohnmachtsgefühl und Überforderung der Ressourcen. In diesen Situationen findet man im Präfrontalkortex (Stirnhirnbereich) und im limbischen System kaum Aktivität, dagegen erhöhte im Stammhirnbereich. Die Urinstinkte Fliehen oder sich der Gefahr-Entgegenstellen und Kämpfen wirken, es kommt zu einem massiven Erregungszustand. Wenn weder Fliehen noch Kämpfen möglich sind, erstarren die Betroffenen innerlich und evtl. auch äußerlich, ohne dass der Erregungszustand beendet wäre.[1] Die Traumatisierten sind mit dem Geschehen derart überfordert, dass sie wegen einer übermäßigen Aktivität des Astralleibes und des gleichzeitigen Zurücktretens der Ich-Wirksamkeit die Situation nicht verarbeiten und in den Erinnerungsschatz integrieren können. Das nicht-integrierte und unverarbeitete Erlebnis schreibt sich wie eine „Blase" in die Leiblichkeit ein und kann – selbst Jahre oder Jahrzehnte danach – durch sogenannte Trigger zu Flashbacks, also zu einem Wiedererleben des Traumas führen oder zu unwillkürlichen Gefühlsüberflutungen (Hyperarousals), die dem erlebten Erregungszustand entsprechen. Das Gefühl der Hilflosigkeit wiederholt sich.

Die nicht-integrierten Anteile können über lange Zeiträume durch die oberen Wesensglieder, Ich und Astralleib, kontrolliert abgespalten und „vergessen" werden, was einen immensen, aber zunächst unbemerkten Kraftaufwand bedeutet. In der Folge kann das zu multiplen psychosomatischen Erkrankungen wie Depressionen, Somatisierungs-, Angst- und Panikstörungen usw. führen.

1.1 Heilbedarf

Es kommt darauf an, das in die Leiblichkeit eingegrabene, aber nicht-integrierte Trauma in diese zu integrieren und dabei zu jedem Zeitpunkt die Ich-Führung über den physischen, den Äther- und den Astralleib aufrecht zu erhalten.

Das Ziel einer Traumatherapie ist also eine allmähliche, Ich-geführte Integration der „Trauma-Erinnerungsblase" durch schrittweise Stabilisierung des Klienten bzw. eine Traumatransformation, wie Peter Levine es formulierte[2], damit das Ich des Menschen in allen Momenten des Lebens wieder „Souverän im Haus" ist. Dafür gilt es, über eine Kräftigung der Inkarnationssinne [→ Kapitel X.5 Die Bedeutung des Öldispersionsbades für die zwölf Sinne des Menschen] ein gesundes Ineinandergreifen der oberen und unteren Wesensglieder und die Fähigkeit zur Selbstwahrnehmung zu stärken. Dies bildet die Grundlage für eine professionelle Traumatherapie, sei es auf der Basis der Psychodynamisch Imaginativen Traumatherapie (PITT) nach Luise Reddemann[3] oder mit den Mitteln des Somatic Experiencing nach Peter Levine[4], sodass der Klient in innerer Freiheit seinen Lebensweg zu gehen vermag.

1.2 Traumatherapie mit Öldispersionsbädern

An dieser Stelle sind Öldispersionsbäder sehr hilfreich, weil ihre Wirkungen den oben genannten Heilbedarf versorgen. Dabei gilt es Einiges zu beachten:

- Bei der Behandlung traumatisierter Menschen ist es ausgesprochen wichtig, auf eine gute und vertrauensvolle Beziehung des Therapeuten zum Klienten zu achten.
- Der Klient muss zu jeder Zeit den Prozess unterbrechen und damit die Kontrolle behalten können. Dies ist ihm auch vom Therapeuten zu vermitteln.
- Die Schwerelosigkeit im Wasser löst ggf. Angst, Hilflosigkeit und ein Gefühl der Ohnmacht aus. Man kann in solchen Fällen zunächst mit Sitzbädern arbeiten.
- Auch die körperliche Berührung ist für einige traumatisierte Menschen ein Trigger. Hier hilft es, mit Ruhebädern zu beginnen und die Bürstung erst nach und nach einzuführen.
- Die Enge in der anschließenden Packung kann ebenfalls eine Überforderung darstellen. Rückfragen nach dem Wohlergehen des Klienten während des Einpackens geben darüber Aufschluss. Die Packung ist dann entsprechend den Wünschen der Klienten zu lockern.

Es ist also essenziell, den Ablauf des Bades der jeweiligen Klientin bzw. dem jeweiligen Klient anzupassen.

Geeignete Öle in der Öldispersionsbadetherapie bei traumatisierten Menschen:

- *Gold-Rosenblüten-Öl aeth.* (Dr. Heberer)

stärkt die Herzens- und Seelenmitte und ermöglicht dem Ich, wieder aus dieser Mitte heraus zu agieren.

- *Gold-Weihrauch-Myrrhe-Öl aeth.* (Dr. Heberer)

fördert die Mutkräfte.

- *Oxalis e planta tota W 10 %, Oleum* (WALA)

findet Einsatz bei Traumen, insbesondere, wenn sich eine Somatisierung in Stoffwechselstörungen zeigt.

- *Aconitum e tubere W 5 %, Oleum* (WALA) rezeptpflichtig

löst eine seelische Schockstarre (insbesondere wenn der Astralleib seine Zugriffsmöglichkeit auf die Leiblichkeit verloren hat) und fördert die Integration des Astralleibes.

- *Oliven-Johanniskraut-Öl 10 %* (Dr. Heberer)

löst eine seelische Schockstarre, insbesondere wenn sich der Astralleib in das Physisch-Ätherische zu fest hinein „gekrallt" hat.

Fallbericht (Jacqueline Goldberg)

Eine 85-jährige, volltätovierte Autohausbesitzerin im langen Leopardenkleid kommt nach Treppensturz mit Rippenserienfraktur und versteifender Wirbelsäulenoperation zur Badetherapie, weil sie Taubheitsgefühle in den Extremitäten hatte. Sie nennt das „Watte überall". Nach sieben Tagen mit täglichen Öldispersionsbädern mit

- *Meerrettichöl aeth. 5 % in Olivenöl* (Dr. Heberer) jeweils 10 ml Öl pro Bad

und zusätzlich ab dem vierten Tag mit

- *Formica* (Weleda) Urtinktur 10 gtt. in das Jungebadgerät

ist die selbige „geheilt“. Die „Watte“ fällt von ihr ab, erst an den Ellenbogen, dann von den Knien, dann von den Schultern, schließlich von den großen Gelenken, bis sie sich am siebten Tag wieder „ganz“ fühlt.

Dieser Fallbericht zeigt, dass in manchen Fällen das tägliche Baden mit einem sehr kräftigen und intensiven Öl über eine Woche lang eine durchschlagende Wirkung erzielt. Die Taubheitsgefühle verstehen wir als Somatisierung nach Trauma. Die Patientin erhielt keine weiteren Therapien. Die Öldispersionsbäder waren eine erfolgreiche Monotherapie bei posttraumatischer Somatisierung mit Taubheitsgefühlen.

2. Angststörungen

Das Öldispersionsbad stärkt das Vertrauen durch die besondere Zuwendung des Therapeuten zum Leib und die Stimulation des Tastsinnes über die Haut bei der Unterwasser-Bürstenmassage.

Angst ist eine Emotion, die jeder kennt. Die Fähigkeit, sie zu erleben, gehört gewissermaßen zur emotionalen Grundausstattung eines Menschen dazu. In hintergründiger Intensität verleiht sie uns Schutz vor möglichen Gefahren. Sie tritt immer dann auf, wenn wir in irgendeiner Weise überfordert sind, sei es, weil wir einem Ereignis gegenüber noch zu jung und unerfahren sind oder weil unsere Resilienz – aus welchen Gründen auch immer – in diesem Moment nicht ausreicht. Von einer neurotischen Störung spricht man, wenn die Angst das Leben bestimmt, wenn wir also durch die Ängste im Handeln unfrei werden oder/und wenn Angst vor subjektiv ungefährlichen Situationen auftritt („*Ich weiß, dass das ungefährlich ist, ich habe aber dennoch Angst.*“).

Wenn wir Angst haben, erblassen wir, wir schwitzen, das Herz klopft übermäßig, wir zittern, sind angespannt, der Atem flacht ab. Es „zentralisiert“ sich gleichsam das Blut als ein Versuch, in der Angstsituation einen Willensmittelpunkt zu schaffen, von dem aus wir nach außen auf das Ereignis der Gefahr reagieren können.[5,6] Bei anhaltender Angst oder in der Panik kommt es in der Folge zu einem Verlust des gesunden Zugangs zum Leib. Häufig treten Ängste vor Krankheiten, vor Kontrollverlust oder gar dem Tod auf. Es kann zu Entfremdungsgefühlen kommen. Die gesunde Wahrnehmung des Leibes ist gestört.

2.1 Heilbedarf

An erster Stelle steht hier der Bedarf, die Leiblichkeit für den gesunden Zugang des Seelisch-Geistigen aufzuschließen und eine Hilfe zu bieten, um das Vertrauen in die eigene Leiblichkeit wiederzuerlangen als Basis, auf der man im Leben stehen kann. Dazu braucht es eine Hilfestellung, um sowohl dem erhöhten Muskeltonus als auch der gesteigerten seelischen Spannung entgegenzutreten, damit sich der Zustand der „Zentralisierung“ löst. Darüber hinaus kommt es für das Ich darauf an, wieder die Führung über das (in der Angst sich verselbständigende) Astralische zu erlangen.

Das Öldispersionsbad fördert einerseits die Verankerung des Seelischen im Leiblichen und stimuliert andererseits das Ich, die Führung über die sich verselbstständigenden Seelenanteile zu übernehmen.

Allerdings ist es wichtig, gerade bei Ängsten besonders vorsichtig und wachsam beim Baden zu sein. Erstens, weil das Gefühl der Schwerelosigkeit und/oder die Enge in der Ruhepackung Ängste verstärken oder hervorholen können und zweitens, weil im Falle eines zugrunde liegenden Traumas alle möglichen Trigger bestehen können, z. B. die körperliche Nähe oder Berührung. Bei diesen Patienten ist die Aufklärung wichtig, dass sich das Bad selbstverständlich jederzeit abbrechen lässt oder Änderungen möglich sind. Außerdem kann es helfen, beim ersten Mal auf die Bürstung zu verzichten, auch wenn diese essenzieller Bestandteil der Therapie bei Ängsten ist, weil sie durch das umfassende Tasterlebnis das „Neugeboren werden" und damit das Aufschließen des Leibes für die oberen Wesensglieder fördert.

Die Wahl des Öles spezifiziert die Wirkung bei Ängsten:

- *Gold-Rosenblüten-Öl aeth.* (Dr. Heberer)

ist geeignet bei allen Formen von Angststörungen: Das Gold ruft dass Ich auf, der Seele Orientierung zu geben und die Seelenkräfte in die Mitte zu führen. Gold ist „Zusammenhalte-Kraft" und vermittelt diese. Die Rose trägt als Bildegesetz das Pentagramm in sich. Sie ruft die Person auf, ganz Mensch zu werden. Sie führt seelische Extreme ebenfalls in die Mitte und wirkt harmonisierend und ausgleichend. Zugleich ist die Rose in zarter Weise dynamisierend und anregend. Damit kann sie auch Menschen aus mit Angststörungen einhergehender Schockstarre herausholen. Das Olivenöl wirkt ausgleichend auf den Stoffwechsel und die rhythmischen Organe. Es harmonisiert sowohl auf der leiblichen als auch auf der seelischen und der geistigen Ebene. Bei unruhigen Menschen und solchen mit Ein- und Durchschlafstörungen, die in Verbindung mit der Angst stehen, lässt sich das Gold-Rosenblüten-Öl mit dem schlaffördernden, beruhigenden und entspannenden Lavendel ergänzen:

- *Gold-Rosenblüten-Lavendel-Öl aeth.* (Dr. Heberer)

In besonderer Weise ist an dieser Stelle, vor allem bei Erwachsenen, auch das

- *Gold-Weihrauch-Myrrhe-Öl aeth.* (Dr. Heberer)

hilfreich, betont es doch durch die drei Königsgaben die menschliche Würde und hilft auf dem Weg, ganz Mensch zu werden, indem es unter anderem die Mut- und Vertrauenskräfte stärkt.

Stehen im Kindesalter Somatisierungen im Stoffwechselbereich im Vordergrund der Angst (z. B. Bauchschmerzen), so ist das Kümmelöl

- *Oliven-Kümmel-Öl aeth. 5 %* (Dr. Heberer)

angezeigt. Es wirkt harmonisierend und ausgleichend auf den Stoffwechsel und sorgt für eine gute Verankerung der Seele in der Leiblichkeit.

Sind Schocks und Traumatisierungen – auch in weiterer Vergangenheit – als Ursache der Angststörung auszumachen, so empfiehlt sich in besonderer Weise das Oxalisöl.

- *Oxalis e planta tota W 10 %, Oleum* (WALA)

Der Sauerklee ergreift Ablagerungen auf leiblicher, aber auch auf seelischer Ebene und führt sie zurück in den Lebenszusammenhang. „Fremdstoffe" z. B. Introjekte, die nicht integriert in die Lebens- und Seelenprozesse, in den Tiefen des Seins abgelagert sind und aus diesen heraus im Unbewussten rumoren und u. a. Ängste hervorrufen, bedürfen der Integration und Verarbeitung, leiblich und seelisch. Die Förderung dieser Integration bzw. Verarbeitung, anders gesagt die Befriedung von Introjekten, besorgt Oxalis, der Sauerklee, auf der leiblichen Ebene im Stoffwechselsystem.

Ist die Seele durch ein Trauma „herauskatapultiert" oder ist sie durch eine Angststörung ein Stück gelockert und vermag sie sich nicht mehr in der Leiblichkeit zu verankern, so wirkt der Eisenhut im

- *Aconitum e tubere W 5 %, Oleum* (WALA) rezeptpflichtig

förderlich, indem er – bildlich gesprochen – das Seelische in die Leiblichkeit „saugt".

3. Depression

Bei Depressionen erleichtert das Öldispersionsbad die Wirkung des Geistig-Seelischen auf die Leiblichkeit und fördert eine neue, geistige Orientierung. Es ruft das Ich auf, wieder an den eigenen roten Faden des Lebens, die Lebensmelodie anzuknüpfen.

Innere Leere, Lust- und Interesselosigkeit, Antriebsminderung, Gefühlsarmut, Lebensmüdigkeit bis hin zur Suizidalität sind Seelenstimmungen bei der Depression. Appetitlosigkeit, Darmträgheit und verlangsamte Stoffwechselprozesse, Schlaf- und Zyklusstörungen, ein langsamer Herzschlag und ein stockender Atem begleiten sie oft auf der vegetativen Seite. Das Selbstwertgefühl ist schwer beschädigt, wenn überhaupt vorhanden, und es mangelt an Selbstbewusstsein und Überzeugung der eigenen Wirksamkeit.

Die drei Seelenkräfte Denken, Fühlen und Wollen engen zunehmend ihre Tätigkeit ein, verlangsamen und werden immer schwingungsärmer.

Das Denken verliert allmählich die Fähigkeit, Gedanken anderer Menschen mit- oder nachzudenken. Die Gedanken kreisen mehr und mehr in sich selbst, Inhalte verengen sich. Das Denken verlangsamt zunehmend. Der Bezug zur Umwelt bricht ab.

Das Fühlen verflacht und lässt sich schwerer stimulieren. Der Kontakt zur Außenwelt und der soziale Austausch schwinden. Die Gefühlswelt erscheint immer dunkler und grauer. Zuletzt tritt das schlimmste der Gefühle, das Gefühl der Gefühlslosigkeit ein, und die Seele verhaftet in Erstarrung.

Auch das Wollen – gemeint ist das mit seinem Wesenskern aktiv Tätigsein – reduziert sich bei der Depression. Es resultieren Antriebslosigkeit und Bewegungsarmut. Die Geschwindigkeit der Bewegungen sinkt zusehends, bis schließlich nahezu Bewegungsstarre auftritt.

Insgesamt sind die Seelenkräfte des Menschen derart eingeschränkt, dass bei einer schweren Depression der Eindruck entsteht, dass sich diese Kräfte weder aus eigenem Antrieb heraus (von innen nach außen) noch durch Stimulation (von außen nach innen) in Schwingung und Aktivität setzen lassen.

Übermäßige Salkräfte [→ Kapitel X.2 Dreigliederung von Mensch, Natur und Bildeprozessen] belasten auf allen Seinsebenen den Menschen.

3.1 Heilbedarf

Der Heilbedarf der Depression liegt in der Förderung der Schwingungsfähigkeit der drei Seelenkräfte. Die Austauschfähigkeit zwischen dem Erkrankten und der Umwelt ist aufzubauen und zu stärken. Die Therapie soll den Betroffenen dabei unterstützen, sich sowohl wieder seiner Umwelt mitzuteilen als auch sich zu öffnen zur Aufnahme von äußeren Impulsen und diese angemessen zu verarbeiten. Mehr Beweglichkeit im Denken, Fühlen und Handeln sind Ziele der Therapie.

Dabei ist darauf zu achten, insbesondere die merkuriellen Prozesse [→ Kapitel X.2 Dreigliederung von Mensch, Natur und Bildeprozessen] zu stärken, sodass gewissermaßen die Therapie ihren Hauptansatz in der Stärkung der Seelenmitte hat und die schwingende Mitte – gemeint ist damit seelisch das Gefühlsleben und leiblich das Rhythmische System – den Stoffwechsel- und Willenspol, in dem die Antriebskraft schlummert, aktiviert. Therapien, die nur die Antriebskraft steigern, ohne zuvor die Seelenstimmung aufzuhellen, laufen Gefahr, einen Suizid zu fördern. Auch andere, aggressive Handlungen können die Folge sein.

Die Therapie soll den Patienten unterstützen, wieder anzuknüpfen an seinen roten Faden, seine Lebensmelodie. Es bedarf der Stärkung von Selbstwertgefühl, -vertrauen und der Überzeugung der Selbstwirksamkeit.

Zudem gehören eine Steigerung der Stoffwechselaktivität und des Appetits, eine Normalisierung des Schlafes und die Rhythmisierung von Herzschlag und Atemtätigkeit zum Heilbedarf der Depression.

Aufgrund der eingeschränkten Handlungsfähigkeit ist der Patient im Zustand einer schweren Depression manchmal nicht in der Lage, eine Therapie durchzuführen, die eigene Aktivität erfordert, geschweige, dass er sich auf eine Gesprächstherapie einlassen kann. Vielmehr bedarf es zunächst einer Behandlung des Leibes, die eine seelische Schwingungsfähigkeit wiederherstellt und den Patienten befähigt, wieder mit der Umwelt zu kommunizieren und im Denken, Fühlen und Handeln Impulse aus der Welt aufzunehmen und zu verarbeiten sowie eigene, innere Impulse in die Welt zu geben.

Als Behandlung eignet sich das Öldispersionsbad in besonderer Weise, weil es sich hierbei um eine Therapie handelt, die der Patient mit sich geschehen lassen kann, ohne sprechen oder selber aktiv sein zu müssen.

So vermag das Öldispersionsbad selbst bei schwerer Depression, ähnlich wie die Musiktherapie, durch die unmittelbare Wirkung auf die Sinnesorganisation die Tore zur Welt zu öffnen. Während die Musiktherapie vor allem über den Hörsinn den Wesenskern des Patienten anspricht, so geschieht dies im Öldispersionsbad insbesondere über den Tastsinn und die anderen „Inkarnationssinne“ [→ Kapitel X.5 Die Bedeutung des Öldispersionsbades für die zwölf Sinne des Menschen] sowie durch die umfassende Wirkung auf den ganzen Menschen.

Die Wahl des Öles berücksichtigt die jeweiligen Besonderheiten der Depression:

- *Olivenöl naturrein* (Dr. Heberer)

Das Olivenöl, das in der Regel als Basisöl den anderen Badeölen zugrunde liegt, unterstützt den merkuriellen Prozess, stärkt die Mitte und fördert von dieser aus die Schwingungsfähigkeit. Es unterstützt zudem das Anknüpfen des Ich an den roten Faden, an die eigene Lebensmelodie.

- *Schafgarbe 5 % in Olivenöl* (Dr. Heberer)

stärkt die Lebenskräfteorganisation und wirkt harmonisierend auf den Stoffwechsel. Gleichzeitig kräftigt es die Ich-Organisation und unterstützt ihren Zugriff auf die Leiblichkeit im Stoffwechsel.

- *Aconitum e tubere W 5 %, Oleum* (WALA) rezeptpflichtig

Bei Depressionen, bei denen die Seele sich außerhalb des Körpers erlebt und das Wirken auf die Leiblichkeit nicht mehr möglich scheint – das kann z. B. nach Traumatisierungen der Fall sein –, eignet sich der Eisenhut, um die Seele wieder in den Leib hineinzuführen, sodass sie von hier aus tätig werden kann.

- *Oliven-Johanniskraut-Öl 10 %* (Dr. Heberer)

Das Johanniskraut steht dem Eisenhut in Pflanzengestalt und -geste, Blütenfarbe etc. wie auch in seinen Heilwirkungen polar gegenüber. So fördert das Johanniskraut das Öffnen des Leibes für die in ihm „eingemauerte“ Seele und ermöglicht ihr, sich der Umwelt wieder besser mitzuteilen. Es ist also hilfreich bei denjenigen Depressionen, bei denen sich die Seele in der Leiblichkeit wie eingeschlossen erfährt, mit dem Erleben, nicht mehr herauszukommen.

■ *Gold-Rosenblüten-Öl aeth.* (Dr. Heberer)

Bei Depressionen, bei denen weder die unter Aconit noch die unter Hypericum beschriebene Symptomatik vorherrscht, oder beide im Wechsel auftreten oder eine Veranlagung zum Umschlag in die Manie vorliegt, führt das Gold-Rosenblüten-Öl die Seele in ihre Mitte zurück, wie im Abschnitt zur Angst beschrieben (s. o.). Das Baden in Gold-Rosenblüten-Öl überträgt die Zusammenhaltekraft des Goldes auf den Patienten. Gold und Rose stärken die Kraft der Mitte. Das beugt der Gefahr vor, dass Patienten von einer Depression direkt in eine manische Phase wechseln und dabei die Mitte „überspringen".

Zudem stärkt dieses Öl in besonderer Weise das Selbstwertgefühl und das Selbstbewusstsein.

■ *Oliven-Wacholder-Öl aeth.* 5 % (Dr. Heberer)

Zeigt die Depression vor allem ein Erlahmen der Willenskräfte und damit eine Verlangsamung des gesamten Bewegungsapparates und der Stoffwechselaktivität, so eignet sich das Wacholderöl besonders, weil es das Ich in die Willenstätigkeit und in die Stoffwechselaktivität führt sowie die Anknüpfung an die eigene Lebensmelodie unterstützt.

4. Vegetative Erschöpfungssyndrome

Das Öldispersionsbad vermag Lebenskräfte zu spenden bei Erschöpfungssyndromen, indem es die Vitalkräfte der Pflanzen vermittelt, die im Öldispersionsbad gleichsam aufgeschlossen sind und den Badegast unmittelbar vitalisieren [→ Kapitel VI.3 Die Ätherisation des Badewassers].

Vegetative Erschöpfungssyndrome nehmen in den Industrienationen seit Jahren stetig zu und betreffen jedes Alter vom Frühgeborenen bis zum Greis. Die Ursachen sind vielfältig. Dazu gehören unter anderem überzüchtete und qualitativ schlechte Nahrungsmittel mit hohem Energiegehalt und Mangel an Vitalität, Stress im Alltag, unrhythmischer Lebensstil, Schlafmangel, Medienkonsum jeglicher Art, gestörte Wärmeorganisation durch unpassende Kleidung, Dauereinsatz von Klimaanlagen und entsprechend mangelhafter Konfrontation mit Wärme- und Kältereizen. Auch chronische Krankheiten oder häufig wiederkehrende, akute Infektionen zehren an den Lebenskräften und führen immer wieder zur vegetativen Erschöpfung. Eine Entkräftigung des Ätherleibes in einem zum Teil erheblichen Ausmaß ist die Folge, die zu einer „bunten Reihe" von vielfältigen Symptomen führt: Körperliches Unbehagen, Schwächegefühl und Kraftlosigkeit, Stimmungslabilität und eine oft ausgeprägte Konzentrationsschwäche bis hin zur Gedankenflucht oder auch Antriebs-, Lust-, Freud- und Orientierungslosigkeit sowie Somatisierungen mit unterschiedlichen Schmerzsyndromen, Lähmungserscheinungen oder Bewegungsstörungen können auftreten.

4.1 Heilbedarf

Der Heilbedarf bei vegetativer Erschöpfung liegt in einer Stärkung des Ätherleibes, wobei es darauf ankommt, ätherische Kräfte zuzuführen, zu integrieren und zu rhythmisieren. Rhythmisierung der Tagesabläufe mit Tätigkeits- und Ruhezeiten im Wechsel, regelmäßige Mahlzeiten mit vollwertiger Nahrung, Normalisierung der Schlafgewohnheiten und Stressreduktion wirken hilfreich.

4.2 Therapie der vegetativen Erschöpfung

Neben einer Lebensstil-Änderung sind wöchentliche Öldispersionsbäder eine ideale Therapieoption bei vegetativer Erschöpfung.

Dabei eignen sich zur Kräftigung des Ätherleibes verschiedene Präparate je nach Lebensalter in besonderer Weise:

Schafgarbe 5 % in Olivenöl (Dr. Heberer)	in jedem Lebensalter, insbesondere bei Säuglingen und Kleinkindern
Gold-Rosenblüten-Öl aeth. (Dr. Heberer)	besonders für erschöpfte Jugendliche im Alter zwischen 10 und 25 Jahren
*Rosmarinus, Oleum aethero*leum *10 %* (WALA) bzw. *Oliven-Rosmarin-Öl aeth. 10 %* (Dr. Heberer)	kräftigt die Ich-Organisation im Stoffwechsel und eignet sich besonders im jungen Erwachsenenalter zur Stärkung des Ätherleibes
Oliven-Wacholder-Öl aeth. 5 % (Dr. Heberer)	mobilisiert, dynamisiert und substituiert die Lebenskräfte und ist besonders geeignet im fortgeschrittenen Erwachsenenalter
Thuja 5 % in Olivenöl (Dr. Heberer)	stärkt den Lebensäther und eignet sich insbesondere bei Senioren zum Wiederaufbau und zur Erhaltung der Vitalität
Meerrettichöl aeth. 5 % in Olivenöl (Dr. Heberer)	setzt alles in Bewegung, besonders bei Antriebs- oder Verdauungsschwäche, Schmerzzuständen, Bewegungsstörungen oder Lähmungserscheinungen

5. Essstörungen

Bei Essstörungen unterstützt das Öldispersionsbad die Wiederherstellung des Körperschemas bei Körperschemastörung insbesondere durch die Ganzkörper-Bürstenmassage und die anschließende Ruhepackung. Es bereitet Leib und Seele Lust auf Leben, Weltbegegnung und Nahrung. Es regt den Geschmackssinn an und stimuliert den Stoffwechsel, sodass eine harmonische Verdauungstätigkeit einsetzt.

Bei der Magersucht kommt es zunehmend und schließlich unaufhaltsam zu dem Drang, Gewicht abnehmen zu müssen – bei gleichzeitiger Angst vor Gewichtszunahme. Eine Körperschemastörung stellt sich ein, bei der die Betroffenen den eigenen Körper deutlich umfangreicher wahrnehmen als er tatsächlich ist. Die geschlechtliche Entwicklung stagniert. Die Patienten aktivieren ungeheuer machtvoll Kontrollkräfte, die sich auf Reduktion der Kalorienzufuhr und die Gewichtsabnahme fokussieren, bis kaum noch andere Themen in ihrem Bewusstsein Platz haben. Die eigene Person wird oft als unwert erlebt und gehasst, das Selbstbewusstsein ist schwach. Nicht selten finden sich im sozialen Umfeld Schwierigkeiten und Belastungen.

5.1.1 Heilbedarf

Bei der Anorexie kommt es darauf an, Lebenslust, Selbstbewusstsein und Selbstwertgefühl zu erwecken, Mut zur körperlichen und seelischen Entwicklung zu stärken und die Wahrnehmung der eigenen Leibes- und Lebensbedürfnisse durch den Lebenssinn sowie der eigenen Körpergrenze mit dem Tastsinn zu fördern.

Die Zuwendung und Wertschätzung durch Mitmenschen in einer Weise, dass ein Wärme-Liebe-Strom fließt, spielen dabei eine wichtige Rolle. Die Steigerung von Appetit und Körpergewicht sind in gewisser Weise nur unverzichtbare „Nebenprodukte" der genannten Heilbedarfe.

5.1.2 Therapie der Anorexie

Wie im Kapitel über die zwölf Sinne des Menschen beschrieben [→ Kapitel X.5 Die Bedeutung des Öldispersionsbades für die zwölf Sinne des Menschen] spricht das Öldispersionsbad den Tast- und den Lebenssinn, die bei der Anorexie sehr stark geschwächt sind, in besonderer Weise an und fördert ihre Aktivierung und Gesundung. So lassen sich die Körperschemastörung und die mangelhafte Wahrnehmung der eigenen Leibesbedürfnisse behandeln.

Schon die Art der Zuwendung im Öldispersionsbad wirkt für Magersüchtige therapeutisch, weil sie wahrnehmend und wertschätzend erfolgt.
Ein ideales Öl ist das Gold-Rosenblüten-Öl, das mit dem Olivenöl ernährt, mit dem Gold eine große Wertschätzung vermittelt und hilft, wieder an das eigene Menschsein anzuschließen. Die Rose weckt Mut zur weiteren körperlichen und seelischen Entwicklung.

- *Gold-Rosenblüten-Öl aeth.* (Dr. Heberer)

5.2 Bulimie, Fress-Brech-Sucht

Bei der Bulimie wechseln sich Phasen von überkontrollierter Nahrungsverweigerung, wie sie auch bei der Anorexie vorliegt, mit völlig enthemmten Fressattacken ab, bei denen die Betroffenen Unmengen an Kalorien unaufhaltsam zu sich nehmen und im Anschluss in einem Anfall von tiefer Scham aktiv erbrechen. In der Regel sind Selbstwertgefühl und -bewusstsein stark reduziert. Manchmal liegen Traumatisierungen, Gewalterfahrungen, Vernachlässigungen im Seelischen oder Körperlichen zugrunde. Selbsthass ist die Folge.

Während sich die beiden astralleiblichen Pole – überkontrolliertes Verhalten auf der einen und völlig enthemmtes, triebhaftes Verhalten auf der anderen Seite – in ihrer Aktivität abwechseln, findet der Betroffene nicht zu seiner ausgeglichenen Mitte, aus der heraus er Ich-geführt wieder Herr seiner Selbst ist.

5.2.1 Heilbedarf

Es kommt darauf an, bei Menschen mit Bulimie Selbstwertgefühl, -bewusstsein und -vertrauen zu steigern. Außerdem bedarf es der Entwicklung und Stärkung einer schwingungsfähigen Seelenmitte mit innerem Halt und Aufrichtekraft. Die eigenen Ressourcen und Fähigkeiten entdecken und kennenlernen, zählt ebenso dazu.

5.2.2 Therapie der Bulimie

Öldispersionsbäder mit

- *Gold-Rosenblüten-Öl aeth.* (Dr. Heberer)

stellen eine ideale Körpertherapie bei der Bulimie dar, weil sie die Ich-Führung aus der Seelenmitte fördern, Wertschätzung vermitteln und das Selbstwertgefühl steigern. So unterstützen sie auch andere Behandlungen in einem multiprofessionellen Therapie-Setting.

6. Somatisierungsstörungen

Somatisierungsstörungen treten oft als körperliche Symptome nach Traumatisierungen, bei Stress, Ängsten, Depression, Essstörungen und bei vielen anderen psychosomatischen Krankheitsbildern auf. Auf der Basis von psychosomatischen Krankheiten entwickeln sich z.B. unterschiedliche Schmerzzustände, Bewegungs- oder funktionelle Störungen aller Art. Es scheint zuweilen wie ein Irrlichten des Astralleibes, der führungslos Verselbständigungstendenzen aufweist. Beispiele hierfür sind unterschiedlichste Schmerzen, z.B. Kopf-, Bauch- oder Rückenschmerzen bei Überlastungssituationen, funktionelle Lähmungen, „frozen shoulder", Tic-Störungen, Erbrechen, Schwindel oder Tinnitus bei Stress.

6.1 Heilbedarf

Bei Somatisierungsstörungen kommt es darauf an, die zugrunde liegende Krankheit oder Belastung zu identifizieren und zu behandeln oder die Patienten im Umgang damit zu unterstützen und zu begleiten bzw. eine belastende Lebenssituation zu ändern.

Darüber hinaus ist die Neuordnung des Verhältnisses der vier Wesensglieder eine basale Notwendigkeit bei Somatisierungen, um z. B. dem Ich wieder Führung über den irrlichternden Astralleib zu ermöglichen.

6.2 Therapie bei Somatisierungsstörungen

Das Öldispersionsbad fördert und harmonisiert das Verhältnis der vier Wesensglieder des Menschen und ist daher ein basales Therapeutikum für alle Somatisierungsstörungen. Dafür ist das Olivenöl ideal. Darüber hinaus hilft das Öldispersionsbad spezifisch bei den jeweiligen der Somatisierung zugrunde liegenden Krankheitsbildern. Symptombezogen kann man wie folgt vorgehen:

- Knochen-, Glieder- oder Muskel- sowie Rückenschmerzen:
  - *Arnica e floribus W 5 %, Oleum* (WALA)
- Wirbelsäulenschmerz:
  - *Meerrettichöl aeth. 5 % in Olivenöl* (Dr. Heberer)
  - *Oliven-Wacholder-Öl aeth. 5 %* (Dr. Heberer)
- Kopfschmerzen:
  - *Oliven-Lavendel-Öl aeth.* (Dr. Heberer) bzw.
  - *Lavandula, Oleum aethereum 10 %* (WALA),

  um den Astralleib herauszuheben, oder
  - *Aconitum e tubere W 5 %, Oleum* (WALA) rezeptpflichtig,

  um diesen hereinzurufen.

- Folgende Öle aktivieren ein erlahmtes Stoffwechselsystem:

  - *Oliven-Basilikum-Öl aeth. 5 %* (Dr. Heberer)
  - *Fenchelöl aeth. 10 % in Olivenöl* (Dr. Heberer)
  - *Schafgarbe 5 % in Olivenöl* (Dr. Heberer)
  - *Meerrettichöl aeth. 5 % in Olivenöl* (Dr. Heberer)

- Bauchschmerzen (bei übersteigerten Darmbewegungen):

  - *Chamomilla e floribus W 10 %, Oleum* (WALA) bzw.
  - *Olivenöl-blaue Kamille-Öl aeth. 1 %* (Dr. Heberer)
  - *Schafgarbe 5 % in Olivenöl* (Dr. Heberer).

- Bei erlahmten Darmbewegungen:

  - *Oliven-Kümmel-Öl aeth. 5 %* (Dr. Heberer)
  - *Meerrettichöl aeth. 5 % in Olivenöl* (Dr. Heberer)

- Funktionelle Lähmungen: Meerrettich, um Stoffwechselprozesse in Gang zu setzen bzw. Wacholder, um zu dynamisieren, oder Rosmarin, um die Ich-Organisation in den Zellstoffwechsel zu führen. Aconit unterstützt, den Astralleib „in den Leib zu saugen".

  - *Meerrettichöl aeth. 5 % in Olivenöl* (Dr. Heberer)
  - *Oliven-Wacholder-Öl aeth. 5 %* (Dr. Heberer)
  - *Rosmarinus, Oleum aethereum 10 %* (WALA) bzw.
  - *Oliven-Rosmarin-Öl aeth. 10 %* (Dr. Heberer)
  - *Aconitum e tubere W 5 %, Oleum* (WALA) rezeptpflichtig

- Tic-Störungen und andere unwillkürliche Bewegungsstörungen:

  - *Oliven-Lavendel-Öl aeth. 10 %* (Dr. Heberer) bzw.
  - *Lavandula, Oleum aethereum 10 %* (WALA)

Literatur

1 Levine, P. A.: Trauma-Heilung: Das Erwachen des Tigers. Unsere Fähigkeit, traumatische Erfahrung zu transformieren. Synthesis Verlag Essen 1998. S. 26-31.

2 Ebd.

3 Beschrieben z. B. in: Reddemann, L.: Psychodynamisch Imaginative Traumatherapie. PITT – Das Manual. Klett-Cotta Verlag Stuttgart 2017.

4 Grundlagen beschrieben in: Levine, P. A.: Trauma-Heilung: Das Erwachen des Tigers. Unsere Fähigkeit, traumatische Erfahrung zu transformieren. Synthesis Verlag Essen 1998.

5 Steiner, R.: Die Erkenntnis der Seele und des Geistes (GA 56). Rudolf Steiner Verlag Dornach 1985. S. 200-201.

6 Steiner, R.: Wo und wie findet man den Geist? (GA 57). Rudolf Steiner Verlag Dornach 1985. S. 17.

KAPITEL VII.7

Das Öldispersionsbad nach Werner Junge in der Altenpflege

GABRIELE BÄUMLER-WARNING

Vor circa dreißig Jahren war eines der ersten anthroposophischen Altenheime, das Haus Aja-Textor-Goethe in Frankfurt am Main, der Vorreiter, der die Öldispersionsbäder in den Pflegealltag integrierte. Die Pflegerin Linde Hofmann setzte sich damals dort sehr dafür ein, hatte sie doch das beeindruckende Ehepaar Junge in einem Einführungskurs kennengelernt. Sie war so überzeugt von der Wirkung, dass sie tatkräftig unzählige Bäder mit alten Menschen durchführte. Die Ergebnisse blieben nicht unbemerkt und so installierte man auf allen Pflegebereichen des Hauses das Öldispersionsbad. Seitdem wenden dort fachkompetente Mitarbeiter das Öldispersionsbad an und viele alte Menschen profitieren tagtäglich davon.

Mittlerweile besitzt das Öldispersionsbad ein breites Erfahrungsspektrum in der Altenpflege. Die Alterserkrankungen sind so vielfältig, wie die Menschen eben sind. Da kommen die Schwächen der leiblichen Organisation in allen Ebenen zum Vorschein, die vor allem eines brauchen: Wärme! Jedoch eine Wärme, die man nicht in einer übersteigerten Form anwendet, wie es bei einem Saunagang oder heißem Bad der Fall wäre, sondern eine Wärme, die den alten Menschen umfängt und in seiner Integrität behütet, die ihm zeigt: *„Fühl mal, das bist Du. Das sind Deine leiblichen Grenzen. Da ist Dein Zuhause!“*

1. Wirkungsweise des Öldispersionsbades beim alten Menschen

Die Badeanwendung umfasst Aspekte der Grund- und der Behandlungspflege wie auch der Therapie.

Körperlich enthebt das umgebende Wasser den Leib der Schwerkraft. Die Schwerelosigkeit empfinden die alten Menschen als etwas sehr Erlösendes. Wie eine zweite Haut schmiegt sich das im Wasser dispergierte Öl um den Körper. Die Muskulatur fängt an, sich zu entspannen. Durch die Bürstenmassage beginnen sich Schmutz und Unreinheiten der Haut zu lösen. Sie regt die Durchblutung der Hautschichten an. Die Haut öffnet sich und kann wieder atmen. Die Bürstenmassage fördert weiterhin die Aufnahme der Öle. In der Hülle des Wassers befindet sich der alte Mensch ganz im Ätherischen. Die Ätherkräfte durchdringen und halten alle Flüssigkeiten des Leibes. Das Wasser ist in seiner Temperatur von 36,5 bis 37,5 °C auf den menschlichen Organismus fein abgestimmt, sodass sich Wasser und Mensch ganz verbinden können. Die Leibesgrenzen verschwimmen. Angestautes im Seelischen löst sich mit seufzendem Ausatmen, die Gesichtszüge entspannen sich. Schmerzen und Unpässlichkeiten lösen sich auf. Der Astralleib kann atmen und schwingt wieder im Rhythmus des Lebens.

Um die Leibesgrenze neu zu finden, ist das straffe Einpacken nach dem Bad, die Ruhepackung, unumgänglich. So ist der alte Mensch von außen gehalten und kann ein Gefühl der Geborgenheit entwickeln. In der Nachruhe bildet sich eine aufbauende Wärme von innen heraus. Da die Wärme eines alten Menschen oft in einem schlummernden Zustand im Leibe webt, so ereignet es sich hier, dass die innere Wärme aufwacht und sich über den ganzen Menschen ausbreitet.

In der fließenden Wärme gewinnt das Ich einen Freiraum, um erneut in den alten Menschen hinein zu wirken.

2. Der Baderaum

In einer Einrichtung der Altenpflege sollte der Baderaum mit einer Hubbadewanne ausgestattet sein, deren Innenraum im Idealfall eine Größe von 200 cm Länge, 90 cm Breite und 60 cm Tiefe hat.

Damit der alte Mensch aus dem Rollstuhl sicher aufstehen kann, sollte eine waagrechte Haltestange an der Wand (circa 70 cm Länge, in einer Höhe von 140 cm) befestigt sein, sodass von dort aus alle Transfers möglich sind.

Notwendig ist ein Bade-Sitzlift für den Übergang in die Wanne sowie ein weiterer Badelift (bevorzugt mit Badenetz; Badelifter mit Hartschale sind nicht so anschmiegsam), um den alten Menschen vom Bett zum Baderaum zu bringen.

2.1 Die Vorbereitung im Baderaum

Der Baderaum ist gelüftet und gewärmt, Handtücher und Bettlaken wärmen auf der Heizung vor. Ein Nackenkissen und eine Wolldecke (Idealgröße 180 cm x 220 cm) liegen zudem bereit.

Frische Blumen oder eine Kerze, z.B. ein Windlicht, schaffen eine freundliche, warme Atmosphäre.

Das Bad ist bei einer Wassertemperatur von ca. 37,5 bis 37,8°C einzulassen. Man bedenke, dass das Wasser abkühlt, bis man den Badegast abgeholt hat. Außerdem sind ggf. Inkontinenzmaterial und frische Wäsche vorzubereiten.

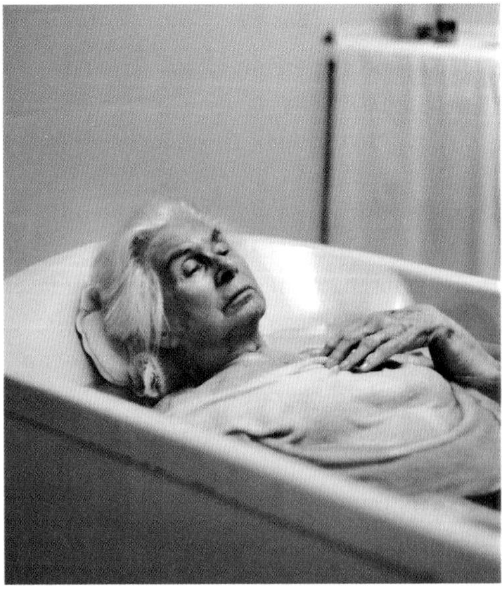

Meditative Stimmung im Bad[1]

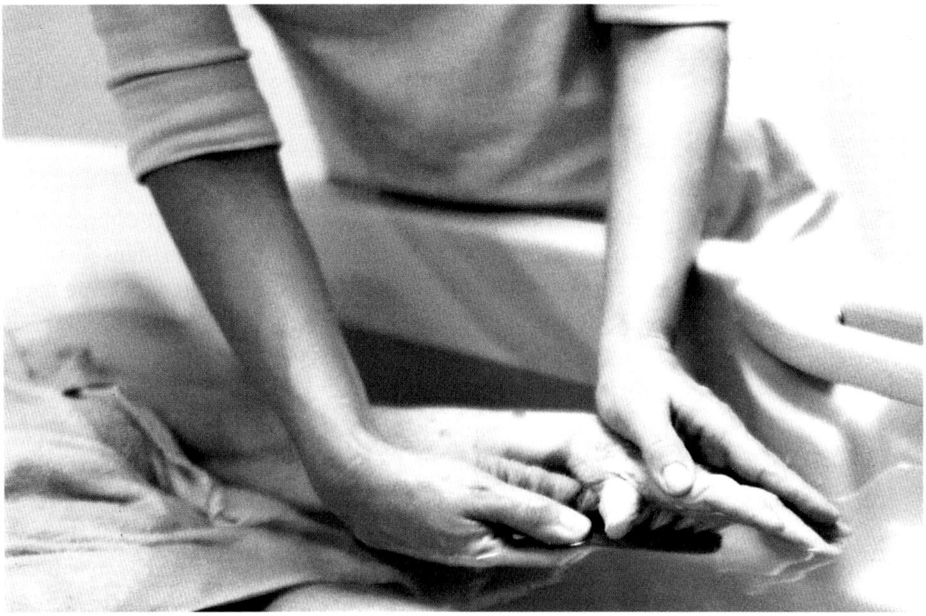

Behutsame Bürstenmassage

3. Die Durchführung bei einem bettlägerigen Menschen

Im Voraus findet eine Absprache mit den Pflegenden statt:

Wie geht es dem Bewohner heute, wann hat er das letzte Mal gegessen? Gab es in den letzten Tagen Besonderheiten?

Wesentlich ist, den alten Mensch zuvor zu besuchen und nach seinem Wohlbefinden zu schauen, ihn zu informieren und um sein Einverständnis zu fragen.

In der Badezeit haben die Pflegenden die Möglichkeit, das Bett frisch herzurichten.

Im Zimmer sind ein großes Badetuch, ein Bettbezug und eine Wolldecke (180 cm breit × 220 cm lang) bereitzulegen. Zu Beginn erfolgt die Messung der Körpertemperatur: Dies geschieht mit einem digitalen Thermometer oral oder im Ohr. Der zu badende, alte Mensch wird vollständig im Bett entkleidet (dabei deckt man die entblößte Haut mit einem großen Badetuch ab) und auf das Badenetz eines Lifters gelegt.

Man hängt das Netz am Lifterarm ein und hebt diesen soweit an, dass er in sitzender Position über dem Bett schwebt. Nun umhüllt man ihn vollständig mit einem geöffneten Bettbezug um das Netz und wickelt darüber zum Schluss eine Wolldecke. Dann erfolgt der zügige Transfer in den Baderaum.

Das Wasser stimmt man auf die passende Temperatur ab (36,5 bis 37,5 °C) und entfernt dann Wolldecke, Bettbezug und Badetuch. Den alten Menschen lässt man langsam und mit Ankündigung in das Wasser hineingleiten und hält dabei Augenkontakt. (Sind seine Augen geschlossen, in Körperkontakt bleiben.) Das Nackenkissen positioniert man entsprechend. Das Netz bleibt, wenn nötig, während der gesamten Badezeit am Lifter befestigt.

Nun beginnen für diesen Menschen eigens abgestimmte therapeutische Maßnahmen.

Die Badedauer sollte 25 Minuten nicht überschreiten.
Es ist immer darauf zu achten, dass der alte Mensch im Wasser nicht friert. Unter Umständen lässt man warmes Wasser an den Füßen zu laufen.

Ist die Behandlung abgeschlossen, kündigt man an, dass man nun das Bad beenden will und ihn aus dem Wasser heben wird.

Sofort legt man das vorgewärmte Badetuch auf den Leib und schlägt es besonders um beide Schultern ein. Den offenen Bettbezug spannt man um den alten Menschen und das Netz. Ein Handtuch umschließt den Kopf. Bei diesen Umhüllungen darf keine nackte Haut mehr sichtbar sein. Zum Schluss wickelt man die Wolldecke außen herum und fährt zügig ins Zimmer. Erst wenn der alte Mensch über dem Bett positioniert ist, entfernt man die Wolldecke und das Bettlaken.

Das Bett ist von den Pflegenden mit Handtüchern präpariert, sodass man ihn unmittelbar mit dem nassen Netz darauf legen kann und dieses mitsamt den feuchten Handtüchern, mit einer Körperdrehung auf die Seite, entfernt.

Das große Badetuch dient bis zum Schluss dafür, die nackte Haut abzudecken. Nun tupft man den Gebadeten sachte mit dem Handtuch ab, kleidet ihn frisch an, versieht ihn dabei mit dem evtl. nötigen Inkontinenzmaterial und packt ihn mit seiner eigenen Zudecke körpernah so ein, dass keine Luftlöcher entstehen. Ist die Decke zu dünn, gerne die Wolldecke obendrüber legen.
Nach einer Stunde schaut man nach, wie es dem alten Menschen geht und misst noch einmal die Körpertemperatur.

Es ist empfehlenswert, dass an diesem Tag keine weiteren therapeutischen Maßnahmen stattfinden.

4. Bewegungseinschränkungen im höheren Lebensalter: der Schmerz

Bei alten Menschen vergeht kein Tag, an dem nicht irgendeine Unpässlichkeit das Lebensgefühl berührt und einschränkt. So lange es nur bei den üblichen „Zipperlein" bleibt, ist alles zu ertragen. Da beginnt das Arbeiten mit einer ganzen Salbenarmada, um den leichten Schmerz hier und dem Ziehen in den Gelenken dort ausreichend Aufmerksamkeit zu schenken. Interessant ist, dass diese kurzweilige Aufmerksamkeit des äußeren Auftragens einer Salbe oft den leichten Schmerz zu lösen vermag. Doch gibt es eine ganze Vielfalt von Schmerzen, die tiefer sitzen. Sehr individuell geprägt von einem langen Leben, zeigen sich auf physischer wie auch auf seelischer Ebene Schmerzen, die den alten Menschen immens beeinträchtigen. Die fehlende Bewegung des Körpers und der Seele geben kaum die Möglichkeit, den Schmerz zu lösen. Das Öldispersionsbad bietet hier die Chance, wieder Bewegung im Menschen anzuregen. Das Wasser, die Auswahl der Öle sowie eine angemessene Bürstenmassage schenken oft Erleichterung und die Lösung des Schmerzes.

4.1.1 Arthrose, Gelenk- und Muskelschmerzen mit Tendenz zur Entzündung, rheumatische Erkrankungen, Hämatome, Verstauchungen, Zerrungen

■ *Arnica e floribus W 5 %, Oleum* (WALA)

Hat ein alter Mensch Schmerzen in den Gelenken, vermeidet er Bewegung. Er nimmt Schonhaltungen ein, die wiederum andere Versteifungen des Leibes hervorrufen. Das Erlebnis von freier Bewegung ist kaum noch möglich. Aus diesem Grunde empfindet er das freie Schweben im Badewasser als eine Erlösung. Die Bürstenmassage zeigt ihm seine Leibesgrenze, schenkt ein Ganzheitsgefühl und kann vom eigentlichen Schmerzempfinden ablenken.

Man bürste den Menschen vor allem an Körperstellen, die eher Kühle zeigen, z. B. Füße, Hände, Bauch und Rücken. Dort wo Entzündungen sind, soll man nicht bürsten! An entzündlichen Gelenken gestaltet man ohne Berührung kreisende Bewegungen im Wasser, um das Ganzheitsgefühl des Leibes zu bewahren. Damit lenkt man mit der Durchblutung und der Körperwahrnehmung von der Entzündung ab.

4.1.2 Gelenk- und Muskelschmerzen, die kalte, berührungsempfindliche Zonen vorweisen

■ *Aconitum e tubere W 5 %, Oleum* (WALA) rezeptpflichtig

Aconitöl ist angezeigt, wenn die Gelenke eher kalt sind und Hautregionen so empfindlich, dass Berührungen schmerzen. Auch bei Taubheitsgefühlen verschiedener Hautregionen lässt sich dieses Öl einsetzen. Das Wasser sollte man eher etwas wärmer einlassen und bei 37,5 °C Temperatur halten.

Die Bürstenmassage gestaltet man vorwiegend umhüllend, indem man mehr anschmiegend und nicht zu kräftig bürstet. Man strebt ruhige, im Gleichmaß geführte, vorsichtige, an die Schmerzgrenze gehende Bewegungen an. Die Erfahrung zeigt, dass die Anregung der Hautdurchblutung den Schmerz mildert und manchmal sogar für circa drei Tage auflöst.

4.1.3 Kontrakturen

- *Kupfer-Lavendel-Öl aeth.* (Dr. Heberer)

Erfahrungen zeigen eine Linderung bei Spannungsschmerz durch Kontrakturen von Händen, Armen, Füßen und Beinen sowie bei einem extrem zusammengekrümmten Rumpf.

Bürstenmassage: Hier ist eine vorsichtig sich annähernde Bürstung des Rückens hilfreich, um die Wahrnehmung und Durchblutung des Rückenraumes zu fördern. Um eine Kontraktur zu lösen, bedarf es der Wärme, deshalb ist in diesem Falle das Wasser eher wärmer einzurichten (37,8 °C). An eine kontrahierte Hand tastet man sich von den Fingerspitzen aus mit vorsichtigen Berührungen heran. Es ist wichtig abzuspüren, wann der alte Mensch bereit ist, die Hand zu öffnen. Der Badetherapeut begleitet nur zart die Lösung der Kontraktur der Hände. Ist die Hand geöffnet, löst sich die Spannung oft leichter über die Arme und von dort aus durch den ganzen Leib, bis zu den Füßen.

4.1.4 Morbus Parkinson mit Tremor der Gliedmaßen, Schüttellähme

- *Kupfer-Lavendel-Öl aeth.* (Dr. Heberer)

Diese verselbständigte Schüttelunruhe der Gliedmaßen ist für die betroffenen Menschen ein großes Leid. Nicht Herr seiner Handlungen zu sein, schafft sehr viel Verzweiflung. Es hat sich als wohltuend erwiesen, den Menschen 10 bis 15 Minuten ohne Berührung im etwas wärmeren (37,5 bis 38 °C) Wasser entspannen zu lassen. Bei der Bürstung geht es darum, sich an den Tremor der Muskulatur heranzutasten. Als Therapeut versucht man so individuell wie möglich, dieses Phänomen zu besänftigen. Zu Anfang streicht man mit den Bürsten zuerst aus der Schulterregion, d.h. von den rumpfnahen Gelenken weg zu den Armen und über die Hände hinaus. Denn Menschen mit derartigem Tremor können meist nicht ertragen, an den Händen gehalten zu werden, gleichsam fixiert zu sein. Sie brauchen freie Hände, um mit den Schüttelattacken fertig zu werden. Am Ende der Anwendung schließt man nur mit kreisenden Bewegungen (sogenanntes Schulterkäppchen) den Arm wieder am Schultergelenk an. Mancher Spannungsrigor braucht ein Widerlager, um sich zu beruhigen, das heißt eine kräftige Bürstung, um wirksam die Durchblutung anzuregen. Das wiederum regeneriert das Nervensystem. Für andere ist diese Art der Berührung zu intensiv und sie akzeptieren nur einen Massagehandschuh.

4.1.5 Schlaganfall mit Lähmung

Ein Apoplex, der zu einer Hemiplegie führt, verursacht nicht nur die Einseitigkeit der Leibesempfindung, sondern beeinträchtigt den Gleichgewichtssinn und schränkt auch die seelische Ausgewogenheit erheblich ein. Zerebrale Zentren sind weitgehend zerstört, sodass das zugehörige periphere Nervensystem taub geworden ist. Ob heilende oder regenerative Prozesse einsetzen, ist fraglich und wenn dies geschieht, dann dauert es Monate, bis sich in der Peripherie Funktionen wieder einstellen. Das erfordert von dem Betroffenen viel Lebenswillen, ohne zu wissen, wie sich sein Leben in Zukunft gestalten wird.

Das regelmäßige Bad mit den Bürstungen ist hier durchaus hilfreich. Man kann, sobald eine Mitarbeit des Menschen möglich ist, d. h. so früh wie möglich nach dem Insult beginnen. Das Bad ist rhythmisch alle vier Tage über sieben Wochen angezeigt. Dann folgen zwölf Anwendungen, jeweils einmal in der Woche. Diese Rhythmen unterstützen den Selbstheilungsprozess und die Eigenwahrnehmung.

- *Meerrettichöl aeth. 5 % in Olivenöl* (Dr. Heberer)

Die Verwendung dieses Öles bei der Läsion des Nervengewebes ist ungewöhnlich. Erfahrungen haben gezeigt, dass die Gaben von Öl aus der Meerrettichwurzel den Regenerationsprozess günstig beeinflussen. Eine Begründung findet sich bei Wilhelm Pelikan (1893-1981): Neben den Senfölen enthält die Wurzel Kieselsäure. *„Als Wurzel- und als Kieselsäurepflanze ist das Heilgebiet der Meerrettichwurzel die ableitende Heilentzündung, die ja im Nervensinnesgebiet ... erzeugt wird.“*[2] Zugleich wirkt Armoracia mit seinen Senfölen über die Haut, stärkt die Durchblutung und fordert die periphere Sinnesfähigkeit der Nerven heraus. Dem betroffenen Menschen gibt das Öl eine Chance, in seinem Körper wieder eine Orientierung zu finden [→ Kapitel VIII.2 Liste der Indikationen].

Danach ist es sinnvoll, den betroffenen Menschen zwölf Wochen in

- *Arnica e floribus W 5 %, Oleum* (WALA)

zu baden. Arnikaöl regeneriert die Gestaltungsprozesse im Nervensystem.[3]

Latschenkiefernöl ist für einen Menschen mit einem Schlaganfall eine Wohltat, da dieses balsamische Öl die Strukturkraft des Nervensystems fördert und unterstützt:

- *Latschenkieferöl* (z. B. Primavera) 10 %-ig in Olivenöl mischen

Öl	Häufigkeit	Anwendungen	Zeitraum
Meerrettichöl aeth. 5 % in Olivenöl (Dr. Heberer)	alle vier Tage	insgesamt zwölf Öldispersionsbäder	sieben Wochen
Arnica e floribus W 5 %, Oleum (WALA)	jeden siebten Tag ein Bad	insgesamt zwölf Öldispersionsbäder	drei Monate
Latschenkiefer 10 % in Olivenöl	alle sieben Tage	über mehrere Monate anwenden	circa sieben Monate

Öldispersionsbäder bei Schlaganfallpatienten

Diese Rhythmen haben sich erfahrungsgemäß als hilfreich an Patienten mit Schlaganfällen (unterschiedlicher Ausprägung) erwiesen. Es sei darauf hingewiesen, dass sie übereinstimmen mit den salutogenetischen Prozessrhythmen des Menschen, wie sie Gunter Hildebrandt (1924-1999) im Rahmen der chronobiologischen Studien fand.[4]

5. Das Öldispersionsbad für demenziell veränderte Menschen

Zuerst ist es hilfreich herauszufinden, von Angehörigen oder aus dem sozialen Umraum des alten Menschen, welche Vorlieben und Gewohnheiten bestehen.

Auch ist es wichtig, sich mit den verschiedenen Aspekten des Krankheitsbildes vertraut zu machen, um bei diesem alten Menschen zu erkennen, in welcher Weise und bis zu welchem Grad sich die demenzielle Veränderung entwickelt hat.

Da demenziell veränderte Menschen oftmals nicht verstehen, dass man sie zu einem vorbereiteten Bad abholen möchte, entstehen abwehrende Stimmungen und nicht vorhersehbare Situationen. Obgleich das Baden aus ferner Erinnerung herüber träumt und nicht gänzlich fremd ist, erfordert es von der Pflegefachkraft, die ein Öldispersionsbad anwenden möchte, ein gutes Einfühlungsvermögen sowie mitunter auch Kreativität. Als Therapeut versucht man herauszufinden: Wo knüpfe ich an, um einen Kontakt zu bekommen? Denn eine verbale Information findet keinerlei Widerhall. So achtet man darauf, wie dieser alte Mensch noch mobil ist. Ob die Geste der Körperhaltung etwas mitteilen kann? Läuft er gebeugt, gekrümmt, kleine Schritte oder große? Wie ist die Kopfhaltung, abgewandt, in sich gekehrt oder neugierig, suchend mit dem Kopf voneweg? Wie kommuniziert dieser Mensch? Ist Augenkontakt möglich? Äußert er sich mit Worten oder mit Mimik? Wie ist sein seelischer Zustand? Ist er so sehr nach außen gerichtet, dass er unentwegt redet und förmlich ausfließt? Oder verhält er sich introvertiert, gänzlich verstummt? Ist er unruhig suchend, lethargisch oder traurig? Eine Möglichkeit ist auch herauszufinden, in welchem „Zeit-Raum“ sich dieser Mensch gerade befindet. Spricht er von vergangenen Tagen oder von einem gerade erlebten Ereignis? Diese Beobachtungen und Wahrnehmungen führen dazu, wie man diesem Mensch begegnet und wo man ihn innerlich abholen kann.

Bevor das erste Bad stattfindet, sollte der Baderaum gut vorbereitet sein. Eine angenehme Atmosphäre schafft Vertrauen. Ist man gemeinsam im Baderaum angekommen und hat man es geschafft, dem Badegast ein Lächeln oder eine positive Geste abzugewinnen, steht dem Baden meist nichts mehr im Wege. Das nachklingende Gefühl des Wohlbehagens ist erstaunlich präsent, wenn man diesen Menschen eine Woche später wieder zum Baden abholt. Das Baden sollte regelmäßig (nach Möglichkeit einmal in der Woche, am gleichen Tag und zu gleicher Uhrzeit) stattfinden. Gerade bei der Wechselhaftigkeit des Verhaltens und der Stimmungen sowie der eingeschränkten zeitlichen und örtlichen Orientierung schafft die rhythmische Durchführung der Bäder Sicherheit und wirkt stärkend.

Dennoch gibt es beim Entkleiden eines demenziell veränderten Menschen immer wieder Irritationen. Schamgefühl und schlechte Erfahrungen können als Stimmung hochkommen. Das Kleid oder die Hose werden z. B. krampfhaft festgehalten. Hier kann ein Bademantel helfen, den man über die Tageskleidung anzieht und darunter diese Stück für Stück ablegt. Nackte Haut ist nach Möglichkeit sofort mit warmen Handtüchern zu bedecken und wenn notwendig, sind auch diese in der Wanne auf den Leib zu legen.

5.1 Differenzierung der Indikationen

Hier seien solche Indikationen angegeben, die sich angesichts der Sorgen und Nöte des demenziell veränderten Menschen als Störungen in der geistig-seelischen Ebene stellen. Häufig zeigen sich bei diesen Menschen wiederkehrende Symptomenkomplexe, die ihnen selbst Nöte bereiten sowie bei den Partnern oder auch im sozialen Umfeld des Altenheimes große Sorgen machen. Die im Folgenden als Behandlungsempfehlungen beschriebenen Öle haben sich in der Altenpflege bewährt.

Die Bäder beginnt man einführend mit Rosenöl.

- *Rosa e floribus 10 %, Oleum* (WALA)

Es hat viele Wirkkomponenten, einen harmonisierenden Charakter und duftet herrlich. Es ist nicht zu unterschätzen, dass demenziell veränderte Menschen eine feine Wahrnehmung für die Kräfte der Pflanzen haben, auch wenn der Geruchssinn vielleicht abgeschwächt ist. Danach wählt man ein Öl, das in seiner Wirkung den vordergründigen Symptomen entspricht.

5.1.1 Menschen mit einer demenziellen Veränderung vom Alzheimertyp

Kurze Momente der Selbstreflektion rufen eine durchdringende Verzweiflung über den Verlust des Verstandes hervor und führen zu dem Gefühl der Mut- und Nutzlosigkeit. Die Selbstzweifel erzeugen die lähmende Furcht, auf dieser Welt verloren zu sein. Der Betroffene hat keine Verbindung zu seinem Umfeld. Die einhergehenden psychischen Erregungen führen zu körperlichen Schwächezuständen und Minderung der Abwehrkräfte.

Wesensgliederdiagnose[5]

Der Astralleib als Gemütsseele erhält keine Stärkung aus den Umkreiskräften des Ich. Die Schwächung führt zum Rückzug in den seelischen Innenraum, mit einer zentripetalen Verdichtung wie bei depressiven Episoden. Die Schwingungsfähigkeit des Rhythmischen Systems ist geschwächt.

Anwendungsempfehlung

- *Oliven-Engelwurz-Öl aeth. 1 %* (Dr. Heberer)

Die Erfahrungen zeigen, dass Engelwurzöl seelisch tonisiert und die Abwehrkräfte stärkt. Es unterstützt den Menschen, fest auf dem Boden der jeweiligen Lebensbedingungen zu stehen. Er gewinnt dadurch neuen Mut und findet die Kraft, sich mit anderen Menschen zusammen behütet zu fühlen.[6]

5.1.2 Starke Unruhe mit wiederkehrenden Tätigkeiten

Diese können körperlicher Art sein wie unaufhörliches Laufen bis zur Erschöpfung oder krampfartige Bewegungen sowie die immer gleichen Sätze oder lautes Rufen. Die Gedanken und Bewegungsmuster sind festgefahren. Der Mensch scheint, sich wie in einem Hamsterrad zu drehen. Es bestehen zwanghafte Haltungen. Die situative und zeitliche Orientierung ist erheblich gemindert.

Wesensgliederdiagnose

Der unaufhörliche Bewegungstrieb zeigt auf, dass situativ keine Anpassung an den Tagesablauf oder eine sinngebende Orientierung im sozialen Gefüge möglich ist. Die Ich-Präsenz ist geschwächt, eventuell sogar aufgehoben. Sinneswahrnehmungen, als astrale Funktion, haben den Bezug zur Situation eingebüßt. Die Handlungen verlaufen ohne mentale Kontrolle. Die Ätherkräfte des Gewohnheitsleibes dominieren mit zwanghaften Bewegungsautomatismen.

Anwendungsempfehlung

- *Lavandula, Oleum aethereum 10 %* (WALA)[7]

Der Lavendel wirkt mildernd bei gesteigerter, sympathikotoner Aktivität. Er hilft zwischen allen festgefahrenen Extremen, den Menschen wieder in eine innere Schwingungsfähigkeit zu holen. Lavendel entspannt die Muskulatur und unterstützt, eine friedvolle Ruhe zu finden. Weitere Erfahrungen finden sich bei Peter Schönfelder[8], der als Indikation Unruhe sowie nervöse Erschöpfung und Einschlafstörungen angibt.

5.1.3 Starke innere Unruhe, ausgelöst durch eine suchende Haltung nach Menschen aus der Vergangenheit

Meist suchen die Betroffenen Vater, Mutter oder die Kinder, also sehr enge Herz-Vertraute. Der Mensch fühlt große Angst vor Verlassenheit. Er ist tief verzweifelt und unsicher, weil ihm Bezugspersonen fehlen und der Boden unter den Füßen wankt. Er wirkt schutzlos und braucht Hülle, häufig fühlt sich seine Haut kalt an. Die Orientierung zur eigenen Person ist geschwächt oder sogar aufgehoben.

Wesensgliederdiagnose

Hier ist das Bewusstsein für das eigene Ich geschwächt oder sogar verloren gegangen. Der Mensch fühlt nicht mehr sein Selbst, sondern empfindet diesen Verlust als Verlassenheitsgefühl. Um eine Sicherheit zu finden, treiben die astralen Kräfte ihn an, die Brücke zu vertrauten Menschen zu suchen.

Anwendungsempfehlung

- *Neroli-Orangenblüte aeth. 1 % in Olivenöl* (Dr. Heberer)[9]

Die Erfahrungen zeigen, dass Neroliöl regulierend wirkt bei krampfartigen, nervösen Herzbeschwerden, ausgelöst durch tiefe Verunsicherung. Neroliöl gibt enorme Kraft und ein Sicherheitsgefühl, wenn man sich in einer der oben genannten Situationen befindet. Ein subtiles Kraftnetz stabilisiert das furchtsame Innere.

5.1.4 Starke innere Unruhe durch den Verlust des gewohnten Umfeldes

Dieses Symptom findet sich meist nach einem Umzug vom eigenen Zuhause in ein Altenheim oder aber auch nach Verlust der Heimat in der Vergangenheit. Diese Menschen haben wahrlich den Boden unter den Füßen verloren. Dieses Gefühl schlägt sich im Stoffwechsel nieder: die Verdauung ist aus dem Gleichgewicht, Krämpfe im Magen-Darm-Trakt sind die Folge. Diese Zustände führen zu einer gürtelförmigen Spannung im Zwerchfellbereich, die eine gleichmäßig rhythmische Atmung verhindert. Das vegetative Nervensystem ist in Aufruhr. Die örtliche Orientierung ist verloren gegangen.

Wesensgliederdiagnose

Wenn die geschwächte Verstandesseele als Organ des Astralleibes in der Begriffswelt keine sichernden Anhaltspunkte mehr findet, beginnt sich ein mentaler Orientierungsverlust in Raum und Zeit zu vollziehen. Dann kompensieren Gewohnheiten, die sich in den Ätherleib über Jahre hin eingeschrieben haben, die Lebenssicherheit in geradezu minutiös gleichbleibenden Handlungsabläufen. Einerseits geschieht dies in der Weise, wie die Menschen die Dinge des Alltags handhaben. Andererseits drücken sich die gewöhnlichen Bewegungen in die Größe und Lage der heimischen Wohnräume (inklusive der Möbeleinrichtung) derartig ein, dass die Menschen ohne mentale Kontrolle selbst im Dunkeln sich sicher darin bewegen können. Die Ge-„Wohnheiten" bilden sich zu einer Art erweiterten Körper und geben Bewegungsorientierung.

Wird der Mensch aus diesem sichernden Umfeld entfernt, unter Umständen sogar ohne innere Anteilnahme, so verliert er die kompensierende Sicherung seiner ätherischen Bewegungserinnerungen im Raum. Die Folge ist der oben beschriebene Symptomenkomplex. Die heimatlos gewordenen Ätherkräfte chaotisieren das vegetative Nervensystem.

Anwendungsempfehlung

- *Fenchelöl aeth. 10 % in Olivenöl* (Dr. Heberer)

Fenchelöl wirkt carminativ. Es entspannt den Zwerchfellbereich und regt die Schwingungsfähigkeit der Atmung an. Dies fördert Wärme im Stoffwechselbereich und Ruhe im vegetativen Nervensystem. Der alte Mensch fühlt wieder den Boden unter den Füßen und findet ein Geborgenheitsgefühl in sich selbst.[10]

5.1.5 Überreizung der Sinne durch nervliche Überlastung und innere Orientierungslosigkeit

Dieser Mensch ist sehr dünnhäutig und verhält sich nervös, ängstlich. Er hat ein schreckhaftes Herz. Zu viele Sinnesreize machen ihn scheu und orientierungslos. Er hält es in Gesellschaft nicht gut aus, sucht sein Zimmer und will in Ruhe gelassen werden. Er neigt zu Trübsinn und Traurigkeit.

Die Symptome sprechen dafür, dass die Sinnesorgane und insbesondere die der Wahrnehmungsverarbeitung, d. h. der Astralleib, eine nur geringe Regeneration erhalten, also durch einen überwiegenden Abbauprozess ein neurasthenischer Zustand des betroffenen Menschen einsetzt. Die Ätherkräfte des Stoffwechsels ernähren das Nerven-Sinnes-System nicht ausreichend.

Anwendungsempfehlung

- *Melissa ex herba 5 %, Oleum* (WALA)

Melissenöl wirkt tonisierend auf die Herzenskräfte. Es hat einen erfrischenden Charakter und kräftigt durch seine feine Wärmebildung das „Nervenkostüm". Es besänftigt die erregten Sinne und fördert innere Gelassenheit und den Schlaf.[11]

5.1.6 Erregungszustände mit aggressivem Abwehrverhalten

Unausgeglichene Emotionen, die sich z. B. in eingeschnürter und gepresster Atmung zeigen, lösen diese Zustände aus. Der Betroffene hat keine Toleranzgrenze den Mitmenschen gegenüber. Er wird extrem ungeduldig. Das vegetative Nervensystem ist überreizt.

Wesensgliederdiagnose

Aus den Verdichtungen des astralischen Leibes brechen ungezügelte Willensimpulse herauf. Sie krampfen im Zwerchfellbereich und lähmen das Zusammenwirken des Rhythmischen Systems mit dem Stoffwechsel. Die Ich-Kräfte sind nicht integriert, haben keine ausgleichende Wirkung.

Anwendungsempfehlung

- *Latschenkieferöl* (z.B. Primavera) 10%-ig in Olivenöl mischen

Die Erfahrungen zeigen, dass Pinusöl mit seinen balsamischen Bestandteilen wärmend auf die Atemwege wirkt. Die seelische Schwingungsfähigkeit weitet sich, wird großzügiger. Die psychische Belastbarkeit kräftigt sich. Die übermäßige Erregungsneigung der Nerven dämpft sich.[12]

5.1.7 Körperliches sowie seelisches Zerfließen

Der Mensch kann sich innerlich nicht zusammenhalten, er weint häufig und bei nichtigem Anlass. Man hat den Eindruck eines aufgelösten Gefühls mit Anlehnungsbedürftigkeit. Er verhält sich übergriffig, wahrt seine Grenzen nicht. Doch ist er nicht in der Lage, seine Gefühle zu modulieren, sein Verhalten wirkt starr. Nicht selten äußert sich eine ungesteuerte sexuelle Labilität.

Wesensgliederdiagnose

Die Verbindung der Ich-Kraft zum Astralleib ist verdämmert. Das Ich führt die, für den Astralleib typische, Wechselfähigkeit zwischen Antipathie als Grenzbildner und Sympathie als Hingebender nicht mehr in die innere, schwingende Mitte. Die fühlende Seele ist „über ihre Ufer getreten". Die Astralkräfte sind nicht mehr dem eigenen Inneren zugewandt als Wächter des eigenen Selbst, sondern fließen überschwemmend aus. Aus eigener Kraft finden sie nicht zurück in die Grenzen der Persönlichkeit.

Anwendungsempfehlung

- *Oliven-Zypressen-Öl aeth. 5%* (Dr. Heberer)

Zypressenöl wirkt erfahrungsgemäß zusammenziehend, straffend und klärend auf alle zerfließenden Tendenzen im leiblichen wie seelischen Gefüge. Seine starke strukturierende Kraft hilft, die emotionalen Ausuferungen zurückzuhalten. Dadurch findet der Mensch wieder ein Gefühl dafür, die eignen Grenzen wie auch die zu seinen Mitmenschen zu wahren.[13]

5.1.8 Antriebslosigkeit

Der Mensch ist antriebslos, schwerfällig, lustlos, gleichgültig und träge im Stoffwechsel. Es fehlt die Energie. Alles erscheint etwas konturlos.

Wesensgliederdiagnose

Die Kräfte des Astralleibes sind in einem unbeweglichen Ätherleib eingefangen. Dieser dominiert, jedoch sind die regenerierenden Kräfte schwach und inaktiv. Die Trägheit verdunkelt ihn zu einem „Erdenkloß".

Anwendungsempfehlung

- *Oliven-Zitronen-Öl aeth. 10 %* (Dr. Heberer)

Zitronenöl besitzt in erster Linie einen belebenden Effekt, es hebt die Stimmung. Die zusammenziehende Eigenschaft gibt eine innere Spannung. Innere und äußere Bewegungen beginnen, die Trägheit des Leibes zu lösen. Körper, Geist und Seele erleben Erfrischungen. Besonders ist diese Anwendung im Sommer zu empfehlen.[14]

6. Depressionen im Alter – Die Bilanz des Lebens im Spiegel der Versäumnisse

Der Mensch ist im Herzen im Mittelpunkt gespannt
zwischen Himmel und Erde.
Manchmal ist der Himmel nah – zu nah
Die Erde weg – weit weg.
Vergessen, dass die Füße uns tragen,
die Erde uns trägt.
Wir treiben in der Weite des Himmels,
ohne Wurzel – orientierungslos – haltlos – verloren
Was hält, ist Wärme in Körper, Geist und Seele.
Wärme hält.

Manchmal ist die Erde nah – zu nah.
Der Himmel ist weg – weit weg.
Vergessen, dass wir Flügel haben,
die uns tragen.
Wir versinken im Dunkel der Materie,
schwer – traurig – suchend – kalt.

Wärme hebt.
Der Mensch fühlt in seiner Herzenswärme seinen Mittelpunkt.

G. Bäumler-Warning

Alte Menschen haben ihr Leben gelebt. Das sagt man so. Blickt man im Altenheim in die Runde, lässt sich oft der Satz vernehmen: „*Was hab ich denn noch vom Leben?*" Mut- und Hoffnungslosigkeit spricht aus ihm. Da gibt es Menschen, die trauern, weil sie ihr Zuhause aufgeben mussten. Oder sie fühlen sich einsam, weil Partner und Freunde schon verstorben sind. Wieder andere, die durch Krankheit und Gebrechlichkeit auf Hilfe angewiesen sind, hadern mit dem Verlust ihrer selbstbestimmten Lebensweise. Sie finden keine positiven Gedanken mehr. Sie sind in ihrer unglücklichen Stimmung ganz und gar eingesponnen, sodass sie sich gegen gut gemeinte Worte oder gar Verständnis einer Pflegerin abweisend verhalten. Die Spirale, die abwärts zieht in den Sumpf der eigenen Traurigkeit, kann sich so zu einer Depression steigern, da sich keine neuen Zukunftsperspektiven eröffnen. Der Blick in den eigenen Sinn des Lebens ist verdämmert und verloren. Im Pflegealltag mangelt es allerdings oft an Zeit, länger zuhören zu können. Daher fehlt häufig die Wahrnehmung, dass diese Menschen ein ereignisreiches und erfülltes Leben hatten und diese Kostbarkeiten ins Altenheim mitbringen. Wenn jemand zur Verfügung stünde und wüsste diese Schätze zu heben, wäre das ein Segen für die alten Menschen. Das würde ihnen enorm helfen, Frieden zu finden.

Als eine wirksame Hilfe bei dieser Traurigkeit oder sogar Depression erweist sich das Öldispersionsbad. Empfehlenswert ist es, in einem Vorgespräch herauszufinden, was in erster Linie die Stimmung belastet. Die unterschiedlichsten Ursachen können einen alten Menschen mürbe und traurig machen. Ist es Erschöpfung oder sind es Verlustängste? Vielleicht quälen Schmerzen körperlicher oder seelischer Art, vielleicht auch Verbitterung? Das kann auf ein passendes Öl hinweisen. Auch ist es wichtig, die Bedeutung der Nachruhe als Wohltat hervorzuheben. Wenn die Menschen das Angebot der Hilfe verstehen, sind sie eher bereit sich darauf einzulassen. Sie spüren, dass man sich Zeit für sie nehmen möchte. Wenn dann der Leib im Wasser aus der Schwere gehoben wird, mit der Bürstenmassage der ganze Körper wieder neue Grenzen erfährt, stößt das in ihnen einen Prozess an, wieder durchzuatmen und sich erleichtert zu fühlen. Dafür gibt es die im Folgenden erwähnten Öle der wunderbaren Heilpflanzen, die sich in der Praxis bewährt haben.

6.1 Differenzierung der Indikationen

6.1.1 Gefahr der seelischen Hinfälligkeit

Ist ein alter Mensch krankheitsbedingt zu schwach, selbständig in seinem Zuhause zu bleiben und muss deshalb in ein Altenheim umziehen, ist das ein großer Einschnitt für sein Leben. Alles verändert sich um ihn herum. Seine Erkrankung einerseits wie auch die neuen Lebensumstände andererseits überfordern seine Kräfte. Er ist erschöpft und schafft es nicht, sich aus eigener Kraft wieder innerlich selbst aufzurichten. Die Gefahr, mangels Vitalkräfte körperlich wie seelisch hinfällig zu werden, ist groß.

Anwendungsempfehlung

- *Prunus spinosa e floribus W 5 %, Oleum* (WALA)

Die Schlehe trägt als Pflanze in sich eine starke Lebenskraft. Sie ist durch das ganze Jahr aktiv und zieht sich nur für ungefähr vier Monate während der Winterzeit zurück. In dieser Zeit wirkt sie mit ihrem schwarzen, undurchdringlichen, dornigen Gestrüpp wie ein Hauch von Todeskräften. Es scheint etwas zu Ende gegangen zu sein und ruht verborgen. Doch schon im März öffnen sich die ersten Blütenknospen explosionsartig, wenn der Busch an sonnengewärmten Stellen wächst. Dann blüht er vollends auf zu einem weißen, feinwogenden Blütenmeer und feiert den Neubeginn des Frühjahres. Für die Herstellung des Schlehenöls verwendet man die Blüten, es ist ein Auszugsöl. Es hat die Eigenschaft, Lebenskräfte zu impulsieren und zu stärken. Es wirkt in seiner wärmenden Qualität leicht und überfordert den Menschen nicht.

Durchführung des Bades

Einen erschöpften Menschen sollte man nicht länger als zwanzig Minuten baden. Man achte darauf, zu welcher Tageszeit der Mensch die beste Stabilität hat. Das ist meist vormittags. Das Wasser ist nicht zu kühl, sondern eher bei 37 °C zu halten. Die ersten zwei bis drei Bäder sollten Ruhebäder sein. Allenfalls kann man mit einem Massagehandschuh weich über den Körper streichen. Bei der Bürstenmassage sollte die Haut mit einer Rötung reagieren, doch ist mit wenigen Strichen Maß zu halten. Die subkutane Durchblutung ist ein Zeichen für einen aktivierten Stoffwechsel. Es ist zu beobachten, wie das Baden dem Menschen bekommt und ob möglicherweise ab circa dem siebten Bad eine Ganzkörperbürstung gut vertragen wird. Das Ruhebett wärmt man mit Wärmflaschen vor.

6.1.2 Düsterkeit durch Versäumnisse und Schuldgefühle

Ein alter Mensch hat den Vorteil, seine Entwicklung im Spiegel seines Lebens anzuschauen. Da mag Vieles als nicht gelungen wahrgenommen werden. Oftmals sind die vertrauten Menschen nicht mehr da, die in seiner Zeit mit ihm lebten, mit denen er sich jetzt verständnisvoll austauschen könnte. Er muss alleine mit all den Ängsten, Versäumnissen, Verlusten und Schuldgefühlen zurechtkommen. Er versinkt, ja entschwindet regelrecht in sich selbst. Das Licht der Zukunft scheint es nicht mehr zu geben. Er gerät in eine Kapsel der Dunkelheit, wo kein äußeres Licht von ihm wahrgenommen werden kann.

Anwendungsempfehlung

- *Oliven-Johanniskraut-Öl 10 %* (Dr. Heberer)

Das Johanniskraut, in der konventionellen Medizin wissenschaftlich als Antidepressivum anerkannt, ist in der Anwendung im Öldispersionsbad ein wesentliches Öl. Die Pflanze blüht im Juni auf und entwickelt beim Höchststand der Sonne vollends ihre Heilkräfte. Schaut man die leuchtend gelben Blüten an, mit ihrem strahligen Mittelkranz, erfreut sich allein das Auge an diesen kleinen Sonnen. Die Pflanze bildet an Blatt und Blüte kleine Einschlüsse, sogenannte Öldrüsen. In den Blüten erscheint der Inhalt als eine tief dunkelrote Substanz, so rot wie Blut. Man nennt es sogar „Johannisblut". Die Inhaltsstoffe (Hyperforin und Hypericin) helfen, in die Dunkelheit der Seele hineinzustrahlen. Die Lichtkräfte der Pflanze können den Menschen im Innern erreichen und kräftigen.

Durchführung des Bades

Einen depressiven Menschen zum Baden zu bewegen, ist nicht ganz einfach. Viele Worte haben oft wenig Erfolg, da er häufig keinen Sinn mehr darin sieht. Vielleicht gelingt die Aufforderung eher mit den Worten (nach vorheriger Absprache mit dem Arzt): „*Das ist eine Anordnung vom Arzt.*" Oder: „*Sie haben eine Bade-Kur verschrieben bekommen.*" Man mag auch darauf achten, den Umgangston oder die Sprache zu finden, die dieser Mensch gewöhnt ist. Am ehesten richtet man sich bei einem depressiven, alten Menschen an den Gewohnheitsleib. Denn letzterer hat sich in der Dunkelheit verfestigt, die Gefühle sind wie eingefroren. Er kann das Licht nicht einlassen, noch darin atmen. Eine Situation, in der nur ein empathischer Mensch bei einem anderen leise anklopfen kann: Eine Fähigkeit, die dem Beruf der Pflegenden inne wohnt. Das Bad selbst ist still und klar durchzuführen. Einem Depressiven fällt es schwer, zu viel Fürsorge anzunehmen. Er will seine Dunkelheit erst einmal nicht verlassen. Denn das kann seelischen Schmerz hervorrufen. Im besten Fall lösen sich diese Vorgänge unter Tränen.

Aus der Erfahrung ist zu empfehlen: Bei den ersten drei Bädern nur an Füßen, Beinen, Händen und Rücken bürsten. Damit ist gemeint, sich von der Peripherie heranzutasten. Erst ab dem vierten Bad bezieht man vorsichtig die Bauchdecke, die Brust sowie die Arme mit ein. Möglicherweise ist der alte Mensch in seiner Depression mit einer vollständigen Bürstung überfordert, weil man ihm zu nahe kommt.

Dagegen sollte der Therapeut die Ruhepackung klar und stramm ausführen.

Wie man vorher mit der Bürstung einzelne Körperzonen anregte, schafft man nun durch die „in einem Guss" vollzogene Packung eine Rundumhülle.

6.1.3 Unerlöstes Leid

Es gibt eine Art Depression, die ein tiefes Leiderlebnis des alten Menschen nährt. Schaut man einem solchem Menschen in die Augen, ist eine tiefe Erschütterung zu erkennen. Er spricht über schlimmste Erlebnisse, die diese ausgelöst haben. Die Trauer darüber scheint nicht überwunden und tröstende Worte sind dafür nicht mehr zu finden. Die Zeit hat zwar ihre Schatten darüber gelegt, aber es ist noch kein Frieden damit geschlossen. Der Seele dieses Menschen fällt es schwer, zu vertrauen. Sie wirkt traurig und hoffnungslos. Die Sicht, in der Lebensbilanz etwas Positives zu entdecken, ist verhangen.

Anwendungsempfehlung

- *Gold-Rosenblüten-Öl aeth.* (Dr. Heberer)

Die Rose ist eine Pflanze, deren ätherisches Öl sich durch die Fülle der Duftkomponenten auszeichnet. Daher nennt man sie gerne die Königin unter den Blumen. Ihr Duft und ihre Schönheit lassen keinen Menschen unberührt. Mit den Wirkungen der Substanzvielfalt ist sie eine Heilpflanze der ganzen Seele.

Das Gold ist das Metall der Sonne. Bildhaft lässt sich die Wirkung am Depressiven zeichnen: So, wie die Nacht sich der aufgehenden Sonne entgegensehnt und die ersten Strahlen des Sonnenscheines aufnimmt, so beginnt durch das Gold im Dunkel der Seele wieder ein Farbenbogen aufzuleuchten, der den Erlebenden aufatmen lässt. Diese Komposition der beiden Substanzen wirkt als starke Kräftigung der Seele. Der alte Mensch empfindet sie als Tröstung und Heilung.

Durchführung des Bades

Die Substanzen wirken erfahrungsgemäß so für sich, dass oftmals Ruhebäder ausreichen. Hier ist eine reine Atmosphäre eines gut gelüfteten Baderaumes mit warm anmutender Gestaltung sehr wichtig. Besonders auf die Wärme des Wassers ist zu achten, evtl. bis 37,5 °C, sodass es dem alten Menschen angenehm ist. Die Erfahrung zeigt, dass hier die Behandlungen am Leib nicht mit Bürsten, sondern mit Massagehandschuhen vorzuziehen sind. Die Tücher und das Ruhebett wärmt man vorher an. Man spürt ab, die Packung nicht zu straff, sondern eher umhüllend anzulegen, damit sich die Wärmehülle wie nährend zwischen den Decken und dem Menschen entfaltet.

Literatur und Anmerkungen

1 Die Fotos sind im Besitz der Autorin, angefertigt 2003.

2 Pelikan, W.: Pflanzenheilkunde Band I. Verlag am Goetheanum Dornach 1980. S. 140.

3 Ebd. S. 251. Grohmann, G.: Heilpflanzen in Rudolf Steiners „Geisteswissenschaft und Medizin". Reprint. Salumed Verlag Berlin 2014. S. 98.

4 Hildebrandt, G.: Rhythmische Reaktionen (Reaktive Perioden). In: Tycho de Brahe Jahrbuch für Goetheanismus Öschelbronn 1998. S. 365. Hildebrandt, G.: Chronobiologische Grundlagen der physikalischen Therapie. In: Drexel, H., Hildebrandt, G. (Hrsg.): Physikalische Medizin, Band 1. Hippokrates Verlag Stuttgart 1990. S. 60.

5 Die Texte zu den Wesensgliederdiagnosen stammen von Albrecht Warning.

6 Lubinic, E.: Handbuch Aromatherapie. Haug Verlag Stuttgart 2004. S. 27.

7 Fischer-Rizzi, S.: Himmlische Düfte. Hugendubel Verlag München 1989. S. 100. Zimmermann, E.: Aromatherapie für Pflege- und Heilberufe. Haug Verlag Stuttgart 2011. S. 227.

8 Schönfelder, I., Schönfelder, P.: Das neue Handbuch der Heilpflanzen. Kosmos Verlag Stuttgart 2004. S. 259.

9 Fischer-Rizzi, S.: Himmlische Düfte. Hugendubel Verlag München 1989. S. 132. Lubinic, E.: Handbuch Aromatherapie. Haug Verlag Stuttgart 2004. S. 122.

10 Bäumler, S.: Heilpflanzenpraxis heute. Elsevier München 2007. S. 154.

11 Ebd. S. 295 ff. Pelikan, W.: Pflanzenheilkunde Band I. Verlag am Goetheanum Dornach 1980. S. 57 ff.

12 Pelikan, W.: Heilpflanzenkunde Band II. Verlag am Goetheanum Dornach 1982. S. 31 ff. Schönfelder, I., Schönfelder, P.: Das neue Handbuch der Heilpflanzen. Kosmos Verlag Stuttgart 2004. S. 343.

13 Fischer-Rizzi, S.: Himmlische Düfte. Hugendubel Verlag München 1989. S. 191.

14 Ebd. S. 184. Pelikan, W.: Heilpflanzenkunde Band II. Verlag am Goetheanum Dornach 1982. S. 105.

KAPITEL VII.8

Erfahrungsbericht aus einer Behinderteneinrichtung

BARBARA DÜRMUTH

Im Sommer des Jahres 2009 wurde ich gefragt, ob ich in einer Einrichtung im Münsterland ehrenamtlich die Betreuung einiger behinderter Menschen übernehmen würde. Ich bekam eine Frau zugewiesen, die ich alle zwei Wochen für zwei Stunden betreuen sollte. Nach der zweiten Begegnung mit Frau H. hatte ich Gelegenheit, mit dem Personal über meine Arbeit und die Öldispersionsbäder zu sprechen. Ich schlug vor, die Betreuungszeit zu nutzen, um Frau H. zu baden. Die Pflegenden setzten sich mit dem Vormund in Verbindung, um die Bäder genehmigen zu lassen.

Zur Biografie von Frau H. berichtete die Pflegende folgendes:
Frau H. war 52 Jahre alt, geistig behindert, blind und stumm. Sie wohnte seit ihrem sechsten Lebensjahr in der Behinderteneinrichtung. Frau H. kam aus sehr zerrütteten Familienverhältnissen. Der Vater war unbekannt, die Mutter kümmerte sich nicht mehr um sie. Sie hatte einen gesetzlichen Vormund. Die ersten Jahre verbrachte sie mehr oder weniger stationär in der Krankenhausabteilung der Einrichtung und kam dann in eines der Wohnheime.

Frau H.'s Tagesablauf sah wie folgt aus: Um ca. 7 Uhr wurde sie geweckt und für den Tag vorbereitet (Waschen, Anziehen, Versorgung mit Vorlagen). Beim Frühstück wurde Frau H. gefüttert. Ab 9 Uhr verbrachte sie den Vormittag in der Tagespflege. Dort saß sie an einem Tisch und war mit diversen Spielsachen beschäftigt. Zum Mittagessen holte man sie wieder ab, sie bekam die Vorlagen gewechselt und ging von 13 Uhr bis 16 Uhr wieder in die Tagespflege. Nachmittags lag sie dort öfter für eine Stunde im Entspannungsraum und hörte Musik.

Von 16 Uhr bis zum Abendessen um ca. 17:30 Uhr saß sie im Wohnzimmer des Wohnheimes. Nach dem Abendessen bereitete man sie für die Nacht vor und sie ging dann um ca. 20 Uhr ins Bett.

Die Betreuerin sagte, dass es bei Frau H. nie Fortschritte gab. Sie sei oft sehr unruhig, schaukele im Sitzen häufig vor- und zurück. Wenn jemand in ihre Nähe kam, schlug sie oft mit den Armen um sich und stach mit einem Finger in das Auge ihres Gegenübers.

Meine Beobachtungen hinsichtlich Frau H.:
Frau H. wirkte sehr finster. Die Gesichtszüge waren ausgesprochen starr, der Kopf hing meist nach unten, die Augen waren zu Schlitzen zusammengekniffen. Ihre Haut erschien eher gräulich, das Gesicht unrein. Auf mich wirkte sie wie ein unbeweglicher „Klotz", obwohl sie mit ihrer Körpergröße und ihrem Gewicht eine eher zierliche Figur hatte.

Frau H. lief sehr langsam und nach vorne gebeugt. Sie ließ sich beim Spazierengehen an der Hand ziehen oder am Rücken schieben. Sie hob die Füße nicht und schlurfte über den Boden.

Beim Essen benötigte sie Hilfestellung. Wenn das Essen auf dem Löffel lag, führte sie ihn zum Mund. Ein Glas oder eine Tasse musste ich ihr in die Hand geben, dann trank sie.

Sie reagierte fast gar nicht auf Anweisungen oder Bitten. Sie setzte sich, wenn sie genau vor einem Stuhl stand und laut gesagt bekam, dass sie sich setzen könne. Zum Aufstehen musste man sie meist hochziehen. Kraft aus den Beinen schien es nicht zu geben.

1. Die Ölauswahl

Als ich die düstere Erscheinung von Frau H. sah, musste ich an das Licht und die Wärme von Johanniskraut denken. Ich gewann den Eindruck, dass sich bei Frau H. alles nach innen zurückgezogen hatte und ich irgendwo in ihr ein Licht anzünden sollte. Ich folgte diesem Gedanken und wählte

- *Oliven-Johanniskraut-Öl 10%* (Dr. Heberer)

für das Bad.
Nach vier Bädern wechselte ich zum Rosenöl:

- *Gold-Rosenblüten-Öl aeth.* (Dr. Heberer)

Auch hier wählte ich das Öl intuitiv. Retrospektiv gewann ich den Eindruck, die richtige Entscheidung getroffen zu haben, als ich sah, wie Frau H. „aufblühte".

Nach drei Bädern in Rosenöl meinte ich, Frau H. mehr fordern zu können und badete sie in

- *Oliven-Wacholder-Öl aeth. 5%* (Dr. Heberer).

Dieses Bad verlief anders als die vorherigen. Ich sagte Frau H. während des Bades, dass ich ein anderes Öl gewählt hatte und welches es war. Dann erzählte ich ihr über den Wacholder, wie er wirkt, welche Qualitäten er hat und wie er sie an die Menschen weitergibt. Währenddessen konnte ich Frau H. sehr dynamisch bürsten und sie ließ dies gut zu. Ihre Mimik war ausgesprochen offen und interessiert. Ich hatte das Gefühl, sie verstand sehr gut, was ich ihr erzählte. Das Beste an diesem Bad war, Frau H. aus der Wanne steigen zu sehen. Sie kam fast selbständig aus dem Sitzen hoch, hielt sich automatisch am Wannenrand fest und stieg fast selbständig aus. Ich musste sie nur ganz kurz stützen.

Zwei Wochen später badete ich Frau H. wieder in Rosenöl, weil die Pflegenden mir erzählten, dass Frau H. nach dem Wacholderbad sehr unruhig war, oft aufstand und los lief, ohne zu wissen wohin. Dies sei zu gefährlich, da sie Frau H. nicht ständig beobachten könnten.

Es war mir nicht möglich, bei Frau H. die Körpertemperatur zu messen. Sie biss auf das Thermometer oder hielt den Mund nicht geschlossen. Ich wählte daher immer eine Badetemperatur von 35 °C.

Ich holte Frau H. ins Zimmer. Während das Wasser einlief, saß sie auf einem Stuhl. Ich sprach viel mit ihr, erklärte ihr alles, was ich mache, ließ sie am Öl schnuppern, erzählte von den Pflanzen und deren Kraft. Obwohl ich nicht wusste, was bei ihr ankam, hatte ich immer das Gefühl, es tat ihr gut, wenn jemand mit ihr sprach.

Dann entkleidete ich Frau H. und führte sie zur Wanne. Ein Bein musste ich anheben, über den Wannenrand setzen, vorher ihre Hände an die Griffe legen, dann zog sie mit viel Mühe das zweite Bein in die Wanne und ließ sich sogleich fallen. Ich brauchte immer sehr viel Kraft, um Frau H. festzuhalten und sie langsam in die Wanne gleiten zu lassen.

Ich ließ Frau H. zehn Minuten im Wasser liegen, war dabei anwesend, sagte ihr auch, dass ich da sei. Ich gab Bescheid, wenn ich mit dem Bürsten begann und bat sie, sich bemerkbar zu machen, wenn ihr etwas nicht gefiele oder weh täte.

Ich konnte den Körper von vorne und im Sitzen komplett bürsten. Da sie in Bauchlage nicht liegen konnte, bürstete ich die hinteren Beine „von vorne“ mit.

Mich erstaunte, wie gut Frau H. die Massage zuließ, sie lag dabei entspannt im Wasser. Nur hin und wieder kam mir ihre Hand entgegen und schob die Bürste weg. Ich akzeptierte dies und bürstete an der nächsten Stelle weiter. Die Laute, die Frau H. während des Bades von sich gab, kann ich nicht beschreiben. Sie zeigten mir aber, dass ihr die Massage gut tat. Wenn ich die Arm-Innenseite bürstete, kicherte sie oft ein wenig. Ihre Augen waren während des gesamten Bades offen. Sie hatte strahlend blaue Augen und ich hatte nicht den Eindruck, dass ich in die Augen einer Blinden schaute. Anfangs sprach ich sehr viel mit Frau H., um ihr Sicherheit zu geben. Später war sie mit den Bädern so zufrieden, dass ich nicht mehr so viel erzählte.

Zu Beginn lag sie stets ganz entspannt in der Wanne, fühlte mit ihren Händen das Wasser, tastete teilweise an ihrem Körper und legte dann die Arme oft verschränkt hinter ihren Kopf und schaute mit weit geöffneten Augen an die Decke. So verhielt sie sich auch nach der Bürstenmassage, wenn sie noch im Wasser ruhte.

In der Ruhepackung lag Frau H. immer in Embryohaltung. Ich konnte sie trotzdem gut und relativ eng wickeln. Manchmal zog sie während der Ruhephase die Decke über Kopf und Gesicht. Sie sah nach den Bädern sehr klar aus. Ich brachte sie nach der Behandlung in der ersten Etage ins Wohnzimmer. Dabei benutzten wir die Treppen und entsprachen damit nicht dem Wunsch der Pflegenden, sie mit dem Aufzug nach unten zu bringen. Frau H. ging die Stufen mit mir zusammen gut und sicher.

Nach zehn Öldispersionsbädern stellte ich folgende Veränderungen fest:

- Frau H. war beweglicher. Sie lief mehr selbst, ließ sich nicht mehr nur ziehen oder schieben.
- Ihr Gang wurde aufrechter, der Brustbereich erschien mehr geöffnet.

- Frau H. saß nicht mehr so zusammengesunken, schlug die Beine seltener übereinander. Die Arme/Hände lagen häufiger auf den Stuhllehnen oder auf ihren Oberschenkeln und nicht mehr nur vor der Brust verschränkt wie zu Beginn.
- Im Sitzen schaukelte sie nicht mehr so oft vor- und zurück.
- Die Gesichtszüge erschienen viel offener und freundlicher.
- Ihre Haut wirkte frischer, reiner und straffer, vor allem im Gesicht und an den Oberschenkeln.
- Manchmal stand/saß Frau H. morgens vor ihrem Bett, als die Pflegenden sie wecken wollten. Dies kam in den Jahren zuvor nie vor.
- Sie stand hin- und wieder von ihrem Platz im Wohnzimmer auf und lief einige Schritte, blieb dann irgendwo stehen bzw. lehnte sich an ein Möbelstück an und wartete darauf, bis jemand kam. Das machte sie zuvor nicht.
- Frau H. wurde von den Mitbewohnerinnen mehr wahrgenommen.
- Sie zielte nicht mehr so oft mit dem Finger in Richtung des Auges eines Gegenübers.
- Hin- und wieder schmiegte sie sich an die Pflegenden an, was sie vorher nicht tat.
- Frau H. machte insgesamt einen ruhigeren und ausgelasseneren Eindruck. Wenn sie in ihrem Sessel im Wohnzimmer saß, sah man öfter ein Lächeln auf ihrem Gesicht.
- Frau H. „half insgesamt mehr mit", schob ihre Hose etwas runter, wenn sie zur Toilette ging, hob die Füße beim Schuhe anziehen leicht an und ließ sie nicht mehr nur hochziehen. Beim Essen benutzte sie beide Hände.

Die Pflegenden hatten nur wenig Zeit, um mit mir über Frau H. zu sprechen. Insgesamt fielen ihnen aber die kleinen Veränderungen auf und ich wurde gebeten, sie weiter zu baden.

Die Arbeit mit Frau H. stellte für mich eine große Herausforderung dar. Ich bin daran sehr gewachsen und konnte mich in Achtsamkeit und im Beobachten schulen. Es war für mich etwas ganz Besonderes, fast „Heiliges", einen Menschen zu baden und zu pflegen, der so sehr der Hilfe bedurfte. Wenn ich nach den Bädern Frau H. ansah, empfand ich immer sehr viel Freude, sie so klar und hell zu sehen. Zu Beginn hatte ich Angst, ihr zu nahe zu treten. Ich erklärte ihr deshalb alles und gewann den Eindruck, dass sie viel mehr verstand, als die Pflegenden annahmen.

Frau H. schmiegte sich nach den Bädern oft an mich und zog meine Hand an ihre Wange. Ich hatte den Eindruck, dass sie sehr dankbar für die Bäder war.

KAPITEL VIII.1

Die Indikation zur Therapie, abgeleitet aus der Biologie der Pflanzen und ihrer Öle

ALBRECHT WARNING

Die Entwicklung der Therapie mit dem Öldispersionsbad begann Werner Junge (1912-1998), als er für eine lebensbedrohlich erkrankte Patientin eine Behandlung suchte. Er fand seinerzeit die Angaben Rudolf Steiners (1861-1925), nach denen sich bestimmte Krankheiten mit einem Bad behandeln ließen, in dem Rosmarinöl fein „zerstäubt" vorliege.[1] Aus diesem Hinweis auf eine Therapie mit dem Öl einer Pflanze folgerte Werner Junge, dass in der Vielfalt der Natur als unerschöpflichem Reservoir weitere Ölsubstanzen zu finden seien. Er erprobte zusammen mit dem Arzt Hermfried Kunze (1915-1998) eine Reihe von charakteristischen Pflanzensubstanzen, die bei verschiedenen Symptomkomplexen der Badepatienten günstig wirkten.[2] Die gewonnenen Erfahrungen verzeichneten sie in einer Liste der Öle. Seither ist die Auswahl eines bestimmten Öles wesentlicher Aspekt der Behandlung von Patienten. Ätherische Öle sind in definierten Konzentrationen in Olivenöl gelöst, während nicht oder schlecht destillierbare Pflanzen im Olivenöl extrahiert werden.

Beginnt man als Anfänger Behandlungen mit den Öldispersionsbädern, so ist man geneigt, sich auf die dokumentierten Erfahrungen zu stützen und mitunter in der besagten Liste nach der Indikation eines passenden Öles für den Patienten zu suchen. Bald wird man merken, dass man aus diesem oder jenem Grunde angesichts einer individuellen Situation doch ein anderes als das üblicherweise empfohlene Öl verwenden möchte. Nun erhebt sich die Frage, nach welchen Kriterien man die Wahl trifft.

Es sei hier erinnert, dass Werner Junge die erste Therapie im Jahr 1937 nach den Angaben Rudolf Steiners durchführte. Er mischte ätherisches Rosmarinöl in Olivenöl. Historisch findet man die Verwendung dieses Öles als Salböl in den Rezepten des Alten Testamentes (2. Buch Mose 30, 22-33). In Olivenöl legte man Myrrhe, Zimt, Nelke und Kalmus.[3] Dieses duftende Auszugsöl war den heiligen Handlungen vorbehalten.

Auf die heilenden Aspekte der ätherischen Öle hat man sich seit dem Beginn des 20. Jahrhunderts erneut besonnen. Die Aromatherapie spezifiziert die Indikationen anhand der Duftkomposition der Öle. Dafür finden sich Anleitungen zur Praxis bei verschiedenen Autoren.[4]

1. Zum Verständnis der Heilpflanze

Im Folgenden sei ein anderer Weg zur Indikationsfindung dargestellt: Die in der Therapie mit dem Öldispersionsbad eingesetzten fetten bzw. ätherischen Öle oder auch fettlöslichen Substanzen sind Stoffwechselergebnisse verschiedener Pflanzen. Jede von ihnen bildet charakteristische Ölkompositionen, deren Eigenarten sich aus den pflanzlichen

Wachstumsprozessen ableiten. Haben wir uns mit den Besonderheiten einer Pflanze vertraut gemacht, lassen sich aus ihnen Hinweise für die Anwendungsmöglichkeiten der Öle gewinnen.

Daher wenden wir uns also den Pflanzen als Schöpfungsquelle zu, um ihren jeweiligen Charakter zu verstehen.

Werner Junge hat bei seinen Forschungen an den Pflanzen erlebt und sich angeeignet, was Johann Wolfgang von Goethe (1749-1832) poetisch aussprach:[5]

Epirrhema

Müsset im Naturbetrachten
Immer eins wie alles achten.
Nichts ist drinnen, nichts ist draußen,
denn was innen, das ist außen.
So ergreifet ohne Säumnis
Heilig öffentlich Geheimnis.

Freuet Euch des wahren Scheins,
Euch des ernsten Spieles:
Kein Lebendiges ist Eins,
immer ist´s ein Vieles.

Goethe erkannte aus seinem forschenden Erleben das hintergründige Pflanzen-Urbild, in dem er die Einheit sah, aus der sich die Mannigfaltigkeit der Erscheinungen entwickelte. Die Wandlungsprozesse der Pflanzenwelt schaffen ähnliche Erscheinungen, und doch ist jede Art eine eigene Komposition der Natur. Goethe prägte für dieses Prinzip des Lebens, das er in dem zitierten Gedicht das „heilig öffentliche Geheimnis" nennt, das Wort Metamorphose: Die stetige Wandlung in der Aufeinanderfolge lebendiger Prozesse. Diese wissenschaftliche Erkenntnis brachte er künstlerisch in dem Gedicht „Die Metamorphose der Pflanzen" zum Ausdruck.[6]

Bei der Frage nach der Art möglicher Metamorphosen ergeben sich verschiedene Vorgehensweisen: Die naturwissenschaftliche Botanik hat ein System der Pflanzen (als Reich der Naturwesen) entwickelt. Das Schema gibt eine Orientierung, wie man Pflanzenfamilien, ihre Gattungen und wiederum deren Arten einander zuordnen kann.

Man sucht z. B. die Einheit einer Pflanzenfamilie auf: Für die Therapie mit dem Ölbad ist sehr oft die Familie der Lippenblütler (Lamiaceae) maßgebend.[7] Dazu zählen viele Gattungen; eine davon ist Lavendel mit einer Vielzahl von Arten (z. B. Lavandula angustifolia, Lavandula stoechas (Schopflavendel)).

Eine andere Gattung ist Salvia, zu der ca. 900 Arten (Verwandte des Salvia officinalis) zählen. Dann gibt es die Gattung der Thymiane, der z. B. der Thymus vulgaris angehört. Weiter unten sei besonders der Rosmarin (Rosmarinus officinalis) beschrieben, noch viele mehr wären zu nennen.

Betrachtet man die Familie der Lippenblütler mit ihren Gattungen und Arten, so findet man eine bemerkenswerte Vielfalt in der Gestalt der Pflanzenorgane: in der Blattbildung (z. B. Melisse im Vergleich zu Majoran oder Rosmarin), bei der Anordnung der

Blüten (Lavendel zu Rosmarin oder Melisse) oder auch in der Blütenform (Salbei im Vergleich zu Lavendel), der Wuchshöhe (Rosmarin im Vergleich zu Thymian) oder in der Art der Verholzung der Stängel (z. B. Rosmarin oder Lavendel verglichen mit Basilikum (Ocimum basilicum) u. a.).

Möchte man ein methodisch fundiertes Bild einer einzelnen Pflanzenart gewinnen, empfiehlt es sich, den Blick zunächst auf das „botanische Umfeld" der näheren (Gattung) und weiteren (Familie) Verwandtschaft zu richten. Dabei sollten Standorte, morphologische Besonderheiten und spezifische Substanzbildungen möglichst umfassend berücksichtigt werden. Drei Fragen können bei der Sichtung leitend sein:

1. Welche Eigenschaften teilt die Art mit ihrer botanischen Verwandtschaft?
2. Gibt es Merkmale, die sie in besonderer Weise verwandelt?
3. Treten Spezifika auf, die nur diese Art zeigt?

Insbesondere die Bearbeitung der letzten beiden Fragen bringt uns dem Verständnis einer einzelnen Heilpflanze näher. Die Weitung des Gesichtsfeldes bewahrt davor, vermeintliche Auffälligkeiten zu überschätzen und im Sinne eines Analogie-Schlusses oder einer vereinfachenden Signaturenlehre zu interpretieren.

Goethe strebte in seiner naturwissenschaftlich forschenden Betrachtungsweise stets an, in der Vielfalt die zugrundeliegende Einheit zu erkennen. Er fasste dies in dem oben zitierten Gedicht „Epirrhema" in Worte.

Nun wenden wir uns bei unserem Erkundungsweg zuerst der generellen Gestaltung der Pflanzen zu.

Man beginnt, eine reguläre oder als typisch anzusehende Pflanzenentwicklung zu betrachten: zunächst an ihrem natürlichen Ort, dem Biotop und dem Gestalt-Wandel während der Jahreszeiten. Man erlebt den Wachstumsprozess in den Stadien der Keimung, des Heranwachsens des Krautes, der Entwicklung der Blüte und der Samen- oder Fruchtbildung. Auf diese Weise verfolgt man den Pflanzenprozess in seinem Werden und Vergehen. Dabei lässt sich eine Art dreigliedrige Grundkonzeption für alle Pflanzen entdecken:

- Wurzel
- Blatt
- Blüten (und die darauf folgende Samen- und Fruchtbildung)

Aus dem keimenden Samen sprosst als erstes die Wurzel. Sie wendet sich in das Erdreich und strebt vertikal in den Boden. Damit offenbart sie die grundsätzliche Ausrichtung des Wurzeltriebes zum Erdmittelpunkt hin. Man nennt dies Geotropismus. Ein Wort aus der griechischen Sprache: „Gaia" = Erde und „trepein" = sich wenden.

Über dem Erdboden entfalten sich aus dem Samen die Keimblätter. Sie streben in den Umkreis – gewissermaßen nach den Grenzen des Universums. Diese aufstrebende Wachstumsrichtung nennt man Heliotropismus (ebenfalls aus dem Griechischen „Helios" = Sonne) oder negativer Geotropismus. Ihr folgen am aufstrebenden Stängel die ausspreitenden Blätter. Je nach Pflanzenart nehmen sie an Größe und differenzierter Form zu, um dann gegen die Blüte hin wieder kleiner und einfacher gestaltet zu sein. An der

Spitze des Stängels beschließt die Blüte das aufstrebende Wachstum und erstirbt in der Frucht- oder Samenbildung.

1.1 Die Wurzel

Sie ist das erste Organ, das aus dem Keimling ausgetrieben wird und in die Erde vorwächst. Was als Samen heranwehte oder auf den Erdboden herabfiel, verankert sich so im Erdreich – im eigentlichen Sinn des Wortes.

Die Grenzzone, von der aus Wurzeln in das Erdreich wachsen, heißt Hypokotyl. Werner Christian Simonis (1898-1984) nannte ihn den Wurzelhals.[8] Man kann dies mit dem Wort Sprosspunkt bezeichnen. Das erdgerichtete Wurzelstreben ist Ausdruck des Geotropismus.

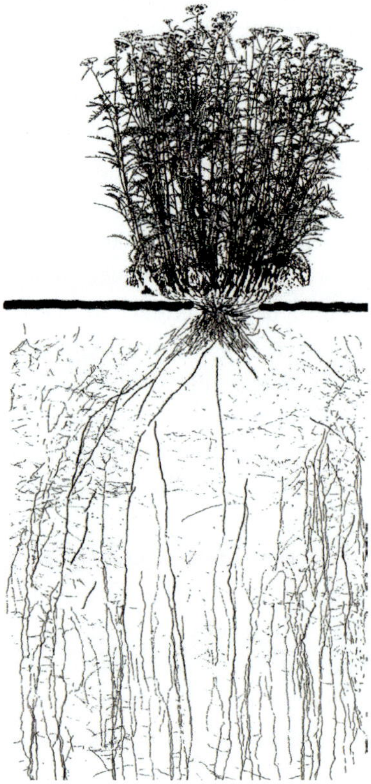

Wurzelbildung der Schafgarbe

Die Wurzel macht eine Pflanze ortsständig. Von dem Sprosspunkt aus bilden sich Hauptwurzeln und aus diesen wachsen Seitenwurzeln mit feinsten Haarwürzelchen. Typischerweise ergeben sich fächerförmige Wurzelballen oder auch starke, senkrechte Einzelwurzeln, sogenannte Pfahlwurzeln, die mehr oder weniger tief in die Erde hineintreiben. Die Wurzelstränge und -haare sind rundlich geformt und in der Regel farblos bzw. imponieren im Querschnitt weiß. Die Konsistenz der Hauptwurzel ist bei den krautigen Pflanzen weich biegsam, jedoch mit der Neigung zu verhärten. Mitunter lagern auch Krautpflanzen, wie z. B. Rosengewächse, holzige Substanz ein. Im Gegensatz dazu bleiben die in das Erdreich vordringenden Wurzelspitzen weich und zart. Sie nehmen Wasser und darin gelöste Mineralien auf. Bei manchen Pflanzen bilden sich in den Wurzeln Alkaloide, wie dies z. B. von Nicotiana tabacum bekannt ist.[9] Das Ausmaß einer Wurzelbildung im Verhältnis zu dem oberirdischen Kraut zeigt ein Bild der Schafgarbe.[10]

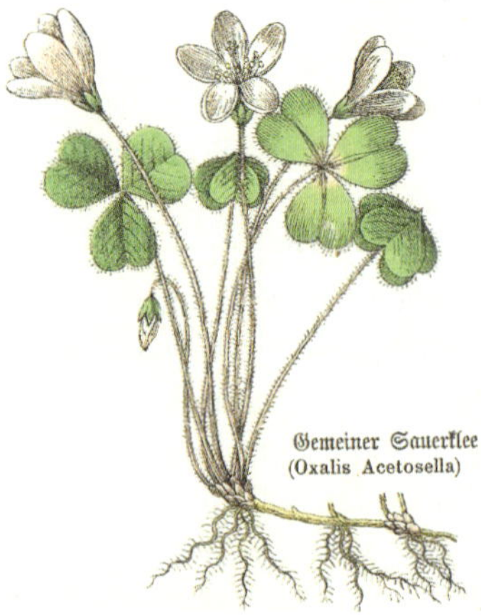

Sauerklee mit Rhizombildung[11]

Bei vielen Pflanzenarten finden sich unterirdisch und seitwärts wachsende Ausläufer, sogenannte Rhizome, die flach unter der Oberfläche und parallel zu ihr austreiben. In ihnen bilden sich Knoten (wie die oberirdischen „Augen"), aus denen neue oberirdische Stängel, also weitere Pflanzen austreiben. So entstehen „Horst"bildungen, wie sie z.B. bei der Brennnessel, der Schafgarbe, beim Schachtelhalm und beim Sauerklee zu finden sind.

Auffällig ist die polare Ausrichtung der Wachstumsprozesse: Die Wurzel wächst, wie beschrieben, vom Sprosspunkt zum Erdmittelpunkt zentriert, nach „unten" in die Erde hinein. Die oberirdischen Stängel mit Blättern und Blütenbildung streben jedoch nach „oben", „von der Erde weg". Die Ausrichtung der Pflanzenachse zwischen Erdmittelpunkt und -umkreis bewirkt, dass unabhängig von der Neigung des jeweiligen Erdbodens, sei es ein Berghang oder eine Talsenke, alle aufrechten Pflanzen „senkrecht" auf dem (gedachten) Erdenrund stehen.[12]

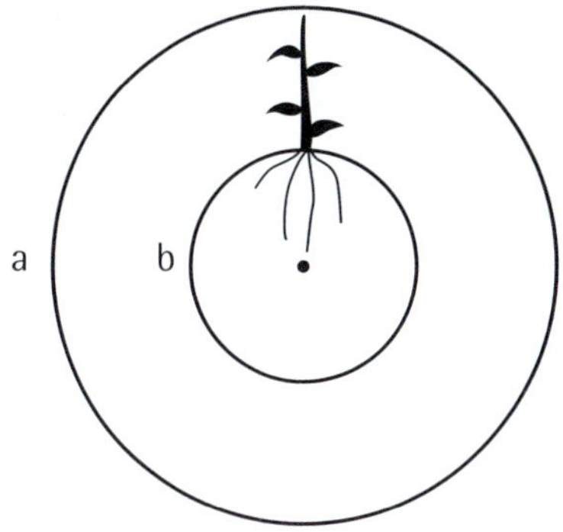

a Umkreis

Pflanze wächst in beide Richtungen:

b Erde mit Mittelpunkt

Ausrichtung der Wachstumsprozesse

1.2 Das Blatt

Es sei nun das Blatt, das für das Pflanzenwesen typische Organ, betrachtet.

Zum Beispiel sind beim Gänseblümchen die Blätter in einer flachen Rosette unmittelbar über dem Erdboden angeordnet. Sie wachsen löffelartig aus einem weißlichen, weichen Stiel, sind von ebenfalls weicher, lappiger Konsistenz, gleichartig zart gekerbt geformt. Ähnlich sind die Blätter der Ringelblume gestaltet, wenngleich sie an dem hinaufwachsenden Stängel bis zur Blütenregion aussprießen.

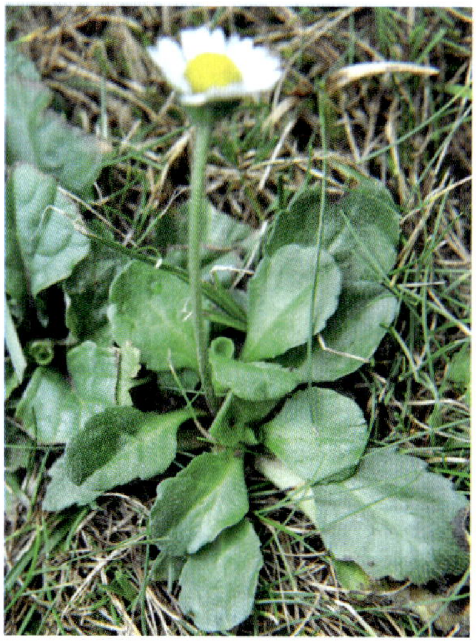

Gänseblümchen

Beim gelben Hahnenfuß wachsen die ersten Blätter unmittelbar oberhalb der Keimachse heraus. Aus ihr streben ein oder mehrere Stängel aufwärts, an denen die für diese Pflanzenart typisch tief gekerbten, fingerartig geteilten Blattgestalten aussprießen. In den oberen, blütennahen Bereichen stehen dann noch einzelne, mitunter kurze Strahlen. Die Blätter ändern im Hinaufwachsen ihre Form. An diesem Beispiel der Hahnenfußgewächse zeigt sich an einzelnen Pflanzen eine Metamorphose ausgeprägter Art. Wenn man sich mit diesen Entwicklungsprozessen intensiver beschäftigen möchte, dann seien die Veröffentlichungen von Jochen Bockemühl (1928-2020)[13] und Andreas Suchantke (1933-2014)[14] empfohlen.

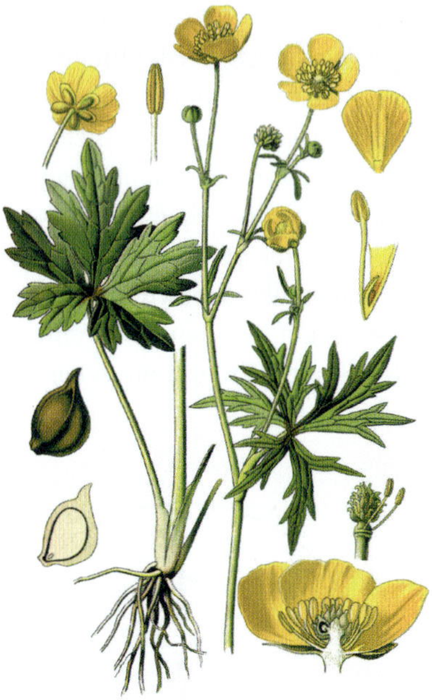

Gelber Hahnenfuß[15]

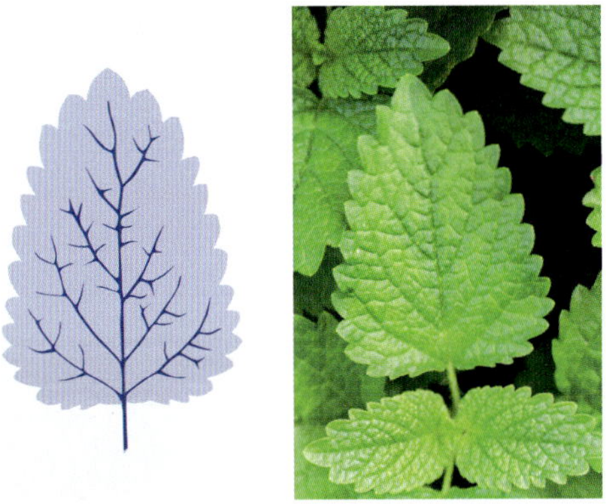

Melissenblatt

Typische Blätter ohne wesentliche Änderung der Blattgestalt bei einer zweikeimblättrigen Krautpflanze finden sich beispielsweise an der Sonnenblume oder der Melisse, dem Basilikum, an der Taubnessel, der Brennnessel und anderen mehr. Aus einem Stiel weitet sich die Blattfläche zu einer rundlich ovalen Blattspreite, die spitz zuläuft. Manchmal sind die Ränder ein wenig gekerbt, gezähnelt oder gezackt. Die Blattrippen sind netzartig verzweigt. Die Farbe ist grün.

Der Stängel ist typischer Weise im Querschnitt rundlich und mit Substanz gefüllt, wie z.B. beim Himmelschlüssel oder Gänseblümchen. Er ist (und bleibt) im Prinzip weich und biegsam. Schneidet man ihn durch oder bricht man ihn, so dringt an der Schnittstelle ein kleiner Tropfen einer ungefärbten, klar wässrigen Flüssigkeit heraus. Die Stängel sind in der Regel grün.

Sind die Stängel hohl (wie z.B. beim Löwenzahn oder bei einigen Doldenblütlern) oder führen sie einen milchigen (wie die Mohnpflanzen), z. T. gelblich (beim Schöllkraut) gefärbten Saft, so sind diese Erscheinungen bereits besondere Abweichungen in dem jeweiligen Pflanzenwesen.

Die Spitzen der Stängel bzw. die der Seitenzweige bilden jeweils den vegetativen Wachstumspol wie beispielsweise beim Johanniskraut oder der Schafgarbe.

1.3 Die Blütenorgane

Bei den typischen zweikeimblättrigen Pflanzen entwickelt sich schließlich die Blüte als generativer Prozess zur Befruchtung und Samenbildung. Blütenformen und Samengestalten sind außerordentlich variabel. Die Blüte beschließt den Stängeltrieb. Die Charakteristik der Blütengestalten systematisierte Carl von Linné (1707-1778).[16] Man denke an die Doldenblüten (Apiaceae), an die Kompositen (Asteraceae), die Schmetterlingsblütler (Fabaceae) oder an die Labiaten (Lamiaceae) und andere mehr. Um hier wiederum Goethe mit dem Gedicht der „Metamorphose der Pflanzen" zu zitieren: *„Dich verwirret, Geliebte, die tausendfältige Mischung, dieses Blumengewühls über dem Garten umher.*"[17] Blüten sprechen uns durch die vielfältigen Farben an. Mitunter weißlich getönt, sind sie klein unscheinbar, fast verborgen, andere wieder strahlen großflächig, weithin farbig leuchtend. Nicht zu vergessen, dass ihnen oftmals aromatischer Duft „entströmt".

Die folgende Zeichnung stellt schematisch eine zweikeimblättrige Pflanze dar. Sie zeigt die drei Organbereiche auf.

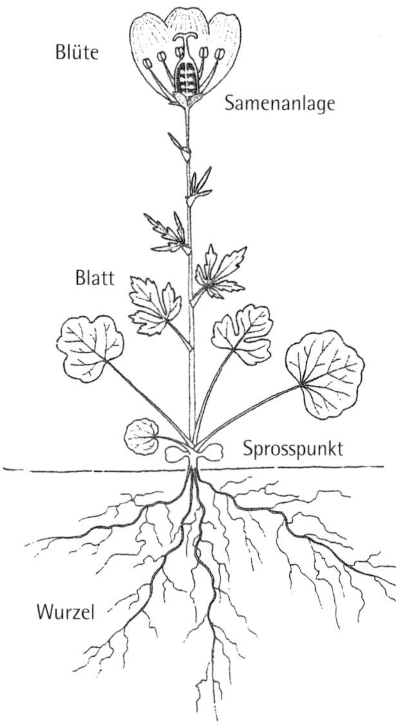

Organbereiche der Pflanze[18]

2. Tria Principia

Für die Betrachtung der Funktionen der Pflanzenorgane beginnt man mit dem Wurzelbereich. Um die mechanische Verankerung der Pflanze im Erdreich zu sichern, verdichtet das zentrale Wurzelgewebe die Substanz zu elastischer Zähigkeit oder lagert Holzelemente mit zunehmendem Dickenwachstum ein. Charakteristisch dafür ist der Wurzelstock einer Gartenrose (z. B. Gloria Dei).

Die Spitzen der Wurzelhaare und Seitenwurzeln nehmen während der Wachstumsphasen der oberirdischen Pflanze in erster Linie Wasser auf, und darin die aus dem Erdreich gelösten Mineralien. Chemisch gesehen handelt es sich um Salze. Was die Wurzelspitzen aufgenommen haben, strömt zentripetal in die Richtung des Sprosspunktes.

„Man sieht, dass das Wurzelorgan eine innige Gemeinschaft mit der mineralischen Erde bildet. Die Wurzel ist dem Irdisch-Salzigen verwandt. Kräfte der Verdichtung und Zusammenziehung verleihen ihr Dauer, bei den Stauden z. T. über Jahre. Sie verhärtet auf der Stufe des Lebendigen zur bleibenden Form.“[19] Diese aus einem lebendigen Prozess abgeschiedene Wurzelform ist zur Ruhe gekommen. Sie nähert sich dem mineralischen Charakter des Erdreiches an. Daher betrachtet man diesen Vorgang als einen salzartigen, den Salprozess.[20]

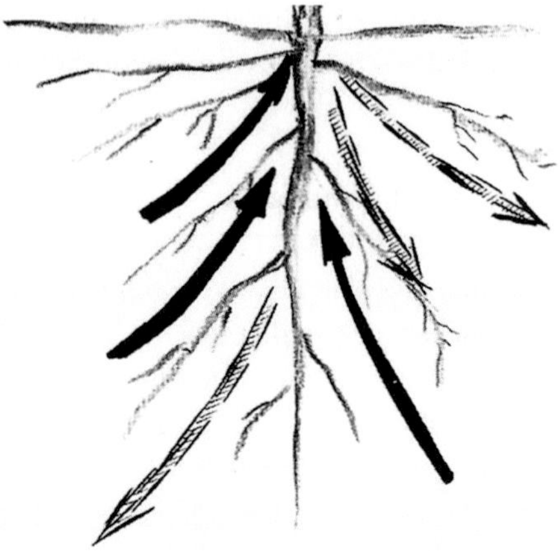

Salprozess in der Wurzel[21]

Die oberirdische Pflanze wird von Kräften gestaltet, deren Wirken eindrucksvoll sichtbar ist. Stängel- und Blattbereich wachsen vom Sprosspunkt aus gegen das Schwerefeld der Erde nach „oben“ oder zentrifugal in den Umkreis. An den Stängelspitzen befindet sich der Wachstumspol, dessen Substanzbildung einen solchen Druck aufbauen kann, dass sogar bedeckende Erdflächen durchstoßen werden. Die aus dem vertikalen Stängel wachsenden horizontal ausgerichteten Blattflächen neigen sich dem einstrahlenden Licht zu. In ihnen finden zwei Vorgänge statt: Als Ergebnis des Stoffwechsels (Prozess) bildet sich gestaltete Substanz (Form). Der Pflanzenmetabolismus ergibt sich aus zwei Komponenten: einerseits durch den aus der Wurzel via Stängel mineralisch tingierten aufsteigenden Wasser- und Substanzstrom, andererseits durch ein aus der Luft aufgenommenes Gas, das Kohlendioxid (CO_2). Daraus bildet sich als typische pflanzliche Qualität ein Grundgerüst aus Kohlenhydraten. Die für diesen Metabolismus erforderliche Energie stellt das einstrahlende Licht zur Verfügung. In den Blättern befinden sich Chlorophyll-haltige Chloroplasten als „Energietrichter“. Sie sind Initialpunkte des Pflanzenstoffwechsels. Das Ausscheidungsprodukt dieses Vorgangs ist ein Gas, der Sauerstoff. Der Pflanzenprozess reichert somit den Sauerstoffgehalt der Luft an. Die Aufnahme von CO_2 und Abgabe von O_2 stellt einen Atmungsvorgang dar. Es handelt sich dabei physikalisch um eine Diffusion, und nicht um die Art des Gasaustausches, der wie bei der menschlichen Lunge durch saugendes Einströmen und drückendes Ausstoßen der Luft abläuft.

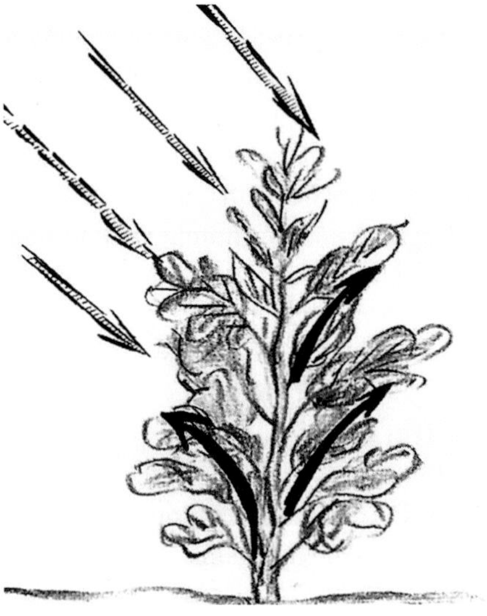

Merkurieller Prozess im Blattbereich

Die Umwandlung der Minerale und des Wassers in eine jeweils der Pflanzenart eigene, lebendige Substanz mit Hilfe der Luftgase und des Lichtes nennt man im Sinne des stetig fließenden Austausches zwischen den oberen und unteren Polen einen merkurialen Prozess. Dieser verläuft rhythmisch, einerseits moduliert durch die Charakteristik der jeweiligen Pflanzen, andererseits bedingt durch kosmisch einwirkende Kräfte. Vorbild für diese Bezeichnung ist der antike Götterbote Mercurius[22], der mit geflügelten Gliedmaßen zwischen den oberirdischen, geistigen Kräften und der irdischen Welt vermittelt.

Eindrucksvoll ist es, die Pflanze als lebendig gestalteten, substanzerfüllten Wasserorganismus zu beobachten: Wenn eine Krautpflanze „dürstet", so hängen die Blätter, ja sogar die Stängel schlaff herunter. Die wasserarme Blattsubstanz fällt der Schwere anheim. Gießt man das Gewächs ausreichend, so füllen sich die Organe wieder mit Wasser. Die Pflanze richtet sich auf. Sie strebt gleichsam wieder aufwärts, von unsichtbaren Kräften angesaugt in eine tragende Leichte. Dieser Vorgang offenbart wiederum die Pflanze als einen Organismus, der zwischen Erdenschwere und aufstrebender Leichte ausgespannt ist. Auch dies ist als merkurialer Prozess anzusprechen. Die Abbildung veranschaulicht die verschiedenen Kraftrichtungen an der Pflanze.

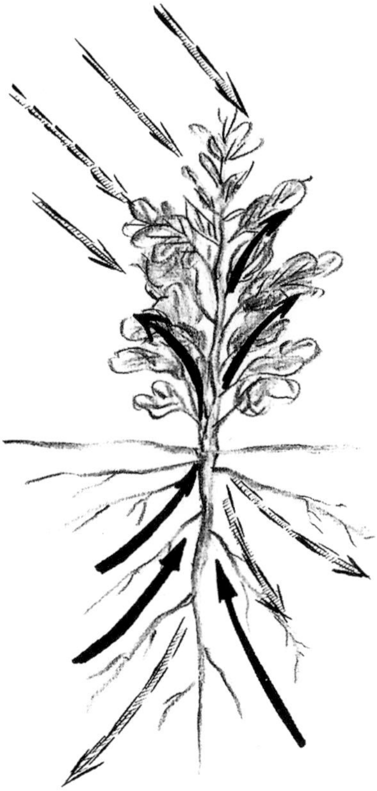

Die verschiedenen Kraftrichtungen des pflanzlichen Organismus[23]

Gleichsam als Krönung des Pflanzenwachstums lässt sich die Blütenbildung ansehen. Sie präsentiert sich in mannigfachster Gestaltung. Ihr natürliches Ziel erfüllt sie mit der Befruchtung und der daraus resultierenden Samen- und Fruchtbildung. Zwei Phänomene zeichnen sie typischer Weise aus:

Eine starke Wirkung entwickelt die Blüte mit Farben, die strahlend unsere Augen erfreuen. Das muss nicht immer eine große und auffällige Blüte sein, die uns neugierig macht. Es kann auch die kleine Aufmunterung in einer Wiese sein, in der die immerwährend blühenden Gänseblümchen auch bei unwirtlichem Wetter oder schon winterlicher Öde mit farbigen Tupfern aufwarten.

Andererseits kann die Pflanze in der Blüte einen aromatischen Duft bilden. Es handelt sich chemisch betrachtet meist um leichtflüchtige Kohlenwasserstoffe, die sich aus der Blüte versprühen, mitunter so stark, dass man im Vorbeigehen geradezu mit der Nase zu der Pflanze hingezogen wird.

Dieses farbige Strahlen oder duftende Aussprühen ist eine Signatur des schwefeligen Elementes. Daher spricht man hier von einem Sulfurprozess.

Diese drei Prozesse: die Hingabe an das mineralische Erdreich, das Salprinzip, die atmende Verwandlungskraft der Blattregion, der merkuriale Prozess und das Luftigsprühende sowie Strahlende der Blüten, das Sulfurische, benannte der Arzt Paracelsus (1493-1541) mit den Worten „Tria Principia".

Dieses Wort wirkt heute als eine Art Chiffre, ein geronnener Begriff, dessen ursprüngliche Bedeutung geschwunden ist. Differenziert man das lateinische Substantiv „Prin-cipium" in seiner ursprüngliche Tätigkeit aus „primum capere", wird es ein Vorgang, der sich folgendermaßen übersetzen lässt: *„als Erstes ergreifen"*. Im übertragenen Sinn kann man es auffassen als *„etwas zugrunde legen"* oder *„aus einer Idee etwas bilden"*. Daher ist zu verstehen, wenn die von Paracelsus beschriebene Gliederung der Organe in der Anthroposophischen Medizin und Botanik dynamisch als jeweils spezifische Prozessorte aufgefasst werden.

„Da sind drei Dinge in der Pflanze von besonderer Bedeutung. Das eine ist ... das Duftende der Pflanze, das zusammenhängt mit den in der Pflanze wirksamen Ölen. Das Duftende ist dasjenige, was in der Pflanze das Anziehende ist für gewisse Elementargeister, die in der Pflanze sich niedersenken wollen. Und weil das, was in der Tätigkeit – nicht in der Substanz – dem Duftenden zugrunde liegt, im mineralischen am konzentriertesten vorhanden ist im Schwefel, so kann man wirklich mit der alten Medizin dieses im Duft der Pflanzen wirksame, geistige Extraktive der Pflanze ... das kann man das Sulfurige der Pflanze nennen ... Ein zweites, das man sich erwirbt, ist ein inneres Gefühlsmäßiges für das, was im Blatt heranwächst, ... wenn Sie einfach Liebe entwickeln zum Anschauen des Blättrigen, wenn am Morgen die Pflanzen übersät sind mit den glitzernden Tautropfen ... Der Tropfen ist es, der ganz und gar zugrunde liegt allem Blättrigen der Pflanze ... Sie sehen, dass an Pflanzen das Kugelige besonders auftritt, wenn das kosmische [siehe Heliotropismus] *die Oberhand gewinnt, in mancher Beerenbildung und so weiter, aber diese Tropfenbildung wird da sofort in Anspruch genommen von den irdischen Kräften ... Überall da, wo das Streben nach dem Tropfen vorhanden ist, ist das Merkuriale ... Es handelt sich darum, dass die alte Medizin alles Tropfenförmige Merkur nannte.*

Sehen sie die Pflanze an, wie sie mit der Wurzel in den Boden sich senkt, wie sie mit dem Boden eine innige Verbindung eingeht, mit den Salzen des Bodens im weitesten Sinne ... Nehmen Sie Kochsalz, das in Lösung salzig schmeckt. Und denken sie diesen Prozess polarisch umgekehrt, also dass die Lösung aufgehoben wird, ein Zusammenbacken geschieht und der Geruch und Geschmack latent wird. Dann haben Sie den Prozess, der sich zwischen Boden und Pflanze abspielt. Das ist das, was in der alten Medizin Salprozess genannt wird." [24]

Diese prozessuale Dreigliederung im Sinne eines pflanzentypischen, regulären Wachstums schafft Orientierung für den Forschungsweg der Heilpflanzenerkenntnis. Es erhebt sich die Frage, welche Änderungen und Unregelmäßigkeiten in den Wachstumsprozessen der Pflanzen eine Verwendung als Heilpflanze erkennen lassen – und damit auf Indikationen der für die Dispersion verwendeten Öle hinweisen.

Da die heilende Wirkung sich auf den Menschen richtet, stellt sich die Frage, ob diese an der Pflanze beschriebene dreifache Dynamik auch im Menschen zu finden ist.

Wo lassen sich also ein Sulfuriges, ein Merkurielles und ein Salartiges in den menschlichen Organprozessen erkennen?

3. Der Mensch als umgekehrte Pflanze

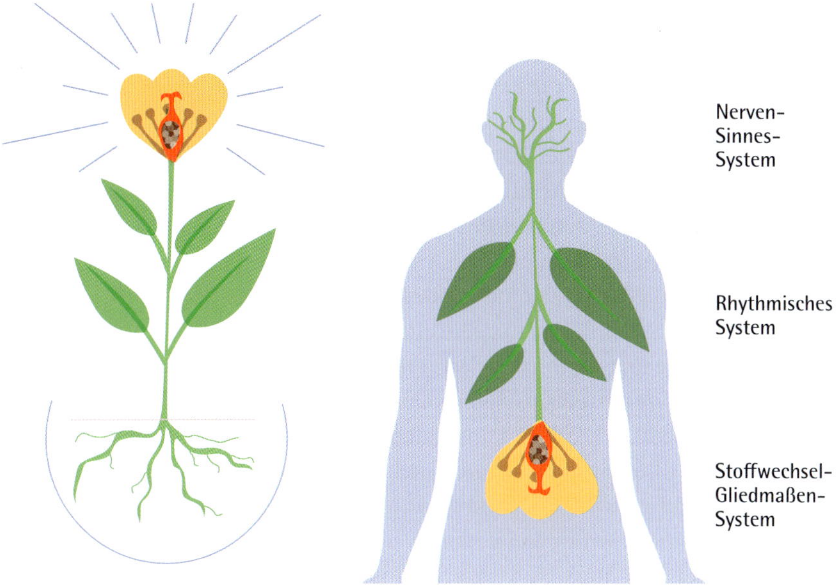

Der Mensch als umgekehrte Pflanze[25]

Am Wachstumspol, dort, wo die Pflanze dem lichthaften Umkreis entgegenwächst, bildet sie die Blüte als das Ausstrahlende, Sekret- und Duft-Ausscheidende. Es entspricht dies den drüsigen Absonderungen der menschlichen Stoffwechselprozesse. Diese sind primär lokalisiert im Magen-Darmbereich sowie in der Haut. Dies ist jedoch nicht schematisch nur für den genannten anatomisch definierten Ort aufzufassen, sondern findet sich in all den Organen und Geweben des Menschen, in denen die Lebensprozesse der Aussonderung ablaufen. Der Mensch wächst in seinem Gliedmaßensystem, indem er sich von der Erde abstemmt. Der Wachstumspol ist – im Wesentlichen in den Gliedmaßenknochen – erdwärts gerichtet. Den Reproduktionsvorgängen im Menschen entspricht die Blüte als das Organ der Samen- oder Fruchtbildung.

Polar dazu nimmt die Wurzel, ruhend und im Dunkeln umschlossen von der Erde, mineralische Substanz auf. Die Wurzel verankert die Pflanze im Erdreich.

Das menschliche Haupt ruht auf dem Bewegungssystem und ist zum Umkreis ausgerichtet, um mittels Sinnesorganen die Welt einerseits und aus dem Kosmos den Geist aufzunehmen.

Zwischen oberem und unterem Pol fließen die Flüssigkeitsströme rhythmisch substanzvermittelnd auf und ab, somit dem menschlichen Rhythmischen System vergleichbar.[26]

4. Die Beziehung der Heilpflanze zu den Erkrankungen des Menschen

Das Wechselverhältnis zwischen dem Mensch mit seinen inneren Lebensprozessen und der Pflanzenwelt als Ergebnis der außermenschlichen Natur gilt es zu studieren.

Wilhelm Pelikan (1893-1981) stellte in seinen Gedanken zur anthroposophisch-medizinischen Menschenkunde dar, dass „*sich eine Entsprechung findet zwischen dem abnormen Zusammenwirken der Wesensglieder der Pflanze und einem abnormen Zusammenwirken menschlicher Wesensglieder*“ und dass „*ein kranker Organismus in sich dieselben Kräfte und Impulse wie der gesunde Organismus enthält. Jedoch vermögen sie sich nicht mehr im Gleichgewicht zu halten.*“[27]

Das sei an einem Beispiel erläutert: Für die Öldispersionsbadetherapie steht ein Öl der Pflanze Blauer Eisenhut (Aconitum napellus) zur Verfügung: *Aconitum e tubere W 5%, Oleum* (WALA – nicht zu verwechseln mit Aconit Schmerzöl). Diese Pflanze bildet ein Gift, u. a. das Aconitin, das plötzliche Anfälle von starker, mit Frost wechselnder Hitze über den ganzen Leib und nachfolgendem Schweißerguss hervorruft, mit Schmerzempfindungen an verschiedenen Körperstellen.[28] Aconitin wirkt zuerst erregend, später lähmend auf sensible und motorische Nervenendigungen.[29]

Sieht man diese Vergiftungserscheinungen als „Krankheitsfunktionen“ an, so würde Aconitum napellus mit der Giftwirkung solche Krankheitsprozesse übernehmen, sozusagen dem Körper Überwindungsarbeit abnehmen, sodass die Ich-Organisation davon entbunden wird und gesundend gestalten kann. Nebenbei sei bemerkt, dass Aconitum napellus als Arzneimittel mit oben genannten Indikationen in der neunten Auflage eines Lehrbuches der Homöopathie verzeichnet ist.[30] Dies ist ein Beispiel für die Aussage Rudolf Steiners, dass man den Zusammenhang verstehen und wissen muss, wie man in dem weiten Feld der Naturprozesse Funktionen findet, die im Menschen pathologisch auftreten und dadurch Krankheitsprozesse den übersinnlichen Gliedern der menschlichen Natur abnehmen können.[31]

Dieses Beispiel weist auf zwei Therapiegesten hin [→ Kapitel XI Schulungsweg des Therapeuten]: Der eine therapeutische Impuls ist die Herausforderung, der andere die Entlastung durch Übernahme.[32]

Um nun im Sinne Pelikans charakteristische, abweichende Phänomene von dem allgemeinen Pflanzentypus zu finden, d. h. so die Heilpflanzen und deren Wirkungen zu erkennen und sie als Ölauszüge anzuwenden, beginnt man mit einer Wanderung durch die Welt der Pflanzen.

Da man sich in der Fülle der pflanzlichen Erscheinungen bei deren Wahrnehmungen leicht verlieren kann, empfiehlt es sich, orientiert an der Lebensart der Pflanzen und ihrer Erscheinung, systematisch vorzugehen.

Die Gliederung ist ausgerichtet nach der Art, wie man sich einer Pflanze annähert. Das Biotop, der Umraum der Pflanze, Beziehungen zu den Wachstums- und Umweltfaktoren z. B.:

- erdig trockner Charakter
- Beziehung zu Wasserprozessen
- Beziehung zum Luftraum
- Reagibilität auf Licht

- Beziehung zur Wärme
- Jahresrhythmik

An der Pflanze:

1. Auffälligkeiten am **Blütenstand**
2. Unregelmäßigkeiten in der **Blattregion**
3. Wahrnehmungen an den **Wurzeln**
4. besondere **Substanzbildungen**

Zu 1. **Blüten:**
- Formen
- Rhythmik der Blütenblätter
- Position der Blüte an der Pflanze
- Farben
- Duft
- Samen- bzw. Fruchtbildung

Zu 2. **Blätter:**
- Stängel
- Aussprossen der Blätter entlang des Stängels
- Rhythmik der Blattsprossung
- Formen bzw. Gliederung der Blätter
- Metamorphosen der Blattgestalt
- Konsistenz des Blattes und dessen Oberflächengestaltung
- Farben
- Duft
- Pflanzensäfte und ihre Beschaffenheit
- Geschmack

Zu 3. **Wurzeln:**
- Formen
- Farben
- Duft
- Geschmack

Zu 4. besondere **Substanzbildungen:**
- charakteristische Inhaltsstoffe
- ätherische Öle
- Giftstoffe
- Geschmack

Im Folgenden seien unter therapiebezogenen Gesichtspunkten beispielhaft drei Pflanzen aus zwei Familien beschrieben, um auf einen methodischen Weg zur Heilpflanzenerkenntnis hinzuweisen: *Rosmarinus officinalis, Arnica montana* und *Calendula officinalis.*

Rosmarin ist ein mannshoher, immergrüner, buschiger Strauch der mediterranen Landschaft und deren Klimabedingungen.

Aus seinen aufwärts strebenden, borkig verholzenden Zweigen wachsen Blätter büschelartig aus kurzem Stiel in eine lanzettliche, fast nadelartige Form aus. Sie streben entlang des Stängels ohne Veränderung der Blattgestalt in die Vertikale, spreiten kaum in die Horizontale. Die Blätter wachsen gegenständig am Stängel mit jeweils neuen kreuzgegenständigen Sprossen in den Blattachseln. Die seitlichen Ränder der Blätter sind ein wenig eingerundet, die Blattspitze leicht abgestumpft. Die Konsistenz der Blätter ist weich, biegsam, etwas fleischig. Die Oberseite erscheint dunkelgrün, die Unterseite heller.

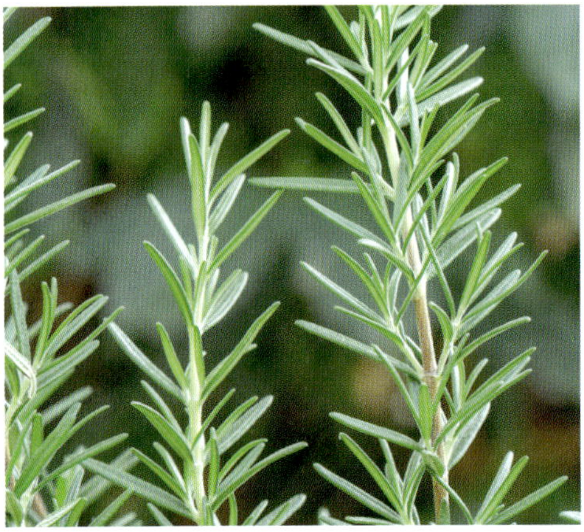

Rosmarinblätter

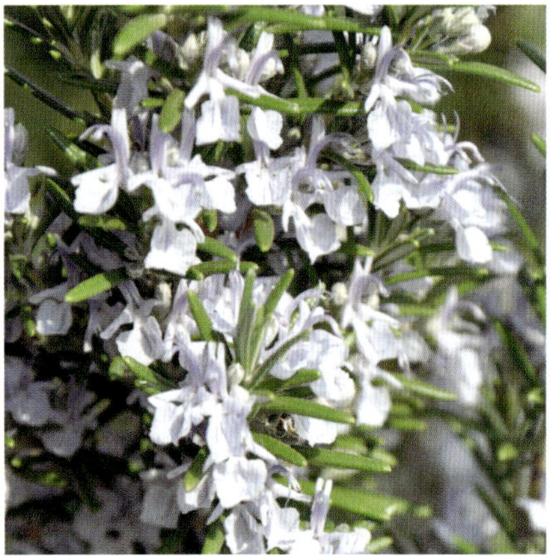

Die Blüten des Rosmarins im Blattbereich

Neigt man sich einem Busch näher zu, so nimmt man den Duft des ätherischen Öls wahr. Indem man mit der Hand entlang der einzelnen Triebe streift, fühlt man eine leichte Klebrigkeit und kann den Rosmarinduft in der Handfläche riechen.

Beim Kauen eines Blattes riecht man zuerst das typische Aroma, es folgt eine helle Schärfe auf der Zunge mit einer leicht betäubenden Note. Hinzu gesellt sich ein bitterer Geschmack. Das typische Aroma haftet im Mundraum und steigt nachträglich auch in die Nase.

Die blassblauen, manchmal leicht zartviolett gefärbten Blüten sprießen in den kühlen Monaten traubig und dicht aufgereiht zwischen den Blättern an älteren Zweigen. (Im mediterranen Raum entwickeln sich die Blüten auch im August und September, wie der Autor selbst in Italien und Israel gesehen hat.) Die charakteristischen Lippenblüten fügen sich in den Blattbereich, also den vegetativen Bereich der Pflanze ein. Rosmarin blüht in der Regel nicht endständig an der Zweigspitze. Einen eigenen Blütenduft nimmt man kaum wahr, er wird von dem der Blätter übertönt. Die Samen sind kleine Nüsschen, die auf die Erde fallen. An der Wurzel ist bei diesem kräftigen Strauch, der über Jahrzehnte ausdauert, nichts Auffälliges zu finden.

Rosmarin bildet in den Blättern ein komplex zusammengesetztes ätherisches Öl, das an deren Unterseite in kleinen Drüsen gespeichert wird. Zur Chemie der Rosmarinsubstanzen gibt es eine ausführliche Darstellung in dem Buch „Anthroposophische Pharmazie".[33] Die hier anzumerkenden Komponenten sind 1,8-Cineol, α-Pinen, Campher, Camphen und Borneol. Des Weiteren finden sich nicht flüchtige Inhaltsstoffe wie Bitterstoffe, Triterpene, Gerbstoffe, Flavonoide und mineralische Bestandteile.

Das Zusammenwirken der Inhaltsstoffe bestimmt den Tast- und Riechbefund sowie den Geschmack.

Betrachtet man die gesamte Pflanze und ihr typisches Biotop im Mittelmeerraum unter dem Gesichtspunkt der Qualitäten der vier Elemente, so erlebt man in erster Linie regenarme, also trockene Böden in sommerlich heißen Zonen, also „heiß-trocken". Die Atmosphäre, die als Duft den Busch umgibt, umweht ihn mit einem luftig warmen Hauch. Die Substanzen versprühen in die Umgebung. Ein alter verholzter Rosmarinbusch vermittelt mit seiner Wuchsform und seiner dunklen, immergrünen Farbe einen erdigen, bodenständigen Charakter und zeigt Dauer. In seiner Wuchsfülle, die gehalten erscheint, nicht wuchernd ausufernd, zeigt sich widerstandsfähiges, fülliges Leben. Dessen wird man auch gewahr, wenn man im Januar blühende Rosmarinbüsche sieht, die sich an die Küstenfelsen der Mittelmeerinseln anschmiegen. Hier offenbart sich der alte, lateinische Name „Tau des Meeres", also „Ros Marinus"[34], der in der salzig wässrigen Luft des Küstenstreifens gedeihenden Pflanze.

Jahreszeitlich blüht der immergrüne Rosmarin in den feuchten und kühlen Monaten und treibt im Früh- bis Hochsommer die vegetativen Sprossen aus. Rosmarin wächst in der gleichen Region wie die Ölbäume. Bei Gartenkulturen in Mittel- oder Nordeuropa ist er vor Winterkälte zu schützen.

Betrachtung im Sinne der Tria Principia

[→ Kapitel X.6 Wirkungen das Bades auf das Hautorgan, Abschnitt 5.3]

Beim Typus einer krautigen Pflanze trennt sich die Blüte als Organ der sulfurischen Prozesse vom Blattraum, dem Bereich des merkurialen Lebens.

Beim Rosmarin verschieben sich diese zwei Prozesse:
Die Blüten sprießen zwischen den Blättern. Die Farbenfülle der Blüten als sulfurischer Prozess erstrahlt innerhalb des merkurialen Blattraumes. Die Blätter bilden und speichern das ätherische Öl, das eigentlich den Blüten zugehört, in kleinen Drüsen. Am Ort des merkuriellen, atmenden Substanzwandels versprühen zugleich ätherische Öle im Sinne des Sulfurs drüsig in die Peripherie. Der Salprozess ragt von der Wurzel bis in die verholzenden Zweige hinein.
Inwieweit korrespondieren die dargestellten Verhältnisse dieser Pflanze mit den menschlichen Wesensgliedern bzw. mit der funktionellen Dreigliederung?

Die Wachstumsgeste, also die ausdauernde Wurzel, die gehaltene buschige Form, die Fülle der verholzenden Zweige und die dunkle Färbung des Grüns zeigen einen kraftvollen physischen Leib, der in seiner Standhaftigkeit beeindruckt. Zugleich künden die reichhaltig aufstrebenden, vegetativen Sprosse im Frühjahr von stoffwechselaktiver, ätherischer, jugendlicher Frische. Dem Rosmarinbusch ist eine aufwärts strebende Lebenskraft eigen. Rund um den älteren Zweig prangt ein dichter Teppich der Blüten.

Deren astrale Geste wird mit der Fülle des blassblauen Blütenkleides in den Blattraum eingesenkt und schwächt so eine Blütendominanz ab, jedoch strömen aus den Blättern starke astrale Kräfte in dem weithin sprühenden Duft hervor.

Im Sinne der umgekehrten Pflanze komponiert Rosmarin das Drüsig-sulfurische des Stoffwechselbereichs in das merkurial wirkende Rhythmische System hinein, zugleich seelisches Feuer erzeugend, aus dem unteren Menschen aufzüngelnd in dessen mittlere Zone. Als Indikation ergibt sich daraus eine Stoffwechsel stützende Kraft in den Flüssigkeitsströmen, d.h. im Gewebe, in der Lymphe und im Blut, im Sinne des Rhythmischen Systems. Die Bitter- und Gerbstoffe bilden das Widerlager für Bitterstoff-Rezeptoren im Verdauungskanal und in inneren Organen (z.B. Lunge).[35]

Im Folgenden seien analog zu Rosmarin die Pflanzen Arnica montana und die Calendula officinalis dargestellt.

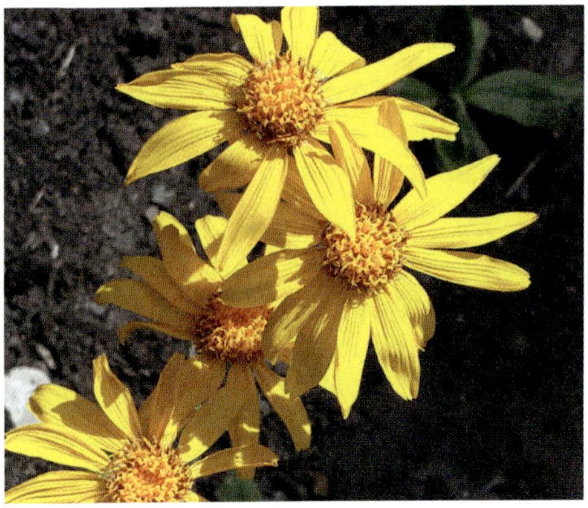

Arnikablüte

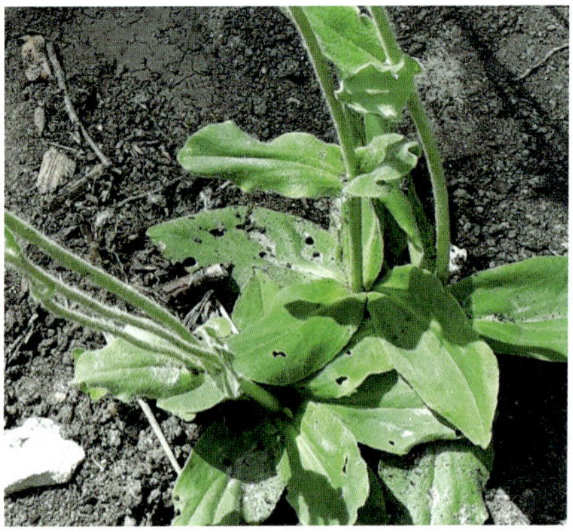

Blattrosette der Arnika

4.2 Arnica montana

Eine völlig andere Wachstumsgeste zeigt Arnica montana:

Diese Pflanze findet man auf den Hügeln und Gebirgen, also auf sonnigen Wiesen in höheren Lagen der Urgesteinsböden. Das sind kieselige Erden. Auf den Almen der Kalkalpen sucht man sie vergebens. Die Pflanze unterliegt den strengen, mitunter extremen jahreszeitlichen Schwankungen. Sommerliche, intensive Hellstrahlung der wärmenden Sonne, ohne übermäßige Hitze, wechselt nach herbstlichem Rückzug in winterlich frostige Kälte, mitunter geschützt unter dichter Schneedecke. Dessen frühlingshaftes Abschmelzen hinterläßt feuchte Wiesenhänge, und noch im Mai oder Juni können Wettereinbrüche die Standhaftigkeit der Pflanze auf die Probe stellen. Jedoch behauptet sich Arnica montana mit ihrem nahezu horizontal liegenden Rhizom in dem flachen, eher mageren Erdreich oder auch am Grenzbereich des moorigen Grundes der gebirgigen Wiesenschalen. Eher zarte Wurzelfasern senken sich in die darunterliegenden Erdschichten. Das Rhizom ist ausdauernd und lässt aus seinen Knoten den oberirdischen Teil der Pflanze als Blattrosette in einem Jahr emporsprießen, im zweiten Jahr erscheint die Blüte.

Vier bis maximal sechs Blätter bilden die Blattrosette, die nahezu horizontal ausgerichtet sich der Erde anschmiegt. Jedes einzelne glattrandige Blatt weitet sich zu einer flächigen, spitzzulaufenden ellipsoiden Form. Ober- und Unterseite sind von gleicher dunkelgrüner Farbe. Die oberen Blattflächen sind besetzt mit einem feinen borstenartigen Haarkleid. Gerbert Grohmann (1897-1957) beschrieb es als einen harzigen Flaum.[36] Am runden, grünen Stängel selbst sprießen nur wenige Blättchen, von unten nach oben kleiner werdend. Die hohlen Stängel sind zwar biegsam, aber halten sich stets aufrecht.

Jeder aufragende, bis zu 50 cm lange Stängel bekrönt sich zwischen Ende Mai und Anfang August mit einer gelben, leuchtenden Blüte. Man bezeichnet ihren Typus als Körbchenblüte, fachmännisch: eine Komposite. Dieser Begriff bedeutet „Zusammengesetzt". Für den oberflächlichen Betrachter scheint es sich um *eine* Blüte zu handeln, die sich bei genauerer Untersuchung aus *vielen* Einzelblüten zusammengesetzt erweist. Die strahligen Zungenblüten umgeben die inneren, polsterartig zentrierten Röhrenblüten. Jede Einzelblüte fügt sich in das Körbchen mit einer besonderen Funktionsgestalt. Auf den Menschen übertragen, könnte man dies als eine funktionale Genossenschaft ansehen. Jedes Blütchen organisiert sich unter einem höheren Bildungsprinzip.

Die Arnikapflanze wird von der Wurzel bis zum Blütenköpfchen von einem System von Ölgängen mit duftenden, goldgelben Stoffen durchzogen. Sie bilden sich aus Drüsenzellen, die entlang dieser Ölgänge liegen.[37] Ca. 150 Substanzen wurden identifiziert, unter denen ätherische Ölkomponenten nur einen kleinen Anteil haben.[38]

Zu dem Duft schrieb Werner Christian Simonis, *„die Arnikablüte strömt – weit in der Umgebung wahrnehmbar – einen starken aromatischen, angenehmen Duft aus, der beim Verblühen der Blüte und dem Hervortreten des Pappus noch intensiver wird und auch dem vertrocknenden Blütenstand anhaftend bleibt.*"[39]

Eine Besonderheit des Blütenkranzes ist bemerkenswert: Die leuchtend goldgelben Zungenblüten strecken sich nicht gleichmäßig „ordentlich" in einen Kranz. Vielmehr lässt sich die eine oder andere Zungenspitze etwas hängen, sodass man den Eindruck gewinnt, die Arnika liebt es, ein wenig kapriziös unordentlich zu sein. Das ist ihrer Bewunderung nicht abträglich, vielmehr erweckt sie im Betrachter den Ordnungssinn, die Strahlen der Blüte imaginativ gradlinig auszurichten.

Die reifen Früchte werden, ähnlich wie beim Löwenzahn, vom Wind davon getragen.

Ordnet man das Pflanzenwesen Arnica montana den Elementen zu, so fallen bei der ersten Begegnung zwei Aspekte auf:
Die Pflanze wurzelt dauerhaft auf kieseligen Böden, das sind verwitternde Urgesteine in den Zentralalpen und in uralten Gebirgen Europas, die bis auf das Grundgestein erosiv abgetragen wurden: der Kiesel als mineralisches Element. In diesen Gegenden findet man die Arnika auf wasserdurchflossenen Wiesen oder an der Grenze zu Mooren. Dort, wo das Wasser abfließen kann, nicht gestaut ist. Das Milieu mag leicht sauer sein.

Das Zweite ist die Hingabe der goldgelben, leuchtenden Blüte an das Licht in der Jahreszeit des höchsten Sonnenstandes. Die Arnikablüte lebt im strahlenden Licht.

Arnika vermählt die Elemente mineralische Erde und Licht zu einem lebendigen Wesen. Die aus dem kieselig-mineralischen Boden aufgenommene Kieselsäure vegetabilisiert die Arnika in der Lichtatmosphäre. Die Pflanze lebt in einem Kieselsäureprozess.

Ihr Duft strömt luftig über die Wiesen. Wenn die samenartigen Früchte (Achänen) gereift sind, überlassen sie sich dem Wind.

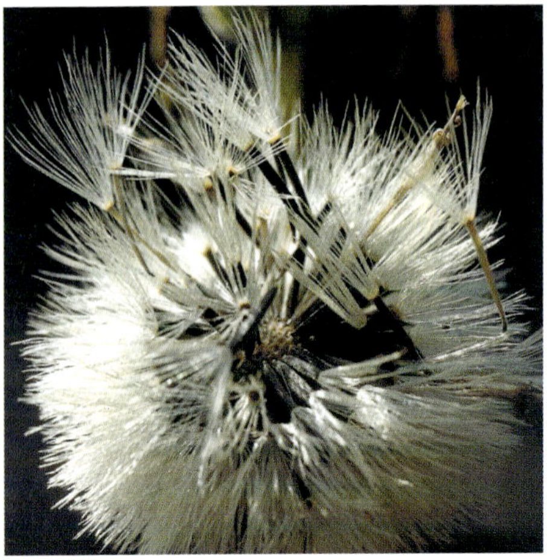

Die Kelchblätter bilden sich zum Pappus um.

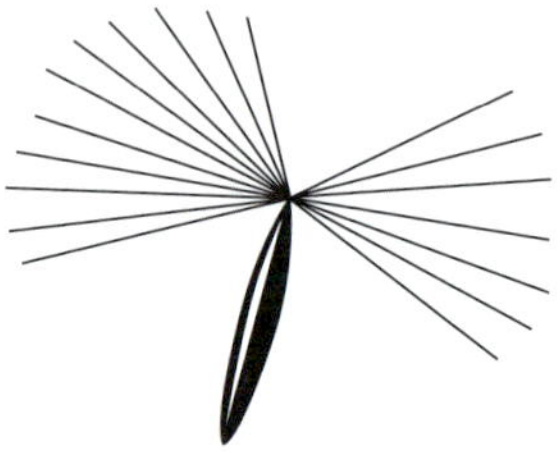

Die Achänen verwehen dank der Pappi wie kleine Fallschirmchen im Winde.[40]

Im Sinne der Tria Principia zeigt Arnika beim ersten Eindruck eine regelrechte Ordnung. Die duftige Blüte imponiert als Krönung des Stängels, der aus der Blattrosette aufwächst. Rhizom und Wurzelhaare finden sich im flachen Erdreich. Auffällig jedoch erscheint dem Betrachter, dass sich die Blätter dem Erdboden anschmiegen. Das merkurielle Element bleibt dem Salprozess nahe. Der Stängel scheint, weitgehend blattlos, vom Stoffwechsel und Atmungsprozess befreit, sich dem Licht entgegen zu strecken. Der merkurielle Prozess webt erdnah in der Blattrosette flächig aufsitzend, im Hochstreben zieht er sich zum Stängel zusammen und weitet sich zum lichthaften Blütenkranz. Das sulfurische Element ist nicht nur in der goldgelben Blütenfarbe wieder zu finden, sondern vor allem in dem ausströmenden Duft. Erforscht man den Bildungsort der duftenden Substanzen, so findet man ihn einbezogen in allen Organen der Pflanze, also vom Rhizom bis zur Blüte.

Der drüsige Sulfurprozess durchzieht die Wurzel, den Salprozess, die merkuriellen, oberirdischen Pflanzenorgane und wird, aus der Blüte ausströmend, der Luft überlassen. Die gesamte Pflanze ist also durchwirkt von einem potenziellen Stoffwechsel-Bildungsprozess, dem zugleich als sulfurisches Prinzip astralische Kräfte eigen sind. Man sieht imaginativ den „Geist in der Flasche" vor sich.[41] Eingefangen in dem Gefäß der Pflanze, weitet er sich kraftvoll im Heilmittel.

Wie korrespondieren die dargestellten Verhältnisse dieser Pflanze mit den menschlichen Wesensgliedern bzw. mit der funktionellen Dreigliederung?

Arnica montana zeigt astralisch durchwirkte Bildekräfte. Der Astralleib lebt als pflanzlicher Kieselsäureprozess. Sein Bezug zwischen Erde und Licht entspricht dem physischen Organ der Gedanken- und Wahrnehmungsprozesse. Dies macht die Äußerung Rudolf Steiners verständlich, dass die Arnika als Urbild des Nerven-Sinnes-Systems gelten könne. Überall dort im menschlichen Organismus, wo die den ganzen Leib durchsetzende Nerven-Sinnes-Funktionen gestört sind, übernimmt Arnika diese Vorgänge, um den verletzten Funktionen Gesundungsprozesse zu ermöglichen.[42]

Daraus folgt, dass Arnika-Auszug als Heilmittel dann wirkt, wenn die strukturierende Ordnung am Körper verletzt wurde. Rudolf Steiner sagte dazu: *„Inwiefern man andere Substanzen, zu denen insbesondere Arnika gehört, verwenden muss, um den Astralleib herbeizurufen. Der nun seinerseits wiederum also indirekt das Ich unterstützt.*"[43]

Hiermit ist eine der wesentlichen Wirkungen der Arnica montana angedeutet. Zu weiteren Aspekten siehe die Publikationen.[44, 45]

4.3 Calendula officinalis

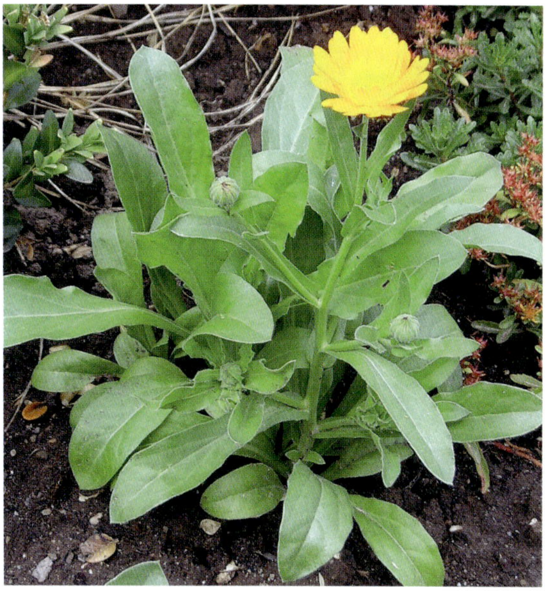
Calendula

Die Calendula kennt man in Europa in vielen Gartenanlagen. Sie erfreut sich großer Beliebtheit. Ursprünglich stammt sie aus dem Mittelmeerraum. Sie ließ sich jedoch auch in kühleren bis winterlichen Gegenden ansiedeln, weil sie sich den Klimata der gemäßigten Zonen angepasst hat. Calendula ist eine einjährige Pflanze, die jedes Jahr aus den samenartigen Früchtchen neu aussprießen muss. Oder anders gesagt, der Zyklus vollendet sich im Jahresverlauf. Dabei ist Calendula ziemlich genügsam auf magerem, insbesondere kalkhaltigem Grund, gedeiht aber andererseits auf humosem Gartenboden hervorragend, mitunter in ihrer Wachstumsfülle wuchernd, was ihr auch den Namen Wucherblume eingetragen hat. Noch im Spätherbst sprießen aus den Sommer„samen" neue Pflänzchen und manche Blüte verschönert noch im November eine Rabatte.

Die fünfkantigen Stängel verzweigen sich, aus den Blattachseln herauswachsend.[46] Die Blätter der unteren Region sind zungenartig am Ansatz schmal, in die Blattfläche sich weitend. Nach oben werden sie kleiner, oftmals sprossen fünf Blätter in die Höhe. Das zu überprüfen fällt bei der Fülle der Blätter schwer, die immer wieder Äste und Ästchen bilden mit vielen recht ungeordnet erscheinenden Blättern, die zu einer Blüte streben. Wenn Feuchtigkeit fehlt, fallen die Blätter schlaff ab. Nach einem Wasserguss oder Regen erheben sie sich schnell wieder. Aus menschlicher Perspektive möchte man sagen: Hier herrscht eine chaotische Wachstumsfülle.

Ein feiner Saum von Drüsenhaaren besetzt die Blattflächen und Stängel.

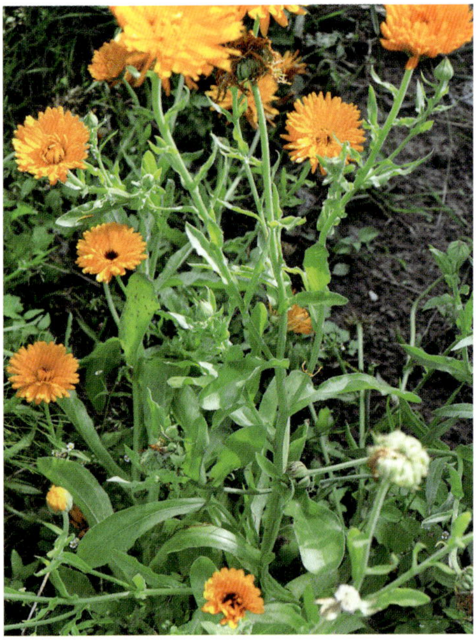

Die chaotisch anmutende Wachstumsfülle der Calendula

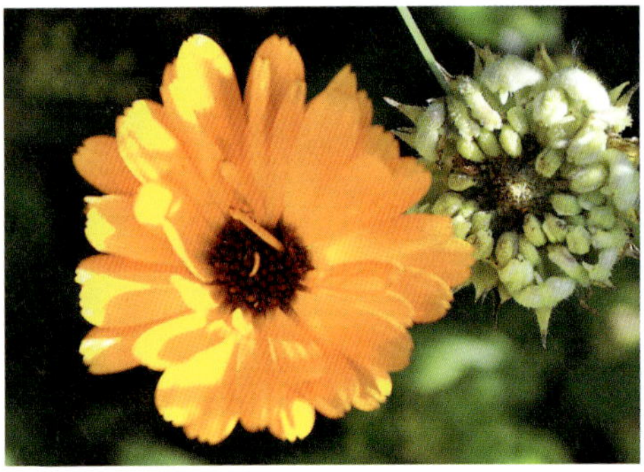

Der wohlgeordnete Blütenstand der Calendula

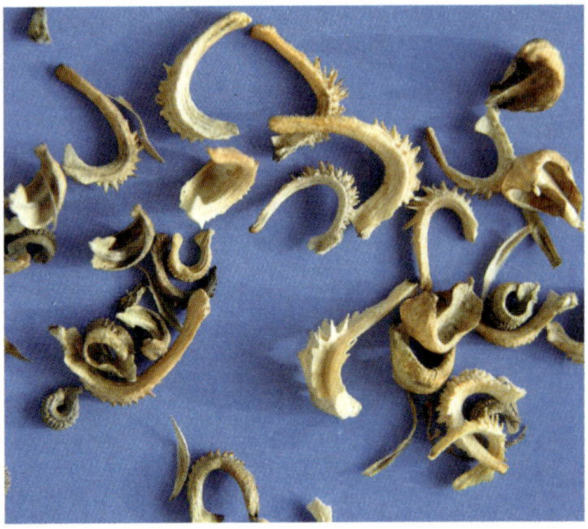

Früchte der Calendula

Dagegen überrascht die Blüte mit einer klaren, ja strengen Geometrie. Sie ist eine Komposite wie Arnika. Besonders leuchtet einem das Orange entgegen. Sie krönt ihren Stängel. Im Tageslauf öffnen sich die Blüten morgens gegen 9 Uhr, schließen sich am mittleren Abend oder auch bei dunkler Wolkendecke.[47] Der innere Blütenkranz kontrastiert zuweilen apart in dunkler Färbung. Die Blüte hält sich nicht lange. Nach einigen Tagen verwelkt sie struppig. Bald bilden sich die samenartigen Früchtchen, die nun ihrerseits eine sehr charakteristische Form aufweisen.

Die C-förmige Rundung gab der Pflanze den Namen Ringelblume. Die Früchte sind sehr eigenwillig geformt und fühlen sich holzig an. An der Außenseite reihen sich rauhe Spitzen. Sie nennt man Hakenfrüchte, die kleineren, stärker eingerollten Kahnfrüchte. Diese scharf wirkende Prägung berührt einen merkwürdig, angesichts der weichen und unordentlich angeordneten Blätter.
An den Blütenköpfchen sitzen oberflächliche, kleine Drüsenhaare[48], die neben ätherischen Ölen mit ca. 60 Komponenten auch eine Vielzahl anderer Substanzen sezernieren.[49]

Streift man mit der Hand durch die Pflanze, so riecht man einen modrigen Geruch, der an Komposterde erinnert.
Die Wurzel der Calendula ist eine bis zu 30 cm tief ragende Pfahlwurzel mit seitlichen Wurzelhaaren. Sie steckt locker im Boden und lässt sich leicht herausziehen. Sie zeigt keine Besonderheiten.

Wie ist Calendula den Elementen zuzuordnen? Die kräftig orange gefärbten Blüten mit ihrer klaren, wohlgeordneten Geometrie heben sich ab von dem chaotisch wuchernden grünen Gewirr von Blättern und Stängeln. Während in den

Blüten das lichthafte Element in einem beruhigenden Leuchten und gehaltener Ordnung erscheint, das auf die Tageshelle reagiert, imponiert die Blattregion in ihrer ungeordneten Fülle. Ihre Bildung erweckt gerade im Gegensatz zu der strukturierten Blüte einen chaotisch wuchernden Eindruck. Die Pflanze reagiert deutlich auf Schwankungen des Wassergehaltes, sie ist bestimmt vom Wasserelement.

So lebt Calendula officinalis vornehmlich in einer Licht-Wasser-Komposition. Das Luftelement prägt sich nur wenig aus. Das drüsige Sekret mutet erdig formbildend an. Als holzig, erdiger Akzent wirken Duft und auch Gestalt der Früchte.

In der Dreigliederung gemäß der Tria Principia betont das füllige Blattsystem die vorherrschenden merkurialen Stoffwechselprozesse. Die ausgewogene, orange Farbe und die geometrisch gehaltene Ordnung der Blüten gleichen einem gezähmten Sulfur. In der pfahlwurzeligen Verankerung findet sich ein Anklang an das Salprinzip gleichsam als Ruhepol. Die Fruchtbildung zeigt in der knorzigen Rundung und der holzartigen Substanz die für den Winter als mineralisch betonte Jahreszeit geeignete Ruheform.

Als Heilpflanze weist die jahreszeitliche Rhythmik der Wucherblume in der Korrespondenz zum Menschen darauf hin, dass sie ganz der sprossenden, blühenden und reifenden Sommerphase angehört. Wie im Menschen in der Nacht die regenerierenden und aufbauenden Ätherkräfte am physischen Leib wirken, so wächst Calendula „einen Sommer lang“ in der Jahreszeit, in der die Erde ihr sprießendes Pflanzenkleid gedeihen lässt. Die Tag-Nacht-Rhythmik der Lichtreagibilität deutet auf eine Korrespondenz mit der menschlichen Rhythmik des Ich hin.

Die chaotisch anmutende Signatur der merkurialen Stoffwechselprozesse betont die Regenerationskraft der Pflanzensäfte. Dabei zeigt die orange Blüte als lichthafte Mischung aus strahlendem Sonnengelb und aktivem Feuerrot mit ihrer klaren Geometrie, dass die wundheilenden Kräfte eine kraftvolle und geordnete Gestaltung, auch im Zusammenhang mit der Ich-Organisation, fördern. Der Wechsel zwischen dieser Sommernote und der charakteristischen Frucht als erdig ruhendes Gebilde in der Winterzeit erinnert daran, dass sich bei jeder Wundheilung Stoffaufbau und Formbildung rhythmisch abwechseln. Eine sehr einprägsame Schilderung der Calendula officinalis findet sich bei Klaas Diederich und Urte Riggers.[50]

4.4 Indikationen

Fasst man die Signaturen der drei dargestellten Pflanzen als Leitmotive ihrer Heilwirkungen zusammen, so ist Rosmarinus officinalis ein Wesen, das mit seiner Ich-Kraft vermittelt zwischen Stoffwechsel und Rhythmischem System.
Arnica montana, die einen Kieselsäureprozess anbietet, ordnet die astralen strukturierenden Kräfte des Nervensystems.

Calendula officinalis schließt mit ihren ätherischen Kräften stoffbildend und zugleich formgestaltend Gewebewunden.

Folgende Indikationen lassen sich daraus für die Behandlung mit dem Öldispersionsbad ableiten:

4.4.1 Rosmarinus officinalis

Rosmarin impulsiert Kräfte der Ich-Organisation in die vegetativen Stoffwechselprozesse hinein. Dadurch werden diese aus der animalischen Körperlichkeit zum Menschen hin orientiert und wirken in das Rhythmische System, wo sie sich in die inneren Atmungsprozesse eingliedern und der Wärmebildung als Ich-Träger dienen.

Immer dann, wenn die Ich-Organisation des Menschen aus eigener Kraft diese Verwandlung nicht oder nur ungenügend bewirken kann, übernimmt Rosmarin die genannten Prozesse.

Das gilt beispielhaft für die Situation, wenn Zuckersubstanzen den Metabolismus übermäßig belasten. Rosmarin belebt einen schwerfälligen Stoffwechsel und steigert seine Regsamkeit. Wendet man Rosmarin in den Morgenstunden an, ruft er eine Stärkung der Ich-Kraft und damit eine Tatkraft seelischer Aktivität hervor.

Er erhöht die Spannkraft im Blut, das heißt den Blutdruck.

4.4.2 Arnica montana

Überall dort im menschlichen Organismus, wo die den ganzen Leib durchsetzenden Nerven-Sinnes-Funktionen gestört sind, übernimmt Arnika die Vorgänge, um an den verletzten Funktionen Gesundungsprozesse zu ermöglichen.

Angezeigt ist der Auszug zur Regeneration nach Verletzungen im zentralen Nervensystem, wie Gehirnerschütterungen oder Contusionen. Wenn zerebrale Einblutungen die Nervensubstanz bedrängen, quetschen oder ablähmen, ist die Behandlung mit Arnika das „A und O".

Auch ist die Arnikagabe angezeigt bei dem Ablagerungs-bedingten Abbau der Nervenzellen des Großhirnes, wie er sich als demenzieller Prozess entwickelt. Die Anwendung als Ölbdispersionsbad ist mit einem Arzt zu besprechen.

Wenn sich am Rumpf oder an den Gliedmaßen stumpfe Verletzungen ereignet haben, sind Arnikaanwendungen außerordentlich effektiv. Bei einer solchen Art der Verletzung wird das Gewebe gepresst, gequetscht, wobei Blut aus den Kapillaren fließt und in die interstitiellen Spalten einschwemmt. Es bildet sich ein Hämatom. Die naturgegebene Ordnung wird chaotisiert und Gewebe zerstört. Zur Einleitung einer Regeneration des Gewebes und dessen Funktion mittels Entzündungsreaktion wird das absterbende und desintegrierte Gewebe abgebaut und entfernt, um dann mit dem Neuaufbau zu beginnen. Diese Neuschöpfung bedarf solcher Kräfte, wie sie in der embryonalen Entwicklungsphase wirkten. Es handelt sich dabei um die von der Ich-Organisation ausgehenden Strukturkräfte des Nervensystems, die den Gewebsaufbau induzieren. Arnika wirkt dann als ordnender und aufbauender Impuls bei der Bildung einer nervalen Matrix.

Es handelt sich dabei z. B. um:

- *Arnica e floribus W 5%, Oleum* (WALA)

Die Häufigkeit der Anwendung hängt natürlich von dem Kräftezustand des Klienten ab. Im Vademecum findet man die Indikation Schmerzbehandlung bei der Gürtelrose (Herpes zoster).[51]

4.4.3 Calendula officinalis

Die Komposition der Pflanze als Wasser-Licht-Wesen legt nahe, dass ätherische Kräfte, also aufbauende Substanzbildungen eine offene Wunde mit neuem Gewebe ausheilen. Dabei bildet sich bindegewebige Substanz[52], keine spezifischen Organstrukturen. Die tageszeitliche Reaktion der Blüten als Lichtorgan korrespondieren mit dem Rhythmus des menschlichen Ich. Insofern zeigt die Ringelblume, dass sie – wie auch die Arnika – durch Ich-geleitete embryonale Kräfte Gewebssubstanzen neu bilden lassen kann, die sich an der ursprünglichen Gewebestruktur orientiert. Daher ist

- *Oliven-Calendula-Öl 10%* (Dr. Heberer)

besonders geeignet bei Wundheilungsstörungen wie ein Ulcus cruris oder anderen verzögert heilenden Verletzungen der Haut. Auch lässt sich eine Windeldermatits mit einem Öldispersionsbad als Sitzbad erfolgreich behandeln.

Als Abschluss sei ein Gedicht von Johann Wolfgang von Goethe zitiert.[53] Es spiegelt seine Haltung wider, wie er Pflanzen mit einem freundlich liebenden Forschersinn begegnete und sich wissenschaftlich der lebenden Natur widmete.

Im Vorübergehen

Ich ging im Felde
So für mich hin,
Und nichts zu suchen,
Das war mein Sinn.

Da stand ein Blümchen
Sogleich so nah,
Dass ich im Leben
Nichts lieber sah.

Ich wollt es brechen,
Da sagt es schleunig:
Ich habe Wurzeln,
Die sind gar heimlich.

Im tiefen Boden
Bin ich gegründet,
Drum sind die Blüten
So schön geründet.

Ich kann nicht liebeln,
Ich kann nicht schranzen;
Musst mich nicht brechen,
musst mich verpflanzen.

Ich ging im Walde
so für mich hin;
Ich war so heiter,
wollt immer weiter –
Das war mein Sinn.

Literatur und Anmerkungen

1 Steiner, R.: Geisteswissenschaft und Medizin (GA 312). Rudolf Steiner Verlag Dornach 2020. S. 277.
2 Kunze, H.: Das Jungebad – Indikationsliste. Der Merkurstab 1993; 46 (2). S.150-156.
3 Deutsche Bibelgesellschaft (Hrsg.): Die Bibel. Sach- und Worterklärungen. Deutsche Bibelgesellschaft Stuttgart 1984. S. 29-34.
4 Zimmermann, E.: Aromatherapie für Pflege- und Heilberufe. Haug Verlag Stuttgart 2022.
Lubinic, E.: Handbuch Aromatherapie. Haug Verlag Stuttgart 2004. Puhle, A., Trott-Tschepe, J., Möller, B.: Heilpflanzen für die Gesundheit. Kosmos Verlag Stuttgart 2013.
5 v. Goethe, J. W.: Epirrhema. Goethes Werke. 1. Band, Gedichte. Verlag Friedrich Wilhelm Grunow Leipzig 1889. S. 495.
6 v. Goethe, J. W.: Die Metamorphose der Pflanzen. In: Friedrich Schillers Musen-Almanach für das Jahr 1799. J. G. Cottaische Buchhandlung Tübingen. S.17-23.
7 Der botanische Name der Typusgattung (Lamium) der Familie Lamiaceae ist aus dem griechischen Wort lamós für Schlund, Rachen abgeleitet und der Name Labiatae aus dem lateinischen Wort labium für Lippe.
8 Simonis, W. C.: Medizinische-botanische Wesensdarstellungen einzelner Heilpflanzen. Band I. Novalis Verlag Schaffhausen 1981. S. 30.
9 Wilkens, J.: Nicotiana tabacum in homöopathischer Potenzierung in seinen praktischen Möglichkeiten. Der Merkurstab 2002; 55 (5). S. 395. Meyer, U.: Solanaceen bei Atemwegserkrankungen – Pharmazeutische Gesichtspunkte zu Nicotiana, Dulcamara und Hyoscyamus. Der Merkurstab 2006; 59 (4). S. 342-351.
10 Bockemühl, J.: Ein Leitfaden zur Heilpflanzenerkenntnis. Verlag am Goetheanum Dornach 1996. S. 156.
11 Willkomm, M.: Naturgeschichte des Pflanzenreiches nach dem Linnéschen System. Schreiber Verlag Esslingen und München 1887. S. XXIII.
12 Simonis, W. C.: Medizinische-botanische Wesensdarstellungen einzelner Heilpflanzen. Band I. Novalis Verlag Schaffhausen 1981. S. 29.
13 Bockemühl, J.: Ein Leitfaden zur Heilpflanzenerkenntnis. Verlag am Goetheanum Dornach 1996.
14 Suchantke, A.: Metamorphose. Salumed Verlag Berlin 2019. S. 98.
15 Abbildung abrufbar unter: https://de.wikipedia.org/wiki/Scharfer_Hahnenfu%C3%9F#/media/Datei: Illustration_Ranunculus_acris0_clean.jpg (November 2023).
16 Linné, C. v.: Species Plantarum. Lars Salvius Verlag Stockholm 1753.
17 v. Goethe, J. W.: Die Metamorphose der Pflanzen. In Friedrich Schillers Musen-Almanach für das Jahr 1799. J. G. Cottaische Buchhandlung Tübingen. S.17.
18 Suchantke, A.: Metamorphose. Salumed Verlag Berlin 2019. S. 127.
19 Grohmann, G.: Heilpflanzen in Rudolf Steiners „Geisteswissenschaft und Medizin". Salumed Verlag Berlin 2014. S. 174.
20 Sal ist das lateinische Wort für Salz, chemisch z. B. NaCl, entstanden aus einer Lauge und einer Base.
21 Bockemühl, J.: Ein Leitfaden zur Heilpflanzenerkenntnis. Verlag am Goetheanum Dornach 1996. S. 55.
22 Der griechische Namen für diesen Gott lautet Hermes.
23 Bockemühl, J.: Ein Leitfaden zur Heilpflanzenerkenntnis. Verlag am Goetheanum Dornach 1996. S. 55.
24 Steiner, R.: Meditative Betrachtungen und Anleitungen zur Vertiefung der Heilkunst (GA 316). Rudolf Steiner Verlag Dornach 1980. S. 67-69.
25 Suchantke, A.: Metamorphose. Salumed Verlag Berlin 2019. S. 127-131.
26 Steiner, R.: Die Tempellegende und die Goldene Legende als symbolischer Ausdruck vergangener und zukünftiger Entwickelungsgeheimnisse des Menschen (GA 93). Rudolf Steiner Verlag Dornach 1991. S. 163.
27 Pelikan, W.: Heilpflanzenkunde. Band I. Verlag am Goetheanum Dornach 1980. S. 19.
28 Bucher, A., Bucher, R., Meyer, U.: Aconitum napellus – Portrait einer Arzneipflanze. Der Merkurstab 2014; 67 (6). S. 424-431.
29 Sommer, M., Soldner, G.: Aconitum als Heilmittel – Pflanzentypus, Mythos, Arzneimittelwirkung. Der Merkurstab 2014; 67 (6). S. 432-435.
30 v. Gerhardt, A.: Handbuch der Homöopathie. Willmar Schwabe Leipzig 1908. S. 67.
31 Steiner, R.: Anthroposophische Menschenerkenntnis und Medizin (GA 319). Rudolf Steiner Verlag Dornach 1982. S. 107.

32 Heine, R. (Hrsg.): Anthroposophische Pflegepraxis. Salumed Verlag Berlin 2017. S. 199-278.
33 Meyer, U., Pedersen, P. A. (Hrsg.): Anthroposophische Pharmazie. Salumed Verlag Berlin 2017. S. 319-322.
34 PONS: Latein Wörterbuch für Schule und Studium. PONS Langenscheidt Stuttgart 2003. S. 807.
35 Kohlhase, M., Wölfle, U., Sommer, M., Schempp, C. M.: Jedes Organ hat sein bestimmtes, spezifisches Geschmackserlebnis – Bitterstoffe im Licht der Anthroposophie und der neuesten Forschung. Der Merkurstab 2018; 71 (1). S. 13-22.
36 Grohmann, G.: Heilpflanzen in Rudolf Steiners „Geisteswissenschaft und Medizin". Salumed Verlag Berlin 2014. S. 97.
37 Zeller, O.: Blütenknospen. Verborgene Entwicklungsprozesse im Jahreslauf. Urachhaus Stuttgart 1983. S. 172. Zeller, O.: Arnika oder Bergwohlverleih; Arnica montana L. Beiträge zu einer Erweiterung der Heilkunst nach geisteswissenschaftlichen Erkenntnissen 1985; 38 (4). S. 122.
38 Meyer, F., Straub, M.: Die magischen 11 der heilenden Pflanzen. Gräfe und Unzer München 2011. S. 52-65.
39 Simonis, W. C.: Medizinisch-botanische Wesensdarstellungen einzelner Heilpflanzen. Novalis Verlag Schaffhausen 1981. S. 302.
40 Zeller, O.: Arnika oder Bergwohlverleih; Arnica montana L. Beiträge zu einer Erweiterung der Heilkunst nach geisteswissenschaftlichen Erkenntnissen 1985; 38 (4). S. 114-126.
41 Brüder Grimm: Kinder- und Hausmärchen. Band II. dtv München 1984. S. 409.
42 Steiner, R.: Physiologisch-Therapeutisches auf Grundlage der Geisteswissenschaft (GA 314). Rudolf Steiner Verlag Dornach 1965. S. 211-213.
43 Steiner, R.: Geisteswissenschaft und Medizin (GA 312). Rudolf Steiner Verlag Dornach 2020. S. 279.
44 Ebd. S. 194.
45 Simonis, W. C.: Medizinisch-botanische Wesensdarstellungen einzelner Heilpflanzen. Novalis Verlag Schaffhausen 1981. S. 299-310.
46 Diederich, K., Riggers, U.: Die Calendula. Der Merkurstab 2006; 59 (1). S. 47-55.
47 Steiner, R.: Antworten der Geisteswissenschaft auf die großen Fragen des Daseins (GA 60). Rudolf Steiner Verlag Dornach 1983. S. 180.
48 Zeller, O.: Blütenknospen. Verborgene Entwicklungsprozesse im Jahreslauf. Urachhaus Stuttgart 1983. S. 189.
49 Meyer, U., Pedersen, P. A. (Hrsg.): Anthroposophische Pharmazie. Salumed Verlag Berlin 2017. S. 341.
50 Diederich, K., Riggers, U.: Die Calendula. Der Merkurstab 2006; 59 (1). S. 47-55.
51 GAÄD (Hrsg.): Vademecum. Anthroposophische Arzneimittel. Der Merkurstab 2017; 70 (Suppl.). S. 147.
52 Bindegewebe stammt embryonal aus dem Mesoderm, dem mittleren Keimblatt.
53 v. Goethe, J. W.: Im Vorübergehen. Goethes Werke. 1. Band, Gedichte. Verlag Friedrich Wilhelm Grunow Leipzig 1889. S. 391.

Die Fotos stammen – wenn nicht anders angegeben – von Albrecht Warning.

KAPITEL VIII.2

Liste der Indikationen und Präparate

ALBRECHT WARNING

> *„Wer nicht Sinn hat für das Künstlerische in der Natur, das den Organismus gestaltet, das ihn gestaltet vorzugsweise aus der Nerven-Sinnestätigkeit heraus, der kann nicht rationell die Beziehung finden, die zwischen den äußeren Substanzen bestehen und zwischen dem, was im menschlichen Organismus vor sich geht."*
>
> Rudolf Steiner[1]

In den verschiedenen Kapiteln zu therapeutischen und pflegenden Bäderanwendungen finden sich weitere Indikationen der Öle. Die Nennung der aufgeführten Präparate erfolgt zur leichteren Auffindbarkeit alphabetisch.

1. Indikationen der Öle für das Öldispersionsbad

Name des Präparates · botanische Bezeichnung der Pflanze · deutscher Name	**Anwendungsmöglichkeiten bei Störungen physischer oder psychischer Art** Die Angaben sind kasuistisch belegt oder resultieren aus Erfahrungen der Therapeuten. Die Bäderanwendung ist immer Teil eines multimodalen Behandlungskonzeptes.	**Verweis auf Kapitel**
Aconitum e tubere W 5 %, Oleum (WALA) (rezeptpflichtig) · Aconitum napellus · Eisenhut, Sturmhut	· Neuralgien, Neuritiden, Herpes Zoster[2], periphere Neuropathie · brennende Schmerzen, verkrampfte Muskulatur, Muskelschmerzen · Depression, Angststörungen, Schock	**VII.7** Das Öldispersionsbad nach Werner Junge in der Altenpflege **VII.6** Das Öldispersionsbad in der Psychosomatik

Anisöl aeth. 5 % in Olivenöl (Dr. Heberer) · Pimpinella anisum · Anis	· milde Anregung der Verdauungstätigkeit[3] · Tracheobronchitis[4] · Nervenschwäche · Schlaflosigkeit · Aufbau des Eisenstoffwechsels[5]	**VII.1** Das Öldispersionsbad bei Kindern und Jugendlichen **VII.3** Fallberichte
Arnica e floribus W 5 %, Oleum (WALA) · Arnica montana · Arnika	· Arthrose · Gelenk- und Muskelschmerzen mit Tendenz zur Entzündung · Verstauchungen, Zerrungen[6], unterkühlte Gliedmaßen, Blutergüsse[7] · Schlaganfall in der frühen Rehabilitationsphase[8]	**VII.1** Das Öldispersionsbad bei Kindern und Jugendlichen **VII.5** Anthroposophische Pflege und das Öldispersionsbad **VII.7** Das Öldispersionsbad nach Werner Junge in der Altenpflege
Oliven-Basilikum-Öl aeth. 5 % (Dr. Heberer) · Ocimum basilicum · Basilikum	· Myalgien, Lumbago · gesteigerte vegetative Spannung · Stresslinderung[9] · seelische Zentrierung, innere Grenzbildung	**VI.6** Sonderbehandlungen mit Bürstenstreichungen **VII.4** Das Öldispersionsbad in der Heilpädagogik
Berberitze 5 % in Olivenöl (Dr. Heberer) · Berberis vulgaris · Berberitze	· Entzündungen der Schleimhäute · Blasenentzündung[10] · „Formlosigkeit“ der Gestalt	**VII.4** Das Öldispersionsbad in der Heilpädagogik **VII.5** Anthroposophische Pflege und das Öldispersionsbad
Birkenrinde 10 % in Olivenöl (Dr. Heberer) · Betula alba · Birke, Weißbirke	· Stoffwechselstörungen mit degenerativen Veränderungen[11] · Gicht, Rheuma · Anregung der Urinausscheidung	**X.6** Wirkungen des Bades auf das Hautorgan

Oliven-Calendula-Öl 10 % (Dr. Heberer) · Calendula officinalis · Ringelblume	· Wundregeneration[12] · Dekubitalulcera an den Fersen · Ulcus cruris · Bäder für Babys und Kleinkinder[13]	**VII.1** Das Öldispersionsbad bei Kindern und Jugendlichen **VII.5** Anthroposophische Pflege und das Öldispersionsbad **X.6** Wirkungen des Bades auf das Hautorgan
Chamomilla e floribus W 10 %, Oleum (WALA) *Oliven-blaue Kamille-Öl 1 %* (Dr. Heberer) · Matricaria chamomilla · Echte Kamille	· Entzündungen der Haut und Schleimhäute[14] · Krämpfe, Koliken, Menstruationsschmerzen[15] · Trost spendend	**VII.1** Das Öldispersionsbad bei Kindern und Jugendlichen
Oliven-röm. Kamille-Öl aeth. 5 % (Dr. Heberer) · Chamaemelum nobile · Römische Kamille	· allgemeine Verspannungen · Magen-Darmspasmen · Angststörungen · hysterische Konstitution	**VII.3** Fallberichte **VII.4** Das Öldispersionsbad in der Heilpädagogik
Oliven-Cistrose-Öl aeth. 5 % (Dr. Heberer) · Cistus creticus · Zistrose, Cystus	· chronische Hauterkrankungen · Wechseljahrbeschwerden · übermäßige Gefühlsschwankungen	
Oliven-Engelwurz-Öl aeth. 1 % (Dr. Heberer) · Angelica archangelica · Engelwurz	· Lymphadenitis, Lymphschwellungen[16] · demenzielle Veränderung mit Mutlosigkeit, Verzweiflung und Furcht vor dem Verloren-Sein	**VII.7** Das Öldispersionsbad nach Werner Junge in der Altenpflege

Equisetum ex herba W 5 %, Oleum (WALA) *Schachtelhalm 5 % in Olivenöl* (Dr. Heberer) · Equisetum arvense · Ackerschachtelhalm	· Nierenerkrankungen[17] · degenerative Ablagerungen[18] · Anregung der Nierentätigkeit im aufbauenden Stoffwechsel[19] · chronisch ablagernde Entzündungen[20]	**IV.2** Hydrotherapeutische Anwendungen mit Fußbädern **VII.5** Anthroposophische Pflege und das Öldispersionsbad **X.6** Wirkungen des Bades auf das Hautorgan
Eucalyptus, Oleum aetheroleum 10 % (WALA) · Eucalyptus globulus · Eukalyptus	· Erkrankungen der oberen Atemwege · rheumatische Beschwerden	
Fenchel aeth. 10 % in Olivenöl (Dr. Heberer) · Foeniculum vulgare · Fenchel	· Carminativum · Impulsieren der Wärmebildung · Anregung der Beweglichkeit der Gliedmaßen · demenzielle Veränderung mit Orientierungslosigkeit (z. B. durch Verlust der gewohnten Umgebung)[21]	**VI.6** Sonderbehandlungen mit Bürstenstreichungen **VII.1** Das Öldispersionsbad bei Kindern und Jugendlichen **VII.4** Das Öldispersionsbad in der Heilpädagogik **VII.7** Das Öldispersionsbad nach Werner Junge in der Altenpflege
Oliven-Geranie-Öl aeth. 5 % (Dr. Heberer) · Pelargonium graveolens var. roseum · Rosengeranie	· Regeneration der Haut · Überaktivität, ADHS · nervenstärkend	**VII.4** Das Öldispersionsbad in der Heilpädagogik

Gold-Rosenblüten-Öl aeth. (Dr. Heberer) · Rosa centifolia/ damascena · Damaszener Rose	· Depression · Angststörungen	**VI.2** Die Pentagramm-Bürstenmassage im Öldispersionsbad **VII.1** Das Öldispersionsbad bei Kindern und Jugendlichen **VII.6** Das Öldispersionsbad in der Psychosomatik **VII.7** Das Öldispersionsbad nach Werner Junge in der Altenpflege **VII.8** Erfahrungsbericht aus einer Behinderteneinrichtung
Gold-Weihrauch-Myrrhe-Öl aeth. (Dr. Heberer) · Boswellia sacra, Commiphora myrrha · Weihrauch, Myrrhe	· Traumata durch menschliche Gewalt oder Vernachlässigung · Stärkung der Mutkräfte[22, 23], der Entscheidungskraft im Selbstbewusstsein und im Vertrauen auf Zukunftskräfte · Stabilisierung des Wesensgliedergefüges · seelisches Gleichgewicht in einer Palliativsituation	**VI.2** Die Pentagramm-Bürstenmassage im Öldispersionsbad **VII.1** Das Öldispersionsbad bei Kindern und Jugendlichen **VII.2** Fallbericht **VII.6** Das Öldispersionsbad in der Psychosomatik
Oliven-Ingwer-Öl aeth. 10 % (Dr. Heberer) · Zingiber officinale · Ingwer	· Bronchitis[24] · Neurasthenie[25] · leichte Spasmolyse · wärmebildend, kreislaufanregend, gegen Schwerfälligkeit	**VII.4** Das Öldispersionsbad in der Heilpädagogik
Oliven-Johanniskraut-Öl 10 % (Dr. Heberer) · Hypericum perforatum · Johanniskraut	· Neuralgien nach Verbrennungen · depressive Verstimmungen[26, 27] · übersteigerte Introversion · demenzielle Veränderung mit Distanzlosigkeit, Psychasthenie	**VII.4** Das Öldispersionsbad in der Heilpädagogik **VII.6** Das Öldispersionsbad in der Psychosomatik **VII.7** Das Öldispersionsbad nach Werner Junge in der Altenpflege **VII.8** Erfahrungsbericht aus einer Behinderteneinrichtung

Kampferöl aeth. 5 % in Olivenöl (Dr. Heberer) · Cinnamonum camphora · Kampfer	· Neuralgien, rheumatische Schmerzzustände · Anregung der Atmung · wärmebildend	
Klettenwurzel 5 % in Olivenöl (Dr. Heberer) · Arctium lappa · Klette	· variköser Symptomenkomplex · schlaffes Bindegewebe · Haarausfall · trockene Ekzeme[28] · Stärkung der Körperwahrnehmung	**VI.6** Sonderbehandlungen mit Bürstenstreichungen **VII.3** Fallberichte **VII.4** Das Öldispersionsbad in der Heilpädagogik
Oliven-Kümmel-Öl aeth. 5 % · Carum carvi · Kümmel	· Neigung zur Verstopfung · Meteorismus · Somatisierung von Angst im Kindesalter	**VI.6** Sonderbehandlungen mit Bürstenstreichungen **VII.1** Das Öldispersionsbad bei Kindern und Jugendlichen **VII.6** Das Öldispersionsbad in der Psychosomatik
Kupfer-Lavendel-Öl aeth. (Dr. Heberer)	· Regeneration der sensiblen Nerven bei Tetraplegie · Entkrampfung · Förderung der Wärmebildung	**VII.4** Das Öldispersionsbad in der Heilpädagogik **VII.7** Das Öldispersionsbad nach Werner Junge in der Altenpflege
Lärchenharz 10 % in Olivenöl (Dr. Heberer) · Terebinthina laricina · Lärchenharz	· Verhärtungen und Mineralisierungstendenzen · Arthrose	**VII.1** Das Öldispersionsbad bei Kindern und Jugendlichen **VII.5** Anthroposophische Pflege und das Öldispersionsbad

Oliven-Lavendel-Öl aeth. 10 % (Dr. Heberer) *Lavandula, Oleum aethereum 10 %* (WALA) · Lavandula angustifolia · Lavendel	· Bronchialspasmen, bei Dominanz des Nerven-Sinnes-Systems und geschwächter Atmung[29] · Lumbago · Ruhe fördernd[30] · Linderung einer vegetativen Spannung · demenzielle Veränderung mit unaufhörlichem Bewegungstrieb, Unruhe, gesteigerter sympathikotoner Aktivität · Spannungsschmerz bei Kontrakturen · Parkinson: Rigor und Tremor	**IV.2** Hydrotherapeutische Anwendungen mit Fußbädern **VI.6** Sonderbehandlungen mit Bürstenstreichungen **VII.1** Das Öldispersionsbad bei Kindern und Jugendlichen **VII.2** Fallbericht **VII.4** Das Öldispersionsbad in der Heilpädagogik **VII.6** Das Öldispersionsbad in der Psychosomatik **VII.7** Das Öldispersionsbad nach Werner Junge in der Altenpflege
Leinöl naturrein · Linum usitatissimum · Lein	· atopische Dermatitis[31] · Begleittherapie bei Karzinomerkrankung	**IX.2** Lein- und Schwarzkümmelöl
Levisticum e radice W 5 %, Oleum (WALA) *Liebstöckel 5 % in Olivenöl* (Dr. Heberer) · Levisticum officinale · Liebstöckel	· gestörte Nahrungsresorption · Carminativum · Entzündung der peripheren Nerven · Strukturierung des Verhaltens[32]	**VII.4** Das Öldispersionsbad in der Heilpädagogik
Lindenblüten 5 % in Olivenöl (Dr. Heberer) · Tilia cordata · Linde, Winterlinde	· Durchwärmung · Förderung der Aufbaukräfte	**VII.4** Das Öldispersionsbad in der Heilpädagogik
Oliven-Lorbeer-Öl aeth. 5 % (Dr. Heberer) · Laurus nobile · Lorbeer	· Appetit anregend[33] · Angst, Lebenskrisen[34]	

Meerrettichöl aeth. 5 % (Dr. Heberer) · Armoracia rusticana · Meerrettich	· Schlaganfall mit Lähmung · Vergesslichkeit bei Konzentrationsmangel · Nervenschwäche[35] · Entzündungen seröser Häute[36]	**VII.7** Das Öldispersionsbad nach Werner Junge in der Altenpflege
Melissa ex herba 5 %, Oleum (WALA) · Melissa officinalis · Melisse	· demenzielle Veränderung mit nervlicher Schwäche, Bedürfnis nach Isolation und Ruhe[37] · krampflösend · Schlaflosigkeit, „Herzklopfen aus Ängstlichkeit“[38]	**VII.7** Das Öldispersionsbad nach Werner Junge in der Altenpflege
Oliven-Nelken-Öl aeth. 5 % (Dr. Heberer) · Syzygium aromaticum · Nelke, Gewürznelke	· Herzerkrankungen	
Olivenöl naturrein · Olea europaea · Olive	· Stärkung des Zusammenhalts der Wärmeorganisation[39] · Öl zur unspezifischen Anwendung · Hautschutz[40]	**VI.2** Die Pentagramm-Bürstenmassage im Öldispersionsbad **VII.1** Das Öldispersionsbad bei Kindern und Jugendlichen **IX.1** Der Olivenbaum und das Olivenöl (Dr. Heberer) **X.6** Wirkungen des Bades auf das Hautorgan
Oliven-Orange-Öl aeth. 5 % (Dr. Heberer) · Citrus sinensis · Orange	· ausgleichende Tonisierung des Nervus sympathicus · Förderung eines emotionalen Gleichgewichts · motivierend[41] · „Die Süße des Lebens“[42]	

Oxalis e planta tota W 10 %, Oleum (WALA) · Oxalis acetosella · Waldsauerklee	· Krämpfe der glatten Muskulatur · Lockerung von unbewussten seelischen Traumata · Schockfolgen · Ablagerungstendenzen[43] · seelisch wirkende „Fremdeinflüsse"	**VII.1** Das Öldispersionsbad bei Kindern und Jugendlichen **VII.2, VII.3** Fallberichte **VII.6** Das Öldispersionsbad in der Psychosomatik
Passionsblume 5 % in Olivenöl (Dr. Heberer) · Passiflora caerulea · Passionsblume	· ADHS · Konzentrationsschwäche · Neurasthenie · nervöse Unruhezustände[44]	**VII.4** Das Öldispersionsbad in der Heilpädagogik
Oliven-Pfefferminz-Öl aeth. 5 % (Dr. Heberer) · Mentha piperita · Pfefferminze	· krampflösend bei Magenbeschwerden · Übelkeit · Migräne, neuralgieforme Beschwerden · Nasennebenhöhlen-Schwellungen, Katarrh · Spannungskopfschmerz[45]	
Prunus spinosa e floribus W 5 %, Oleum (WALA) · Prunus spinosa · Schlehdorn, Schlehe	· Myalgien, Lumbago · gesteigerte vegetative Spannung · Förderung der Wärmeentwicklung[46]	**IV.2** Hydrotherapeutische Anwendungen mit Fußbädern **VI.6** Sonderbehandlungen mit Bürstenstreichungen **VII.1** Das Öldispersionsbad bei Kindern und Jugendlichen **VII.4** Das Öldispersionsbad in der Heilpädagogik **VII.7** Das Öldispersionsbad nach Werner Junge in der Altenpflege

Rosa e floribus 10 %, Oleum (WALA) · Rosa centifolia/ damascena · Damaszener Rose	· Erschöpfungszustände · Gedeihstörungen · Anregung des Aufbaustoffwechsels[47] · einführendes Bad bei demenzieller Veränderung · Anregung der Wärmeprozesse	**VI.2** Die Pentagramm-Bürstenmassage im Öldispersionsbad **VII.1** Das Öldispersionsbad bei Kindern und Jugendlichen **VII.4** Das Öldispersionsbad in der Heilpädagogik **VII.7** Das Öldispersionsbad nach Werner Junge in der Altenpflege **X.6** Wirkungen des Bades auf das Hautorgan
Rosenblüten-Schachtelhalm-Öl (Dr. Heberer) · Rosa centifolia/ damascena, Equisetum arvense · Damaszener Rose, Schachtelhalm	· Nierenfunktionsschwäche · Infekte der ableitenden Harnwege · gereizte Haut, „Altershaut“ · Neurodermitis	
Rosmarinus, Oleum aethereum 10 % (WALA) *Oliven-Rosmarin-Öl aeth. 10 %* (Dr. Heberer) · Rosmarinus officinalis · Rosmarin	· ungenügende Körperwärme · Stoffwechselschwäche · Darmträgheit · Morgenmüdigkeit · Kreislauftonisierung, Hypotonie[48] · Diabetes mellitus (adjuvant)[49] · Neuropathien[50] · Gedächtnisförderung, Steigerung der kognitiven Leistung[51]	**IV.2** Hydrotherapeutische Anwendungen mit Fußbädern **VII.1** Das Öldispersionsbad bei Kindern und Jugendlichen **VII.4** Das Öldispersionsbad in der Heilpädagogik **X.6** Wirkungen des Bades auf das Hautorgan
Rosskastanie 5 % in Olivenöl (Dr. Heberer) · Aesculus hippocastanum · Rosskastanie	· variköser Symptomenkomplex · Störungen der Zirkulation im lymphatischen, kapillaren und venösen System[52]	**VI.6** Sonderbehandlungen mit Bürstenstreichungen

Oliven-Salbei-Öl aeth. 5 % (Dr. Heberer) · Salvia officinalis · Salbei	· allergisch-hyperergische Symptome[53] · trockenes bzw. makulo-papulöses Ekzem · Klimakterium · übermäßige Schweißsekretion	**VII.1** Das Öldispersionsbad bei Kindern und Jugendlichen
Schafgarbe 5 % in Olivenöl (Dr. Heberer) · Achillea millefolium · Schafgarbe	· Stärkung der Lebenskräfteorganisation · depressive Neigung, Antriebsschwäche[54] · Dysmenorrhoe[55]	**VII.1** Das Öldispersionsbad bei Kindern und Jugendlichen **VII.4** Das Öldispersionsbad in der Heilpädagogik
Schwarzkümmel naturrein (Dr. Heberer) · Nigella sativa · Schwarzkümmel	· Nahrungsmittelunverträglichkeit · Regulierung der Verdauung[56, 57]	**IX.2** Lein- und Schwarzkümmelöl
Oliven-Teebaum-Öl aeth. 10 % (Dr. Heberer) · Melaleuca alternifolia · Teebaum	· infektionshemmend · Hautpilz · keimtötend	
Thuja 5 % in Olivenöl (Dr. Heberer) · Thuja occidentalis · Lebensbaum	· Entzündungen der Haut und Schleimhäute · Folge von Infektionen, z. B. Herpes verschiedener Lokalität[58] · Warzenbildungen	
Thymus, Oleum aetheroleum 5 % (WALA) · Thymus vulgaris · Thymian	· Bronchitiden · exsudative Diathese · Anregung der Speicheldrüsen · antimikrobiell · Anregung der Wärmeorganisation bei chronisch verhärtenden Prozessen[59]	**VII.1** Das Öldispersionsbad bei Kindern und Jugendlichen **VII.4** Das Öldispersionsbad in der Heilpädagogik

Urtica dioica ex herba W5 %, Oleum (WALA) · Urtica dioica · Große Brennnessel	· entzündliche Erkrankungen der ableitenden Harnwege[60] · rheumatische Beschwerden[61] · nässende Ekzeme · strukturierende, aufrichtende Kraft bei nervöser Erschöpfung · Unterstützung des Eisenstoffwechsels[62]	**VII.5** Anthroposophische Pflege und das Öldispersionsbad
Viscum Mali ex herba W 5 %, Oleum (WALA) · Viscum Mali · Apfelmistel	· Auflösung von Verhärtungen · epileptische Konstitution[63,64] · bei lymphatischer Konstitution zur Steigerung des Wachbewusstseins · Unterstützung bei Karzinomerkrankung	**VII.4** Das Öldispersionsbad in der Heilpädagogik
Oliven-Wacholder-Öl aeth. 5 % (Dr. Heberer) · Juniperus communis · Wacholder	· unspezifische Rückenbeschwerden, Myalgien, Lumbago · gesteigerte vegetative Spannung · wärmebildend · Ansteckungsprophylaxe[65] · Erlahmen der Willenskräfte · Stärkung des Selbstwertgefühls	**VI.2** Die Pentagramm-Bürstenmassage im Öldispersionsbad **VI.6** Sonderbehandlungen mit Bürstenstreichungen **VII.1** Das Öldispersionsbad bei Kindern und Jugendlichen **VII.4** Das Öldispersionsbad in der Heilpädagogik **VII.6** Das Öldispersionsbad in der Psychosomatik **VII.8** Erfahrungsbericht aus einer Behinderteneinrichtung
Wintergrünöl aeth. 5 % in Olivenöl (Dr. Heberer) · Gaultheria fragrantissima · Wintergrün	· rheumatische Erkrankungen · Arthrosen[66] · gesteigerte Sensitivität, seelisches Schutzbedürfnis · Migräne	

Oliven-Zitronen-Öl aeth. 10 % (Dr. Heberer) *Citrus, Oleum aethereum 10 %* (WALA) · Citrus limon · Zitrone	· allergisch-hyperergische Symptome · Begrenzung der zentrifugalen Tendenzen ätherischer Schwellneigungen[67] · Strukturierung · demenzielle Veränderung mit Antriebs- oder Lustlosigkeit	**VII.4** Das Öldispersionsbad in der Heilpädagogik **VII.7** Das Öldispersionsbad nach Werner Junge in der Altenpflege
Oliven-Zypressen-Öl aeth. 5 % (Dr. Heberer) · Cupressus sempervirens · Zypresse	· demenzielle Veränderung mit Auflösung des Grenzgefühls der Person, Distanzlosigkeit, mangelnde Gefühlsmodulation · seelischer Schutz	**VII.7** Das Öldispersionsbad nach Werner Junge in der Altenpflege **VII.4** Das Öldispersionsbad in der Heilpädagogik

2. Torföle

Aus der großen Zahl von der Firma Wandil[68] angebotenen Torföle sind hier nur wenige aufgeführt [→ Kapitel IX.3 Torföle].

Weitere Anbieter sind z. B. Dr. Heberer und das Torffaser Atelier.[69]

Name des Präparates	Anwendungsmöglichkeiten
Torföl mit Arnikawurzel	Parkinson (adjuvant)
Torföl mit Rosmarin, Thymian, Propolis	entzündliche Disposition, rheumatische Gelenkerkrankungen
Torföl mit Ameisensäure	Neigung zu Geschwulsten (ohne Charakterisierung ob gut- oder bösartig)
Torföl mit Karotte	„Stoffwechselverlagerung“, Migräne, „Verdauen lernen“

Literatur

1 Steiner, R.: Physiologisch-Therapeutisches auf Grundlage der Geisteswissenschaft (GA 314). Rudolf Steiner Verlag Dornach 2011. Vortrag vom 28. Oktober 1922.

2 Debus, M.: Medikamentöse Begleitbehandlung bei onkologischen Erkrankungen. Der Merkurstab 2009; 62 (4). S. 320-325.

3 Heine, R. (Hrsg.): Anthroposophische Pflegepraxis. Salumed Verlag Berlin 2017. S. 391.

4 Bäumler, S.: Heilpflanzenpraxis heute. Elsevier München 2007. S. 61.

5 Grohmann, G.: Heilpflanzen in Rudolf Steiners „Geisteswissenschaft und Medizin“. Salumed Verlag Berlin (Reprint) 2014. S. 69.

6 Steiner, R.: Geisteswissenschaft und Medizin (GA 312). Rudolf Steiner Verlag Dornach 2020. S. 268.

7 Kiehs-Glos, Ch.: Arnika. Eine Heilpflanze voll Kraft und Sensibilität. Freies Geistesleben Stuttgart 2002. S. 82.

8 Steiner, R.: Physiologisch-Therapeutisches auf der Grundlage der Geisteswissenschaft (GA 314). Rudolf Steiner Verlag Dornach 2011.

9 Pelikan, W.: Heilpflanzenkunde. Band I. Verlag am Goetheanum Dornach 1980. S. 57.

10 Schönfelder, I. und P.: Das Handbuch der Heilpflanzen. Wissenschaftliche Verlagsgesellschaft Stuttgart 2004. S. 89.

11 Steiner, R.: Geisteswissenschaft und Medizin (GA 312). Rudolf Steiner Verlag Dornach 2020. S. 280 ff.

12 Simonis, W. C.: Heilpflanzen I. Novalis Verlag Steinbergkirche 1981. S. 317.

13 Ebd.

14 Pelikan, W.: Heilpflanzenkunde. Band I. Verlag am Goetheanum Dornach 1980. S. 277.

15 Schönfelder, I. und P.: Das Handbuch der Heilpflanzen. Wissenschaftliche Verlagsgesellschaft Stuttgart 2004. S. 284.

16 Bäumler, S.: Heilpflanzenpraxis heute. Urban & Fischer Verlag München 2007. S. 60.

17 Sommer, M.: Heilpflanzen. Verlag Freies Geistesleben Stuttgart 2011. S. 123.

18 Medizinische Sektion am Goetheanum, van Heek-van Tellingen, C. (Hrsg.): Vademecum. Methodische Arbeitsansätze zur Anthroposophischen Medizin. Verlag am Goetheanum Dornach 2002. S. 114.

19 Ebd. S. 115.

20 Schönfelder, I. und P.: Das Handbuch der Heilpflanzen. Wissenschaftliche Verlagsgesellschaft Stuttgart 2004. S. 180.

21 Bäumler, G.: Zur Therapie mit dem Öldispersionsbad bei einer demenziell veränderten Hochbetagten in einem Pflegeheim. Der Merkurstab 2014; 67 (2). S. 116-120.

22 Meyer, U.: Weihrauch und Myrrhe – Baumharze der Halbwüste als Heilmittel. Aurum – Olibanum – Myrrha (Teil II). Der Merkurstab 2007; 60 (6). S. 522-528. Engel, W.: Gold im Zusammenklang mit Weihrauch und Myrrhe in der Arzneimittelherstellung. Aurum – Olibanum – Myrrha (Teil I). Der Merkurstab 2007; 60 (6). S. 516-521.

23 Steiner, R.: Natur- und Geistwesen – ihr Wirken in unserer sichtbaren Welt (GA 98). Rudolf Steiner Verlag Dornach 1996. S. 62.

24 GAÄD (Hrsg.): Vademecum Anthroposophische Arzneimittel. Der Merkurstab 2017; 70 (Suppl.). S. 756.

25 Bäumler, S.: Heilpflanzenpraxis heute. Urban & Fischer Verlag München 2007. S. 214.

26 Pelikan, W.: Heilpflanzenkunde. Band II. Verlag am Goetheanum Dornach 1982. S. 41.

27 Schönfelder, I. und P.: Das Handbuch der Heilpflanzen. Wissenschaftliche Verlagsgesellschaft Stuttgart 2004. S. 238.

28 Bäumler, S.: Heilpflanzenpraxis heute. Urban & Fischer Verlag München 2007. S. 242.

29 Gloger, G., Grah, C., Krüger, M., Streit, E.: Asthma bronchiale in der Anthroposophischen Medizin. Teil 1. Der Merkurstab 2018; 71 (6). S. 428-436.

30 Schmidt, M.: Zwei Fallberichte über Schulkinder aus dem Arbeitskreis der Kindergarten- und Schulärzte. Der Merkurstab 2012; 65 (4). S. 376-378.

31 Wolff, O.: Zur therapeutischen Anwendung der ungesättigten Fette, insbesondere Gamma-Linolensäure und w-3-Fettsäuren. Der Merkurstab 1994; 47 (2). S.168.

32 v. Zabern, B.: Kompendium der ärztlichen Behandlung seelenpflegebedürftiger Kinder, Jugendlicher und Erwachsener. Verlag am Goetheanum Dornach 2002. S. 51.
33 Teuscher, E.: Gewürzdrogen. Wissenschaftliche Verlagsgesellschaft Stuttgart 2003. S. 224.
34 Enz, M.: Das Wissen um die Heilkräfte der Ätherischen Öle. Joy Verlag Sulzberg 2007. S. 108.
35 Diederich, K., Fitger, R., Laubersheimer, A.: Therapie und Verlauf bei einer Frau mit sekundär chronisch-progredienter Multipler Sklerose. Eine Kasuistik. Der Merkurstab 2012; 65 (2). S. 124-129.
36 Schulz, J.: Beitrag zur Behandlung der Pleuritis exsudativa. Ärzte-Rundbrief der Ärztegruppe der Anthroposophischen Gesellschaft Stuttgart 1947; 1 (6-7). S. 42-43.
37 Sommer, M.: Heilpflanzen. Verlag Freies Geistesleben Stuttgart 2011. S. 167.
38 Pelikan, W.: Heilpflanzenkunde. Band I. Verlag am Goetheanum Dornach 1980. S. 57.
39 Pelikan, W.: Heilpflanzenkunde. Band II. Verlag am Goetheanum Dornach 1982. S. 196.
40 Madeleyn, R.: Krankheitsverständnis und Therapiemöglichkeiten kindlicher Epilepsie. Der Merkurstab 2016; 69 (4). S. 291-296.
41 Fischer-Rizzi, S.: Das große Buch der Pflanzenwässer. AT Verlag München 2014. S. 223.
42 Enz, M.: Das Wissen um die Heilkräfte der ätherischen Öle. Joy Verlag Sulzberg, 2001. S. 126.
43 Steiner, R, Wegman, I.: Grundlegendes für eine Erweiterung der Heilkunst nach geisteswissenschaftlichen Erkenntnissen (GA 27). Rudolf Steiner Verlag Dornach 2014. Kapitel XVII.
44 Bäumler, S.: Heilpflanzenpraxis heute. Urban & Fischer München 2007. S. 317.
45 Sommer, M.: Heilpflanzen. Verlag Freies Geistesleben Stuttgart 2011. S. 47.
46 Heine, R.: Wärme als Element der Pflege. Der Merkurstab 2012; 65 (6). S. 567-569.
47 Sommer, M.: Heilpflanzen. Verlag Freies Geistesleben Stuttgart 2011. S. 179-182.
48 Kunze, H.: Erfahrungen mit den Öldispersionsbädern. Beiträge zu einer Erweiterung der Heilkunst 1960; 13 (5). S.157-168.
49 Steiner, R.: Geisteswissenschaft und Medizin (GA 312). Rudolf Steiner Verlag Dornach 2020. S. 273 ff.
50 Rimpau, W.: Erfahrungen mit dem Rosmarin-Öl-Dispersionsbad bei schmerzhaften Neuropathien. Der Merkurstab 1996; 49 (1). S. 40-47.
51 Meyer, U., Pedersen, P.A. (Hrsg.): Anthroposophische Pharmazie. Salumed Verlag Berlin 2017. S. 322.
52 Schönfelder, I. und P.: Das Handbuch der Heilpflanzen. Wissenschaftliche Verlagsgesellschaft Stuttgart 2004. S. 40.
53 Vogel, H. H.: Das Problem der Allergie unter geisteswissenschaftlichen Gesichtspunkten. Beiträge zu einer Erweiterung der Heilkunst 1968; 21 (6). S. 195-206.
54 Sommer, M.: Heilpflanzen. Verlag Freies Geistesleben Stuttgart 2011. S. 33.
55 Bäumler, S.: Heilpflanzenpraxis heute. Urban & Fischer München 2007. S. 360.
56 Ebd. S. 373.
57 Teuscher, E.: Gewürzdrogen. Wissenschaftliche Verlagsgesellschaft Stuttgart 2003. S. 341-344.
58 Roth, L., Daunderer, M., Grunstelder, M.: Giftpflanzen - Pflanzengifte. Nikol Verlag Hamburg 2006. S. 700.
59 Pelikan, W.: Heilpflanzenkunde. Band I. Verlag am Goetheanum Dornach 1980. S. 52.
60 Stern, C.: Große Brennnessel. Deutsche Heilpraktiker Zeitschrift 2014; 9 (3). S. 50-53.
61 Wegener, T.: Presssaft aus Brennnesselkraut – erfolgreiche Anwendung im Praxisalltag. Zeitschrift für Phytotherapie 2009; 30 (5). S. 243-248.
62 Diederich, K., Eppel, C.: Die Urtica dioica. Der Merkurstab 2004; 57 (4). S. 278-289.
63 Steiner, R.: Heilpädagogischer Kurs (GA 317). Rudolf Steiner Verlag Dornach 1995. S. 50.
64 Madeleyn, R.: Krankheitsverständnis und Therapiemöglichkeiten kindlicher Epilepsie. Der Merkurstab 2016; 69 (4). S. 291-296.
65 Medizinische Sektion am Goetheanum, van Heek-van Tellingen, C. (Hrsg.): Vademecum. Methodische Arbeitsansätze zur Anthroposophischen Medizin. Verlag am Goetheanum Dornach 2002. S. 135.
66 Pelikan, W.: Heilpflanzenkunde. Band II. Verlag am Goetheanum Dornach 1982. S. 97.
67 Vogel, H. H.: Das Problem der Allergie unter geisteswissenschaftlichen Gesichtspunkten. Beiträge zu einer Erweiterung der Heilkunst 1968; 21 (6). S. 195-206.
68 Wandil: Peter Böhlefeld, Zum Alten Wasserwerk, 99438 Oettern. www.wandil.de (Oktober 2023).
69 Dr. Heberer Naturheilmittel GmbH, Reuteweg 6, 73087 Bad Boll. www.dr-heberer-shop.de (Oktober 2023). Torffaser Atelier: Anita Borter, Kirchgasse 25, CH-5600 Lenzburg. www.torffaseratelier.ch/de (Oktober 2023).

KAPITEL IX.1

Der Olivenbaum und das Olivenöl

MARKUS KRÜGER

Der immergrüne Ölbaum gehört zu den ältesten Kulturpflanzen der Erde und wird seit dem vierten Jahrtausend vor Christus kultiviert. Er zählt zu den wenigen Pflanzen, deren einzelnes Exemplar mehrere tausend Jahre alt werden kann. Seine Knospen, Blätter und Blüten wirken dagegen sehr jung. Die Blätter erinnern an die Keimblätter einer einjährigen Blütenpflanze; die Blüten in ihrem unscheinbaren, zarten Weiß und der unspektakulären Form erscheinen, als seien sie noch im Embryonalzustand verhaftet, während das knorrige Holz und die Rinde uralt anmuten, ja fast versteinert wirken.

1. Der Olivenbaum (Olea europea)

1.1 Standorte

Sein natürliches Vorkommen ist der östliche Mittelmeerraum. Der Olivenbaum hat im Verlauf das gesamte Mittelmeergebiet erobert und markiert sozusagen Zonen mit mediterranem Klima. Er ist empfindlich für Frost, nach kalten Wintern fällt die Ernte schlechter aus. Stärkerer Frost vernichtet schließlich die Pflanze, sodass er nur im milden Klima von Mittelmeer und Schwarzem Meer gedeiht. Er ist zwischen dem 30. und 45. Breitengrad nördlich und südlich zuhause. Der Ölbaum wächst in der Macchie, einer Landschaft, in der nach einem kurzen regnerischen Frühling lange, heiße und trockene Sommer folgen[1], also in Regionen, in denen es nicht an Licht, Sonne, Wärme und Trockenheit mangelt. Der Olivenbaum steht in der glühenden, brütenden Hitze und verbreitet Ruhe und friedevolle Stimmung. Seine Blätter bleiben das ganze Jahr grün, während die Pflanzen um ihn herum längst vertrocknen und verdorren. Das ist die Zeit, in der er die Sommerglut innerlich wirkend in die Olivenölbildung verwandelt. In dieser Zeit wächst er nicht mehr. Seine Kraft richtet er nach innen, zur öligen Fruchtbildung hin.

1.2 Äußere Erscheinung

Der Olivenbaum kann zehn bis zwanzig Meter hoch werden. Sein Wachsen ist langsam. Bei jüngeren Bäumen sieht man einen grau-braunen, knorrigen Stamm, einem Felsen gleich, über dem eine grün-silbergraue Baumkrone in rundlich sich vorwölbenden Formen ruht. Bei älteren Exemplaren neigt sich die Krone oft bis zum Boden und bildet so einen fast geschlossenen Innenraum.

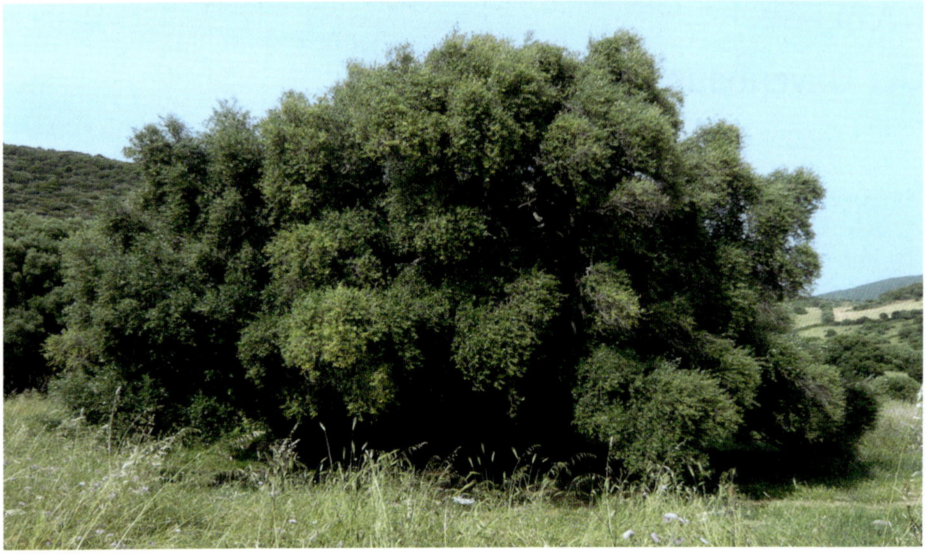

4.500 Jahre alter Olivenbaum auf Sardinien: Der Baum ist grün und steht in voller Blüte. Die Blüten sind zwar weiß, aber so unscheinbar, dass man sie nur bei näherer Betrachtung bemerkt. Die Krone neigt sich bis zum Boden und bildet einen fast geschlossenen Innenraum.

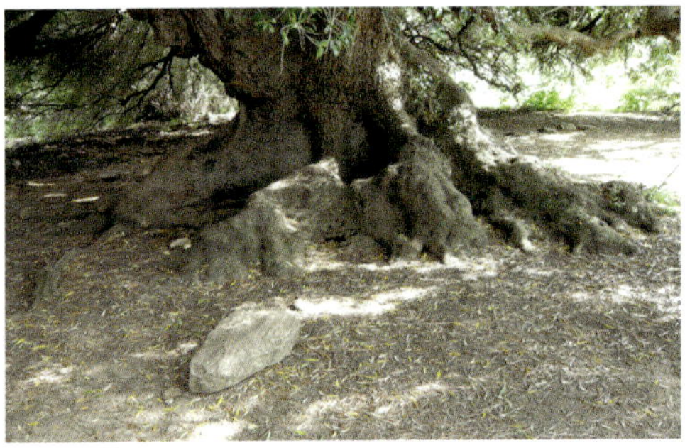

Stein und Stamm eines 2.500 Jahre alten „Bruders" aus der Nachbarschaft

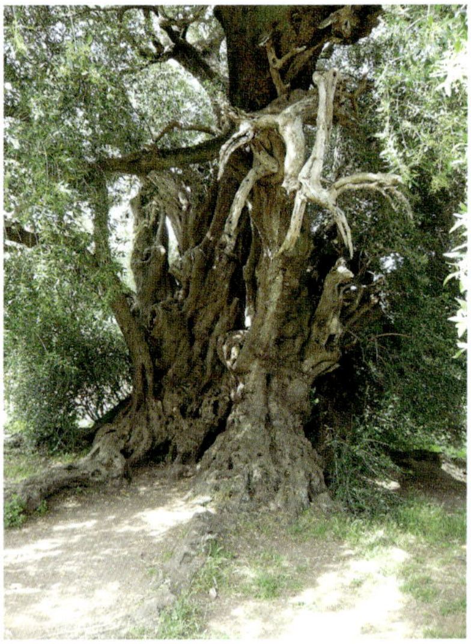

Der knorrige Stamm erscheint wie ein Felsen.

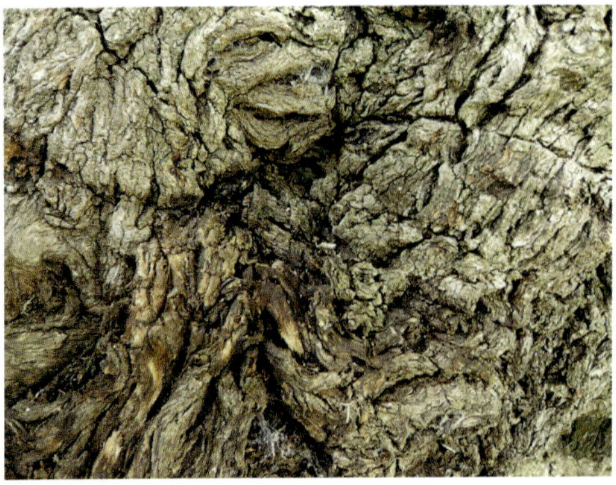

Die Rinde wirkt zwar alt, ist aber von lebendigen, z.T. welligen bzw. spiraligen Formen geprägt.

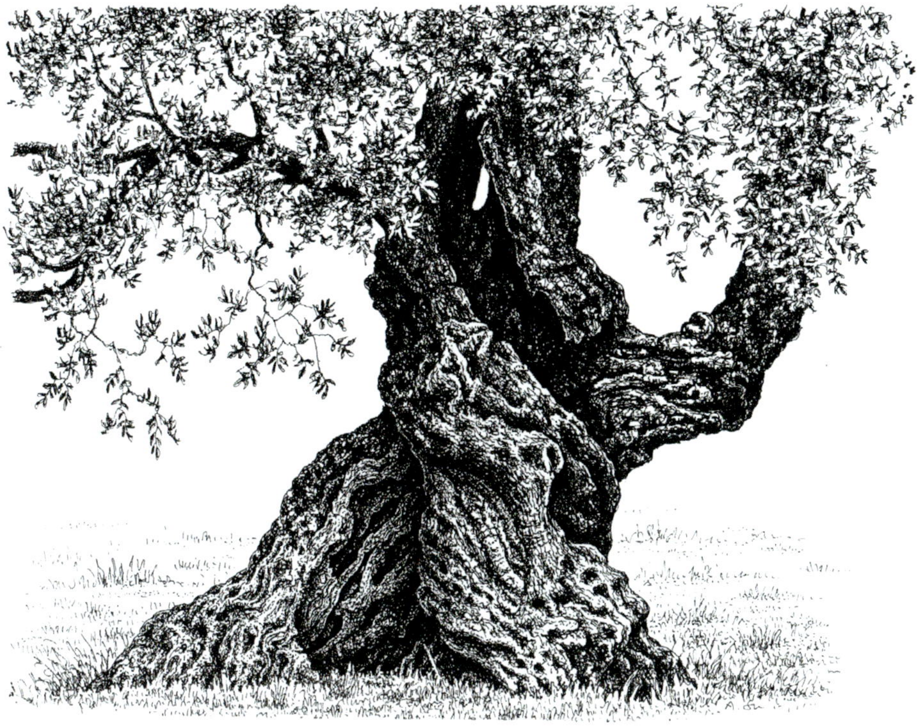

Olivenbaum-Zeichnung von Andreas Suchantke (1933-2014)

1.3 Wurzel

Die Wurzeln passen sich der Bodenbeschaffenheit an. Ist der Boden locker, kann der Baum fast senkrechte, bis sieben Meter lange Wurzeln ausbilden, während er bei festem oder felsigem Grund ein oberflächlicheres Netzwerk bildet. Einzelne Wurzelabschnitte sind bestimmten Ästen zugeordnet und degenerieren nach der Entfernung des zugehörigen Astes.[2,3]

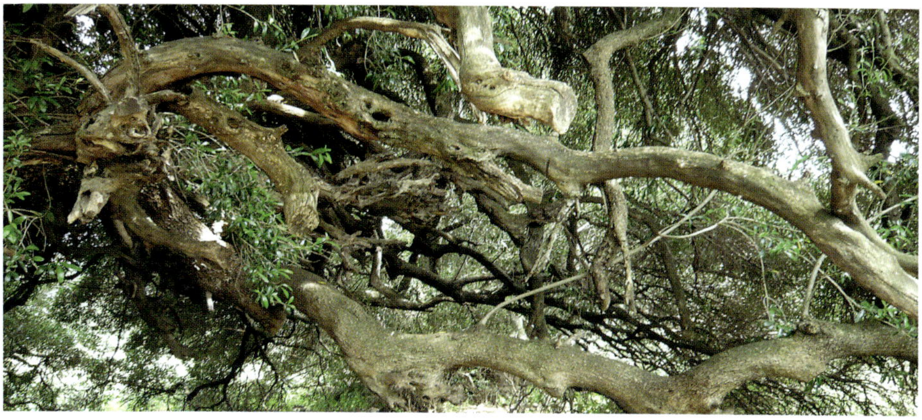

Wie aus dem alten, tot wirkenden Holz frische, grüne Zweige sprießen. Der Baum bleibt allzeit jung und wird zugleich uralt.

1.4 Äste

Unter der Rinde befindet sich „ein ewiger Jungbrunnen“. Überall sitzen sogenannte „schlafende Augen“, die auch aus den ältesten Stämmen und Ästen sozusagen an jeder beliebigen Stelle neue Triebe hervorbringen können. Die Zweige verholzen schnell und werden so fest und knorrig wie der Stamm. Sie behalten aber die jugendliche Regenerations- und Erneuerungskraft lebenslänglich bei.

1.5 Blätter

Die Blätter sind gestielt, haben eine lanzettliche Spreite, sind glattrandig und ledrig-fest. An der Oberseite sind sie von hell- über dunkel- bis graugrün mit einer wächsernen, glänzenden „Schuppenschicht“ überzogen, die vor Verdunstung schützt. Diese Wachsschuppen zeigen unter dem Mikroskop zauberhafte blütenartige Formen. An der Unterseite sind die Blätter silbergrau-samtig und von – ebenfalls vor Verdunstung schützenden – Sternhaaren bedeckt, die Anordnung ist kreuzgegenständig. In den Blattachseln entspringen die Blütentriebe. Die Blätter fallen, jahreszeitlich unabhängig, nach einigen Jahren ab, sodass der Baum das ganze Jahr über immergrüne Blätter trägt.

Auch das Blattkleid zeigt das Bild des ewig Grünen, Jungen auf der einen Seite. Auf der anderen Seite ist die Konsistenz ledrig, derb, fest und erinnert an Altes.

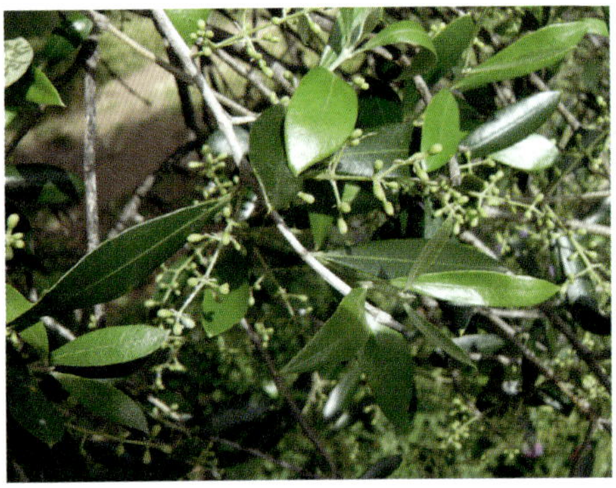

Frisch-grüne, lanzettliche, wächsern glänzende, kreuzgegenständige Blätter

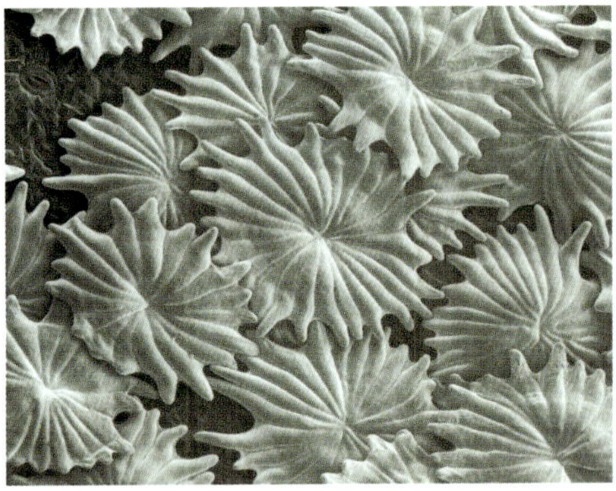

Mikroskopische Aufnahme der Wachsschicht auf Olivenbaumblättern[4]

1.6 Blüte

Die Blüten sind unscheinbar. Man muss erst genau hinsehen, um zu bemerken, dass der Baum blüht. Das Blütenweiß ist nicht aufdringlich, plakativ, sondern entzieht sich eher der Aufmerksamkeit. Der Baum scheint nach innen hin zu blühen, versprüht sich nicht nach außen. Die Blüten duften praktisch nicht.

Zehn bis vierzig vierzählige, weiße kleine Blüten sitzen an Rispen, die aus den Blattachseln hervortreten. Die vier (2,5 bis 4 mm langen) Kronblätter sind zu einer Kronröhre verwachsen, aus der vier Staubblätter und zwei Fruchtblätter hervorkommen. Die Blüte ist zwittrig, funktionell aber zuweilen nur eingeschlechtlich und wird vom Wind bestäubt.

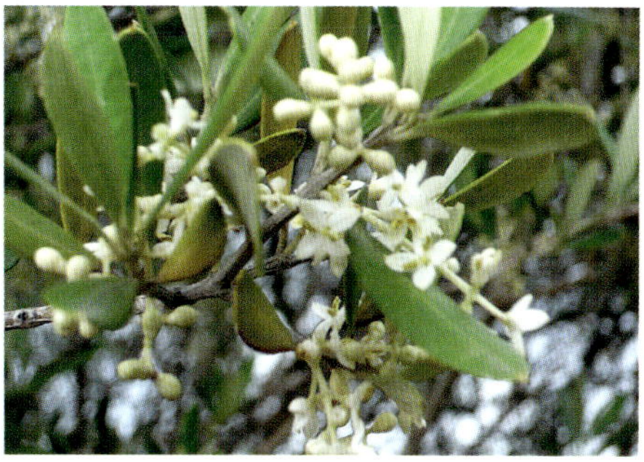
Weiße, unaufdringliche Blüten mit vier Blütenblättern

1.7 Frucht

Die Olive, eine runde bis ellipsoide Steinfrucht, hat eine Größe von etwa 1,5 cm × 3 cm. Der harte Same ist von festem, ölhaltigem Fruchtfleisch umgeben, das seine Farbe im Reifungsvorgang vom Hellgrün ins Violett-Braun wandelt. Die Olivenernte beginnt im Oktober und erreicht ihren Höhepunkt im November bis Dezember. Das Fruchtfleisch enthält 50 bis 70 % Wasser, 6 bis 30 % Öl und einen großen Anteil an Bitterstoffen, die eine rohe Olive ungenießbar erscheinen lassen. Erst nach Herauslösen der Bitterstoffe durch Einlegen in Wasser wird die Frucht zur Köstlichkeit.

1.8 Vermehrung

Vögel verteilen Olivenkerne in der gedeihlichen Landschaft. Menschen setzen Stecklinge. Ein herabhängender Ast, der den Boden berührt, vermag Wurzeln zu schlagen und so gewissermaßen einen Tochterbaum hervorzubringen. Wieder ein Zeichen der Omnipotenz: Jedes Auge kann Wurzeln schlagen, Äste treiben, Blätter sprießen oder Blüten knospen lassen.

2. Der Ölbildeprozess

Zunächst bilden sich durch die Wirkung des Lichtes im Chlorophyll der Blätter aus Kohlendioxid und Wasser Zucker, die ihrerseits durch einen komplizierten Umbauvorgang unter starker Wärmeeinwirkung in Frucht und Samen in Ölsäuren und Glycerin umgewandelt und diese zuletzt zu den Ölen verestert werden. Unter einem gewissen Aspekt sind die Kohlenhydrate als verwandeltes Licht, die fetten Öle als verwandelte Wärme im Anschluss an den Lichtprozess zu sehen. Pflanzenöle sind sozusagen metamorphosierte Sonnenenergie. Die Ölbildung steht immer am Ende eines Pflanzenzyklus. Es wird gewissermaßen Sonnenenergie im Samen eingefangen, um diese im Keimvorgang, der im wässrigen Milieu stattfindet, dem Keimling zur Verfügung zu stellen.

3. Das Olivenöl

Das Olivenöl durchdringt die ganze Pflanze, auch das Holz, ist aber am höchsten konzentriert in der Frucht, in der sein Anteil bis zu 30% betragen kann. Bei den meisten anderen Pflanzen dagegen ist der Ölgehalt in den Samen am höchsten.

Es scheint geradezu sensationell, dass der Ölgehalt im wässrigen Fruchtfleisch deutlich höher liegt als im Samen. Hier verbindet die Olive in natürlicher Weise Wasser mit Öl und macht damit bereits vor, was im Öldispersionsbad durch den Kunstgriff des Jungebadgerätes nachvollzogen wird.

Die Farbe des Olivenöls kann hellgrün bis goldgelb sein. Frisch gepresst schmeckt es so kräftig und voll, scharf, nussig-bitter, dass man nur sehr wenig zu sich nehmen kann. Man hat einen intensiven Geschmackseindruck, der sich auf den Bauch und dann auf den ganzen Körper ausbreitet und man gewinnt das Gefühl, sich eine gute Portion Sonnenkraft einverleibt zu haben. Je früher die reifen Oliven geerntet werden, desto länger bleibt der intensive Geschmack im Olivenöl erhalten. Lässt man das Öl stehen, so setzen sich die scharfen und bitteren Inhaltsstoffe ab, das Öl wird mit der Zeit immer milder und „weicher". Es behält aber seine kräftigende Potenz.

Das Olivenöl kann man als Gold des Pflanzenreiches bezeichnen. Es ist, wie alle Pflanzenöle, verwandelte Sonnenkraft.

Bei kultischen Handlungen wurde und wird es zur Krankenölung, zur Priesterweihe oder nach dem Tod zur Einbalsamierung des Leichnams verwendet. Es kommt zum Einsatz, wo die Verbindung zur geistigen Welt intensiviert werden soll.

In der Reihe der Öle nimmt es eine mittlere Stellung ein und darf als ein „Öl der Mitte" gelten. Es steht als fettes Öl zwischen dem festen Pflanzenwachs und dem flüchtigen ätherischen Öl. Im Spektrum der Pflanzenöle weist es eine gesunde Mischung aus gesättigten und ungesättigten Fettsäuren auf: Ölsäure ca. 72% (einfach ungesättigt), Linolsäure ca. 8% (zweifach ungesättigt), Palmitinsäure ca. 5% (gesättigt), Palmitoleinsäure ca. 5% (einfach ungesättigt), Stearinsäure ca. 2% (gesättigt), 8% andere. Es enthält insgesamt etwa 14% gesättigte, 77% einfach und 9% mehrfach ungesättigte Fettsäuren.

4. Zusammenfassung einiger Besonderheiten

Der Olivenbaum ist ein immergrüner Laubbaum, der seine Blätter jahreszeitenunabhängig verliert und neu bildet. Auf der Blatt-Lebensebene ist er vom Jahreslauf emanzipiert. Die Lebenskräfte scheinen allzeit zur Verfügung zu stehen.

Er wächst sehr langsam, was eher als ein Zeichen von Sorgfalt und Gründlichkeit als von Trägheit zu sehen ist.

Stamm und Äste wirken versteinert, aber unter der Rinde schlummert der ewige Jungbrunnen, allzeit bereit, frische Triebe herauszubringen. Die Augen sind omnipotent. Sie können Wurzeln, Äste, Blätter oder Blüten hervorbringen und sind ein Ausdruck der ungeheuren Lebenskräfte des Baumes. Diese äußern sich nicht durch rasches, unkontrolliertes und üppiges Wachstum – hier ist der Olivenbaum eher gründlich, sorgfältig und langsam –, sondern durch die Lebendigkeit im Inneren und die Überlebenskunst durch Jahrtausende.

Die Blüten sind bescheiden, strotzen nicht von Astralität, sondern läuten einen inneren Wandlungsprozess ein: Anstatt sich der Umwelt mitzuteilen, durch eine ansprechende Physiognomie, einen betörenden Duft oder eine attraktive Farbe, erfolgt durch Aufnahme der Sonnenwärme der innere Stoffwandlungsvorgang, die Ölbildung mit der besonderen Olivenwürze.

Das Öl konzentriert sich aber nicht im Samen, sondern in der Frucht, deren Ölgehalt bis zu 30 % betragen kann, und die andererseits zu 50 bis 70 % aus Wasser besteht. Lebensspendendes Wasser und lebenserhaltendes Öl – zwei eigentlich unvereinbare Stoffe – vereint das Olivenfruchtfleisch in besonderer Weise.

5. Ausblick

Als die Taube mit einem Ölzweig im Schnabel zu Noah zurückkehrte, wusste er, dass die Erde wieder grünt und dass das meiste Wasser die Erde verlassen hatte. Der Ölzweig kündet Neubeginn. In der christlichen Tradition steht die Taube mit dem Ölzweig als Symbol für Frieden.

Der Olivenbaum versinnbildlicht die gesunde Verbindung von uralter Vergangenheit mit der ewig jungen Keimkraft für Zukünftiges und Werdendes, sich Entwickelndes. Er steht als Sinnbild für Erhaltung und Konservierung auf der einen und Entwicklung und Verwandlungskraft auf der anderen Seite. Er stellt ein wunderschönes, harmonisches Gleichgewicht zwischen diesen beiden Polen dar und lebt zugleich eine Art ewiges Leben vor. Er ist in vielerlei Beziehung ein Baum der Mitte. Da er gewissermaßen merkuriell zwischen diesen starken Extremen hin und her schwingt, kann er uralt werden und dabei ewig jung bleiben. Er stirbt „nie". Nur, wenn es zu kalt wird, geht er ein.

In der brütenden Sommerhitze des gesamten Mittelmeerraumes spenden die Olivenbäume Menschen und Tieren kühlen Schatten. Die Stimmung, die man in der Nähe von Ölbäumen empfinden kann, ist eher heilig, erhaben, ehrfürchtig und still.[5] Die Bäume bilden Orte der Ruhe. Ein Olivenhain könnte ein idealer Meditationsraum der südlich-mediterranen Gefilde darstellen. Im Garten Gethsemane finden sich noch heute die Bäume, die dort standen, als Christus am Abend vor seiner Kreuzigung, bevor er von Judas verraten wurde, zum Vater betete. „Wachet und betet" sagte er dreimal zu seinen Jüngern und die Jünger schliefen jedes Mal wieder ein, während Christus sich zum Vater wendete. Christus sucht einen Olivenhain in dieser Situation auf. Er sieht bereits seinen Tod auf sich zukommen, fühlt sich allein. Seine Jünger schlafen. Der Hain scheint ein guter Ort für das Gebet an den Vater. Der Himmel ist offen. Der Olivenhain schafft einen Ort der Ruhe, – vielleicht auch der Ruhe vor dem Sturm. Dort findet man Regenerations- und Verwandlungskraft.

6. Anwendung und Wirkung in der Öldispersionsbadetherapie

Das Olivenöl ist bei den meisten Präparaten, die bei der Öldispersionsbadetherapie Verwendung finden, ideales Basisöl: Es gibt keinerlei Kontraindikationen für das Öl und es wirkt für alle Menschen gut und hilfreich.

Es kräftigt den Lebensorganismus in jedem Alter – vom Frühgeborenen bis zum Greis – und ist bei vegetativer Erschöpfung – gleich welcher Ursache – eine ideale Lebenskraftquelle. Es hält jung und lässt gleichzeitig gesund altern. Es wirkt erhaltend, kraftspendend, belebend und erfrischend.

Darüber hinaus regt es bei den Badenden innere Verwandlungsprozesse an bzw. begleitet und unterstützt diese, z.B. auch in einer biografischen Krise. So kann der Leib älter werden und der junge, erfrischte Geist des Menschen ergreift und belebt ihn immer wieder neu.

Die Verbindung zur geistigen Welt wird intensiviert. Der Mensch findet (wieder) Anschluss an sein höheres Ich, das in der geistigen Welt weilt und Ideale und Lebensimpulse gibt, den „Lebensfaden" spinnt. So vermittelt das Olivenöl Hilfe bei tiefen Sinnfragen, und so wird er durch das Oliven-Öldispersionsbad ein Stückchen mehr Mensch.

Im Olivenbaum ruhen unter der „steinalten" Oberfläche unerschöpflich und ubiquitär die Keimkräfte für frische Knospen und damit neues Leben, die durch Sonne, Licht und Wärme hervorgelockt werden. So mag das Olivenöl beim Öldispersionsbaden seinerseits die im Menschen schlummernden Kräfte im Lebendigen, im Seelischen und im Geistigen wecken und mobilisieren.

6.1 Spezifische Indikationen für reines Olivenöl

Rekonvaleszenz, vegetative Erschöpfung:
Das Öldispersionsbad vermittelt die enormen Lebenskräfte des Ölbaumes dem vegetativ Erschöpften [→ Kapitel XI.3 Die Ätherisation des Badewassers, Kapitel XII.6 Das Öldispersionsbad in der Psychosomatik].

Lebenskrise, Depression:
Das Olivenöl unterstützt die innere Verwandlungskraft in seelischen Prozessen, sodass es sich eignet, wenn das Leben in eine Sackgasse oder in Stagnation geraten zu sein scheint. Durch die Förderung eines seelischen Dynamisierungsvorganges findet der Patient wieder Anschluss an die eigenen Lebensimpulse.

Magersucht, Anorexie:
Bei der Anorexie versiegt die eigene Lebenskraftquelle zunehmend. Das Oliven-Öldispersionsbad unterstützt ihre Erhaltung und Erneuerung.

Ängste, Phobien, Panikstörungen:
Das Oliven-Öldispersionsbad fördert auf der seelischen Ebene Vertrauen und Zuversicht, weil der Olivenbaum die Kräfte des Erhaltens und Überdauerns in sich trägt. Auf geisti-

ger Ebene stärkt es die Mutkräfte durch die direkte Ansprache der Ich-Organisation mittels des Olivenöls. Vertrauen und Mut bilden Grundpfeiler, um die Angst zu überwinden.

Onkologische Erkrankungen:
Das Oliven-Öldispersionsbad vermittelt Lebenskräfte, die ein durch Krankheit und Therapie vital erschöpfter, onkologischer Patient dringend benötigt. Der Ölbaum zeigt keinerlei Wucherungstendenzen, sondern ein gehaltenes und geformtes, langsames Wachstum. Er unterstützt die leibliche Integrität des Patienten, die durch einen Tumor angegriffen sein kann.

Literatur

1 Grohmann, G.: Die Pflanze. Salumed Verlag Berlin 2013. S. 106-108.
2 https://www.gartenjournal.net/olivenbaum-wurzeln (Abfrage Juli 2023).
3 www.wikipedia.org/olivenbaum/wurzel (Abfrage Juli 2023).
4 Meyer, U.: Archiv.
5 Pelikan, W.: Heilpflanzenkunde. Band 2. Verlag am Goetheanum Dornach 1962. S. 190.

Alle Fotos stammen von Markus Krüger, Sardinien 2010.

KAPITEL IX.2
Lein- und Schwarzkümmelöl

ULRICH MEYER

Neben dem Öl der Olive kommen beim Dispersionsbad seit einigen Jahre auch Lein- und Schwarzkümmelöl zum Einsatz. Sie seien hier kurz vorgestellt, insbesondere im Hinblick auf Unterschiede zum nach wie vor vorrangig verwendeten Olivenöl [→ Kapitel 9.1 Der Olivenbaum und das Olivenöl].

1. Leinöl

Olivenöl ist ein „Kind" der Wärme des Mittelmeerraumes, während der meist blau blühende Lein sich in den sommerlich lichten, aber kühlen Norden Europas vorwagt. Dementsprechend verbleibt die Ölbildung pflanzentypisch im Samen und durchzieht nicht das Fruchtfleisch, wie es bei der Olive ungewöhnlicherweise der Fall ist. Den Leinsamen zeichnet eine andere Eigenheit aus, nämlich die auf der Epidermis des Samens trocken aufgelagerte Schleimschicht, die – mit bloßem Auge praktisch unsichtbar – bei Kontakt mit Wasser oder Körperflüssigkeit stark aufquillt (daher der Einsatz als Laxans). Neben dem Licht zeigt der Lein somit eine Beziehung zum Element des Wässrigen. Doch auch die Verhärtung ist der uralten Kulturpflanze Linum usitatissimum, dem „allernützlichsten" Lein nicht fremd, denn aus den Stängeln lässt sich (in einem sehr aufwändigen Verfahren) Flachs gewinnen. Zwischen Ölbildung und Sklerosierung besteht eine gewisse Polarität, denn Lein zur Fasergewinnung ist auf lange, unverzweigte Stängel gezüchtet, Öl-Sorten hingegen sollen sich verzweigen und viele Blüten, Kapseln und damit Samen hervorbringen. Die Fasern sind dann kürzer und von minderer Qualität.

Während sich die Leinpflanze also von Erde, Wasser und Licht geprägt zeigt, steht ihr Öl mit dem Element Feuer in Verbindung, und zwar in intensiver Weise: Das Leinöl ist im Unterschied zum Olivenöl reich an mehrfach ungesättigten und damit reaktiven Fettsäuren, zu nennen sind insbesondere die Linol- und die Linolensäure. Die „Reaktivität" äußert sich zum einen „negativ" in der Anfälligkeit gegenüber Luftsauerstoff (schnelles Ranzigwerden), zum anderen „positiv" in den vielen menschlichen Stoffwechselprozessen, die der essenziellen ungesättigten Fettsäuren bedürfen. Sehr sprechend ist auch die Reaktion, die zum Bitterwerden des Öles führt: Die schwefelhaltige Aminosäure Methionin wird durch Sauerstoff zu Methionin-Sulfoxid oxidiert und bildet mit sieben weiteren Aminosäuren ein bitter schmeckendes Okta-Peptid.[1]

Die morphologische und substanzielle Signatur lässt insgesamt erwarten, dass sich Leinsamen und Leinöl als hilfreich erweisen, wenn es gilt, einen träge gewordenen Stoffwechsel zu befeuern.

2. Schwarzkümmelöl

Der Schwarzkümmel (Nigella sativa), nahe verwandt mit der beliebten Zierpflanze „Jungfer im Grünen" (Nigella damascena), gehört zur Familie der Hahnenfußgewächse, bei denen man primär an den feuchten und lichten Frühling Mitteleuropas denkt. Viele Frühjahrsblüher, die den noch kalten und dunklen Waldboden ebenso beleben wie schmücken, zählen zu dieser Familie der Ranunculaceae – genannt seien nur Winterling, Scharbockskraut, Buschwindröschen und Leberblümchen sowie die Heilpflanzen Adonis und Pulsatilla. Der in arabisch-orientalischen Gefilden beheimatete, dort als Panacee geschätzte und vielfach als Brotgewürz genutzte Schwarzkümmel fällt aus diesem „Umfeld" deutlich heraus[2], ebenso ungewöhnlich ist seine Ölbildung im Samen: Es handelt sich nämlich um die Mischung eines fetten Öles (Hauptkomponenten: 55 bis 60% Linolsäure, 22 bis 25% Ölsäure, 12 bis 14% Palmitinsäure, also tendenziell zwischen Oliven- und Leinöl stehend) mit einem ätherischen Öl (0,4 bis 2,5%). Letzteres würde man – ebenso wie das fette Öl – bei einem Hahnenfußgewächs keinesfalls erwarten, die Familie imponiert durch strahlend schöne Blüten, aber nicht – wie z. B. die Lippenblütler – durch aromatisierte Substanzbildung. Das im fetten Öl natürlicherweise gelöste ätherische Öl des Schwarzkümmels enthält als geradezu exotische Komponente das bereits 1854 synthetisierte, aber erst 1963 in Nigella als Naturstoff entdeckte Thymochinon, das in der Pflanze durch Oxidation aus einer gut bekannten Vorstufe, dem viel verbreiteteren Thymol (z. B. in Thymian-Arten, Labiaten) entsteht. Thymochinon liegt als reiner (gelber) Stoff bei Raumtemperatur kristallin fest vor, im ätherischen Öl des Schwarzkümmels bleibt es bei einer Konzentration von etwa elf Prozent in Lösung.[3]

Für Thymochinon und das Schwarzkümmelöl sind zahlreiche, z. T. sogar starke pharmakologische Effekte beschrieben (z. B. analgetische Wirkung analog Diclofenac bei topischer Applikation).[4] Das Öl erlebte vor einigen Jahren einen regelrechten „Boom" sowohl in der human- wie in der veterinärmedizinischen Anwendung. Die Mode ebbte wieder ab, es bleibt die Aufgabe, den echten therapeutischen Stellenwert des Schwarzkümmelöls, auch im Hinblick auf das Öldispersionsbad, zu bestimmen. Einige Erfahrungen deuten auf eine Wirksamkeit bei allergischen Erkrankungen bis hin zum Asthma bronchiale hin. Zudem könnten weitere chronisch-entzündliche Krankheiten eine Indikation darstellen.[5]

Literatur

1 Brühl, L., Matthäus, B., Scheipers, A. et al.: Bitter off-taste in stored cold-pressed linseed oil obtained from different varieties. European Journal of Lipid Science and Technology 2008; 110 (7). S. 625-631.

2 Schweig, T.: Schwarzkümmels kleine Körner groß im Kommen. Pharmazeutische Zeitung 1999; 144. S. 2582-2587.

3 Spiller, S., Mettke, P., Siehl, H.-U. et al.: Spät entdeckt – Thyomchinon – das Gelbe vom Öl. Chemie in unserer Zeit 2014; 48 (2). S. 114-122.

4 Huseini, H., Kienabkht, S., Mirshamsi, M. et al.: Effectiveness of Topical Nigella sativa Seed Oil in the Treatment of Cyclic Mastalgia: A Randomized, Triple-Blind, Active, and Placebo-Controlled Trial. Planta Medica 2016; 82 (4). S. 285-288.

5 Heinrich, M., Koshak, E.: Is Nigella Sativa L. (Black Seed) a Phyto-Therapeutic Option in the Treatment of Asthma? A Case Study in Saudi Arabia. Zeitschrift für Phytotherapie 2022; 43 (Supplement 1). S. S 24-25.

KAPITEL IX.3
Torföle

ALBRECHT WARNING

1. Entwicklung und Anwendung

Torf-Zubereitungen in Olivenöl haben sich in der Therapie mit dem Öldispersionsbad etabliert. In der Regel enthalten die Präparate zusätzlich ätherische oder Auszugsöle sowie metallische Komponenten.

Die Torf-Zubereitungen gehören nicht zu den Ölen, die bereits Werner Junge (1912-1998) oder Hermfried Kunze (1915-1998) verwendeten. Wie verlief die Einführung der Torföle?

Den Ausgangspunkt bildete die Veredelung von Torffasern zur Herstellung von Textilien. Dies geht zurück auf Anregungen Rudolf Steiners, die Henri Smits (gest. 1969) zu Laborversuchen veranlassten. Die Familie Smits war seit 1904 mit Rudolf Steiner freundschaftlich verbunden. Er äußerte bei einem Besuch einer Hamburger Ausstellung von Textil-Ersatzstoffen, die während des Ersten Weltkrieges stattfand, dass Torffasern wärmeisolierend seien und auch einen gewissen Schutz vor schädlichen „Einstrahlungen“ bieten würden. Bei nachfolgenden Laborversuchen sprach Rudolf Steiner davon, dass im Torf das Ätherische absteigende Tendenz habe; diese müsse man in eine aufsteigende verwandeln.[1]

Die Versuche führten zu einem Verfahren, bei dem die Torffasern mit einer Antimon-Schwefelverbindung und einer Zubereitung aus Malvenblüten-Schleim (Alcea malva), Lärchenharz (Resina Laricis) sowie der faserigen, schwammartigen Schicht, die unmittelbar unter der braunen Schale der Rosskastaniensamen (Aesculus hippocastanum, Semen) behandelt und mit Ozon durchströmt wurden, wobei die exakte Umsetzung nicht beschrieben ist. Anhand der Aufzeichnungen der Laborgespräche unternahm Johannes Kloss ca. 60 Jahre später in Schweden Versuche, mittels der tieferen Schichten des Schwarztorfes einen weitgehend von Pflanzenfasern freien wässrigen Extrakt zu schaffen. Kloss berichtete darüber 1983.[2] Diese Zubereitung vermischte er in einer Turbula mit Olivenöl. Die so gewonnenen Torföle (und Salben) nannte Johannes Kloss Tälma-Produkte.[3] Die Grundsubstanzen übergab er nach seiner Rückkehr aus Schweden der Firma Jungebad (Bad Boll), jetzt Dr. Heberer – Naturheilmittel. Diese bereitet bis heute in der beschrieben Weise die Torföle zu.[4]

Einen anderen Ansatz verfolgte der Chemiker Rudolf Hauschka (1891-1969). Wie er berichtete[5], habe Rudolf Steiner in einem Gespräch mit seiner ärztlichen Mitarbeiterin Ita Wegman (1876-1943) geäußert, dass *„durch die Herstellung der Torffasern die in der Moorsubstanz gefesselten Elementarwesen befreit würden und dann aus Dankbarkeit den Menschen schützen vor dem, was in absehbarer Zukunft bevorstehe, dass nämlich die Atmosphäre durch Elektrizität, magnetische Felder, Flugzeuge und noch viel Schlimmeres derart durchsetzt sein würde, dass für den Menschen das Leben auf der Erde zur Qual* *werde. Kleidungsstücke aus Torffaser aber könnten den Menschen vor diesen Einflüssen aus der Atmosphäre schützen.*"[6] Ein weiterer Hinweis Rudolf Steiners zu einer schützenden Funktion des Torfs findet sich in den Vorträgen des 1924 gehaltenen Landwirtschaftlichen Kurses.[7] Diese Anregungen veranlassten Rudolf Hauschka und die Internistin Ruth Jensen (1909-1999), ein Heilmittel auf Torfbasis zu entwickeln: Solum uliginosum (Moorboden), heute ohne den Zusatz „uliginosum" einfach „Solum" genannt. Details zum Herstellungsprozess finden sich in dem Werk „Anthroposophische Pharmazie".[8] Im Unterschied zu dem oben beschriebenen Verfahren von Kloss gehen in diese Zubereitung Auszüge von Ackerschachtelhalm (Equisetum arvense, Herba) und Rosskastaniensamen (Aesculus hippocastanum, Semen) ein. Bei der Entwicklung leitete die Idee, die Ätherkräfte (Lebensorganisation) aus ihrer Stagnation zu lösen und im Wässrigen zu tonisieren. Infolge der Anregung des beweglichen Fließens strömt die Wärme bis in die Peripherie. Der vorliegende balneotherapeutische Solum Badezusatz „fordert den Stoffwechsel zur Auseinandersetzung mit dem Physischen heraus".[9]

Das Präparat

- *Solum Badezusatz* (WALA)

ist für Wannenbäder hergestellt. Man mischt ungefähr 2 Esslöffel direkt in das Vollbad. Mit dem

- *Solum Öl* (WALA)

führt man Einreibungen durch. Das Präparat ist aufgrund seiner viskosen Konsistenz nur nicht für den Durchlauf im Dispersionsgerät geeignet. In der Praxis zeigt sich jedoch, dass sich das Solum Öl nach Verdünnung mit Olivenöl (1:1) dispergieren lässt.

Anwendungsgebiete: Anregung der Wärmeorganisation, Erkrankung des rheumatischen Formenkreises, Wetterfühligkeit, Wirbelsäulensyndrome und Nervenschmerzen.

Das Solum Öl verwendet man häufig für Einreibungen, die Indikationen entsprechen denen der Verwendung des Badezusatzes.

Inwiefern Torf vor Strahlungen mannigfaltiger Art schützt, wie Rudolf Steiner erwähnte, bleibt wissenschaftlich zu untersuchen.

Die von Peter Boehlefeld seit Ende der 1990er-Jahre entwickelten Torföle tragen den Namen „Wandil".[10] Die Herstellung findet seit 2003 im Alten Wasserwerk Oettern bei Weimar statt.

2. Indikationen

Zubereitungen aus Torf wirken generell durchwärmend, schützend, hüllend und pflegend. Die Zugabe von ätherischen oder Auszugsölen modifziert und spezifiziert die Indikationen [→ Kapitel VIII.2 Liste der Indikationen].

Literatur und Anmerkungen

1 Smits, H.: Torf und Rudolf Steiners Angaben zur Veredelung von Torf. Vortrag vom 26. November 1960, Stuttgart. Enthalten in: Gesammelte Torfunterlagen. Goetheanum Archiv Dornach.

2 Kloss, J.: Textilien aus Torffasern. Deutsches Textilforum 1983; (1). S. 20.

3 Der Name leitet sich ab von: Torf-äsculus-malve-lavendel-antimon.

4 Auflistung der Torföle siehe: https://www.dr-heberer-shop.de/ (Abfrage Juni 2023).

5 Hauschka, R.: Heilmittelehre. Vittorio Klostermann Frankfurt/Main 1990. S. 250.

6 Ebd.

7 Steiner, R.: Geisteswissenschaftliche Grundlagen zum Gedeihen der Landwirtschaft (GA 327). Rudolf Steiner Verlag Dornach 1999. S. 95 f.,117.

8 Greco, A.: Solum uliginosum – Entwicklung, Herstellung und Verwendung. In: Meyer, U., Petersen, P. A. (Hrsg.): Anthroposophische Pharmazie. Salumed Verlag Berlin 2017. S. 579- 585.

9 Hauschka, R.: Heilmittelehre. Vittorio Klostermann Frankfurt/Main 1990. S. 250.

10 www.wandil.de (Abfrage Juni 2023).

KAPITEL X.1

Die vier Wesensglieder des Menschen – Ihre Entwicklung im Lebenslauf und die Wirkung der Badetherapien auf sie

MARKUS KRÜGER

1. Die vier Wesensglieder des Menschen

Der menschliche Leib konstituiert sich nach Steiner aus vier Wesensgliedern[1], die sich qualitativ grundlegend unterscheiden und jeweils eine „Daseinsebene" ermöglichen bzw. darstellen. Man bezeichnet sie als die vier menschlichen „Leiber". Beim lebendigen Menschen sind diese so miteinander durchwirkt und gegenseitig beeinflussend, dass ihre klare Trennung nicht immer leicht fällt. Steiner unterschied den physischen Leib, den Lebenskräfte- oder Ätherleib, den Seelenkräfte- oder Astralleib und die Ich-Organisation.

1.1 Der physische Leib

Er ist wäg-, zähl- und messbar und unterliegt den physikalisch-chemischen Gesetzen der Natur. Dieser Leib ist die äußere, physische Erscheinungsform des Menschen, also das, was nach dem Tod als Leichnam übrig bleibt. Die Existenz der Substanzen, aus denen der physische Leib besteht, reicht noch nicht aus, um von einem menschlichen Leib zu sprechen. Erst wenn sich die Stoffe nach einem Bauplan, der Idee oder dem geistigen Urbild des menschlichen Leibes zusammenfügen, ist es möglich, von einem solchen zu sprechen. So gesehen ist der physische Leib immer Stoffansammlung und -komposition nach menschlichem Urbild, also Stoff und Idee zugleich. Der physische Leib verändert seine Form, Gestalt und Zusammensetzung fortwährend über das ganze Leben hinweg, von der Konzeption über die Embryonal- und Fetalzeit, Kindheit, Jugend und Adoleszenz, die Zeit des Erwachsenen bis in das Greisenalter. Dennoch ist zu jedem Zeitpunkt unmissverständlich von einem menschlichen, physischen Leib zu sprechen.

Die Handschrift des Ich, die sich in diesem physischen Leib ausdrückt, ist eindeutig und unverkennbar. Die Phänomene und Gesetze des physischen Leibes finden sich auch im Mineralreich.

Überall da, wo Stoffe in Lebensprozessen ausgetauscht, abgebaut oder neu gebildet werden, ist das nächste Wesensglied, der Ätherleib tätig: Er ermöglicht Leben und kommt bei sämtlichen Lebewesen (Pflanze, Tier, Mensch) vor.

Der Ätherleib prozessiert die Lebensfunktionen. Er hält den physischen Stoff „im Fluss" und organisiert Austausch, Auf-, Ab- und Umbau von Stoffen und des Leibes. Der Ätherleib lebt im Flüssigkeitsorganismus, in allem, was sich „im Fluss" befindet. Er hebt die Substanzen aus dem leblosen in den Lebenszusammenhang. Körperfremde Stoffe wandelt er zu körpereigenen um, er macht „Fremd" zu „Selbst". Der Ätherleib ist die lebendige Einheit des Organismus und sorgt dafür, dass das Lebewesen als lebendige Ganzheit erfahrbar ist.

Er organisiert Lebens- und Leibesfunktionen in Zeitenrhythmen und Verwandlung; er sorgt für Auf- und Abbau, Umwandlung und Erneuerung, Aufnahme und Ausscheidung.

Der Ätherleib bildet zusammen mit dem physischen Leib das „Körpergedächtnis" des Menschen.[2]

Er arbeitet nicht mit physikalischen oder chemischen Kräften, sondern mit den vier Äthern. Aus diesen vier Bildekräften entsteht eine Organ-Bildekräfte-Wirkkomposition: Der Ätherleib ist eine Kräfte-Wirk-Gestalt. Ihn charakterisiert, dass er immerfort schaffend und bildend tätig ist. Seine „Substanz" ist Bildeprozess.

1.2.1 Die vier Äther: Ätherische Kräfte, Lebenskräfte, Bildekräfte

Ernst Marti (1903-1985) beschrieb die vier Äther folgendermaßen:[3]

- **Wärmeäther**

  Er hebt das Stofflich-Physische in den Lebenszusammenhang, schließt es auf für das Lebendige überhaupt. Seiner Charakteristik nach ist er quellend, aktivierend und bringt die Dinge zur Erscheinung.

  Potenzialität, Regsamkeit, Quellkraft sind seine Eigenschaften. Der Wärmeäther setzt in Gang, gibt den Impuls für Neubeginn. Runde oder kugelige Formen entstehen durch seine Wirkkraft. Er lässt sich am ehesten mit den Naturprozessen des Frühlings assoziieren.

  Feuer löst auf, lässt verschwinden, *Wärmeäther* bringt in Erscheinung.

- **Lichtäther**

  Der Lichtäther ist eine Kraft, die Wachstum, Ausdehnung und Raumgestalt der Lebewesen bewirkt. Er scheidet außen von innen, ist strahlend, erhellend, saugend und bringt Raumgrenzen in Erscheinung. Der Lichtäther ist am ehesten mit den Naturprozessen des Sommers assoziiert. Er stellt Beziehung zum Umkreis her und lässt das Gebilde zusammenhängend erscheinen. „Lichtäther raumt" (Marti).

  Luft ist ausfüllend, zwischen den Dingen. *Lichtäther* bildet Raum.

- **Klangäther/Chemischer Äther**
  Der Klangäther ist gliedernd, ordnend, differenzierend. Er greift rhythmisch ein und lässt wieder los. So bildet er z. B. bei den Pflanzen Knoten und Sprosse in harmonischem Wechsel. Rhythmische Gliederungen in Raum und Zeit sind die Folge. Im Flüssigen wirkt er in den chemischen Auf-, Ab- und Umbauvorgängen in der Leber. In der Luft beteiligt er sich an der Tonbildung. Er lässt sich am ehesten mit den Naturprozessen des Herbstes assoziieren.
  Wasser ist dicht, flüssig, ständig in sich gleitend, fließend, stetig, der *Klangäther* gliedert sortiert, strukturiert, trennt und ordnet.

- **Lebensäther**
  Er ist der notwendige Begrenzer der anderen drei und stellt lebendige Ganzheit her. Er belebt, befestigt, individualisiert, führt zu untrennbaren, in sich abgeschlossenen, lebendigen Einheiten. Der Lebensäther begrenzt Wachstumsvorgänge, wenn diese überwuchern oder er konserviert in der Samenbildung. Der Lebensäther lässt sich am ehesten mit den Naturprozessen des Winters assoziieren. „Er ist die eigentlich belebende Kraft." „Der Lebensäther leibt." (Marti)
  Erde ist fest, starr, undurchdringlich, nach außen abgrenzend, behauptet ihren Raum, ist teilbar. Der *Lebensäther* ist unteilbar und stellt lebendige Einheiten her.

Wie stehen die Äther zu den Wesensgliedern?

Die vier Äther sind Kräfte des Ätherleibes, die Bildevorgänge bewirken. Sie beschäftigen sich mit der physischen Stofflichkeit. Die höheren Wesensglieder Astralleib und Ich initiieren diese Bildevorgänge. Dabei lassen sich alle vier Kräfte in Gang setzen. Es liegt nahe, dass die Tätigkeiten des Wärme- und Lebensäthers eher im Dienste des Ich stehen, während der Astralleib eher den chemischen und Lichtäther aktiviert.

1.2.2 Die sieben Lebensprozesse

Der Ätherleib ermöglicht die sieben Lebensprozesse[4], die jedwedem Lebewesen innewohnen. Sie sind zugleich Ausdruck davon, wie die höheren Wesensglieder (Astralleib und Ich) in den Ätherleib hinein wirken. Man stelle Fragen zu den sieben Lebensprozessen und bekommt einen Eindruck vom Zustand des Ätherleibes und seinem Zusammenspiel mit den höheren Wesensgliedern.

1. **Atmung**
   Wie fließt der Atem? Bietet der Ätherleib genügend „Puffer" für ein harmonisches Schwingen des Astralleibes in der Atmung?

2. **Wärmung**
   Das Ich kann bei einem extrem geschwächten Ätherleib keine Wärme mehr entwickeln. Wie verhält sich Kerntemperatur in der circadianen Rhythmik? Wie ist das

Verhältnis von Zentrum zur Peripherie und wie schwingt die Wärme zwischen beiden im Tag-Nacht-Rhythmus? Gibt es isolierte Kälte- oder Wärmezonen?

3. **Ernährung**
   Wie regelmäßig und gehaltvoll ist die Nahrungsaufnahme? Können die Nährstoffe abgebaut und zerkleinert (Funktionen des Astralleibes), aufgenommen und in den Leib integriert (Funktionen des Ätherleibes) werden?

4. **Ausscheidung**
   Sind die Ausscheidungen von Stuhl, Urin, Schweiß oder Schleim übermäßig bzw. reduziert? Absonderungen initiiert in der Regel der Astralleib, die Schleimbildung hingegen ist eine Funktion des Ätherleibes.

5. **Erhaltung**
   Z. B. übermäßige Gewichtszunahme oder -abnahme? Erhaltung einzelner Organe oder deren Zerstörung bzw. Wucherung? Für die Erhaltung ist ein ausgewogenes Verhältnis der Tätigkeiten von Äther- und Astralleib sowie der Ich-Organisation notwendig.

6. **Wachstum**
   Das Wachsen ist eine Funktion des Ätherleibes, wird aber in bestimmten Situationen, wie z. B. beim pubertären Wachstumsschub, vom Astralleib angetrieben. In welchen Längen- und Gewichts-Perzentilen wächst das Kind? Wie sind die Proportionen? Wie wachsen die Organe, Haut, Haare, Nägel?

7. **Hervorbringung, Reproduktion**
   Nicht nur die Fortpflanzungsfähigkeit, sondern auch die Erneuerungs- und Regenerationsfähigkeit z. B. durch die Zellteilung zählt hierzu. Wie ist der Stoff im Fluss, im Umsatz in den Organen? Gibt es Ablagerungstendenzen? Wie ist die Substanzerneuerung?

1.2.3 Die Lebensrhythmen

Die Ausprägung der Lebensrhythmen bei einem Menschen sagt etwas über sein ätherleibliches Befinden bzw. über das Zusammenspiel von Ich, Astral- und Ätherleib aus. Beispiele für Lebensrhythmen sind:
- Schlaf-Wach-Rhythmus
- circadiane Rhythmen (Temperatur, Blutdruck, Hormone, Organtätigkeiten etc.)
- Ernährungsrhythmus
- Monatszyklus der Frau
- Atemrhythmus
- Herzrhythmus

Der Astralleib schafft die leibliche Grundlage für Gefühle, Empfindungen und Bewusstsein, wie sie bei beseelten Lebewesen, den Tieren und dem Menschen anzutreffen sind. Er ist im Luftorganismus zuhause. Atmung und Herzschlag reagieren besonders sensibel auf seelische Stimmungsänderungen. Der Astralleib tonisiert den Leib, strafft ihn und sorgt für einen guten Blutdruck.

Er ermöglicht jede Form der Sinnestätigkeit und die Schmerzwahrnehmung. Die meist paarig angelegten Sinnesorgane sind Orte seines Wirkens. Dazu gehören zudem die Nerventätigkeiten im Gehirn, in der Peripherie sowie im Darm. Die Nieren zählen in besonderem Maße zu seinem Wirkungsfeld, wie alle paarig angelegten Organe.

Der Astralleib polarisiert und führt in Extreme: Steuerung und Kontrolle auf der einen Seite (z. B. über die Nerven), Lust, Unlust, Triebe, Begierden, Leidenschaften, Vorlieben auf der anderen Seite (z. B. über die Hormondrüsen).

Kontrollsucht, Zwang, Nervosität, Lethargie oder Depression einerseits und Aggressivität, hemmungsloses Ausleben der Triebe und Süchte andererseits sind Symptome für einen vom Ich mehr oder weniger „alleine gelassenen" Astralleib.

Wesen mit einer Innenraumbildung (Tiere und Menschen) zeigen damit an, dass bei ihrer Entstehung ein Astralleib tätig war. Pflanzenblüten weisen oft einen angedeuteten Innenraum auf, den Insekten gerne besuchen. Diese Pflanzen wurden bei ihrer Blütenbildung stark vom Astralischen berührt und entfalten als Heilpflanzen in der Regel eine Wirkung auf den Astralleib des Menschen. Ein Beispiel ist der Eisenhut mit seinen tiefblauen, innenraumbildenden Blüten. Er wirkt als Heilmittel bei Schmerzzuständen, sein Vergiftungsbild zeigt Übererregung der Nerven und tonische Muskelkrämpfe.

Träume entstehen beim Ein- bzw. Auftauchen des Astralleibes in den ätherisch-physischen Leibeszusammenhang. Der Traum erscheint als „Bremsspur" des Astralleibes im Ätherisch-Physischen.

Arbeitet dieser vom Nerven-Sinnes-Pol aus [→ Kapitel X.2 Dreigliederung von Mensch, Natur und Bildeprozessen], so baut er den Leib ab und verzehrt ätherische Kräfte. Kommt seine Tätigkeit über den Stoffwechselpol zum Tragen, so kann er leibaufbauend wirken. In besonderem Maße ist das in der Pubertät zu sehen, wo Organe des Astralleibes in großer Geschwindigkeit heranwachsen, wie z. B. die Geschlechtsorgane, aber auch Lunge, Herz, Muskeln und Knochen. So kann der Astralleib auf der einen Seite das körperliche Wachstum vorantreiben, jedoch auch zum völligen Wachstumsstillstand führen. Wie gesagt: Der Astralleib polarisiert und ist polarisiert.

Der Astralleib ist das Haus der Seele. Die Seele wohnt im Astralleib mit ihrer Kräftekonfiguration. Die Seelenkräfte sind Denken, Fühlen und Wollen. Der Führer der Seele ist das menschliche Ich.

1.4 Die Ich-Organisation

Die Ich-Organisation organisiert den Leib so, dass das *Ich* sich als geistiger Funke, als eigentlicher Wesenskern des Menschen inkarnieren kann. Das Ich erlebt sich als ureigene Persönlichkeit. Es hat Dauer und ist in beständiger Entwicklung. Es „wohnt" als Geistkeim in der Seele und führt sie. In der Anthroposophie geht man davon aus, dass die Ich-Entwicklung über viele Erdenleben verläuft (Reinkarnation).[5, 6]

Das Ich kann die Seelenkräfte – Denken, Fühlen, Wollen – betätigen und die drei Leiber – Astral-, Äther- und physischer Leib – beeindrucken, ergreifen, verwandeln.

Das Ich ist das, was man meint, wenn man Ich sagt, das Geistige, das sich ganz mit dem eigenen Willen verbindet, wo sich hinterher sagen lässt: bei dieser Tat war ich ganz und gar dabei. Das habe ich getan. Es formt den Charakter, es spielt die individuelle Lebensmelodie, spinnt den roten Faden des Lebens.

Das Ich lebt in der Wärme. Die Wärmeorganisation ist Ausdruck seiner Tätigkeit. Besondere Wirksamkeit zeigt es im Blut, im Skelett und in der Knochenbildung sowie in Pankreas und Milz. Wir spüren das Ich in der Aufrichtekraft und den von unserem Willen befeuerten Taten. Aufrechtes und moralisches Handeln sind die Spuren. Es gibt uns geistige Orientierung.

2. Die Entwicklung zur Autonomie im physischen, lebendigen, seelischen und moralischen Handeln – Von der Konzeption bis zum 21. Lebensjahr

2.1 Autonomie im Physischen

Der physische Leib reift von der Konzeption bis zur Geburt im Mutterleib heran. Danach ist er noch lange nicht „fertig". Vielmehr entwickelt sich der physische Leib im Verlauf des ganzen Lebens weiter. Mit der Geburt macht er sich vom mütterlichen Organismus unabhängig. Er erlangt Autonomie.

2.2 Autonomie im Lebendigen

Mit der Schulreife erreicht der Mensch eine Autonomie in den ätherischen Prozessen, der Bildekräfteorganisation, sodass Rudolf Steiner davon sprach, dass der Ätherleib geboren werde.[7] Das setzt ätherische Kräfte, die bisher in der Organbildung tätig waren, frei zur Verfügung für Gedankentätigkeit. Die Organe sind weitestgehend herangereift und in ihrer Funktionalität autonom geworden. Jetzt lassen sich diese Kräfte für andere Bildeprozesse nutzen. Die Entwicklung von intellektuellen und künstlerischen Fähigkeiten wird möglich. Das Erlernen eines Musikinstrumentes fällt in diesem Alter leicht. Da die Organe in unterschiedlicher Geschwindigkeit heranreifen und ihre Autonomie in der Funktionalität erlangen, ist dieser „Befreiungsvorgang" schrittweise über viele Jahre zu beobachten. Zwischen 2,5 und 3,5 Jahren erlangt beispielsweise das Gehirn eine gewisse organische und funktionelle Reife, sodass ein Teil der Bildekräfte bereits in diesem Alter frei wird. Das ermöglicht dem heranwachsenden Kind eine neue Form von Denken. Das Kind kann so reflektieren, dass es sich selber als Ich erlebt und sich erstmals auch so benennt. Mit der Schulreife sind dann alle Organe so weit, dass sie wie ein großes Orchester zusammenklingen und der Ätherleib als Ganzes ist so reif, dass das Kind alle Lebensprozesse und -funktionen selbständig regeln kann. Der Ätherleib ist geboren, jedoch keineswegs „fertig", sondern vielmehr wie eine Art Neugeborenes, das sich nun im weiteren Leben noch weiter entwickeln kann und muss. Erreicht wurde Autonomie im Lebendigen.

2.3 Autonomie im Seelischen

Anthroposophisch gesehen ist die Pubertät eine grandiose Veränderung im Wesensgliedergefüge: Der Astralleib des Kindes ist bis zum zehnten Lebensjahr in abnehmendem Maße mit den Eltern, den umgebenden Menschen, dem Umkreis verbunden. Nach dem zehnten Lebensjahr (Rubikon) greift er stärker in das physisch-ätherische Gefüge ein und verbindet sich tiefer mit der Leiblichkeit mit dem Ziel der seelischen Autonomie, nachdem die physische Selbstständigkeit mit der Geburt und die Autonomie in den Lebensprozessen meist mit der Schulreife erreicht wurden. Dies geschieht von zwei Polen her.

Über den Stoffwechsel-Gliedmaßen-Pol kommt es leiblich zum pubertären Längenwachstum der Knochen, zur charakteristischen Verteilung von Fett und Muskeln bei Mann und Frau, die Talgdrüsen sezernieren in höherem Maße, Duftdrüsen beginnen Duftstoffe abzusondern, die Geschlechtlichkeit beginnt: Die sekundären Geschlechtsmerkmale entwickeln sich. Achsel- und Schambehaarung, Bartwuchs, Senkung der Stimme beim Mann um eine Oktave, bei der Frau um eine Terz. Vulva, Gebärmutter und Penis wachsen enorm, Hoden und Ovarien verachtfachen ihre Größe und entwickeln die Fähigkeit, Geschlechtszellen nach außen zu befördern. Hormonelle Veränderungen begleiten das Ganze, wobei vor allem den Sexualhormonen eine besondere Bedeutung zukommt. Seelisch treten nie dagewesene Triebe, Begierden und Leidenschaften auf.

Im Nerven-Sinnes-Pol kommt es zu einem Umbau im gesamten zentralen Nervensystem: Es finden unzählige Neuverschaltungen von Synapsen und damit von Steuerungs- und Kontrollfunktionen im Leiblichen statt. Auch bei den Sinnesorganen sind Veränderungen und Entwicklungen in großem Ausmaß zu beobachten: Die Augen werden größer und das differenzierte Sehvermögen nimmt zu. Auch das Hörvermögen entwickelt sich in der Pubertät zu seiner höchsten Differenzierung. Seelisch erwächst von diesem Pol her die Fähigkeit zu Wahrnehmung, Steuerung und Kontrolle.

Letztere auf der einen und grenzenloses Ausleben von Trieben, Begierden und Leidenschaften auf der anderen Seite sind gleichermaßen Errungenschaften und Herausforderungen der Pubertierenden, die bei Einseitigkeiten in typische Pubertätskrankheiten münden: Drogen-, Nikotin- und Alkoholabusus, Sex- und Computersucht, unkontrolliert-aggressives Verhalten, Manie – Orientierungslosigkeit auf der einen Seite – und Anorexie, Depression, Pedanterie, Zwang, Kontrollsucht, kontrolliert-aggressives

Verhalten – Orientierungslosigkeit auf der anderen Seite. Bulimie, bei der unkontrollierte Fressattacken sich mit kontrollierten Fastenepisoden abwechseln und die manisch-depressive Erkrankung pendeln zwischen den beiden Extremen hin und her. Ängste münden in dem einen oder anderen Pol und stellen oft einen pathologischen seelischen Grundton her.

Auch die Organe im Brustkorb, die Lunge und das Herz, erfahren in der Pubertät einen Wachstumsschub: Beide verdoppeln ihr Volumen und der Puls-Atem-Quotient des Erwachsenen von 4:1 stellt sich im Tiefschlaf ein.[8] Gerade in der Pubertät kommt es darauf an, dass sich der Raum der Mitte weiten kann, Schwingungsfähigkeit sich entwickelt und die Pole des Astralleibes in einen gesunden Ausgleich bringt.

Mit der Pubertät oder „Erdenreife" erlangen die Jugendlichen Autonomie im Seelischen und mit ihr auch religiöse Mündigkeit. Sie erleben den Leib zum Teil als fremd, neu und unbekannt. Der Astralleib wird frei. Nach seiner etwa 14-jährigen „Embryonalzeit" zieht er gewissermaßen als „Neugeborener" in den Leib ein und bildet den Seelenraum aus. Er muss sich, jetzt autonom, erst richtig entwickeln, in der Welt zurechtfinden und seine Erfahrungen sammeln. Das pubertäre Gehabe ist als „seelisches Strampeln" anzusehen, was gelegentlich unbeabsichtigt zu weit gehen kann. Einem Neugeborenen nehmen wir nicht übel, wenn es uns auf dem Wickeltisch strampelnd in den Bauch boxt. Mit der Geburt des Astralleibes tritt der Jugendliche seelisch nach außen, in Auseinandersetzung mit seiner Umwelt. So erfährt er sich selber und bezieht eigene Positionen, stellt sich der Welt gegenüber: Ich denke dies so, ich fühle das anders, ich will es aber nicht so, sondern so. Dabei erscheint das Fühlen als die Domäne des Astralleibes.

2.4 Autonomie im moralischen Handeln

Insbesondere zwischen dem 14. und 21. Lebensjahr reifen im Frontalhirn die Organe heran, welche die physische Grundlage bilden, dass sich moralisches Handeln, also Handeln aus Erkenntnis einstellen kann. Dieses Handeln ist eins mit unserem Wesenskern, den wir Ich nennen. Dieser Geistkeim in uns ist bis dahin Leib bildend auf der einen und im Umkreis schaffend auf der anderen Seite tätig. Das Ich wirkt zugleich in Zentrum und Peripherie. Mit etwa 21 Jahren erlangt das Ich eine Autonomie in dem Sinne, dass sich der nun erwachsene Mensch im Denken, Beschließen und Handeln ganz und gar auf sich selber stützen und aus sich heraus begründen kann. Ein Verantwortungsgefühl erwacht anfänglich bereits in der Pubertät. Die innere Gewissheit für moralisches Handeln sollte sich in der Jugendzeit entwickeln und zwischen dem 19. und 21. Lebensjahr einstellen.

Seinsebene	physische Ebene	Lebensebene	seelische Ebene	geistige Ebene
Wesensglied	physischer Leib	Ätherleib	Astralleib	Ich
Charakteristikum	Substanz	Prozesse im Lebendigen	Empfindungen, Bewusstsein	Ich-Bewusstsein, geistige Entität
Naturreich	Mineralien	Pflanzen	Tiere	Menschen
Errungenschaft	Sein	Leben	soziales Wesen	moralisches Handeln
Geburtszeit	Geburt	Schulreife	Pubertät	Erwachsenenalter
Grad der Autonomie	Autonomie im Physischen	Autonomie im Lebendigen	Autonomie im Seelischen	Autonomie im moralischen Handeln

Übersicht zu den vier Wesensgliedern des Menschen

3. Die Wirkung des Öldispersionsbades auf die vier Wesensglieder des Menschen

Etliche Beobachtungen lassen Rückschlüsse auf die Wirkung des Öldispersionsbades auf die vier Wesensglieder des Menschen zu.

3.1 Physischer Leib

Untergewichtige Menschen nehmen während eines Zyklus von Bädern leichter zu, Übergewichtige hingegen leichter ab. Die Haut wird geschmeidig.

3.2 Ätherleib

Das Öldispersionsbad stärkt den Lebenskräfteorganismus, mobilisiert und aktiviert die vier Ätherkräfte. Eine ausführliche Darstellung hierzu findet sich im [→ Kapitel VI.3 Die Ätherisation des Badewassers]. Sind die Lebensrhythmen gestört oder erstarrt, so unterstützt das regelmäßige Baden; z. B. stellt sich die circadiane Rhythmik der Körpertemperatur wieder ein, wenn sie bei einer Depression oder Anorexie in eine starre Untertemperatur gefallen ist, die keiner Tagesrhythmik mehr unterliegt. Das wöchentliche Baden kräftigt und stabilisiert die sieben Lebensprozesse, die bei einem schwer erschöpften Menschen völlig durcheinander geraten sind (unrhythmisches Atmen, gestörter Wärmehaushalt, reduzierte Nahrungsaufnahme, Verstopfung oder Durchfall, Wachstumsstillstand,

Gewichtsabnahme, Störungen im Zyklus und in der Fruchtbarkeit). Nach schwerer Krankheit baut das Öldispersionsbaden die Lebenskräfte der Patienten wieder auf.

3.3 Astralleib

Dominiert ein Pol des Astralleibes, so unterstützt das Öldispersionsbad den Menschen, wieder zu seiner Mitte zu finden. Eine zwanghafte, gedanklich unbewegliche Person kommt durch das Baden in Bewegung und kann – mit der Zeit – Zwänge abbauen. Einem Menschen mit manischen Tendenzen hilft das Öldispersionsbad zu einer realistischeren (Lebens)-Einschätzung. Chronische Entzündungen, die auf der Basis einer andauernd schwingungsarmen astralischen Überaktivität entstanden, nehmen an Intensität ab oder verschwinden ganz.

3.4 Ich

Das Öldispersionsbaden hilft dem Ich des Badegastes, sich einerseits stärker mit seinem Leib zu verbinden und ihn zu bewohnen und andererseits, an seinen geistigen Ursprung und Lebensfaden anzuknüpfen und so (erneut) Zugang zu den eigenen, geistigen Impulsen und Visionen zu bekommen. Ein Depressiver findet wieder Anschluss an die persönliche Lebensmelodie, wenn der Lebensfaden schon abgerissen zu sein schien, und ein Mensch mit Borderline-Persönlichkeit gewinnt durch das Öldispersionsbad einen gesünderen Zugang zum eigenen Leib.

4. Die Wirkung der Rhythmischen Bäder nach Ita Wegman auf die vier Wesensglieder des Menschen

Alle vier Rhythmischen Bäder zeigen eine hohe Wirksamkeit im Ätherleib des Menschen und lassen sich mit ihren Wirkungen den vier Äthern zuordnen [→ Kapitel III.1 Rhythmische Bäder].

- Dabei betont das Bürstenbad durch die Behandlung der physischen Leibesgrenze die Aktivierung des Lebensäthers.
- Das Reibebad kräftigt durch die rhythmisierenden, schwingenden und klingenden, phasenverschobenen, kreisenden Bewegungen vorzugsweise den Klangäther.
- Den Lichtäther fördern vorzugsweise die auf- und absteigenden Wellenbäder mit ihren klaren und gradlinigen Bewegungsformen.
- Das Lemniskatenbad belebt vorzugsweise das Wärmeätherwirken.

Auch in Bezug zu den Wesensgliedern entfalten die Rhythmischen Bäder ihre Wirksamkeit:

- Das Bürstenbad fördert die Wahrnehmung der physischen Leibesgrenze und gibt Orientierung im physischen Leib. Es ist angezeigt bei Menschen, die es schwer haben, in ihrem physischen Leib „anzukommen".
- Das Reibebad belebt, kräftigt und erfrischt den Ätherleib. Es wirkt aufbauend bei vegetativer Erschöpfung.
- Das absteigende Wellenbad mit seiner blutdrucksenkenden Wirkung sorgt für die Lösung eines überspannten Astralleibes, während das aufsteigende Wellenbad astralleiblich tonisierend und blutdrucksteigernd wirkt. Der polarisierenden Art des Astralleibes tragen die beiden konträr wirkenden Wellenbäder Rechnung.
- Das Lemniskatenbad, in dem keine direkte Berührung des Badegastes stattfindet, sondern in dem man durch „Lemniskatieren" und Flossen Wasserwirbel erzeugt, die wiederum den Badenden umspielen und tief innerlich wirkend bewegen, hat den stärksten Bezug zum Ich. Es lädt dieses ein, den Lebensfaden aufzugreifen und den eigenen inneren Impulsen treu zu bleiben.

Art des Rhythmischen Bades	belebter Äther	Wesensglieder-wirksamkeit	Zielrichtung des Bades (Beispiele)
Bürstenbad	Lebensäther	physischer Leib	Ankommen im Leib
Reibebad	Klangäther	Ätherleib	Aufbau und Stärkung der Lebenskräfteorganisation
Wellenbad	Lichtäther	Astralleib	In-die-Mitte-Führen eines zu stark oder zu schwach tonisierenden Astralleibes
Lemniskatenbad	Wärmeäther	Ich	Ergreifen der eigenen Lebensmelodie

Rhythmische Bäder und Wesensglieder

5. Die Wirkung des Brandungsbades nach Maria Lieske-Usbeck auf die vier Wesensglieder des Menschen

Das Brandungsbad [→ Kapitel V.2 Das Brandungsbad] ist ein Bad der vier Elemente Wärme-Luft-Wasser-Erde: Der Beginn in kühlerem Wasser (32 °C) und der Schaum regen die Ich-Organisation unmittelbar zur Wärmebildung an. Das anschließend bis zur Überwärmung gesteigerte Bad bewegt sie dazu, den Leib abzukühlen. Das Herabkühlen der Wassertemperatur am Ende des Bades ruft die Ich-Organisation zur erneuten Gegenbewegung auf. Die Wärme-Kälte-Anwendungen stimulieren die Aktivität der Ich-Organisation in ihrer Betätigung im Ätherisch-Physischen.

Der enorme Schaum der Kastaniensole sowie das Branden und Strudeln beziehen das Luftelement wie kein anderes Bad in hohem Maße in die Anwendung ein und haben elementare Wirkungen auf den Astralleib über die dynamisierte Luft und auf den Ätherleib über das bewegte Wasser.

Über diese elementaren und zugleich sehr dynamischen Begegnungen zwischen den Leibern und den Elementen kommt es zu einer Neuorientierung und „Zurechtrückung" der Verhältnisse zwischen Ich-Organisation, Astral-, Äther- und physischem Leib. Diese können sich in der fest gepackten, die Grenze des physischen Leibes betonenden und das Erdelement repräsentierenden Nachruhe einfinden.

Das Element Luft beim Branden und Strudeln sowie der Schaum regen den Astralleib an, sein Verhältnis zu den anderen Wesensgliedern lockert sich zunächst, um sich im Anschluss belebt und erfrischt wieder zu verbinden. Klienten berichten nach einem Brandungsbad eine entspannte Wachheit mit klarerem Bewusstsein und zugleich auch eine Stärkung der Lebenskräfteorganisation. Letztere resultiert aus der Lösung eines zuvor fest und verbissen verharrenden Astralleibes im Ätherisch-Physischen. Der Ätherleib erlebt dabei eine Befreiung und kann sich regenerieren.

Die Kastaniensole hat in Verbindung mit dem Branden eine spezifische Wirkung auf den Bewegungsapparat. Sie löst Muskelverspannungen. Sowohl bei chronischen Gelenkentzündungen als auch bei Arthrose ist sie hilfreich, lindert Schmerzen und verbessert die Beweglichkeit.

6. Vergleichende Übersicht über die Wirkungen anthroposophischer Bäder auf die Wesensglieder

Das Öldispersionsbad nach Werner Junge [→ Kapitel VI.1 Die praktische Durchführung des Öldispersionsbades] pflegt und betont wie kein anderes Bad durch die umfassende Bürstenchoreografie die Grenze des physischen Leibes. Die Bürstenmassage plastiziert den physischen Leib praktisch vollständig nach. Das ätherisierte Badewasser vitalisiert und ernährt den Ätherleib. Das Öldispersionsbad unterstützt den Ausgleich von Vereinseitigungen und Extremen im Astralleib. Das Öl spricht unmittelbar das Ich an, lädt es ein, sich mit dem Leib stärker zu verbinden.

Die Rhythmischen Bäder nach Wegman [→ Kapitel III.1 Die Rhythmischen Bäder] wirken über die verschiedenartigen, rhythmischen Anwendungen ganz im Ätherischen und haben einen besonderen Bezug zu den heilenden Kräften der ätherischen Leibes- und Welten-Organisation. Dabei vitalisieren die vier Bäder jeweils eine der vier ätherischen Kräfte in besonderer Weise: Lebensäther – Bürstenbad, Klangäther – Reibebad, Lichtäther – Wellenbad, Wärmeäther – Lemniskatenbad. Andererseits lässt sich auch bei jedem der vier Bäder eine besondere Wirkung auf eines der vier Wesensglieder finden: Das Bürstenbad betont die Grenze des physischen Leibes, die Anwendungen im Reibebad in rhythmischen, phasenverschobenen Kreisen erquicken den ätherischen Leib, das in klaren Linien wirkende Wellenbad tonisiert oder entspannt den Astralleib, je nachdem, ob aufsteigend oder absteigend, und die Wasserlemniskaten und zarten Wirbel des Lemniskatenbades sprechen insbesondere die Ich-Organisation an.

Das Brandungsbad nach Lieske-Usbeck lockert über seine elementaren Wirkungen das Wesensgliedergefüge und belebt, erfrischt und dynamisiert unter besonderem Einbezug des Luftelementes den Astralleib. Kastaniensole hilft bei Gelenkentzündungen sowie auch bei Arthrose.

Art des Bades	Wirkung über	physischer Leib	Ätherleib	Astralleib	Ich-Organisation
Öl-dispersionsbad	Ganzkörper-Bürsten-massage, ätherisiertes Wasser, Öle	Die Ganzkörper-Bürsten-massage plastiziert den physischen Leib nach.	Das ätherisierte Badewasser ernährt und kräftigt den Ätherleib.	Unterstützung und Ausgleich von Vereinseitigungen und Extremen im Astralleiblichen	Die Öl-Dispersion lädt das Ich ein, sich mit dem Leib stärker zu verbinden.
Rhythmisches Bad	rhythmische Anwendungen mit Bürsten-strichen, Sisal-Hand-schuh-Kreisen, Wellen und Wirbeln	Die Bürsten-striche betonen die Grenze des physischen Leibes.	Die differenzierten, rhythmischen Anwendungen kräftigen spezifisch die vier Äther.	Hinabziehende Wellen senken den Tonus des Astralleibes im Abbild des Blutdruckes, hinaufziehende steigern ihn.	Wasserwirbel laden im Lemniskaten-bad die Ich-Organisation ein.
Brandungsbad	vier Elemente und Kastanien sole	Die fest mit Tüchern und Decken einhüllende und begrenzende Ruhe-packung vermittelt das Erleben des Erdelementes.	Bewegtes Wasser nimmt Verbindung zum Ätherleib auf und setzt ihn in Bewegung.	Intensiv dynamisierte Luft und Schaum im Branden und Strudeln sprechen den Astralleib an.	Die aktive und wechselnde Wärme- und Kälte-Zufuhr spricht die Ich-Organisation in der Wärme an.

Übersicht der verschiedenen Bäder und ihren Wirkungen auf die Wesensglieder

Literatur

1 Steiner, R., Wegman, I.: Grundlegendes für eine Erweiterung der Heilkunst nach geisteswissenschaftlichen Erkenntnissen (GA 27). Rudolf Steiner Verlag Dornach 1991. S. 11-16.

2 Steiner, R.: Veröffentlichungen zur Geschichte und aus den Inhalten der esoterischen Lehrtätigkeit (GA 266c). Rudolf Steiner Verlag Dornach 1998. S. 246.

3 Marti, E.: Die vier Äther. Verlag Freies Geistesleben Stuttgart 2005.

4 Steiner, R.: Die zwölf Sinnesbezirke und die sieben Lebensprozesse. In: Steiner, R.: Zur Sinneslehre. Verlag Freies Geistesleben Stuttgart 2004. S. 107-109.

5 Steiner, R.: Reinkarnation und Karma, vom Standpunkte der modernen Naturwissenschaft notwendige Vorstellungen. In: Steiner, R.: Lucifer – Gnosis (GA 34). Rudolf Steiner Verlag Dornach 1987. S. 67-91.

6 Krüger, M.: Ich-Geburt: Origines und die Entstehung der christlichen Idee der Wiedergeburt in der Denkbewegung von Pythagoras bis Lessing. Olms Verlag Hildesheim 1996.

7 Steiner, R.: Die Erziehung des Kindes vom Gesichtspunkt der Geisteswissenschaft. In: Steiner, R.: Lucifer – Gnosis (GA 34). Rudolf Steiner Verlag Dornach 1987. S. 309-345.

8 Heckmann, C.: Zur Frage der klinischen Bedeutung des Puls-Atem-Quotienten (QP/A). Der Merkurstab 2001; 54 (1). S. 13-24.

KAPITEL X.2

Dreigliederung von Mensch, Natur und Bildeprozessen

MARKUS KRÜGER

1. Die funktionelle Dreigliederung des menschlichen Organismus

Die Dreigliederung ist ein Konzept, das Rudolf Steiner 1917 erstmals vorstellte. Es hat fundamentale Bedeutung für die Waldorfpädagogik und die Anthroposophische Medizin.

Im Kopfbereich finden vor allem Nerven- und Sinnestätigkeit statt (Gehirnfunktionen, Hören, Sehen, Riechen, Schmecken u. a.). Im Brustkorb (oberhalb des Zwerchfells) sind vornehmlich rhythmische und rhythmisierende Organe (Herz und Lunge) tätig. Unter dem Zwerchfell, also im Bauchraum liegen überwiegend dem Stoffwechsel zugehörige Organe (Magen, Darm, Bauchspeicheldrüse, Galle, Leber, Milz, Nieren, Blase, Gebärmutter, Ovar, auch die aus dem Bauchraum ausgelagerten Hoden zählen dazu). Die Gliedmaßen lassen sich dem Bewegungs-Stoffwechsel-Menschen zuordnen.

Im menschlichen Organismus sind nach Steiner[1] also drei große Grund-Funktionssysteme vorhanden:

- Nerven-Sinnes-System
- Rhythmisches System
- Stoffwechsel-Gliedmaßen-System

Dabei wirken Stoffwechsel-Gliedmaßen- und Nerven-Sinnes-System polar zueinander, während das Rhythmische System ausgleichend zwischen den beiden vermittelt. Innerhalb jeden Gefüges finden sich wiederum zwei Pole: Sinne und Nerven, Gliedmaßen und Stoffwechsel, Lungen- und Herz-Kreislauf-Tätigkeit.

Die Nervenaktivität mit ihren Kontroll- und Steuerungsfunktionen richtet sich nach innen, auf den eigenen Leib. Die Sinnestätigkeit wendet sich der Außenwelt zu. Der in Gedanken Versunkene orientiert sich nach innen, sodass er kaum etwas von der äußeren Welt wahrnimmt, der in die Sinneswahrnehmung Getauchte gibt sich der Welt hin und reflektiert diese erst in einem nächsten Schritt. Der Bewegungsaktive (Gliedmaßen) schränkt die Verdauung ein (Stoffwechsel), während nach einer ausgiebigen Mahlzeit, auf die eine intensive Verdauungsphase folgt, körperliche Ruhe sinnvoll erscheint.

In Sinneswahrnehmung, körperlicher Aktivität und Katabolismus dominiert die astralische Tätigkeit. Beim Gedanken bilden und beim Leibesaufbau wirken überwiegend ätherische Prozesse [→ Kapitel X.1 Die vier Wesensglieder des Menschen]. So schwingt es innerhalb der Pole hin und her zwischen mehr astralischer und ätherischer Aktivität [→ Tabelle].

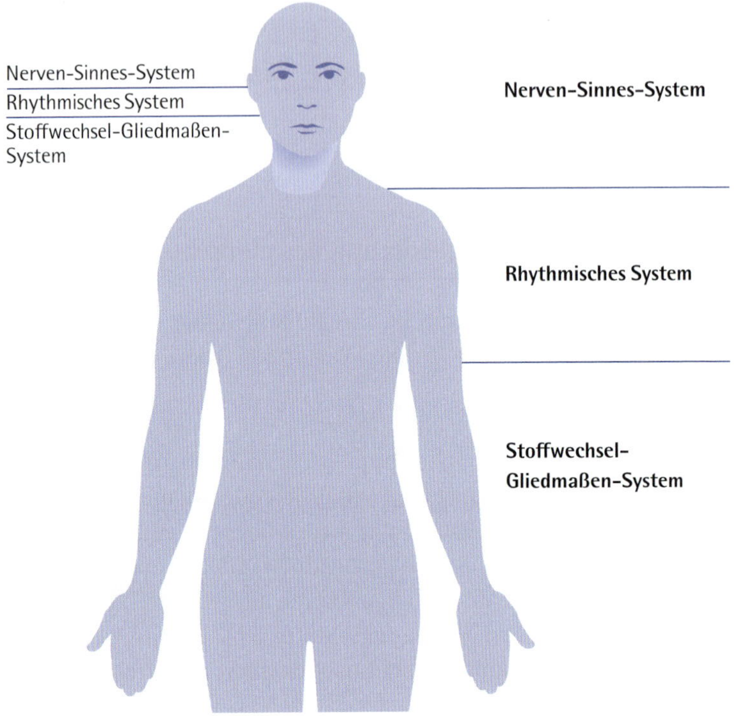

	ätherische Tätigkeit	astralische Tätigkeit
Nerven-Sinnes-Pol	Gedankenbilden	Sinneswahrnehmen
Rhythmisches System	Diastole, Ausatmen	Systole, Einatmen
Stoffwechsel-Gliedmaßen-Pol	körperliche Ruhe, Leibesaufbau	körperliche Aktivität, Leibesabbau

Die „doppelte Polarität" in der funktionellen Dreigliederung des menschlichen Organismus: Nerven-Sinnes- polar zu Stoffwechsel-Gliedmaßen-System und Polarität zwischen Nerven- und Sinnes- sowie Stoffwechsel- und Gliedmaßen-System.

Betrachtet man einzelne Körperbereiche oder Organe genauer, finden sich in ihnen alle drei Systeme wieder, allerdings dient die Organfunktion hauptsächlich einem der drei.

Für den Kopf gilt z. B.:

- Mundpartie: Stoffwechsel (Zähne, Speicheldrüsen) und Gliedmaßen (beweglicher Unterkiefer)
- Nasenregion: Atmung (Rhythmisches System)
- Auge und Stirnpartie: Nerven- und Sinnestätigkeit

Auch das Gehirn zeigt Stoffwechsel und Durchblutung. Der Metabolismus und die Durchblutung dienen dabei der Nerventätigkeit. Im Darm ist das Umgekehrte der Fall: Zwar sind dort nicht nur Stoffwechsel-, sondern auch hochdifferenzierte Nerven- und

Hormon-Steuerungsaktivitäten sowie eine komplexe Blutversorgung vorhanden. Alles wirkt jedoch im Dienste des Stoffwechsels.

Selbst in jeder einzelnen Zelle ist die funktionelle Dreigliederung präsent, wie Johannes Rohen (1921-2022) und Elke Lütjen-Drecoll in ihrem Werk „Funktionelle Histologie" darlegten.[2] Dabei stellen Rezeptoren auf der Zelloberfläche Sinnesorgane dar. Die DNA im Zellkern gehört dem Informations- und Steuerungssystem an. Der Eiweißsyntheseapparat im Endoplasmatischen Retikulum repräsentiert mit den Ribosomen das Stoffwechselsystem, während der Golgi-Apparat als Teil des Rhythmischen Systems zwischen den Polen vermittelt.

Bei der Frage nach Grundeigenschaften, -tendenzen und -fähigkeiten der drei Systeme ergibt sich folgende Ordnung:

Nerven-Sinnes-System/ Formpol	**Rhythmisches System**	**Stoffwechsel-Gliedmaßen-System/Stoffpol**
• Geist/Idee • Ruhe • Abbau von Leib und Lebendigkeit durch Nutzung der ätherischen und physischen Kräfte • Energieumsatz • Wachbewusstsein	• Ruhe und Bewegung im Wechsel • Alles durchdringen und verbinden • Traumbewusstsein	• Stoff/Materie • Bewegung • Aufbau und Umbau von Leib und Lebenskräften • Ernährung physisch und ätherisch • Stoffumsatz • Unbewusstsein/ Schlafbewusstsein

2. Dreigliederung der Seelenkräfte

Auch die Seelenkräfte Denken, Fühlen und Wollen ordnen sich schwerpunktmäßig den drei großen Systemen zu:

- Denken – Nerven-Sinnestätigkeit
- Fühlen – Herz-Lungen-Schlag
- Wollen – Gliedmaßenbewegung und Stoffwechsel

Im Leben kommt es darauf an, wollend und fühlend zu denken, d. h. die Gedanken willentlich zu führen und das Gedachte mitzuempfinden. Umgekehrt ist es notwendig, den Willen mit Gedanken und Empfindungen zu begleiten, sodass Taten nicht gedanken- und gefühllos werden. Im Seelenleben ist also wie im Leib ein gesundes Zusammenwirken der Dreiheit notwendig. Dies brachte Steiner in dem Spruch „Ecce homo" auf den Punkt:[3]

E c c e   h o m o

In dem Herzen
Webet Fühlen,

In dem Haupte
Leuchtet Denken,

In den Gliedern
Kraftet Wollen.

Webendes Leuchten,
Kraftendes Weben,
Leuchtendes Kraften:
Das ist – der Mensch.

3. Tria Principia: Sal-Merkur-Sulfur

Sal, Merkur und Sulfur spielen im Werk des Theophrast von Hohenheim, genannt Paracelsus (1493-1541) eine wichtige Rolle.[4] Steiner entwickelte diese Begriffe für ein vertieftes Verständnis von Gesundheits- und Heilungsprozessen weiter.[5,6]

Mit Sal, Sulfur und Merkur sind drei grundsätzliche Wirkprinzipien gemeint, die jedwedem Lebewesen inne wohnen. Sal und Sulfur stehen sich polar gegenüber, während Merkur ausgleichend zwischen beiden hin und her schwingt wie das Rhythmische System beim Menschen zwischen Nerven-Sinnes- und Stoffwechsel-Gliedmaßen-System.

Der Salprozess (Salzbildevorgang) ist mit dem Nerven-Sinnes-System assoziiert. Er führt zu Verhärtung, Sklerose, Befestigung, Konzentration, Ruhe, Stillstand und wirkt zentripetal.

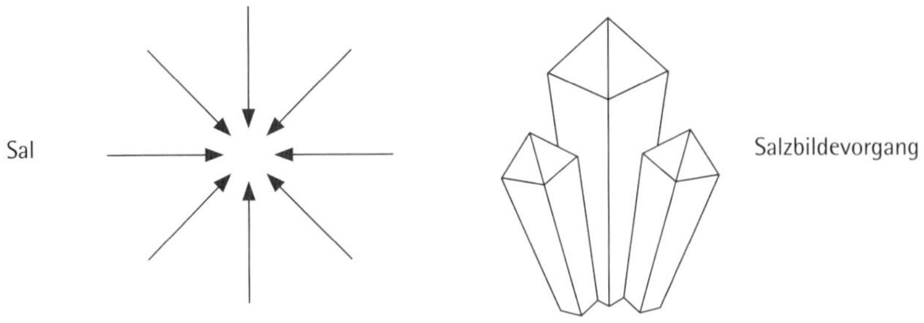

Der Sulfurprozess (Schwefelprozess) ist mit dem Stoffwechsel-Gliedmaßen-System assoziiert. Er führt zu Auflösung, Entzündung, Verflüchtigung, Bewegung, Chaotisierung und wirkt zentrifugal.

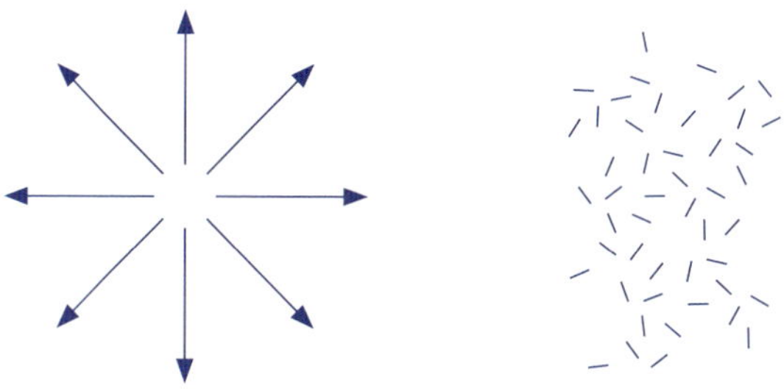

Der Merkurprozess vereinigt die Polaritäten Sal und Sulfur in sich, indem er beide im Wechsel wirken und den einen in den anderen übergehen lässt. So entsteht ein drittes Prinzip: Rhythmus. Rhythmus ist das lebenserhaltende Prinzip, die Lebensarznei.

Als Rudolf Hauschka (1891-1969) die Frage an Rudolf Steiner richtete, wie man dem Verständnis der Lebenskräfte näher kommen könne, antwortete Steiner: *„Studieren sie den Rhythmus. Rhythmus trägt Leben.“*[7]

Das rhythmische Schwingen zwischen den Polen und das immer wieder zur-Mitte-Finden zeichnen einen gesunden Menschen aus. Der Rhythmus trägt die Lebenskräfte für die Gesundung. Der Therapeut stärkt durch eine rhythmisierte und rhythmisch sich wiederholende Behandlung die Lebenskräfteorganisation der Patienten. So wirkt es z. B. schon gesundend, regelmäßig einmal pro Woche zu baden.

3.1 Wie versteht sich Krankheit unter dem Aspekt der Tria Principia?

Jeder Krankheitsvorgang lässt sich als eine zu starke Tendenz von Sal oder Sulfur betrachten, während der Merkurprozess heilbringend zur goldenen Mitte führt, die rhythmisch zwischen den Polen hin und her schwingt.

Beispiele für Krankheiten, bei denen der Salprozess vorherrscht:

- körperlich: solide Tumore, Arteriosklerose, Arthrose
- seelisch: Depression, Anorexie, Zwang

Krankheiten, bei denen der Sulfurprozess dominiert:

- körperlich: akute Entzündungen
- seelisch: Manie, blinde Aggression, Süchte und Abhängigkeiten

Ein zu einseitiges Sal-Werden bewirkt Tod in der Erstarrung, ein zu einseitiges Sulfur-Geschehen führt zum Tod in der Auflösung.

3.2 Blick auf die Blütenpflanze

Beim Betrachten einer „idealen Pflanze“ finden sich die drei Prozesse wieder, Sal überwiegend im Wurzelbereich, Sulfur vornehmlich im Blühen und Merkur dominierend in der Blatt- und Stängelbildung. In der Entwicklung zum ruhenden Samen herrscht wieder Sal vor [→ Kapitel VIII.1 Die Indikation zur Therapie aus der Biologie der Pflanzen und deren Öle].

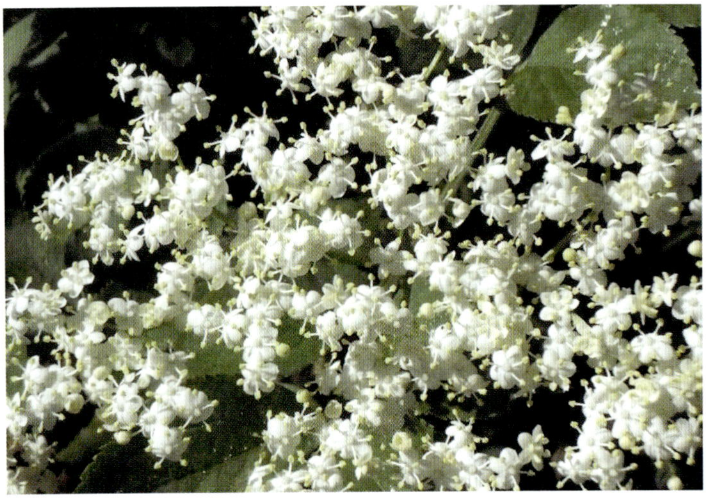

Als Ausdruck sulfurischen Wirkens Holunderblüten, die sich mit ihrem Duft in die Umwelt verströmen.

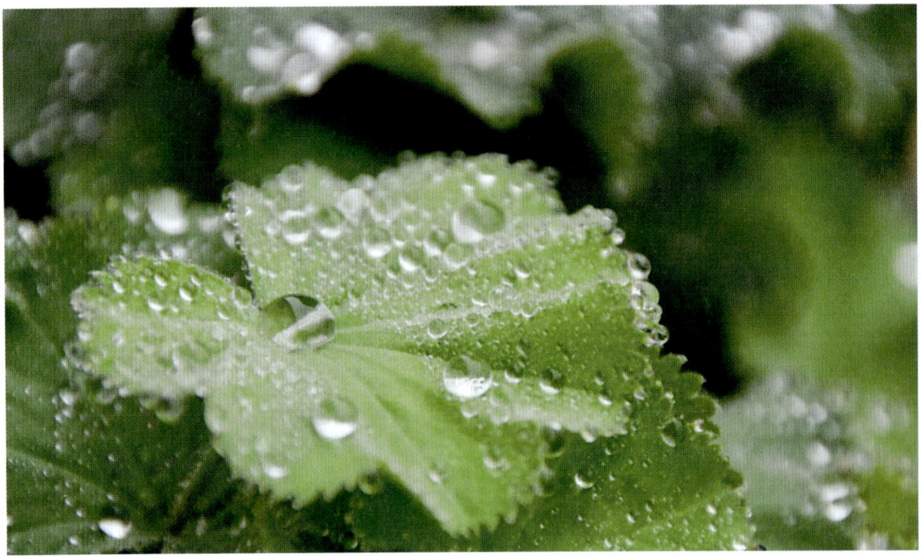

Merkurielles Wirken: wasserdurchströmte und -benetzte Blätter eines Frauenmantels, an dessen Rändern Drüsen Flüssigkeitsperlen ausscheiden, die wiederum auf der Oberfläche zum Blattzentrum rollen, um am Blattstiel entlang zur Wurzel zu gelangen. Diese nimmt die Flüssigkeit auf und schließt damit den pflanzeneigenen Wasserkreislauf.[8]

Betrachtet man einzelne Pflanzenarten, so findet sich je nach Art eine „Verschiebung“ der Prozesse in „fremde“ und damit untypische Organe der Pflanze. Dies kann ein Hinweis auf Heilwirkungen sein. In der Tat zeigen sich bei den meisten Heilpflanzen solche „Verschiebungen“: Der Ingwer konzentriert den Sulfurprozess in seiner Knolle, während bei Thuja der Salprozess bis in die Blüte reicht.

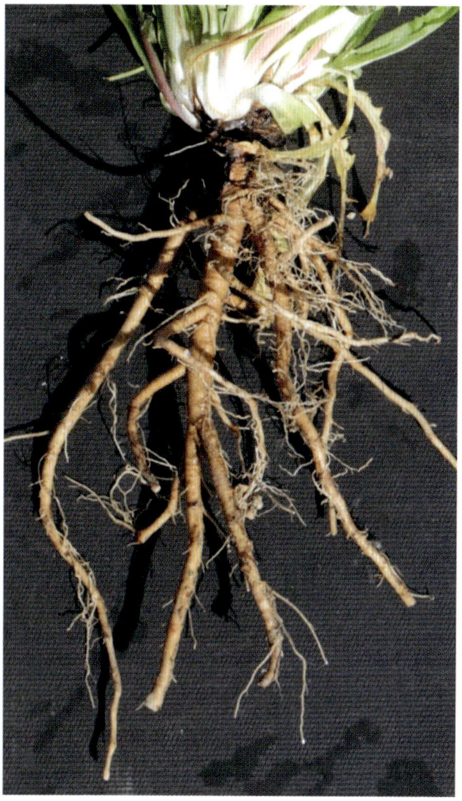

Die Wurzel eines Löwenzahns als Ort salinischen Wirkens

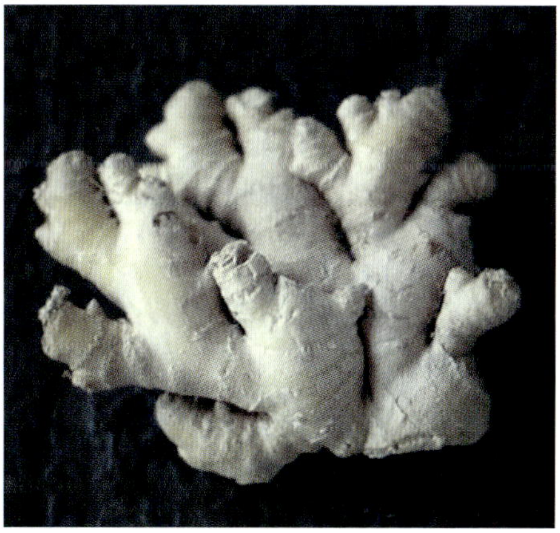

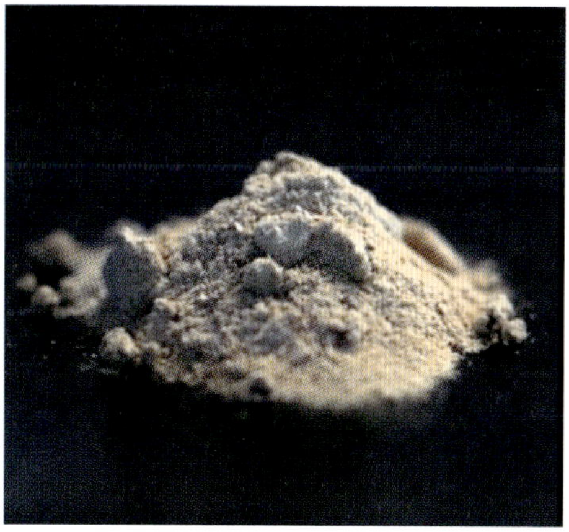

Ingwerrhizom: „Knolle“ und gemahlen als Beispiel für einen Sulfurprozess (Duft und Farbe in der Wurzel)

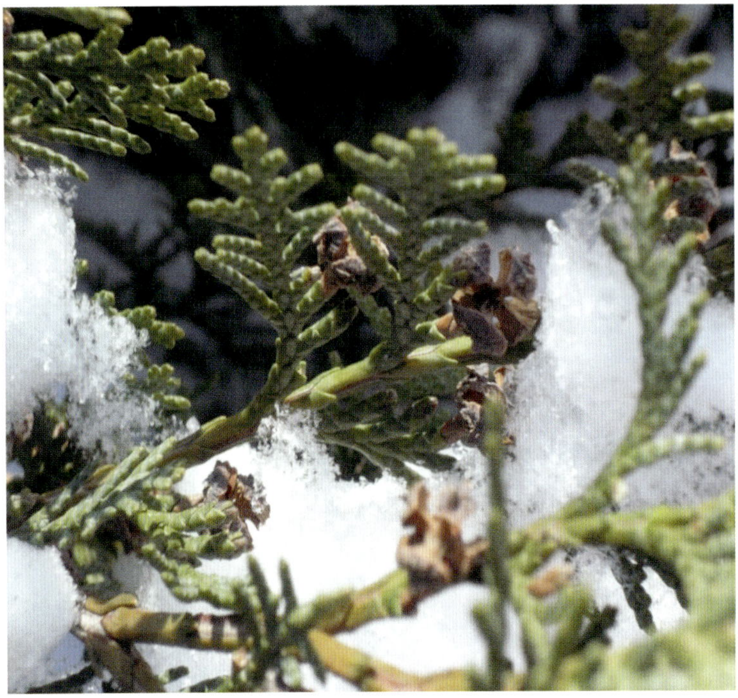

Thuja-Blütenzapfen überdauern auch den kalten Winter – Beispiel einer salinischen Blüte.

Der Blick auf das Grundsätzliche zeigt im Menschen die umgekehrte Pflanze.

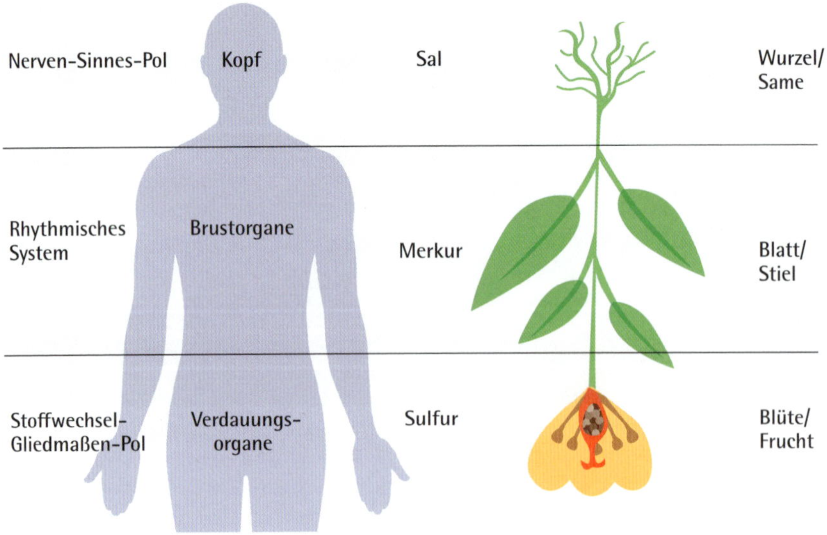

3.3 Öle und Wachse

Die Bildung fetter Öle (z. B. Oliven- und Mandelöl) steht dem Merkurprozess nahe, während die sich verflüchtigenden ätherischen Öle den Sulfurprozess in sich tragen. Bei der Bildung von Pflanzenwachsen herrscht dagegen der Salprozess vor.

Interessanterweise korreliert die Dreigliederung der Öle und Wachse mit der Penetration der Haut: die ätherischen Öle dringen bei allen Menschen durch die Haut, die fetten nur bei Säuglingen und Kleinkindern. Wachse bilden eine schützende Hülle auf der Haut und penetrieren nach heutigem Kenntnisstand nicht.

3.4 Tria Principia im Jahreslauf

Die Natur durchläuft in Mitteleuropa mit ihren Jahreszeiten die drei Prozessqualitäten Sal, Sulfur und Merkur: Sal herrscht im Winter vor, der dem sulfurischen Sommer polar gegenüber steht, während Herbst und Frühling merkuriell den einen Pol in den anderen über führen.

Körperpartie	System	Wirkprinzip	Pflanzenteil	Substanzen	Jahreszeit	Weltteil
Kopf	Nerven-Sinnes-System	Sal	Wurzel, Same	Wachse	Winter	Arktis, Antarktis
Brust	Rhythmisches System	Merkur	Blatt, Stängel	fette Öle	Frühling/ Herbst	gemäßigte Zone
Bauch	Stoffwechsel-Gliedmaßen-System	Sulfur	Blüte, Frucht	ätherische Öle	Sommer	Tropen

Überblick zu den korrespondierenden Prozessen und Systemen

Diese Gesichtspunkte bilden in der Badetherapie eine Grundlage für die Wahl der Heilpflanze oder eines ihrer Teile.

Literatur und Anmerkung

1 Steiner, R.: Anthroposophische Menschenerkenntnis und Medizin (GA 319). Rudolf Steiner Verlag Dornach 1994. S. 13.

2 Rohen, J. W., Lütjen-Drecoll, E.: Funktionelle Histologie. Schattauer Verlag Stuttgart 2000.

3 Steiner, R.: Wahrspruchworte (GA 40). Rudolf Steiner Verlag Dornach 2019. S. 140.

4 Paracelsus, T.: Opus Paramirum. Erstes Buch. Verlag Diederichs Jena 1904.

5 Steiner, R.: Meditative Betrachtungen und Anleitungen zur Vertiefung der Heilkunst (GA 316). Rudolf Steiner Verlag Dornach 1980. S. 67-71.

6 Simon, L.: Vom Rosmarin der Moore. In: Goedings, P. (Hrsg.): Wege zur Erkenntnis der Heilpflanze. Verlag Freies Geistesleben Stuttgart 1996. S. 152-156.

7 Meyer, U.: „Studieren Sie den Rhythmus. Rhythmus trägt Leben." – Das Gespräch Steiner/Hauschka im Kontext der Arnheimer Vorträge 1924. Der Merkurstab 2008; 61 (3). S. 263-269.

8 Die Erkenntnis des pflanzeneigenen Wasserkreislaufes des Frauenmantels lehrte Prof. Dr. Klas Diederich in seinen Schweizer Pflanzen- und Naturstudienwochen in den Jahren 1996- 2005.

Die Fotos stammen von Markus Krüger.

KAPITEL X.3

Zur Wärme des Menschen im Hinblick auf das Öldispersionsbad

ALBRECHT WARNING

1. Der menschliche Wärmeorganismus

Ausgangspunkt und bedeutsames Ziel der Therapie mit dem Öldispersionsbad ist die Regulierung der menschlichen Wärmeorganisation.

Die folgenden Ausführungen versuchen dem Hinweis Rudolf Steiners zu entsprechen: „*Es handelt sich darum, dass man von dem ausgeht, was erlebt werden kann. Und dasjenige, was erlebt werden kann, muss sich tief mit der ganzen Menschenwesenheit verbinden, wenn man sich in den Dienst der Weltgestaltung stellen will. Und das tut man, wenn man heilen will.*“[1]

Das Badewasser bildet eine gleichmäßige Wärmehülle, die der Wärme der Hautoberfläche entspricht. Die Fachsprache bezeichnet das Phänomen als Thermoindifferenz. Für den Badenden bedeutet dies, dass er beim Eintauchen (Immersion) in das Wasser anfänglich, je nach der Kühle oder Wärme seiner verschiedenen Körperregionen, eine vorübergehende Wahrnehmung von Wärmeunterschieden an diesen Hautflächen hat. Dieses Empfinden weckt die Aufmerksamkeit für die Hautwärme oder -kühle an entsprechenden Stellen, die der Badegast im Alltag womöglich nicht gefühlt hatte.

In manchen Fällen finden sich bei Menschen z. B. übersteigerte Wärmezonen im Schultergürtel und Halsbereich, vor allem dann, wenn sie ein erhöhtes Maß an

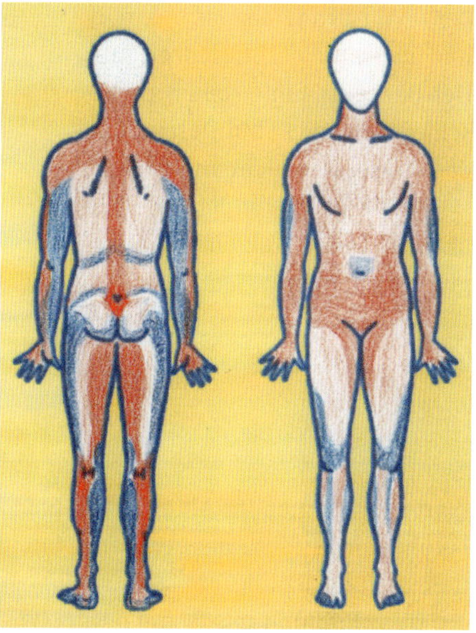

Beispiel für eine gesunde Wärmeverteilung auf der Körperhaut, ertastet durch die Hände eines Therapeuten vor einer Rhythmischen Massage[2]

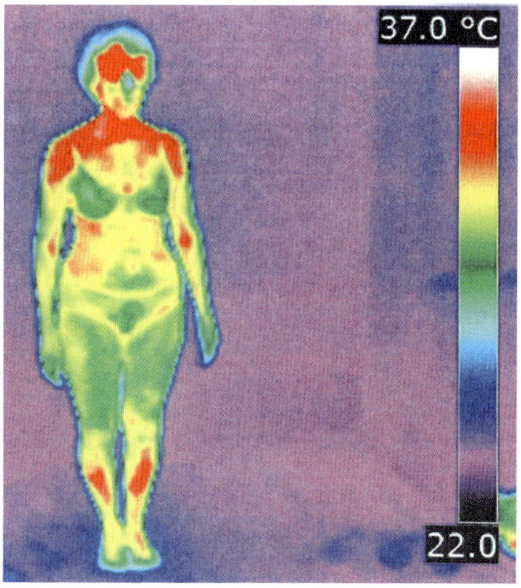

Übersteigerte Wärmezonen im Schultergürtel und Halsbereich (Infrarotbild)[3]

Verantwortung oder ein beträchtliches Arbeitspensum „zu schultern haben“. Die Überwärmung durch anhaltende Muskelspannung bemerken die Badenden im Alltagsleben oft nicht und nehmen diese erst in der Wasserhülle wahr.

In den ersten Minuten der Ruhe im Öldispersionsbad reagiert der Wärmeorganismus darauf und gleicht die Differenzen aus. Der Badegast fühlt keinen Unterschied mehr, diese Indifferenz regt den Wärmesinn nicht an, er ruht.

Zu diesen Befunden und Reaktionen seien folgende Überlegungen angestellt.

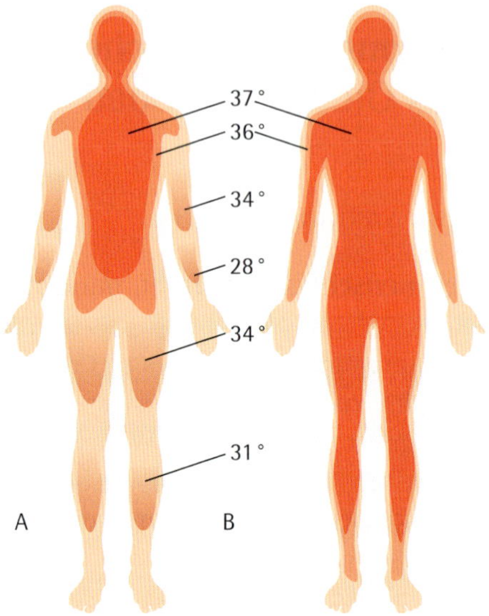

Wärmefeld des menschlichen Organismus in einer Umgebung von 20 °C (A) und 35 °C (B)[4]

1.1 Äußere Wärme

Wärme erlebt man im Alltag, wenn man sich irgendeinem Gegenstand nähert oder ihn berührt und erfühlt, dass er warm, ja vielleicht heiß ist. Ebenso spürt man auch sogenannte Kühle bzw. Kälte.

Diese Empfindungen sind bei der Berührung mit verschiedenen Materialien sehr unterschiedlich. Steinfliesen, die wir mit den Fußsohlen berühren, rufen eine kühle Empfindung hervor – auch wenn sie so warm sind wie der umgebende Raum. Fassen wir Holz – in gleicher Umgebung – an, oder eine Pflanze im Garten, so bleibt das Wärmeempfinden eher indifferent.

Lassen wir Wasser über unseren Körper fließen oder tauchen selbst ein, wie oben beschrieben, so nehmen wir Kühle oder Wärme sehr differenziert wahr. Man fühlt, wie sich die Wärmeintensität des Wassers auf uns unmittelbar überträgt. Dieses Phänomen bezeichnet man als Wärmeleitung.

Ähnlich fühlen wir, wie Luft uns kühlend oder wärmend anweht, z.B. wenn man sommers aus einem kühlen Laubwald auf das freie Feld tritt.

Trifft die unmittelbare Sonnenstrahlung auf die Haut, empfinden wir ein Wärmegefühl. Diese Wirkung, die von einer entfernten Wärmequelle ausgeht, bezeichnet man als Wärmestrahlung.

Das Feuer aus verbrennender Substanz strahlt Wärme (und Licht) aus. So erlebt man z.B. die Strahlung eines Kaminfeuers als wärmend bis erhitzend.

Die genannten Beispiele stellen Wärmewirkungen dar, die von außen an uns herandringen.

Der Mensch ist mit einem Sinn begabt, der Wärmeintensität fühlt. Wann bezeichnen wir etwas warm, wann etwas kühl? Woher hat man die Gewissheit, sagen zu können, das ist warm oder kühl?

1.2 Innere Wärme

Überraschend ist das Gefühlsmoment des Wärmesinns, wenn sich Menschen die Hand geben: Sie spüren, dass die Hand des Anderen kühler oder wärmer ist als die eigene. Durch die Berührung der fremden Hand wird man der eigenen Wärme gewahr. Man fühlt seine eigene Wärme im eigenen Körper.

Anhand dieser im Inneren anwesenden Wärme vergleicht man die Unterschiede der Wärmequalitäten, wenn man andere lebendige Wesen oder leblose Gegenstände berührt.

Man erlebt Wärmedifferenzen. Die eigene Wärmeintensität ist das „Richtmaß" der vergleichenden Empfindung.

Dazu ein Beispiel, das zu Beginn der Erfahrungswissenschaften in England im 17. Jahrhundert John Locke (1632-1704) als Versuch anführte und den Rudolf Steiner erneut beschrieb. Es handelt sich um das Erleben von Wärmedifferenzen und die Reaktion des Wärmeorganismus.[5] Einem vertieften Wärmeerleben und -verständnis dient der sogenannte „Drei-Schalen-Versuch".[6] Drei Schalen mit unterschiedlicher Wassertemperatur von 20, 30 und 40 °C stehen nebeneinander. Der Mensch taucht die eine Hand in die Schale mit dem 20 °C warmen Wasser und die andere in die mit 40 °C warmen Wasser. Nach einer kleinen Angleichungszeit von ca. einer Minute zieht man beide Hände gleichzeitig aus dem Wasser heraus und taucht sie in die Schale des 30 °C messenden Wassers ein (ohne dabei die Hände zu berühren). In dem Moment geschieht Folgendes:

Die Hand, die sich im kühleren 20 °C-Wasser befand, erlebt das 30 °C warme Wasser der mittleren Schale als warm; die andere Hand jedoch, die sich in dem 40 °C warmen Wasser befand, empfindet das Wasser (30 °C) der mittleren Schale als kühl.

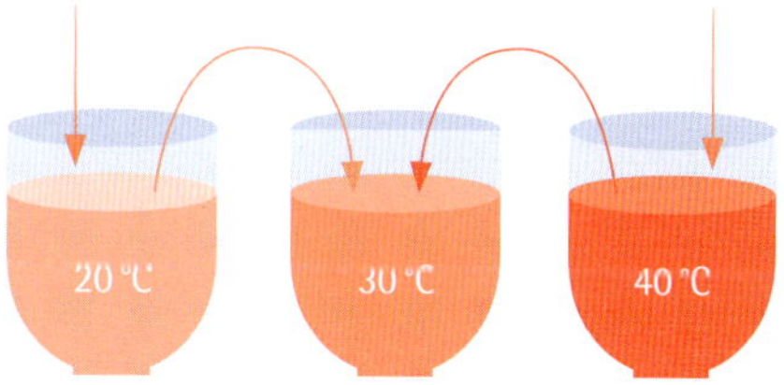

Drei-Schalen-Versuch

Obwohl sich beide Hände in derselben Schale mit dem 30 °C-Wasser befinden, ergeben sich unterschiedliche Empfindungen. Die nahezu gegensätzliche Wärmeempfindung ist im ersten Moment durchaus frappierend, sodass man sich überrascht, mitunter temperamentvoll äußert. Das Erlebnis führt zu der Aussage:

- Die „20 °C-Hand" geht in das 30 °C-Wasser – und empfindet: warm.
- Die „40 °C-Hand" taucht in das 30 °C-Wasser – und erlebt: kühl.

Wir fühlen: „*Dieses Wasser ist, verglichen mit der Wärme meiner fühlenden Hand, wärmer als das andere Wasser.*" oder „*Dieses Wasser ist nach meinem Gefühl kühler als das andere Wasser.*"

Die Wirkungen der wechselnden Empfindungen zeigen, dass der Wärmesinn Verhältnisse wahrnimmt und keine absoluten Werte. In unserem Wärmesinn erleben wir – wie oben bereits dargelegt – Wärmedifferenzen.

Was geschieht hier?

Die durch Leitung aus dem Wasser der jeweiligen Schalen in die Hände hereindringende Wärme empfindet der Mensch am Widerlager der eigenen Wärme als von außen, als fremd einströmend. Doch scheinen sich schnell die Wärmeintensitäten anzugleichen. Dies ist keine passive Nivellierung. Vielmehr vollzieht sich in den Händen ein lebendiger Vorgang:

Das Empfinden der Temperaturdifferenz (zwischen Hand und 20 bzw. 40 °C) ruft die Ich-Organisation auf, die von außen golfartig einströmende, als fremd empfundene Wärme wieder auszuscheiden. Es strömt Eigenwärme von innen in die Wirkfläche des eindringenden Impulses, drängt ihn nach außen bzw. „scheidet ihn aus", um die Eigenqualität des Wärmeorganismus zu bewahren. Dabei fließt jeweils so viel Eigenwärme in die Fläche der Hände, wie Wärme in dem entsprechenden Wasser der jeweiligen Schale von außen einwirkt. Dies führt zur Angleichung. Sie ist der Prozess des reaktiven Wiederherstellens der Ich-Grenzbildung im eigenen Wärmewesen. Nach der „Ausscheidung" des Fremdimpulses, also in der Wärmegleichheit an der Grenze zwischen innen und außen, erlischt die Wahrnehmung des Wärmesinnes. Man ist versucht, dies als passive Gewöhnung zu betrachten, was es jedoch im Sinne der aktiven Grenzbildung nicht ist. Hier sei auf eine Bemerkung Rudolf Steiners (3. Januar 1924) hingewiesen. Sie beginnt mit den Worten: „*Sie dürfen überhaupt keine Wärme haben im Organismus, die Sie nicht selber durch die Ich-Organisation bearbeiten.*"[7] Daraus lässt sich ableiten, dass jeder Mensch, seiner Einzigartigkeit entsprechend, einen Ich-durchwirkten, souveränen Wärmeorganismus hat.

Mit diesem „Drei-Schalen-Versuch" lassen sich Anhaltspunkte zur Wirkungsweise der Wärmeorganisation im Menschen gewinnen.

Manfred Weckenmann (1924-2021) beschrieb das so: „*Auch dann, wenn man lokal Wärme appliziert, wird die Haut nicht warm, weil Wärme eindringt, sondern weil der Organismus seine eigene Wärme dezentralisiert (in die Peripherie fließen lässt. Anm. d. Verf.). Dadurch strahlt Wärme verstärkt ab, d.h. sekundäre Kühlung als Reaktivität.*"[8]

Da das handelnde Subjekt all diese Erfahrungen in sich selbst erlebt, nennt man diese Wärmewirkungen „subjektiv".

Exkurs

Das Phänomen Wärme – physikalisch erfasst: Im Erstaunen über all diese Phänomene und Wahrnehmungen vermisst man die Möglichkeit, die Intensität der Wärmewirkung unabhängig von den eigenen Empfindungen, also von der Erlebnissphäre abgezogen, erfassen zu können. Man strebt danach, Quantität (als Maß und Zahl) personenunabhängig zu bestimmen. Dieses Bedürfnis führte dazu, dass der schwedische Astronom und Physiker Anders Celsius (1701-1744) einen physikalisch definierten Gradmesser schuf. Er stellte 1742 eine hundertteilige Temperaturskala vor (die sein Freund Carl von Linné (1707-1778) im Jahr 1744 nach ihm benannte), bei der er den Nullpunkt dem Gefrierpunkt, den Wert 100 dem Siedepunkt des Wassers zuordnete.[9] Dem folgte in der Mitte des 19. Jahrhunderts die Einführung des Fieberthermometers in den klinischen Alltag. Damit konnte „Jedermann" Wärme als physikalisches Phänomen messen und dies unabhängig von dem wechselnden subjektiven Empfinden der jeweiligen Person mit einem „untrüglich" messenden Gegenstand, einem Objekt. Im Verlaufe der folgenden Zeit bevorzugte man diese Messungen, um entsprechend der sich entwickelnden naturwissenschaftlich-technischen Betrachtungsweise eine verlässliche Vergleichbarkeit und Wiederholbarkeit zu erzielen. Das innere Miterleben eines lebendigen vielfältigen Subjektes schwand zugunsten einer unpersönlichen Kalkulierbarkeit. Hinzu kam die grafische Darstellung der Temperaturverläufe von Messung zu Messung als „Fieberkurve". Diese „objektive" Messtechnik und die abstrakten Linienverläufe reduzierten die Betrachtung der Wärme auf physikalische Parameter.[10]

Es ist bemerkenswert, dass die Messmöglichkeit mit dem ursprünglich entwickelten Quecksilberthermometer darauf beruht, dass das flüssige Metall sich bei unmittelbarem Kontakt mit dem Wärmezustand des zu messenden Wesens oder Gegenstandes solange ausdehnt, bis dieses den gleichen Wärmezustand hat. Es handelt sich hier also um eine Wärmeleitung (Konduktion), die stattfindet, bis ein thermodynamisches Gleichgewicht besteht: Wenn zwei Körper dieselbe Temperatur haben, findet zwischen ihnen kein Wärmeaustausch statt.[11] Diese Verhältnisse zeigen auf, dass sich der Zustand der Materie passiv durch Wärmestrahlung bzw. -leitung je nach physikalischen Eigenschaften verändert. So wird punktuell die Wärme mittels Thermometer auf der Haut oder an einzelnen Orten im Körper gemessen, um eine quantitative Aussage machen zu können. Dabei geht die Wärme an dieser Stelle des Organismus auf den Sensor des Thermometers über (Wärmeleitung). Es sei festgehalten, dass eine wachsende Wärmeintensität eine ausdehnende Qualität hat, während schwindende Wärme, also eine Tendenz zur Kühlung, verdichtend wirkt.

Diese technisch gestützte Messmöglichkeit führte zu einem Betrachtungswandel in der naturwissenschaftlich-orientierten Medizin. Es ist bedeutsam, dass man sich als Therapeut diese Tatsache bewusst macht. Rudolf Steiner sagte dazu:

„Die sogenannte Wärmelehre hat ja im 19. Jahrhundert eine Gestalt angenommen, durch die einer materialistischen Betrachtung der Welt außerordentlich viel Vorschub geleistet worden ist. Aus dem Grunde Vorschub geleistet worden ist, weil die Wärmeverhältnisse in der Welt vor allen Dingen Veranlassung dazu geben, den Blick abzuwenden von der eigentlichen Natur der Wärme, von der Wärme Wesenheit, und ihn hinzulenken auf die mechanischen Erscheinungen, die aus den Wärmeverhältnissen sich ergeben."[12]

Die Physik fasst die Wärme als Zustände der Materie auf, von der entweder eine Strahlung ausgeht (bei Distanz) z. B. als Infrarotstrahlung, oder eine Wärmeleitung z. B. bei unmittelbarer Berührung, bis ein Gleichgewicht der Zustände, das thermodynamische Gleichgewicht hergestellt ist.

Da man technische Gegenstände, also Objekte, als Messmethode heranzieht, erhält man „objektive" Wärmedaten. „*Man macht dann in seinen Gedanken einen wesentlichen Unterschied zwischen dieser objektiven Feststellung, an der gewissermaßen der Mensch nicht beteiligt ist, und der subjektiven Feststellung durch die Empfindung, an der der Mensch beteiligt ist.*"[13]

Rudolf Steiner führte weiter aus: „*In der für physische Sinne gegebenen Welt stellt sich die Wärme durchaus als Zustand des Festen, Flüssigen oder Gasförmigen dar; aber dieser Zustand ist eben nur die Außenseite der Wärme oder auch ihre Wirkung. Die Physiker sprechen nur von dieser Wirkung der Wärme, nicht von deren innerer Natur. Man versuche es einmal, ganz abzusehen von aller Wärmewirkung, die man empfängt durch äußere Körper, sich lediglich das innere Erlebnis zu vergegenwärtigen, das man hat bei den Worten: ich fühle mich warm, ich fühle mich kalt.*"[14]

2. Differenzierte Verteilung der eigenen Körperwärme

2.1 Räumliche Verteilung

In den verschiedenen Hautpartien des Körpers sind ganz unterschiedliche Wärmeintensitäten zu fühlen, z.B. mögen sich die Hände warm anfühlen, während Unterschenkel und Füße innerlich ein Gefühl der Kühle vermitteln.

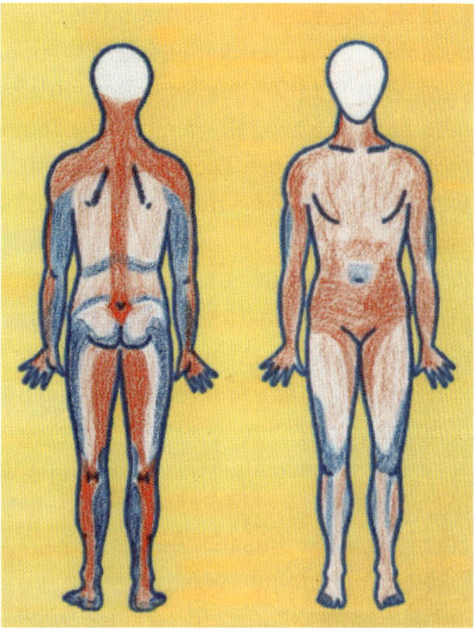
Regelmäßige Wärmeverteilung auf der Körperoberfläche eines gesunden Menschen bei indifferenter Raumtemperatur[16]

In der Haut des Körpers finden sich Reaktionspunkte für unterschiedliche Wärmegrade:

Wärmerezeptoren senden nervöse Impulsraten zwischen ca. 30 und 45 °C; solche, die im Temperaturbereich von ca. 12 bis 35 °C reagieren, heißen Kälterezeptoren.[15] Diese Bezeichnung hat sich zwar eingebürgert, ist aber irreführend, denn eine Umgebungswärme von etwa 20 bis 35 °C wird nicht als „kalt" gespürt. Erst bei geringeren Außentemperaturen unter 18 °C empfindet man „kühl" bzw. um 10 °C und weniger „kalt". An dieser Kategorisierung der Biologie zeigt sich die Diskrepanz zwischen naturwissenschaftlicher, sachbezogener Definition und den persönlichen Erlebnissen in den Empfindungen.

Wenn man die Wärmeverteilung auf der Haut mittels Thermometer physikalisch darstellt, erhält man folgende Ergebnisse:

Wärme erfüllt den menschlichen Leib (als räumliches Gebilde) nicht gleichmäßig mit einer Wärmeintensität, sondern verändert sich in stetig wechselndem Fließen.

Über den inneren Wärmeorganismus und die Wichtigkeit seiner Differenzierung als lebendiges Wesen äußerte Rudolf Steiner: „*In Bezug auf den Wärmemenschen ist es ja keinen Augenblick zweifelhaft, dass in dem Raume, den der Mensch physisch einnimmt, und sogar noch darüber hinaus, eine differenzierte Wärme vorhanden ist. Wenn Sie messen hinter dem Ohr oder unter der Achsel, werden Sie einen ganz differenzierten Wärmeorganismus finden. Die Wärmegrade sind überall verschieden.*“[18] In einem anderen Vortragszyklus bemerkte Steiner, „*dass im menschlichen Organismus, je nach den Organen, eine ganz verschiedene Wärmeempfänglichkeit besteht für das Wärmewesen selbst, dass das Herz, die Leber, die Lunge ganz verschiedene Kapazitäten haben, sich zum Wärmewesen zu verhalten.*“[19]

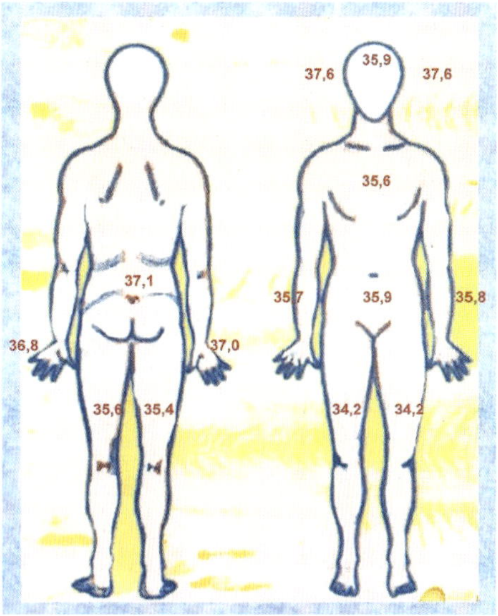

Beispiele von punktuellen Temperaturmessungen auf der Körperoberfläche einer Person[17]

Das Zitat gibt Hinweise darauf, dass die verschiedenen Funktionen der inneren Organe und auch des Nerven-Sinnes-Systems sich in unterschiedlichen Wärmequalitäten vollziehen.

Für die Behandlung mit dem Öldispersionsbad ist die Wahrnehmung des Wärmebefundes im Oberflächenbereich im Verhältnis zu der Wärme im Inneren des Körpers bedeutsam. Dabei orientiert man sich auch an den gemessenen Temperaturen an Körperoberfläche und -inneren.

Die Messungen können verschieden erfolgen: Traditionell ist die Bestimmung der rektalen Temperatur. Sie ergibt als Kerntemperatur einen zuverlässigen Wert. Aus praktischen und auch hygienischen Gründen misst man mitunter in der Achselhöhle. Erwiesenermaßen ergeben sich aber bei unmittelbar aufeinanderfolgenden Messungen sehr unterschiedliche Werte, daher ist die axilläre Messung nicht zu empfehlen. Hingegen hat sich die orale Messung eingebürgert. Vor der Messung darf man nichts Warmes essen oder trinken, da dies das Ergebnis

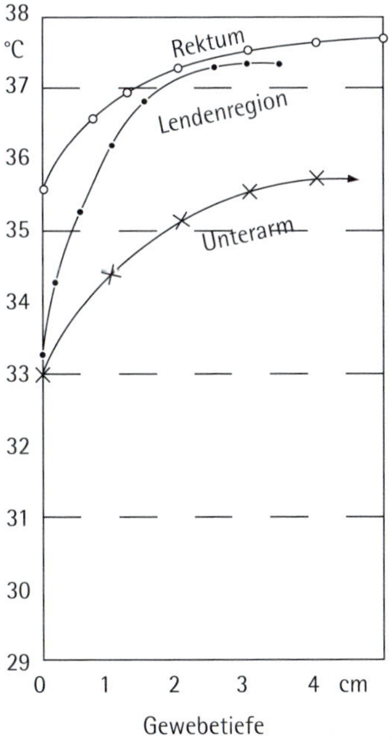

Temperaturverlauf Oberfläche – Gewebe, gemessen am Unterarm, in der Lendenregion und rektal[20]

verfälschen kann. Die Thermometerspitze legt man unter die Zunge. Während der Messung sollte der Badegast durch die Nase atmen, die Lippen müssen dabei fest geschlossen sein. Die Messergebnisse liegen etwa 0,5 Grad unter den rektal gemessenen Werten. Da Kinder nur bedingt mitmachen, ist diese Messmethode erst ab dem Schulalter ratsam.

Mittlerweile hat sich die Infrarotmessung im Ohr etabliert. Am Ohr, genauer gesagt, am Trommelfell, lässt sich über einen Infrarotsensor die Körpertemperatur gut feststellen. Dazu zieht man das Ohr ein wenig nach oben hinten und hält dann das Infrarotthermometer vorsichtig in den Gehörgang. Die Messung dauert nur wenige Sekunden und ist deshalb angenehmer als andere Methoden.

Das bedeutet, im Ohr wird die Temperatur der Körperschale gemessen. Ohrenschmalz und Zugluft können das Ergebnis verfälschen, ebenso darf man nicht an einem Ohr messen, das gerade auf einem warmen Polster gelegen hat oder Kälte ausgesetzt war. In diesen Fällen sollte man etwa zehn Minuten bis zur Messung warten. Wichtig: In seltenen Fällen kann die im rechten Ohr gemessene Temperatur von der im linken geringfügig abweichen. Daher sollte man bei Wiederholungen immer im selben Ohr messen.

Die Körpertemperatur, die das Ohrthermometer ermittelt, liegt etwa 0,5 Grad unter dem Wert der rektalen Messung. Die Ergebnisse lassen sich also nicht unmittelbar miteinander vergleichen.[21]

Der Wärmemensch erscheint somit in verschiedenen Schichten:

- Oberflächentemperatur auf der Haut
- Schalentemperatur, z. B. in der Mundhöhle oder in den Bindegeweben* zwischen Muskulatur und Haut (Gewebetiefe ca. 2 bis 3 cm)
- Kerntemperatur, die in den inneren Organen zu messen ist, z. B. im Rektum, also einer Gewebetiefe von 3 bis 4 cm entsprechend.

Die Abbildung rechts zeigt die Temperaturverhältnisse zwischen Mundraum und Rektum, gemessen bei einem Patienten während vier aufeinanderfolgenden Tagen.

Man sieht, dass die Temperaturen während 24 Stunden rhythmisch wechseln. Die Wärmeverteilung zwischen Kern und Schale verändert sich zeitlich.

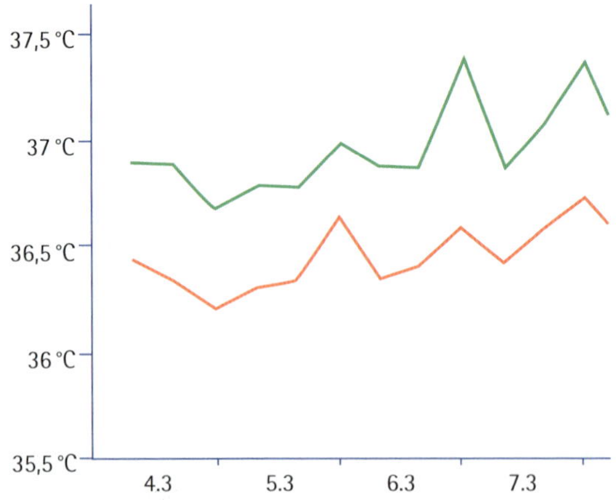

Körpertemperatur rektal (grüne Linie), oral unter der Zunge (rote Linie). Die Werte differieren kontinuierlich um ca. 0,5 °C.[22]

* Dies wird mit entsprechend geeigneten Temperatursonden gemessen.

Wie die Darstellung von Gunther Hildebrandt (1924-1999) zeigt, wechselt die Wärme des Körperinneren, also die Kerntemperatur während eines 24 Stunden-Tages. Gegen Abend, ca. 19 Uhr, ist sie am höchsten und fällt dann in der Nacht bis 3 Uhr auf einen Tiefstwert ab. Wichtig ist dabei, wie sich die Oberflächen- und Körperkerntemperatur (Rektaltemperatur) verhalten.

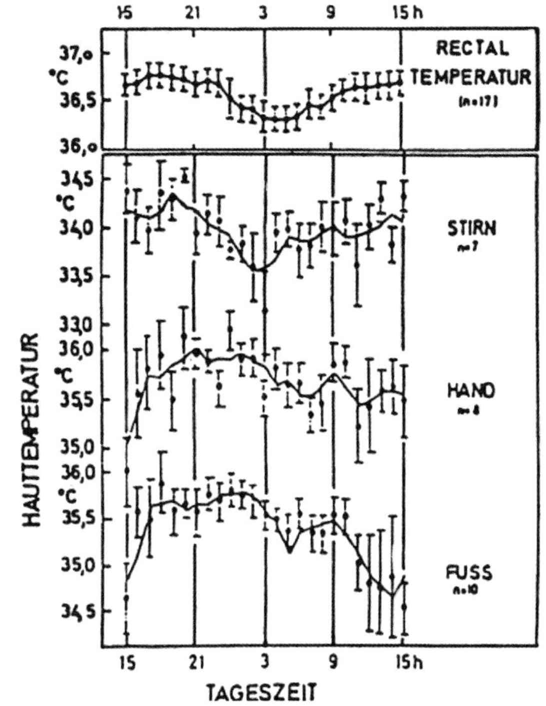

Mittlere Tagesgänge der Temperatur an Stirn, Hand und Fuß von 17 Versuchspersonen unter gleichbleibenden Ruhebedingungen in der Klimakammer bei stündlicher Kontrolle, im Vergleich zum Tagesgang der Rektaltemperatur[23]

Hildebrandt beschrieb die Beobachtungen folgendermaßen: „*Der vormittägliche Anstieg der Körperkerntemperatur (8-15 Uhr) geht mit einer beträchtlichen Abnahme der Hautdurchblutung an Hand und Fuß einher, während der abendliche Rückgang der Kerntemperatur mit einer Zunahme der akralen Hautdurchblutung verbunden ist. Die Hautdurchblutung der Stirn zeigt dagegen gleichgerichtete Veränderungen zur Kerntemperatur ... Vom Standpunkt der physikalischen Thermoregulation erscheint somit der Tagesgang der Körpertemperatur als das Ergebnis zweier verschiedener und sich phasisch ablösender Einstellungen der Regulation: Aufheizen des Körperkerns durch Wärmeeinsparung (in der Peripherie) während des Vormittags und Entwärmung durch Steigerung der peripheren Wärmeverluste während der frühen Nachtphase. Der Übergang von der einen zu anderen Funktionsrichtung erfolgt im Durchschnitt etwa um 3 und 15 Uhr, wenn die Kerntemperatur ihr Minimum beziehungsweise ihr Maximum erreicht hat.*“[24]

Rolf Heine beschreibt diese Rhythmik in folgender Weise: „*Der Organismus selbst reguliert wesentlich die Abstrahlung der Wärme durch Verengung und Weitung der Blutgefäße. Dies geschieht auf typische Weise im Tagesrhythmus. Mit dem morgendlichen Erwachen steigt anfangs die Körpertemperatur im Zentrum. Die Peripherie bleibt zunächst vergleichsweise kühl. Am späten Nachmittag wird das Maximum der zentralen Temperatur erreicht. Auch die Peripherie ist nun maximal durchwärmt. In der Nacht (im Schlaf) sinkt die Kerntemperatur auf ein Minimum, während die Wärme wie eine Hülle sich um den schlafenden Menschen legt ... Unbedeckte Körperteile kühlen aus!*“[25]

Nachts ist die Körperschale gleichmäßig durchwärmt. Um bei dieser nach außen abstrahlenden Wärme nicht abzukühlen, d.h. die Wärme als Hülle zu erhalten, deckt man sich zu.

Aus dieser gleichsam atmenden Schwingung der Wärme zwischen Körperkern und -schale resultiert Folgendes: Wenn man aus nächtlich tiefem Schlaf heraus aufstehen muss und dadurch die Wärmehülle öffnet, stellt sich oft ein fröstelndes Gefühl ein. Dabei hat man die irritierende Empfindung, als ob man nicht ganz mit sich selbst zusammenstimme. Roman Huber schreibt dazu: „*Wenn man nachts zu einer, volle Präsenz fordernden Tätigkeit, z.B. beim Notarzteinsatz, aus dem Schlaf gerissen wird, stellt sich, auch bei einer vor dem Schlaf noch als angenehm empfundenen Umgebungstemperatur, ein mehr oder weniger starkes Frösteln oder Frieren ein. Hände und Füße werden kalt, im Extremfall kommt es zum Kältezittern. Das heißt, dass die Ich-Organisation mit einem Mal voll anwesend sein muss, dass sie jedoch nicht den Wärmezustand vorfindet, den sie für diese Tätigkeit braucht. Durch eine verstärkte, morgenartige Zentralisation der Wärme versucht der Astralleib, die für die Ich-Organisation geeigneten Bedingungen zu schaffen.*“[26]

Also die gefühlte Unstimmigkeit löst ein Fremdheitsgefühl aus. Man hat nicht das Gefühl, „*Herr im eigenen Haus*“ zu sein. Reguliert sich die Wärmebeziehung wieder, sei es, dass man wach bleibt und aktiv wird, oder erneut schlafen kann, dann fühlt man sich in der eigenen Wärme kohärent, in einem inneren Gleichgewicht. Man nimmt wahr: Ich fühle mich in meiner Wärme. Wir sind gleichsam ganz Wärmeorgan.

2.3 Wir leben in der Wärme

Die Wärme ist gewissermaßen die Ur-Lebensgrundlage des gesamten menschlichen Organismus. Diese den Körper erfüllende Wärme bildet die Basis unseres Selbst-Bewusstseins.

In seinem Aufsatz „*Der Entwicklungsgang zur organischen Eigenwärme*“ bemerkte Wolfgang Schad (1935-2022): Im Menschen wird im Vergleich zu Säugetieren „*ein neues Wärmegleichmaß erreicht. Diese Wärme wird aber nicht mehr von außen bezogen, sondern unentwegt selbst gebildet und gegenüber den äußeren Einflüssen allein reguliert. Der Mensch betreibt so leiblich nicht nur Wärmeproduktion durch oxydativen Abbau, sondern er regelt das Ausmaß des Abbaus auf ein selbst geführtes Gleichmaß: Wir finden darin Wirkungen seiner personalen Autonomie bis in die physiologische Konstituierung seiner Leiblichkeit.*“[27]

Zusammenfassend lässt sich festhalten:

- Wärme erlebt der Menschen in ihren Wirkungen von außen als Wärmeleitung und als Wärmestrahlung.
- Wir erfühlen mittels der Thermorezeptoren in der Haut, wie intensiv der Wärmezustand unserer Umgebung oder eines Gegenstandes (unterschiedlichster Materialien) ist. Die eigene Körperwärme dient als Parameter zum Vergleich.
- In der Wahrnehmung einer anderen Wärmeintensität wird man sich der eigenen Körperwärme bewusst.
- Die Wärme ist im ganzen physischen Leib differenziert anwesend. Minderungen oder Überhöhungen der Intensität entzweien die innere Einstimmung. Die persönliche Kohärenz lebt in der Wärme.
- Innere Wärme erfährt man unmittelbar. Der Mensch lebt in der Wärme. Sie ist Grundlage des Selbstbewusstseins.
- Die Ich-Organisation bearbeitet grundsätzlich eindringende Fremdwärme so, dass der Ich-eigene Charakter des Wärmeorganismus bewahrt bleibt. Der Wärmeorganismus des Menschen als Ort der Ich-Funktion ist souverän.

3. Die Wärme bei der Behandlung im Öldispersionsbad

Bei der Zubereitung des Öldispersionsbades strebt man an, die Wärmeintensität des Wassers schon beim Einlassen des Bades an die der Patienten-Haut anzupassen. Nach dem Einlassen fördert eine gleichmäßige Verteilung der Wärmeintensität, wenn man das Wasser mittels lemniskatisch geführter, gegenläufiger Bewegungen beider Hände durchmischt. Die Wärme zwischen Wasser und Haut soll möglichst ähnlich (36,5 °C), d.h. thermoneutral, auch als indifferent bezeichnet, eingestellt sein.

Das beschriebene Grenzerlebnis und die Angleichung durch die Ich-Organisation vollziehen sich innerhalb der ersten Minute nach Einsteigen in das Bad.

Grundsätzlich soll das Öldispersionsbad nicht durch die intensivere Wärme des Wassers eine Provokation der Ich-Organisation bewirken, wie das z.B. bei einem Überwärmungsbad der Fall wäre, sondern Ziel ist vielmehr, die in der Nachruhe sich entwickelnde innere Eigenwärme zu fördern [→ Kapitel III.3 Das Überwärmungsbad].

3.1 Zur Wärmebildung in der Nachruhe

Ist die Bürstenprozedur beendet, ruht der Badegast für weitere, wenige Minuten im Wasser. Dann steigt er aus der Wanne, wobei der Therapeut ihn unmittelbar danach – ohne zu trocknen! – gänzlich mit dem übergroßen, körperwarmen Flanelltuch umhüllt, ihn auf eine Liege bettet und den gesamten Körper sofort mit dem Tuch und den Wolldecken fest einpackt, den Kopf ebenfalls einhüllend.

Die Körperoberfläche ist in diesem Moment angefeuchtet und zusätzlich mit einem zarten Ölfilm belegt. Die Situation der Ganzpackung beschrieb Sebastian Kneipp (1821-1897): „*Wasserdunst wie Wärme häufen sich bei längerem Liegen in der Packung an der*

Körperoberfläche mehr und mehr an, sodass der ganze Körper sich in feuchter Wärme befindet. Die feuchte Wärme erweitert einerseits die Hautblutgefäße, erschlafft sie, und bewirkt ein lebhafteres und reichlicheres Zuströmen des Blutes aus dem Körperinneren nach der Körperoberfläche; andererseits beruhigt die feuchte Wärme durch ihre Gleichmäßigkeit die Hautnerven. Der Puls wird langsamer, es tritt Schlafneigung ein."[28]

Sebastian Kneipp erlebte dies praktisch und beobachtete. Gunther Hildebrandt fügte 1950 weitere Aspekte aus seinen Forschungen hinzu: Er betonte, dass durch den Hydroplipidfilm ein großes Wasserbindungsvermögen gegeben ist, durch das die Wasserverdampfung an der Hautoberfläche eine Regulierung erfährt.[29]

In diesem Sinne tingiert nach dem Bad das Olivenöl mit einem feinen Film die Haut des ganzen Körpers und unterstützt die Wasserdampfbildung auf der Haut. Dies begünstigt, dass die Wärme, die sich aus den mittels Bürstung aktiv geöffneten Kapillaren löst, in die oberen Hautschichten übergeht und in die durchfeuchtete Schicht zwischen Haut und Flanelltuch abstrahlt. Somit entsteht eine Wärmehülle, wie sie Rolf Heine beim schlafenden Menschen beschreibt. Die Folge ist die regenerierende Aktivierung der Lebenskräfte und die Erfrischung seelischer Prozesse. Diese Wärmeausbreitung in der Haut und in die umgebende Hülle regt den Wärmesinn an und tritt in Beziehung zu den Bewusstseinsprozessen. Das Allgemeinempfinden des Wohlig-Warmseins tritt auf. Mitunter kommentiert der Badegast: „*Ich fühle mich in meiner Wärme.*"

Der Therapeut nimmt im Antlitz oftmals ein frisches Inkarnat wahr.

Die exemplarische Dokumentation einer Badesequenz zeigt deutlich das Gelingen, das Wärmeniveau bei einem Patienten zu erhöhen. Zu den ersten Bädern kam der Badegast mit Kerntemperaturen unter 36 °C, während unmittelbar nach der Nachruhe eine Temperaturerhöhung anfänglich um ca. 1 °C eintrat. Letztere Reaktion fand nach jedem weiteren Bad statt. Nach dem siebten Bad bzw. nach achtwöchiger Badezeit mit sieben Bädern erhöhte sich die Kerntemperatur von anfänglich 35,03 auf 37,04 °C und blieb in den Intervallen zwischen den Bädern auf diesem Niveau. Die alltägliche Eigenwärme pendelte sich auf ca. 37 °C ein.

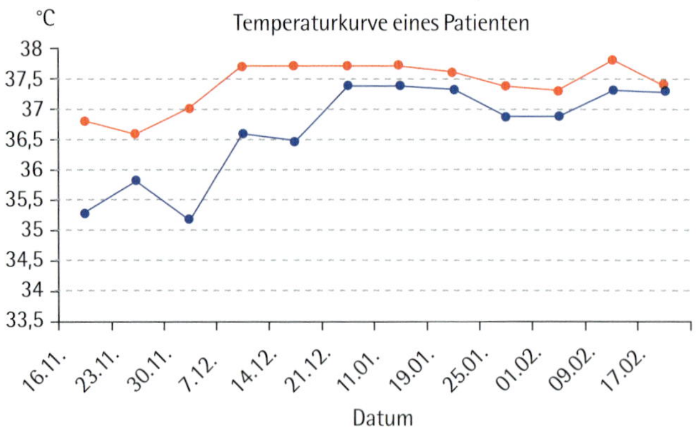

Temperaturkurve rektal gemessen während einer Badesequenz von November bis Februar. Die dunkelblaue Linie zeigt die Messungen vor dem Bad, die magentafarbene nach der Nachruhe.[29]

Die Dokumentation zeigt weiterhin, dass während einer Serie von mindestens sieben oder auch zwölf Behandlungen das erste Bad und jedes weitere in den nachfolgenden Stunden und Tagen rhythmisch nachklingt. Der Rhythmus der Wiederholungen berücksichtigt im Idealfall chronobiologische Gesetze, wie sie Gunther Hildebrandt entdeckte und in einem Artikel *„Zur Physiologie des rhythmischen Systems“* beschrieb.[31] Hildebrandt nannte Beispiele für circaseptan (siebentägige) periodisch gegliederte Reaktionsverläufe auf therapeutische Interventionen, in denen Stoffwechselprozesse nachklingen. Diesen physiologischen Idealfall illustriert die Abbildung. Durch Notwendigkeiten des Alltags ergeben sich Abweichungen.

Die Erfahrungen mit dem Öldispersionsbad zeigen, dass einerseits das Wärmeniveau durch Anregung des Stoffwechsels bzw. der Lebenskräfte die gesundende Intensität erreicht. Zudem wird im Laufe von Badesequenzen die 24-stündige Schwingung der Wärmeatmung zwischen Körperkern und -schale angeregt und stabilisiert.

- Man strebt durch einen Behandlungszyklus an, einen Wärmegrad von ca. 37 °C zu erreichen und dabei gleichzeitig die 24-stündige Wärmeschwingung zwischen Körperkern und den äußeren Gewebsschichten (Körperschale) zu erreichen.
- Die Eigenwärmebildung und die in den nachfolgenden Tagen nachklingenden rhythmischen „Erinnerungen“ des Wärmeorganismus induzieren ein Wachwerden, eine gleichsam neugeborene Sensitivität des Wärmesinns.

Beide Prozesse, Anregung und Differenzierung der Wärmeorganisation sowie die Förderung der Sensitivität des Wärmesinns, sind Therapieziele des Öldispersionsbades.

Literatur und Anmerkungen

1 Steiner, R.: Meditative Betrachtungen und Anleitungen zur Vertiefung der Heilkunst (GA 316). Rudolf Steiner Verlag Dornach 2008. S. 97.
2 Die Skizze stammt von Dirk Otto, Rhythmischer Masseur, klinische Befundvorlage.
3 Menne, M.: Masterarbeit in der Eurythmietherapie. Alanus Hochschule für Kunst und Gesellschaft Alfter 2012. Mit freundlicher Genehmigung der Autorin.
4 Aschoff, J., Wever R.: Kern und Schale im Wärmehaushalt des Menschen. Naturwissenschaften 1958; 45. S. 477-485.
5 Zitiert nach: Kranich, E.-M.: Der innere Mensch und sein Leib. Verlag Freies Geistesleben Stuttgart 2003. S. 98.
6 Steiner, R.: Geisteswissenschaftliche Impulse zur Entwickelung der Physik (GA 321). Rudolf Steiner Verlag Dornach 2000. S. 11.
7 Steiner, R.: Meditative Betrachtungen und Anleitungen zur Vertiefung der Heilkunst (GA 316). Rudolf Steiner Verlag Dornach 2008. S 35.
8 Weckenmann, M.: Ein Versuch, übergeordnete Gesichtspunkte für kühle und warme therapeutische Außenanwendungen zu gewinnen. Der Merkurstab 1997; 50 (6). S. 343-346.
9 https://de.wikipedia.org/wiki/Grad_Celsius (August 2023).
10 Meyer, U.: Die Mission der Alkaloide – Umbrüche in der Arzneitherapie des 19. Jahrhunderts. Der Merkurstab 2006; 59 (6). S. 507.
11 https://de.wikipedia.org/wiki/Temperatur#Temperaturausgleich (August 2023).
12 Steiner, R.: Geisteswissenschaftliche Impulse zur Entwicklung der Physik (GA 321). Rudolf Steiner Verlag Dornach 2000. S. 12.
13 Ebd. S. 13.
14 Steiner, R.: Die Geheimwissenschaft im Umriss (GA 13). Rudolf Steiner Verlag Dornach 2013. S. 122.
15 Breithaupt, H., Demuth, F.: Physiologische Grundlagen der Kalt- und Wärmeanwendungen. In: Drexel, H., Hildebrandt, G. et al. (Hrsg.): Physikalische Medizin. Band 1. Hippokrates Verlag Stuttgart 1990. S. 83.
16 Die Skizze stammt von Dirk Otto, Rhythmischer Masseur, klinische Befundvorlage.
17 Warning, A.: Beispielhafte Befundvorlage des Autors. Messinstrument: Aponorm-Thermometer (Wepa).
18 Steiner, R.: Meditative Betrachtungen und Anleitungen zur Vertiefung der Heilkunst (GA 316). Rudolf Steiner Verlag Dornach 2008. S 17.
19 Steiner, R.: Geisteswissenschaftliche Impulse zur Entwickelung der Physik (GA 321). Rudolf Steiner Verlag Dornach 2000. S. 14.
20 Aschoff, J., Wever, R.: Kern und Schale im Wärmehaushalt des Menschen. Naturwissenschaften 1958; 45. S. 477-485.
21 Befundarchiv des Autors.
22 https://fieberthermometer-online.de/ohrthermometer/ (August 2023).
23 Hildebrandt, G.: Tagesrhythmik der Thermoregulation. In: Tycho de Brahe Jahrbuch für Goetheanismus. Tycho Brahe Verlag Niefern-Öschelbronn 2000. S. 147-148.
24 Ebd.
25 Heine, R.: Wärme als Element der Pflege. Der Merkurstab 2012; 65 (6). S. 567-569.
26 Huber, R.: Die Wärmephysiologie des Menschen im Hinblick auf seine seelisch-geistige Organisation. Der Merkurstab 1998; 51 (2). S. 59.
27 Schad, W.: Der Entwicklungsgang zur organischen Eigenwärme. Der Merkurstab 2012; 65 (6). S. 516-521.
28 Zitiert nach: Warning, A., Krüger, M.: Das Öldispersionsbad nach Werner Junge. Der Merkurstab 2014; 67 (2). S. 114.
29 Hildebrandt, G.: Wärmeabgabe und Wärmeorganismus. Beiträge zu einer Erweiterung der Heilkunst nach geisteswissenschaftlichen Erkenntnissen 1950; 3 (1-2). S. 14-24.
30 Aus der Dokumentation der Freien Pflegepraxis Ulm 2017.
31 Hildebrandt, G.: Zur Physiologie des rhythmischen Systems. Der Merkurstab 1986; 39 (1). S. 8-30.

KAPITEL X.4

Rhythmus als geistiger Impuls und als irdisch fassbarer Prozess

ALBRECHT WARNING

Da bei verschiedenen Badebehandlungen rhythmische Prozesse ein methodisches Element des therapeutischen Bemühens bilden, sei hier das Phänomen Rhythmus eingehender betrachtet.

1. Geschichtlicher Hinweis

O ρυθμοσ – ho rhythmos – beschreibt in der alten griechischen Kultur eine zeitliche Ordnung in Musik und Tanz, als Element des religiösen Kultus.[1] Heute noch können wir in traditionellen Volkstänzen – wenn auch profaner Natur – althergebrachte Schritte und Bewegungsfolgen erleben. An Beispiele besonderer Art erinnerte Rudolf Steiner mit der Darstellung des Energie- und des Friedentanzes[2], wie sie im Altertum nach Anleitung durch die Priester in Griechenland zelebriert wurden.

Rhythmus bildete sich auch im ebenmäßigen Sprechen eines Epos, wie z.B. der Odyssee Homers oder im Versmaß der chorischen Gesänge in den Tragödien der griechischen Dichter, z.B. des Aischylos (525-456 v. Chr.) oder Sophokles (497-406 v. Chr.). Heute dient der Hexameter als sechsfüßiger Daktylos bei Übungen in der Sprachtherapie[3], wenn z.B. Atem- und Herzrhythmusstörungen zu behandeln sind. Ein Beispiel für einen Hexameter:

„*Sage mir, Muse, die Taten des vielgewanderten Mannes,*
Welcher so weit geirrt, nach der heiligen Troja Zerstörung ...“[4]

Ein neuzeitliches Beispiel dichtete J. W. v. Goethe (1749-1832) mit dem Epos Herrmann und Dorothea:

„*Hab ich den Markt und die Strassen doch nie so einsam gesehen!*
Ist doch die Stadt wie gekehrt! Wie ausgestorben! Nicht fünfzig,
deucht mir, blieben zurück von unsern Bewohnern ...“[5]

2. Zum Wesen des Rhythmus

In einem der Bücher Platons (428-348 v. Chr.)[6] (Symposion – Das Gastmahl) bemerkt einer der Gäste namens Eryximachos, dass „*ein Rhythmus entstehe aus dem Widerstreit zwischen den Gegensätzen der Schnelligkeit und der Langsamkeit einerseits, andererseits sie dadurch angeglichen, bzw. übereinstimmend werden. Es entstünde daraus Harmonia.*“

Im ursprünglichen Sinn bedeutet das Wort „Harmonie“ das richtige Verhältnis aller Teile zum Ganzen.

In der heutigen Wissenschaft der Chronobiologie, welche die durch Rhythmen gestaltete Zeitprozesse lebendiger Organismen betrachtet und erforscht, spricht man angesichts der Abstimmung eines ganzen Systems von einer harmonikalen Ordnung.[7]

Die Bemerkung im platonischen Dialog beschreibt eines der wesentlichen Elemente eines rhythmisch verlaufenden Prozesses: Es bestehen Gegensätzlichkeiten, Polaritäten, die in schwingender Bewegung einer Übereinstimmung angenähert, in einem richtigen Maß verbunden werden. Rhythmus offenbart sich in Bewegung. Er ist nicht Bewegung, sondern ruft eine hervor. Als Beispiel sei der Atemrhythmus charakterisiert:

Wir können den impulsierenden Rhythmus an uns selbst in der Atmung erleben. Mit der Dehnung des Brustkorbes atmen wir die Luft saugend in die Lungen. Bei der Ausatmung zieht sich der Brustraum muskulär zusammen. Die Luft strömt hinaus.

Die Lunge weitet sich bis zu einem Maximum bei der Einatmung, mit der Ausatmung verengt sie sich auf ein Minimum. Dabei erlebt man einen Rhythmus als Schwingung zwischen den Gegensätzen: Ausdehnung und Zusammenziehung wechseln als stetig wiederkehrende Bewegung, d. h. Rhythmus offenbart sich in einer fortwährend sich wandelnden Bewegung von einem Maximum zu einem Minimum und wieder zu einem Maximum und so fort.

Das Erlebnis fasste Goethe poetisch:

Im Atemholen sind zweierlei Gnaden:
Die Luft einziehen, sich ihrer entladen;
Jenes bedrängt, dieses erfrischt;
So wunderbar ist das Leben gemischt.
Du danke Gott, wenn er dich presst,
Und dank ihm, wenn er dich wieder entlässt.[8]

Jeder Atemzug ist eine neues Geschehen. Jedesmal bewegt sich der Brustkorb aufs Neue. Man kann von einer stetigen Erneuerung als weiterem Grundelement des Rhythmus sprechen.

Dabei verläuft jeder Atemzug in ähnlicher Weise, jedoch niemals gleich an Tiefe und Dauer.

Jede rhythmisch wiederkehrende Bewegung eines lebendigen Organismus unterscheidet sich von der vorhergehenden und ist darin einzigartig. Damit zeigt sich, dass zwar der Rhythmus stetig impulsiert, jedoch die Variabilität des Bewegungsverlaufes freilässt. Jeder Atemzug bildt sich nach den aktuellen Bedürfnissen des Organismus. Sei es die kaum wahrnehmbare Ruheatmung, sei es die forcierte Exkursion bei körperlicher Leistung. Rhythmus impulsiert in Resonanz mit den leiblichen Vorgängen. Dies wird gelegentlich als Anpassung[9] bezeichnet, treffender lässt es sich als eine Korrespondenz beschreiben.

Ein anderes Beispiel, das uns vertraut ist, sind die Herztöne: Auf kurzen Doppelklang folgt eine etwas längere Pause. Diese verkürzt sich während einer tiefen Einatmung. Die Töne erklingen schneller nacheinander. Mit der Ausatmung hingegen verlangsamen sie. Die Atmung moduliert den Herzrhythmus. Im Zusammenspiel „tanzt" das Herz. In der nächtlichen Ruhezeit nähert sich das Verhältnis der Herzfrequenz zu der Zahl der Atemzüge 4:1. Unter organisch-ökonomischen Gesichtspunkten erscheint dieses Verhältnis zwischen Luftwechsel in den Alveolen und pulmonalem Blutfluss optimal. Dies wird der Puls-Atemquotient genannt. Die variablen Bedingungen des Lebens allgemein und die Lebensweise eines jeden Menschen modulieren den rhythmischen Gang innerhalb eines Zeitverlaufes. Daher sind rhythmische Prozesse zwar stets sich selbst ähnlich, jedoch niemals identisch bzw. kongruent.

Wir erleben, wie Rhythmus sich als Impuls in folgenden Phänomenen zeigt:

- schwingende Bewegung zwischen Gegensätzen
- Ausdehnung und Zusammenziehung wechseln als stetig wiederkehrende Bewegung
- fortwährende, selbstähnliche Erneuerung und Wandlung
- einschwingende Korrespondenz in die situativen Bedingungen des Organismus

3. Rhythmus als geistiger Impuls

Der menschliche Körper besteht aus irdisch-mineralischen und organischen Stoffen. Die Kräfte des Lebens (Bildekräfte) bilden seine Gestalt. Sie regen den aufbauenden und erhaltenden Stoffwechsel an. Während der physische Leib sinnenfällig wahrzunehmen ist, entziehen sich die Bildekräfte als geistige Qualitäten der unmittelbaren Anschauung. Daher ist die die Frage: „Was ist das Leben?", so schwierig zu beantworten, weil die Lebenskräfte zwar im Körper substanzmehrend oder -wandelnd wirken, aber selbst nicht physisch messbar, nicht „dingfest" zu machen sind.

Diese Grundfrage beschäftigte Rudolf Hauschka (1891-1969), als er Rudolf Steiner fragte: *„Was ist Leben?"* Rudolf Steiner antwortete: *„Rhythmus trägt Leben. Studieren Sie die Rhythmen."*[10] Diese Anregung war ganz dem Fragenden gewidmet, dem sich aus den mannigfachen Wirkungen der Rhythmen ein erster Erkenntnisschritt zu dem Wesen des unendlich ineinanderfließenden Lebens eröffnen sollte.

Den Gegensatz zwischen der sinnlich greifbaren Substanz und der geistigen Qualität der Bildekräfte erkannte Rudolf Steiner, wie er dies in seiner Autobiografie „Mein Lebensgang" darlegte: *„So waren damals die geistige und die sinnenfällige Welt in ihrer vollen Gegensätzlichkeit mir vor die Seele getreten ... Ich empfand, daß ganz mit der Seele in diesem Gegensatz drinnenstehen, gleichbedeutend ist mit ‚Verständnis für das Leben' haben. Wo das Leben ist, da wirkt der unausgeglichene Gegensatz; und das Leben ist die fortdauernde Überwindung, aber zugleich Neuschöpfung von Gegensätzen."*[11]

Die „fortdauernde Überwindung" ist ein geistiger Impuls und vollzieht sich in rhythmischen Prozessen. Fühlen wir beispielsweise in unsere Atmung hinein, so erleben wir mit der dehnenden Einatmung eine zunehmende Spannung, die zur Überwindung drängt in die lösende Ausatmung. Diese jedoch zieht zusammen, engt ein, ja schafft sogar Beklemmung, die wir erleichternd überwinden mit dem Anstoß zur einatmenden Weitung. Verstärkt erleben wir dies, wenn wir spielerisch unter Wasser schwimmen und dabei versuchen, die Luft bewusst so lange wie möglich einzuhalten. Nach kurzer Zeit drängt uns ein unüberwindlicher Zwang aufzutauchen, um wieder Luft zu schöpfen.

Der Atmungsprozess verbindet schwingend Gegensätze, die sich immer wieder neu bilden. Das ist ein Beispiel dafür, wie sich *„Neuschöpfung von Gegensätzen"* verstehen lässt. Rhythmus schafft keine ausgleichende Neutralisation, denn, *„wo die Gegensätze als ausgeglichen erlebt werden, da herrscht das Lebenslose, das Tote."*[12]

In der stetigen Anregung zur Schwingung offenbart sich ein geistiger Impuls: Dieser ist der Rhythmus. *„Die Welt der Rhythmen ist eine Vermittlerwelt. Sie vermittelt die seelisch-geistigen Kräfte an das Irdisch-Körperliche."*[13]

Rhythmen veranlassen die Schwingung zwischen verschiedensten entgegengerichteten Spannungskräften und ermöglichen so Bewegung und Entwicklung.

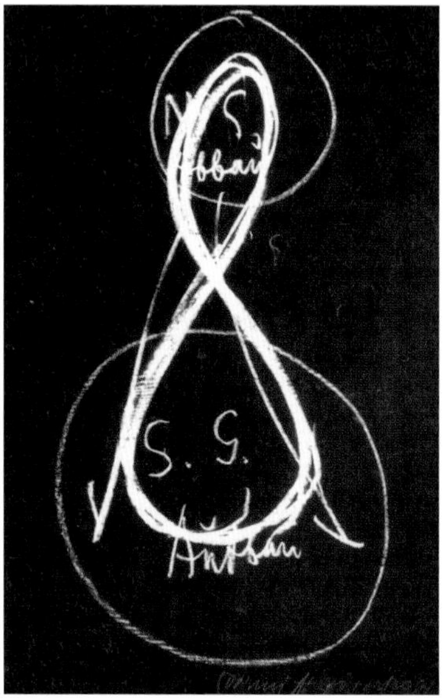

Eine Skizze Rudolf Steiners, die den lemniskatisch-rhythmischen Ausgleich zwischen den Polen des Nervensystems und des Stoffwechsel-Gliedmaßen-Systems darstellt.[14]

Im Menschen findet sich folgende Polarität: Das Stoffwechselsystem (SG) als Ort der lebendigen Bildekräfte wandelt die den Substanzen innewohnenden Kräfte der Natur um in Aufbau und Erhalt des Organismus. Davon zehrt das Nerven-Sinnes-System (NS), das Sinneseindrücke, Wahrnehmungen und Vorstellungen vermittelt und dabei einem substanziellen Abbau unterliegt. Zwischen diesem Auf- und Abbau vermitteln zwei rhythmische Prozesse: zum einen das Blut als flüssiger Substanzträger, das aus den oberen (NS) und unteren (SG) Geweben zentripetal zurückströmend sich im Herzen mischt. Dann pulsiert es nach Durchfließen der Lunge zentrifugal aus dem Herzen in die oberen wie unteren Gewebe und Organe zu neuem Wirken. Zum anderen vermittelt die äußere und innere Atmung, indem sie die umgebende Luft via Lunge in das Innere des flüssigen Organismus einatmet, dann jedoch ausatmet, was als gasiges Stoffwechselprodukt auszuscheiden ist.

Rudolf Steiner nannte dieses Herz-Lungensystem daher das Rhythmische System, in der Zeichnung dargestellt als achtförmig gekreuzte Kurve, die Lemniskate.

Ein gesundes, organismusgerechtes Zusammenstimmen dieser Funktionen ergibt sich aus einem rhythmischen Wechsel zwischen aufbauender Substanzbildung (Evolution) zur gestalteten Form und deren Involution durch Stoffabbau.

Denn würden die Bildekräfte fortdauernd Substanz anreichern, so enstünde wuchernder Überfluss in formloser Masse.

Andererseits würde eine ununterbrochene Nerven-Sinnesaktivität die Lebenskräfte erschöpfen, oder dörrte sie aus in verhärteter Struktur.

Zusammenfassende Beschreibung des Rhythmus

- Rhythmus veranlagt die fortdauernde Überwindung und zugleich Neuschöpfung von Gegensätzen.
- Auf den Schwingen des Rhythmus lassen geistig-seelische Kräfte das Irdisch-Körperliche wachsen und wieder vergehen.
- Rhythmen bilden ein organismusgerechtes, stets fließendes Gleichgewicht zwischen Stoffprozess und Form- bzw. Gestaltbildung.

4. Die Bedeutung des Rhythmus in der balneologischen Therapie

Ist dieses innere „Fließ"-Gleichgewicht aus der prozessualen Balance geraten, so kann eine Behandlung versuchen, eine Vereinseitigung aufzulösen. Dies geschieht beim Bad, in dem der Therapeut als Rhythmusimpulsator mit Wasserbewegungen oder Bürstungen schwingende Prozesse differenziert gestaltet, sei es, dass er durch gerichtete Wechselbewegungen der Hände das Wasser unmittelbar bewegt, oder die Körperoberfläche des Badegastes mittels Sisalhandschuhen bzw. Bürsten bestreicht. Die Behandlung vollzieht sich fließend in schwingendem Wechsel. Dabei lässt sich beispielsweise die Intensität der rhythmischen Schwingungen dynamisch so variieren, wie wir den Wellengang an der Küste erleben: Wie am Meeresstrand eine auflaufende Welle mit aufsteigendem Wellenkamm kraftvoll heran rauscht und ruhig strömend wieder zurück gleitet, so können wir in ähnlicher Weise das Wasser in der Wanne mit der Hand in eine Richtung kraftsteigernd bewegen, beim Rückschwingen jedoch nachlassend nur im Strom gleiten lassen.

Musikalisch bezeichnet man die wachsende Steigerung als „Crescendo", als „Decrescendo" die nachlassende Intensität. Beispielsweise gleitet die Hand bei Massagen und Einreibungen mit bewusster Führung in das Gewebe ein, zunehmend dessen Widerstand ertastend bis zum Moment des Wendepunktes. Da hebt sich die Hand leicht werdend und kehrt weich abstreichend zurück an den Ansatz, dort die Berührung lösend, um dann umkehrend erneut einzutauchen. Verlangsamt man die Wendungen mit achtsamem Bewusstsein ein wenig, stellt sich in diesen Momenten ein schwebendes Gefühl ein, aus dem eine heranströmende Geste die Hand zu neuer Streichung impulsiert.

Für die rhythmische Bürstenführung im Öldispersionsbad sei noch Folgendes angemerkt: Der Therapeut beginnt mit der Bürstung, indem er sich bewusst die Frage stellt, wie schaffe ich „das richtige Verhältnis aller Teile zum Ganzen." Vor Beginn der Behandlung vergegenwärtigt er sich die Gesamtgestalt des Badegastes, sodass er mit jeder einzelnen Teilbürstung achtsam an der ganzen Leibesform plastiziert.

Bei den geraden Streichungen bürstet man auf der Haut stets nur in eine Richtung. Zurückführend hingegen löst man die Bürsten von der Körperoberfläche, im Wasser gleiten lassend.

Das rhythmische Element realisiert sich hier im tastend herangleitenden Ansetzen der Bürste, die ziehend, saugend die Berührung intensiviert und weich ausgleitend sich wieder löst. Bei der Rückführung der Bürste zum Ansatz ist es bedeutsam, dass die Zeitspanne dieser Bewegung im Wasser mit der Dauer der berührenden, gegenläufigen

Streichung harmoniert. Der Bewegungs- und der Tastsinn des Patienten sind für diese Rhythmik sehr empfindsam. Harmonische Verhältnisse lassen gesunden. Man denke da an den Atemrhythmus: Wie sich das Verhältnis der Ein- zur Ausatmung anfühlt. Oder wie in Ruhe der Herzpuls harmonisch zwischen Schlag und Ruhe wechselt.

Die Qualität der rhythmischen Behandlungen wirkt über Gewebsflüssigkeit, Blutstrom und Sinneswahrnehmungen in den Organismus hinein. Im Inneren regen sie eine Resonanz an, sodass Rhythmen wieder ausgewogen aufleben und dem Fließgleichgewicht zustreben.

Literatur

1 Pape, W.: Handwörterbuch der Griechischen Sprache. Verlag Friedrich Vieweg und Sohn Braunschweig 1857.

2 Steiner, R.: Die Entstehung und Entwicklung der Eurythmie (GA 277a). Rudolf Steiner Verlag Dornach 1965. S. 24-26.

3 v. Bonin, D., Cysarz, D., Frühwirth, M. et al.: Wirkungen von Sprachtherapie auf die kardiorespiratorische Interaktion. Teil 2. Der Merkurstab 2005; 58 (2). S. 98-105.

4 Voss, J. H.: Homers Odyssee (1781). Goldmann Verlag München 1996.

5 v. Goethe, J. W.: Herrmann und Dorothea. Goethes Werke. 2. Band, Epen und Sprüche. Verlag FWV Biedermann Leipzig 1889.

6 Platon: Symposion Abschnitt 187 B, 25. Platons Werke. J. B. Metzlersche Buchhandlung Stuttgart 1855. „Denn Harmonie ist Einklang, Einklang aber eine Art der Eintracht, Eintracht aber kann unter Widerstreitendem, solange es sich noch widerstreitet, unmöglich stattfinden; wiederum aber, was sich widerstreitet und nicht in Eintracht ist, kann sich demnach auch nicht harmonisch fügen. Ebenso wie auch der Rhythmus aus dem vorher sich widerstreitenden, nachher aber in Übereinstimmung gebrachten Schnellen und Langsamen entsteht ..." „ ... ο ρυθμοσ εκ του ταχεοσ και βραδεος διενηνεγμενων προτερον, υστερον δε ομολογησαντων γεγονε ..."

7 Hildebrandt, G.: Rhythmusforschung als Aufgabe einer anthroposophisch-goetheanistischen Naturwissenschaft. Der Merkurstab 1997; 50 (6). S. 329-336.

8 v. Goethe, J. W.: Talismane. In: Echtermeyer: Deutsche Gedichte. Cornelsen Verlag Berlin 1993. S. 227

9 Hoerner, W.: Zeit und Rhythmus. Die Ordnungsgesetze der Erde und des Menschen. Urachhaus Stuttgart 1991. S. 24.

10 Zitiert nach: Meyer, U.: „Studieren Sie den Rhythmus. Rhythmus trägt Leben." – Das Gespräch Steiner/Hauschka im Kontext der Arnheimer Vorträge 1924. Der Merkurstab 2008; 61 (3). S. 268.

11 Steiner, R.: Mein Lebensgang. Freies Geistesleben Stuttgart 1967. S. 224.

12 Ebd.

13 Hauschka, M.: Rhythmische Massage nach Dr. Ita Wegman. Menschenkundliche Grundlagen. Margarethe Hauschka Schule Bad Boll 1996. S. 119. Erhältlich über Salumed Verlag Berlin.

14 Steiner, R.: Physiologisch-Therapeutisches auf Grundlage der Geisteswissenschaft (GA 314). Wandtafelzeichnung vom 9.10.1920. Rudolf Steiner Archiv Dornach.

KAPITEL X.5

Die Bedeutung des Öldispersionsbades für die zwölf Sinne des Menschen

MARKUS KRÜGER

Rudolf Steiner entwickelte in Vorträgen und Schriften eine Lehre von zwölf menschlichen Sinnen.[1,2,3]

Er beschrieb vier vorzugsweise auf den Leib gerichtete Sinne, im Folgenden auch als Inkarnationssinne bezeichnet: Tast-, Lebens-, (Eigen-)Bewegungs- und Gleichgewichtssinn. Hinzu treten vier Sinne, die vorzugsweise für das soziale Leben eine Rolle spielen und den Seelenraum des Menschen bereichern: Geschmacks-, Riech-, Wärme- und Sehsinn. Des Weiteren gibt es vier Sinne, die vor allem der Erkenntnis und der geistigen Dimension des Menschen dienen: Hör-, Sprach- oder Wortsinn, Gedanken- und Ich-Sinn.

Wahrnehmen der eigenen körperlichen Verfassung			Wahrnehmen der Außenwelt
· leibgerichtete Sinne	Tastsinn	Ich-Sinn	· Ton-Bedeutung-Sinn-Wesen
· innere Sinne			· äußere Sinne
· willensverwandt	Lebenssinn	Gedankensinn	· vorstellungsverwandt
· führen zum eigenen Wesen	Bewegungssinn	Wortsinn	· führen zum Wesen des Anderen und der Welt
	Gleichgewichtssinn	Hörsinn	
· Inkarnationssinne			
	Geruchssinn	Wärmesinn	
	Geschmackssinn	Sehsinn	

äußerlich-wie-innerlich gerichtet
gefühlsverwandt
zwischen außen und innen vermittelnd

Erleben von Außenwelt und eigenem Inneren

Die zwölf Sinne des Menschen

1. Inkarnationssinne – Die auf den Leib gerichteten Sinne des Menschen

1.1 Tastsinn

Über den Tastsinn erfährt der Mensch die eigene Leibesgrenze. Damit kommt es zu dem Erleben der Vereinzelung aus der Welt, der Abgrenzung von innen und außen, der Wahrnehmung von selbst und fremd, Ich und Welt. Über die Leibesgrenze verkehrt der Mensch mit der materiellen Außenwelt. Der Mensch erfährt beim Tasten die Grenze seines eigenen, physischen Leibes und gewinnt das Erlebnis: Ich bin.

Gleichzeitig fördert die Aktivierung dieses Sinnes ein tiefes Vertrauen. Der Tastsinn stärkt Urvertrauen oder Vater-Gott-Vertrauen: Berührt man ein ängstliches Kind vertrauensvoll, fühlt es sich geborgen. Das Streicheln eines weinenden Kindes tröstet, wo alle gut gemeinten Worte keine Wirkung zeigten.

Der Tastsinn entwickelt sich durch vielfältige und eindeutige Grenz- und Tasterfahrungen. Die vaginale Geburt ist ein Ur-Tasterlebnis: Das Kind wird vom Scheitel bis zur Sohle einmal gründlich durchgetastet. Auch für die Mutter ist die Geburt ein intensives Tasterlebnis. Weiter wird der Sinn gefördert durch Ganzkörper-Babymassagen, durch Pucken des Neugeborenen und Säuglings, durch jegliche (positive) Erfahrungen auf der Leibesgrenze, dem ganzen Körper, wie Regen, Wasser, Sonne, Wind, Sand oder Schlamm. Der Kontakt mit vielfältigen Natur- und Kulturmaterialien unterstützt die Differenzierung des Tastsinns.

Kommt ein Kind per Kaiserschnitt zur Welt, so entbehrt es der ersten universellen Ganzkörpertasterfahrung. Durch tägliche Ganzkörpermassagen lässt sich dies in gewisser Weise „nachholen".

Körperliche Misshandlungen stören, vor allem bei kleinen Kindern, das Urvertrauen. Einseitige und monotone Tasterlebnisse reduzieren die Ausbildung des Tastsinnes, z. B. wenn Spielzeug ausschließlich aus Plastik besteht und Wände, Möbel und Fußböden keinen nennenswerten Unterschied im Tasterleben der Oberflächen bieten.

Der Tastsinn ist Wahrnehmungsorgan der Grenze für den physischen Leib. Eine Beeinträchtigung des Tastsinnes führt zu einer gestörten Wahrnehmung der eigenen Leibesgrenze. Die physische Integrität wird nicht mehr (vollständig) erlebt. Mangelnde Tast-Sinneserfahrungen erschweren es dem Ich, Grenzen zu ziehen, Außen und Innen festzulegen, sich *abzugrenzen*, auf allen Ebenen. Das Seinsgefühl „Ich bin" ist nicht mehr als leibliche Grundstimmung präsent und das Urvertrauen wirkt erschüttert.

1.2 Lebenssinn

Den Lebenssinn beschrieb Rudolf Steiner erstmalig als einen eigenständigen Sinn. Mit dem Lebenssinn ist die Zusammenfassung der Wahrnehmungen von Lebensprozessen und -funktionen gemeint. Sind diese ungestört, fühlen wir uns wohl in unserem Leib, dann vermittelt der Sinn ein Behaglichkeitsgefühl. Sind die Lebensprozesse beeinträchtigt, regt sich Unwohlsein und bei gestörten Organfunktionen z. B. Schmerz (Leibes-,

Organ-, Phantom- und Tumorschmerz, Schmerz der serösen Häute in den drei Körperhöhlen (Gehirn, Lunge-Herz, Eingeweide), psychosomatischer Schmerz). Alle Lebensbedürfnisse z.B. nach Nahrung und Flüssigkeit, nach Ruhe und Schlaf (Gefühl von Erschöpfung oder Müdigkeit), nach Ausscheidung und Absonderungsprozessen, nach Atmung und Wärme nehmen wir durch den Lebenssinn wahr. Hunger und Durst können aber auch Triebe und Begierden nähren und so zu einem stark astralisierten (seelischen) Phänomen werden, das sich von der Wahrnehmung durch den Lebenssinn loslöst und verselbstständigt. Wo die Begierde noch nach „mehr" verlangt, sendet der Lebenssinn längst das Signal „genug".

Der Lebenssinn nimmt Leben in den sieben Lebensprozessen (Atmung, Erwärmung, Ernährung, Absonderung, Erhaltung, Wachstum und Hervorbringung) wahr [→ Kapitel X.1 Die vier Wesensglieder des Menschen]. Mittels dieser Wahrnehmung führt er zu dem Seinsgefühl: Ich bin lebendig. Er vermittelt die Sicherheit: Ich lebe als Leibesgrundgefühl.

Erkrankt der Mensch, so vermittelt dieser Sinn das Krankheitsgefühl: das Empfinden, dass etwas nicht mehr stimmt, dass die Lebensprozesse eben an der erkrankten Stelle nicht so funktionieren wie im Gesunden. Der Sinn nimmt zudem wahr, wie sich die Gesundheit allmählich wieder einstellt, also den Genesungsprozess. Die Gesundungskräfte sind ätherische Kräfte. Durch die wiederholte Wahrnehmung und Erfahrung des Gesundwerdens entwickelt sich ein Vertrauen in die eigenen Regenerations- und Gesundungskräfte: Wenn ich akut erkrankt bin, darf ich darauf vertrauen, dass ich in mir die Kräfte trage, die mich wieder gesund machen.

Der Lebenssinn entwickelt sich richtig bei gesunder, vielfältiger Vollwerternährung, regelmäßigen Mahlzeiten, rhythmischer Tages-, Wochen-, Monats-, und Jahresgestaltung, bei der Pflege von wiederkehrenden Ritualen sowie religiöser Erziehung. Ausreichende, regelmäßige Schlaf- und Ruheperioden im Wechsel mit Wachphasen und kräfteabbauender Tätigkeit gehören zu den Tagesrhythmen. Das reale Miterleben der Jahreszeiten stärkt diesen Sinn. Leben in Rhythmen fördert den Lebenssinn, denn: *„Rhythmus trägt Leben"* (Steiner).[4]

Eine einseitige, gewürzarme Ernährung, Fastfood etc. stärken den Sinn nicht. Fehlende Rituale und unrhythmische Lebensführung wirken sich ungünstig aus. Die Einnahme von Schmerzmitteln, Antipyretika, Antibiotika, Beruhigungs- und Schlafmitteln sowie Narkosen schwächen den Sinn, je jünger ein Mensch ist, desto gravierender die Wirkung. Alkohol, Drogen, Energy-Drinks oder Medienkonsum können den Lebenssinn kurzfristig „ausschalten", sodass man z.B. nicht mehr merkt, dass man müde und erschöpft ist oder Hunger hat. Man lebt dann gewisser Maßen über die Lebenskräfte und powert sich stärker aus, als einem zuträglich ist. Lange genug praktiziert, schwinden die Kräfte so, dass man krankheitsanfällig wird, ohne es zu merken, da man ja den Lebenssinn, der einem darüber Aufschluss geben könnte, eben „ausschaltet". Die Folge ist eine vegetative Erschöpfung.

Wenn man die Phänomene zusammenfasst, die durch den Lebenssinn zur Wahrnehmung kommen, so gelangt man zu der Auffassung: Der Lebenssinn ist Wahrnehmungsorgan des ätherleiblichen Befindens. Ein gut ausgebildeter Lebenssinn gibt dem Mensch Aufschluss über die Verfassung seiner Lebenskräfteorganisation. Bei seiner Störung nimmt man das ätherleibliche Befinden nicht mehr richtig wahr, somit auch die

Leibesbedürfnisse nicht. Eine Störung des Lebenssinnes geht oft mit einer Schwächung des Ätherleibes einher, da sich die Ausbildung des Lebenssinns ätherisch ernährt. Bei gestörtem Lebenssinn spürt man nicht mehr, was zuträglich ist, was zu viel wird und was fehlt. Auch ein gesundes Schlafbedürfnis schwindet.

1.3 (Eigen-)Bewegungssinn

Der Bewegungssinn vermittelt die Erfahrung der *eigenen Leibes*bewegung in Raum, Zeit und Dynamik. Diese Wahrnehmung ermöglicht gezielte und feinmotorische Bewegungen. In der Physiologie spricht man von Tiefensensibilität oder Propriozeption. In den Muskeln und Sehnen befinden sich Muskel- und Sehnenspindeln, in den Gelenken weitere Rezeptoren. Sie gehören zu den physiologischen Korrelaten dieses Sinnes. Dehnung oder Stauchung der Muskel- oder Sehnenspindeln während einer Bewegung und deren Dynamik lösen in den Spindeln Aktionspotenziale aus, die dann die Nerven als Signale über entsprechende Leitungsbahnen an das Kleinhirn übermitteln.

Indem wir uns bewegen, vollzieht der Körper permanent unbewusste „Berechnungen" von Kraft, Gewicht, Beschleunigung, Winkeln und ihren Veränderungen etc., um eine harmonische Bewegung zu ermöglichen. Der Bewegungssinn ist gleichsam ein innerer Mathematiker.

In der Bewegung bringen wir unsere seelische Verfassung in Mimik und Gestik zum Ausdruck. Bewegung ist dann eine seelische Äußerung. Im Wahrnehmen der eigenen Körperbewegung erlebe ich also bewusst oder unbewusst: Ich bin ein beseeltes Wesen. In dem Erleben, dass der Leib seelisch ergreif- und bewohnbar ist und sogar als seelisches Ausdrucksmittel dient, bildet sich Vertrauen in das eigene Inkarniert-Sein aus. Das kommt einem gewöhnlich nicht zu Bewusstsein. Fällt dieser Sinn allerdings einmal aus, so erlebt man einen tiefen Vertrauensverlust und bei vielen Menschen entsteht existenzielle Angst. Das bedeutet: Der Bewegungssinn schenkt Vertrauen in die eigene Inkarnation.

Dieser Sinn entwickelt sich richtig, wenn die Säuglinge aus eigenem Antrieb die Welt erobern dürfen, nach den Dingen blicken (Augenmuskeln), nach den Gegenständen greifen, nach Herzenslust sich bewegen, rollen, krabbeln, robben, hinsetzen und aufstehen. Hüpfen, Fingerspiele, Seilspringen, Gummitwist etc. fördern bei den älteren Kindern den Bewegungssinn. Jede Aktivität stärkt diesen Sinn. Je differenzierter die Bewegungen sind, desto besser entwickelt sich dieser. Eurythmie[5], Heileurythmie[6], Spacial Dynamics[7,8] und Bothmer Gymnastik[9] entwickeln den Bewegungssinn in besonderer Weise.

Das Blockieren von Aktivität durch vorzeitige Befriedigung des Bewegungsimpulses des sich mühenden und übenden Kindes stört die Entwicklung des Sinnes: Wenn z. B. ein Säugling nach einem Gegenstand greifen möchte und der Erwachsene diesen rasch dem Kind in die Hand drückt, weil er ihm helfen will, dann blockiert er damit die innere Aktivität, die das Kind übt und aufbringt, um eine zielgerichtete Bewegung durchzuführen. Er stört das „in Einklang bringen" von kindlichem Wille, Bewegung und ihrer Wahrnehmung. Eingeschränkte Bewegungsmöglichkeiten oder gar Verbote durch überwiegenden Aufenthalt im Haus und zu viel passive Bewegung führen zu einer qualitativen und quantitativen Verarmung und damit zu einer „Vergröberung“ des Bewegungssinnes. Ohne Wahrnehmung der Bewegung bleibt diese chaotisch und unkontrolliert. Bildschirmkonsum versetzt nahezu den gesamten Körper in Bewegungslosigkeit. Eine Störung des Bewegungssinnes mindert die astralische Präsenz im Leib. Umgekehrt bildet der Sinn sich bei gestörter seelischer Anwesenheit nicht adäquat aus. Bewegungswahrnehmungsstörungen sind die Folge, d. h. das Kind bemerkt gar nicht, wenn es sich bewegt, z. B. in der Klasse herum läuft oder dem Nachbarn in das Heft malt. Oder die Bewegungen fallen unkoordiniert und ungeschickt aus.

1.4 Gleichgewichtssinn

Der Gleichgewichtssinn ist notwendig, um sich ins Gleichgewicht zu stellen und um wahrzunehmen, wie dieses allzeit verloren geht, um es wieder neu zu bilden. Er vermittelt die Erfahrung der *eigenen Aufrichtekraft*. Durch den Gleichgewichtssinn halten wir uns im Lot, in der Mitte. Ohne den Gleichgewichtssinn wäre die Aufrichtekraft wirkungslos, weil wir uns nicht in der Aufrichte halten könnten; aber auch umgekehrt: ohne Aufrichtekraft würde der Gleichgewichtssinn wenig „zu tun“ haben.

Im Aufrichten und der Wahrnehmung, dass ich mich im Gleichgewicht halte, also in der Aufrichtekraft erlebe ich mich selbst als Tätigen: Ich bin ich, das diesen Leib ergreift. Dieses Spüren des Eigenen in sich fördert das Selbstvertrauen.

Dieser Sinn entwickelt sich richtig, wenn die Säuglinge sich aus eigenem Antrieb aufrichten und nicht verfrüht aufgestellt werden; wenn die Kinder klettern und balancieren, wenn sie stolpern und hinfallen dürfen, um sich anschließend wieder aufzurichten.

Wenn man Kinder hinsetzt, bevor die Kopfkontrolle möglich ist, wenn sie stehen und laufen müssen, bevor sie sich selber hinsetzen oder im „Geh frei“[10] laufen lernen, wenn Klein- oder Vorschulkinder ein Kletter- und Balancierverbot bekommen, aus Angst sie könnten stürzen usw., dann beeinträchtigt das den Gleichgewichtssinn in seiner Entwicklung und Differenzierung bzw. er bildet sich gar nicht erst altersgemäß aus.

Ohne Aufrichtekraft entsteht kein Gleichgewicht. Die Aufrichtekraft ist eine Ich-Kraft. Gestörtes Gleichgewicht erschwert es dem Ich, sich gesund zu inkarnieren und den Leib zu ergreifen, sich mit ihm zu verbinden, ihn zu seinem Instrument zu machen. Die leibgerichteten Sinne führen zu einer Selbstwahrnehmung. Durch die Aktivierung dieser Sinne kommen wir ganz bei uns selber an. Ihre Betätigung fördert vier Leibesgrundgefühle, die sich auf die Inkarnation des Menschen beziehen: Ich bin – Ich lebe – Ich bin beseelt – Ich bin ich. Darum bezeichnet der Autor diese Sinne auch als Inkarnationssinne. Erst wenn wir bei uns angekommen sind, können wir frei der Welt gegenüber treten, diese wahrnehmen und erkennen.

Sinn	Leibes-wahrnehmung	Wesensglied	Seinsgefühl	Vertrauen
Tastsinn	physische Leibesgrenze	physischer Leib	„Ich bin"	Urvertrauen
Lebenssinn	Lebensprozesse	Ätherleib	„Ich lebe"	Vertrauen in die Gesundungskräfte
Bewegungs-sinn	Bewegung, seelische Aus-drucksfähigkeit durch den Leib	Astralleib	„Ich bin beseelt"	Vertrauen in die Inkarnation
Gleichge-wichtssinn	Aufrichtekraft	Ich-Organisation	„Ich bin ich"	Selbstvertrauen

Leibgerichtete Sinne

In Anhang 3 des Buches „Anthroposophie, ein Fragment" deutete Steiner an, wie durch die Kräfte von Lebens-, Bewegungs- und Gleichgewichtssinn Organe entstehen für Ton, Laut und Begriff.[11] Damit zeichnet sich ein innerer Zusammenhang zwischen den leibgerichteten unteren Sinnen und der Entwicklung der oberen Erkenntnissinne ab.

1.5 Die Förderung und Ausbildung der Inkarnationssinne metamorphosiert zu Seelenkräften

Aus der Tätigkeit gesund gebildeter Sinne entwickeln sich Seelenfähigkeiten und -qualitäten. Das gilt nicht nur für Kinder, sondern für Menschen in jedem Alter:

Tastsinn: Ein gut ausgebildeter Tastsinn fördert die Fähigkeit zu begrenzen, auch im Denken, Fühlen und Handeln. Sich abzugrenzen und die Autonomie zu bewahren, ist zum Teil eine Verwandlung der Tastfähigkeit; aber ebenso die Fähigkeit, zu erspüren, zu ertasten, wie es dem Anderen geht.

Lebenssinn: Rituale und Pflege der Rhythmen veranlagen Religiosität.

Bewegungssinn: Die Wahrnehmung von Seelenbewegungen und Stimmungsänderungen, aber auch die Befähigung zu Mathematik und Logik sind seelische Korrespondenzen des Bewegungssinnes. Eine mangelhafte Ausbildung dieses Sinnes bedingt zugleich zu wenig differenzierte Bewegungen, ein geringes seelisches Durchdringen des Leibes und ein unzureichend vom Ich geführtes Eingreifen des Astralleibes in den Bewegungsmenschen.

Gleichgewichtssinn: Aufrichtigkeit, seelische Gleich- und Ungleichgewichte wahrnehmen und ins Lot bringen, sind seelische Entsprechungen des Gleichgewichtssinns. Durch die Ausbildung dieses Sinnes entwickelt sich eine Kraft, die „das rechte Maß" vermittelt; die echte Mitte zwischen Extremen. Wie ich meine eigene Balance finde, stellt auch eine Frage an die Ausbildung des Gleichgewichtsinnes. Dieser Sinn ist reduziert bei mangelnder Ich-Präsenz im Leib, und umgekehrt erschwert ein gestörter Gleichgewichtssinn die Ich-Präsenz im Leibe.

Das Ich, den Geistkeim in meinem Gegenüber, nehme ich wahr mit dem Ich-Sinn. Eine Voraussetzung dafür bildet das Ankommen im eigenen Leib über die Inkarnationssinne. Ihre Förderung stellt deshalb einen Schutz vor aggressiven und kriminellen Handlungen gegenüber Mitmenschen dar: Wenn wir das eigentliche Wesen des Gegenübers erkennen, und nicht nur seine negativen oder positiven seelischen Eigenschaften, dann sinkt unser Aggressionspotenzial. So gesehen fördert das Öldispersionsbad über die Stärkung der Inkarnationssinne (s.u.) auch das moralische Handeln.

Zusammenfassung zu den Inkarnationssinnen

- Alle Organe, auch die Sinnesorgane bilden sich *nur* durch adäquaten Gebrauch aus. Lebensraum, Umgang, Spielorte und Spielzeuge wirken für die Sinne entwicklungsfördernd oder -hemmend.
- Gründliche Ausbildung und Erfahrung der Inkarnationssinne schaffen eine Voraussetzung für die gesunde Entwicklung der Erkenntnissinne (Ich-, Gedanken-, Sprach- und Hörsinn).
- Die Entwicklung der Inkarnationssinne, also der leibgerichteten Sinne führt zum Freiheitserlebnis, zum Selbstbestimmungsgefühl und zum Gefühl der freien Willensentfaltung. Sie erzeugen und veranlagen vier basale Seins-Grundgefühle: Ich bin – Ich bin ein lebendiges Wesen (Ich lebe) – Meine Seele ist in meinen Leib inkarniert (Ich bin beseelt) – Ich bewohne als Geistwesen diesen Leib (Ich bin ich).

Das Öldispersionsbad und die Inkarnationssinne

Das Öldispersionsbad spricht die Inkarnationssinne in ganz besonderer Weise an, fördert ihre Entwicklung und Gesundheit, und entfaltet über diese Sinne eine intensive Wirkung auf den Menschen:

Liegt der Badende in der Wanne mit einer indifferenten Wassertemperatur, also so, dass er nicht sagen kann, ob das Wasser warm oder kalt ist, dauert es nicht lange, bis er seine eigene Körpergrenze nicht mehr spürt, sofern er sich nicht bewegt. Die Grenzen verschwimmen, ja sie lösen sich nahezu auf. Der Mensch wird sozusagen eins mit dem Wasser: Das Baden inaktiviert gewissermaßen den Tastsinn, der uns im Alltagsleben die Leibesgrenze zum Bewusstsein führt.

Schwebt der Mensch, vom Wasser getragen, in den ersten Minuten bewegungslos im Ölbad, so kommt auch der Bewegungssinn rasch zur Ruhe und es dauert nicht lange, bis er nicht mehr wahrnimmt, wo und in welcher Körperstellung sich seine Gliedmaßen befinden. Nur durch kleinste oder auch große Bewegungsimpulse „inkarnieren" wir uns in den Gliedmaßen, indem wir sie bewegen und gleichzeitig diese Bewegung wahrnehmen. Zunächst aber hebt die Ruhe diese Sinneswahrnehmung auf.

Das Baden reduziert die Aktivität des Gleichgewichtssinns beträchtlich, denn der Auftrieb im Wasser hält den Leib „von außen" in der Schwebe und es bedarf kaum Regsamkeit „von innen", um das Gleichgewicht zu bewahren. Nur den Kopf hält der Badende noch im Gleichgewicht. Manche Menschen beschreiben sogar, dass sie, in der

Wanne liegend, plötzlich ein Bedürfnis verspüren, „ganz los zu lassen“, also auch den Kopf nicht mehr aus dem Wasser heben wollen. Anders gesagt: sie möchten selbst den Gleichgewichtssinn vollständig ausschalten.

Nur der Lebenssinn bleibt in den ersten fünf Minuten des Bades aktiv. Allerdings tritt idealer Weise ein so tiefgreifendes leibliches – nicht seelisches – Behagen auf, dass das Bad diesen Sinn von seiner Aktivität am leiblichen Unbehagen – sofern vorhanden – abzieht, also gewissermaßen in der Ausrichtung auf das leibliche Befinden zumindest dämpft.

Das Öldispersionsbad inaktiviert oder dämpft die Inkarnationssinne zunächst ab, ebenso den Wärmesinn (s.u.). Es ist ein Zustand der möglichst absoluten Sinnesruhe, der allerdings keineswegs *sinnlos* ist! Vielmehr erlaubt dieser Ausnahmezustand, einen neuen Zugriff auf den Leib über die leibgerichteten Sinne zu gewinnen. Neuanfang, Neubeginn, nochmal von vorne den Leib ergreifen, aus einem Zustand des totalen Loslassens. Es ist wichtig, dass auch die anderen Sinne dabei zur Ruhe kommen. Der Badende nimmt Licht, Geräusche und Gerüche verstärkt wahr, weshalb ein gedämpftes Licht und eine geräuscharme Umgebung von großer Bedeutung sind. Grelles Licht, Schritte auf dem Gang oder Gespräche im Nebenraum sowie Gerüche, die nicht vom Öl herrühren, erlebt der Badegast als belastend und störend.

In gewisser Weise stellt sich dieser Zustand der Sinnesruhe bei jedem Schlaf ein. Beim Öldispersionsbad bleiben wir wach und die eigentlichen therapeutischen Handlungen erfolgen nun in den Schritten der Unterwasserbürstenmassage und der Ruhepackung: Nach dem Durchleben der Sinnesstille kommt der Badetherapeut und vollzieht die Ganzkörperbürstenmassage [→ Kapitel VI.1 Die praktische Durchführung des Öldispersionsbad nach Werner Junge]. Der ganze Leib wird von der Sohle bis zum Scheitel „durchgetastet“. Die Bürstenmassage erzeugt ein „Ganzkörpertasterlebnis“, das die Badenden in der Regel mit noch höherer Intensität und größter Vollständigkeit zuletzt bei der Geburt erlebten, als sie den Geburtskanal durchdrangen. Die natürliche Geburt stellt das universelle Ganzkörpertasterlebnis dar. Es ist die Initiation in das „Ich bin“. Im Öldispersionsbad mit Bürstenmassage wiederholt sich dieser Vorgang in gewisser Weise: schwere- und grenzenlos in dem Wasser, aus dem Wasser durch den universellen Tastvorgang in das „Ich bin“. Nach der Bürstenmassage darf der Mensch noch einige Minuten im Wasser liegen. Es kommt wieder zu einem kurzen Abdämpfen der Sinne. Dann hüllt der Therapeut den Badenden in große Tücher und packt ihn als Kokon ein. Der Tasteindruck von Außen durch die Bürstung erhält nun eine Antwort von Innen: Eigene Aktivität bildet die Leibesgrenze von innen heraus wie neu. Ich weiß wieder besser, wo mein Leib endet und die Welt beginnt. Der Badevorgang mit anschließender Ruhepackung fördert die Abgrenzungsfähigkeit leiblich und seelisch.

2. Geschmacks-, Geruchs-, Wärme- und Sehsinn – Äußerlich-wie-innerlich gerichtet

2.1 Geschmackssinn

In Badeölen befinden sich oft Bitterstoffe. Es ist möglich, dass die Bitterstoffrezeptoren in der Haut[12] diese Stoffe im Öldispersionsbad „schmecken" und darüber eine Wirkung auf den Badenden erfolgt.[13] Im übertragenen Sinn fördert diesen Sinn ein geschmackvoll eingerichtetes Bad [→ Kapitel X.6 Wirkungen des Bades auf das Hautorgan].

2.2 Geruchssinn

Das Öldispersionsbad regt den Geruchssinn an. Dabei spielen die Düfte der verwendeten Badeöle auch im Sinne einer Aromatherapie eine Rolle. Düfte wirken direkt und unmittelbar auf das emotionale Befinden und versetzen uns über die Erinnerung in positive oder negative Erlebniswelten zurück. Es kommt dabei zu Glücksgefühlen oder eventuell auch zu Retraumatisierungen, sogenannten Flashbacks, je nachdem, mit welchem Erlebnis ein Geruch verknüpft und in den Leib eingeschrieben wurde. Achtsamkeit ist auch auf dieser Ebene bei der Wahl des Badeöles geboten. Der Riechsinn gewöhnt sich sehr schnell an einen konstant vorhandenen Geruch, sodass man diesen nach kurzer Zeit nicht mehr bewusst wahrnimmt.

2.3 Wärmesinn

Mit diesem Sinn nimmt der Mensch Temperaturunterschiede in der Außenwelt und am eigenen Leib wahr. Die Wahl der Indifferenz-Temperatur des Badewassers inaktiviert den Wärmesinn beim Baden. Das auf diese Weise erfolgte aktive Ausschalten dieses Sinns im Öldispersionsbad führt zu seiner Regeneration und Erholung. In der Ruhepackung, besser gesagt im Kokon nach dem Bad, entwickelt der Badegast von Innen heraus Wärme, die den Wärmesinn reaktiviert. Von Bad zu Bad nimmt der Patient die inneren und äußeren Wärmeverhältnisse immer besser wahr. Die Wirkung des Öldispersionsbades auf die Wärme, ihre Bildung, Strukturierung und Rhythmik findet sich in Kapitel [→ X.3 Zur Wärme des Menschen im Zusammenhang mit dem Öldispersionsbad].

2.4 Sehsinn

Liegt der Mensch in der Badewanne, so schließt er oft schon unaufgefordert die Augen und entspannt sich. Der im Alltag meist reizüberflutete Sehsinn wird aktiv ausgeschaltet, er darf sich erholen und regenerieren, so wie die anderen Sinne auch.

3. Hör-, Wort- oder Sprach-, Gedanken- und Ich-Sinn – Sinne, die dem Menschen beim Erkennen dienen

Wie alle anderen Sinne auch entwickeln sich die überwiegend nach außen gerichteten „Erkenntnissinne", indem man sie betätigt. Während sich die „Inkarnationssinne" auf die Leiblichkeit richten und die „sozialen Sinne" auf das Seelische, so orientieren sich die „Erkenntnissinne" auf die geistige Dimension des Menschen und die Erkenntnisprozesse: Mit dem Hörsinn nehme ich Klänge und Geräusche wahr. Mit dem Sprachsinn bekommt das Geräusch menschliche Qualität und Bedeutung. Mit dem Gedankensinn erfasse ich den ideellen Zusammenhang der Bedeutungen, und der Ich-Sinn führt mich zur Wesenserkenntnis. Auch diese vier Sinne gehören zu den „physischen Sinnen", denn es bedarf eines menschlichen physischen Leibes, um diese Sinne auszubilden und zu betätigen. Das Öldispersionsbad beeinflusst über die Förderung der „Inkarnationssinne" mittelbar die „Erkenntnissinne". Es wirkt zudem unmittelbar als Körpertherapie auf diese Sinne, weil sie leibgebunden sind: Ein Badetherapiezyklus klärt und erhellt die Erkenntnissinne.

3.1 Hör-, Ton- und Klangsinn

Der Hörsinn ermöglicht die Wahrnehmung von Geräuschen, Tönen und Lauten. Beim Baden ist eine möglichst geräuschfreie Umgebung besonders wichtig, weil sich der Hörsinn nicht durch das Bad selber ausschalten lässt und der Badende sowohl im Bad als auch in der Ruhepackung für Geräusche besonders empfindlich ist. In den ersten Minuten des Bades kommt der Hörsinn ganz zur Ruhe und Entspannung. Er beginnt sich neu zu öffnen. Der Klang des durch die Badetherapeutin bewegten Wassers und das Glucksen, das beim Eintauchen der Bürsten entsteht, „wecken" den Hörsinn freundlich auf, aktivieren und erfrischen ihn. Manche Therapeuten ergänzen diesen Prozess durch Tönen von Klangschalen oder anderen klingenden Instrumenten.

3.2 Laut-, Wort- und Sprachsinn

Die Sprache gibt dem Ton eine menschlich bewegte Form. Dazu gehören auch Laut-, Wort- und Sprachmelodie sowie der Klang. Der Laut bekommt eine Bedeutung. Diese Qualität nimmt man über den Sprachsinn wahr und erkennt, dass es sich um Sprache handelt.[14,15] Der Badetherapeut spricht während der Anwendung nicht, sondern versenkt sich ganz in seine Tätigkeit. Bei manchen Klienten wirkt das Bad dergestalt anregend, dass sie anfangen zu sprechen, zu erzählen, teilweise ohne Punkt und Komma, während sie in der Wanne liegen und die Behandlung erfolgt. Würde der Therapeut nun deren Sprachsinn betätigen und versuchen, die Klienten (über den Gedankensinn) zu verstehen, würden sie vom therapeutischen Handeln abgelenkt. Die Kunst liegt dann darin, die Klienten sanft zur Ruhe kommen zu lassen, ohne dabei den überschwänglichen Wortfluss zu stauen oder zu blockieren.

3.3 Denk-, Gedanken- und Vorstellungssinn

Der von Rudolf Steiner erstmalig beschriebenen Gedankensinn[16] befähigt den Menschen, Gedanken wahrzunehmen. Dabei richtet er sich auf jegliche Gedanken: auf eigene, solche des Gegenübers, niedergeschriebene in der Literatur usw. Einen Gedanken zu erfassen bedeutet Erkennen von Inhalt, Konstruktion und Denkprozess.

Durch den Gedankensinn nehmen wir den Gedanken des Gesprochenen oder des Geschriebenen eines anderen Menschen wahr.[17] Wenn man die Worte, aber nicht den Inhalt des Gesagten versteht, dann funktioniert der Sprach-, nicht aber der Gedankensinn, es sei denn, es handelt sich um sinnlose Worte. – In diesem Fall würde man mittels Gedankensinn die Wahrnehmung der Sinnlosigkeit machen. Die Bedeutung des Gesagten oder Geschriebenen kommt durch den Gedankensinn zum Bewusstsein.

Sind die ätherischen Kräfte erschöpft, fällt es uns schwer, den eigenen und den Gedanken anderer zu folgen. Ätherleibliches Befinden, Lebens- und Gedankensinn stehen in Zusammenhang. Das Verhältnis zwischen Ätherleib und Denken beschreibt der Abschnitt zum Ätherleib [→ Kapitel X.1 Die vier Wesensglieder des Menschen].

3.4 Ich-Sinn

Der von Rudolf Steiner erstmalig beschriebene Ich-Sinn befähigt den Menschen, das Ich des Gegenübers wahrzunehmen.[18] Er dient der Wahrnehmung der geistigen Wesenheit des Gegenübers, der Erfassung des Ich des Anderen.[19] Wenn ich mich im eigenen Leib erlebe und mir meine Leibesgrenzen präsent sind, also die Inkarnationssinne, insbesondere der Tastsinn, sich betätigen, kann ich das Wesen des anderen Menschen über den Ich-Sinn besser wahrnehmen.

Aussagen von Gebadeten

Klienten sagen nach einem ersten Bad: „*Ich fühle mich wie neu geboren.*“

Sie äußern nach einem Badezyklus:

- in Bezug auf die Inkarnationssinne: „*Ich spüre meinen Leib wieder und ich spüre mich wieder besser in meinem Leib.*“
- in Bezug zu den „mittleren“ Sinnen: „*Meine Sinne sind wieder offen. Ich nehme mehr von der Außenwelt wahr und erfreue mich an ihr.*“
- in Hinblick auf die Erkenntnissinne: „*Ich verstehe meine Mitmenschen besser und ich habe wieder Klarheit in meinen Gedanken. Ich weiß wieder, was ich will.*“

4. Zusammenfassung der Wirkungen des Bades auf die Sinnesorganisation des Menschen

Ich grenze mich ab von meiner Umwelt (leibliche Dimension).

Ich schließe mich an meine Visionen, geistigen Ziele und Ideale und die geistige Welt an (geistige Dimension).

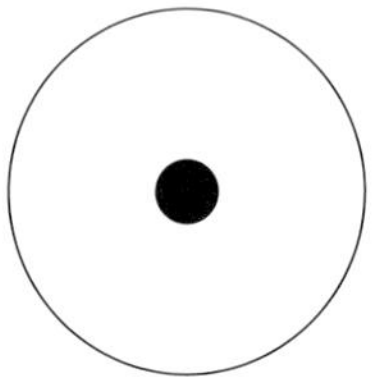

Ich grenze mich an meine Umgebung an und gliedere mich in einen sozialen Organismus ein (seelische Dimension).

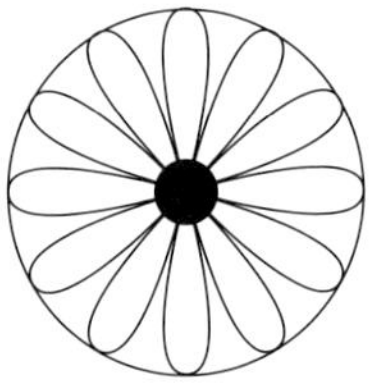

Das Öldispersionsbad führt durch das vorübergehende Ausschalten oder Inaktivieren der zwölf Sinne zu ihrer Regeneration, Erholung und Erfrischung.

Über die Förderung der Inkarnationssinne durch die therapeutischen Anwendungen kommt der Mensch in seinem Leib an und kann so die Erkenntnissinne besser betätigen. Die Erhellung der Erkenntnissinne bringt Klarheit in das Gedankenleben. Das Aufschließen der „sozialen" Sinne bereichert das Seelenleben.

Gemeinsam verbinden die Zwölf den Punkt mit dem Umkreis, den Mensch mit der Welt, die Welt mit dem Menschen.

Literatur und Anmerkung

1 Steiner, R.: Anthroposophie. Ein Fragment (GA 45). Rudolf Steiner Verlag Dornach 2021.

2 Steiner, R.: Zur Sinneslehre. Verlag Freies Geistesleben Stuttgart 2022.

3 Soesman, A.: Die zwölf Sinne – Tore der Seele. Verlag Freies Geistesleben Stuttgart 2019.

4 Meyer, U.: „Studieren Sie den Rhythmus. Rhythmus trägt Leben." – Das Gespräch Steiner/Hauschka im Kontext der Arnheimer Vorträge 1924. Der Merkurstab 2008; 61 (3). S. 263-269.

5 Steiner, R.: Eurythmie als sichtbare Sprache (GA 279). Rudolf Steiner Verlag Dornach 2019.

6 Steiner, R.: Heileurythmie (GA 315). Rudolf Steiner Verlag Dornach 2021.

7 McMillan, J., Spitta, C., Bigler, D. et al.: Die Bewegungstherapie Spacial Dynamics: Grundlagen und Methode. Der Merkurstab 2022; 75 (3). S. 148-158.

8 McMillan, J., Spitta, C., Bigler, D. et al.: Die Bewegungstherapie Spacial Dynamics: Partial Awareness Withdrawal Syndrom, Fallvignetten, Forschung, Aus- und Weiterbildung. Der Merkurstab 2023; 76 (1). S. 4-13.

9 v. Bothmer, A.: Die Bothmer-Gymnastik: Pädagogische und therapeutische Amwendungsmöglichkeiten. Schattauer Verlag Stuttgart 2004.

10 Ein Gehfrei ist ein Gestell mit vier Rädern, in das der Säugling in aufrechter Position, wie auf einem Sattel, hineingehängt wird und mit den Füßen den Boden berühren kann. Wenn er nun die Beine bewegt, setzt sich das Gefährt in Bewegung.

11 Steiner, R.: Anthroposophie. Ein Fragment (GA 45). Rudolf Steiner Verlag Dornach 2021. S. 138-139.

12 Wölfle, U., Haarhaus, B., Schempp, C. M.: Bitterstoffe als regenerationsfördernde Wirkstoffe für die Haut. Haut 2017; (3). S. 146-148.

13 Kohlhase, M., Wölfle, U., Sommer, M. et al.: „Jedes Organ hat sein bestimmtes, spezifisches Geschmacherlebnis." Bitterstoffe im Licht der Anthroposophie und der neuesten Forschung. Der Merkurstab 2018; 71 (1). S. 13-22.

14 Steiner, R.: Das Rätsel des Menschen. Die geistigen Hintergründe der menschlichen Geschichte. Kosmische und menschliche Geschichte. Band 1 (GA 170). Rudolf Steiner Verlag Dornach 1992. S. 240.

15 Steiner, R.: Anthroposophie. Ein Fragment (GA 45). Rudolf Steiner Verlag Dornach 2021. S. 35-37.

16 Steiner, R.: Die zwölf Sinne des Menschen. Vortrag vom 22.07.1921. Aus: Steiner, R.: Zur Sinneslehre. Verlag Freies Geistesleben Stuttgart 2022.

17 Steiner, R.: Menschenwerden, Weltenseele und Weltengeist. Der Mensch als geistiges Wesen im historischen Werdegang (GA 206). Rudolf Steiner Verlag Dornach 2019. S. 10.

18 Steiner, R.: Das Rätsel des Menschen. Die geistigen Hintergründe der menschlichen Geschichte. Kosmische und menschliche Geschichte. Band 1 (GA 170). Rudolf Steiner Verlag Dornach 1992. S. 239.

19 Steiner, R.: Die zwölf Sinne des Menschen. Vortrag vom 22.07.1921. Aus: Steiner, R.: Zur Sinneslehre. Verlag Freies Geistesleben Stuttgart 2022.

KAPITEL X.6

Wirkungen des Bades auf das Hautorgan

LÜDER JACHENS

Die Badetherapie gehört zum Gebiet der äußeren Anwendungen, diese wirken in erster Linie über die Haut. Von hier aus gibt es Wirkungen auf den ganzen Organismus, ja auf die gesamte Konstitution des betreffenden Menschen, auf das Verhältnis der Seele zum Körper im täglichen Leben. Daher ist ein Blick auf Anatomie und Physiologie der menschlichen Haut wichtig, um die umfassenden Wirkungen eines Bades zu verstehen.

Im Folgenden sei zunächst eine Beschreibung des Aufbaus der Haut und ihrer Funktionen gegeben. Dabei ist ihre Barrierefunktion wichtig, aber auch das neuere Wissen um die Möglichkeiten der Resorption von Stoffen. Sodann wird die Haut als Sinnesorgan genauer betrachtet. Sucht man die funktionelle Dreigliederung des Gesamtorganismus auch im Teilorgan, in unserem Fall in der Haut auf, so ergeben sich vielfältige Bezüge zum Ganzen des menschlichen Leibes.

Das Öldispersionsbad, das eine Bürstenmassage nebst Nachruhe in einer Packung umfasst, hat verschiedene Wirkungen auf die Haut und den ganzen Organismus. Es sind im Wesentlichen zu unterscheiden:

- Wirkungen auf den Wärmesinn der Haut und von hier auf den gesamten Wärmeorganismus
- Wirkungen des fetten Öles, zugesetzter ätherischer Öle und anderer Bestandteile aus Pflanzenauszügen und Mineralien
- Wirkungen der Bürstenmassage und weiterer physikalischer Reize, wie z. B. der Auftrieb im Wasser, auf den Tastsinn sowie auf Blut und Lymphe

1. Die Dreigliederung der Haut

Wir wollen die Beschreibung von Anatomie und Physiologie der Haut mit der obersten und zu äußerst gelegenen Oberhaut, der Epidermis beginnen. Diese wiederum hat zwei untere (Stratum basale und Stratum spinosum, zusammen als Stratum germinativum bezeichnet) und zwei obere Schichten (Stratum granulosum und Stratum corneum). In den unteren Schichten finden Zellteilung (Stratum basale) und Substanzaufbau statt. Aus der aufbauenden Tätigkeit der Hornzellen (Keratinozyten) gehen Horn (Keratin) in den Zellen und Fette (Lipide), die in Lamellen zwischen den Zellen liegen, hervor. Mit dem fertig ausgebildeten intrazellulären Keratin und den interzellulären Lipidlamellen erfüllt die Epidermis ihre Barrierefunktion. Diese sorgt dafür, dass Wasser, Säuren, Laugen, Salze und andere differente Verbindungen sowohl von innen als auch von außen an eine nur geringgradig durchlässige Grenze stoßen.

In der durch die permanente Zellteilung im Stratum basale sich stetig erneuernde Epidermis wandern die Keratinozyten von unten nach oben bzw. von innen nach außen. Die in ihnen tätigen Aufbauprozesse begegnen schon im Stratum granulosum Abbau- und Absterbevorgängen, die dazu führen, dass sich der aufbauende Stoffstrom endgültig ausdifferenziert, die Stoffe als Keratin und Lipide festgelegt werden und damit in eine nicht mehr wandelbare Form „gerinnen". Das macht das Lichtmikroskop sichtbar an den schollenartigen Hornmassen in den Hornzellen des Stratum granulosum, das auch danach benannt ist. Dieser Prozess entspricht dem Vorgang der Salzbildung, dem Auskristallisieren von Salz aus einer Lösung, in der es zuvor beweglich war. Die mittelalterlichen Alchemisten sahen darin das Salprinzip tätig. Im Stratum corneum haben sich die Zellkerne der Keratinozyten schließlich gänzlich aufgelöst; das Leben ist komplett erloschen. Hier ähnelt der Mensch der Außenwelt.

Die unteren Schichten der Epidermis sind durchsetzt von zahlreichen freien Nervenendigungen, die bis in das Stratum granulosum reichen. Hier beginnt, wie wir gesehen haben, die Vitalität der Keratinozyten zu weichen. Die enge Nachbarschaft von freien Nervenendigungen und Keratinozyten legt eine funktionelle Wechselwirkung zwischen beiden nahe: Diese klingt in der Aussage Rudolf Steiners an, wenn er sagte, *„dass der Nerv das Leben innerlich aufhält, dass also da, wo der Nerv sich verästelt, das Leben erstirbt.*"[1] Der Nachweis, dass sensorische Nerven nicht nur Reize von der Peripherie zum Zentralnervensystem leiten, sondern auch efferent lokale Funktionen in der Peripherie ausüben, stützt diese Aussage. Die freien Nervenendigungen in der Epidermis haben in erster Linie sensorische Funktionen; doch außerdem schütten sie über Synapsen chemische Transmitter aus, was die Entwicklung und Differenzierung der Keratinozyten induziert.[2] Dieses führt zu deren Ausreifung und letztendlich zum Zelltod (Apoptose). Das Absterben der Keratinozyten setzt Ätherkräfte frei, die sich mit Hilfe der freien Nervenendigungen auf seelischer Ebene zu Bewusstseinsfähigkeiten verwandeln. So entsteht das Wachbewusstsein der Haut, das uns beispielsweise ermöglicht, alle Stellen unserer Körperoberfläche in jedem Moment des wachen Tages bewusst zu lokalisieren.

Neben den freien Nervenendigungen sind die Merkel-Zellen ein weiteres Organ der Oberflächensensibilität in der Epidermis. Sie gehören zu den Mechanorezeptoren. Die zahllosen freien Nervenendigungen und die ausgestreuter stehenden Merkel-Zellen, begleitet von der fortlaufenden Apoptose der Keratinozyten, lassen uns in der Epidermis den hauptsächlichen Ort der Nerven-Sinnestätigkeit in der Haut erkennen. Auf die Frage „Wo in der Haut des Menschen haben die Kopfkräfte ihren Schwerpunkt?" können wir also antworten: In der Epidermis überwiegt die Tätigkeit des Nerven-Sinnes-Systems.

Suchen wir im Weiteren nach den Orten des intensivsten Stoffwechselgeschehens in der Haut, finden wir diese in der unteren Lederhaut (Corium) und in der Unterhaut (Subcutis). Im unteren Corium, an der Grenze zum subkutanen Fettgewebe, stehen Talg- und Schweißdrüsen, die Haarwurzeln in den Haarbälgen und das Nagelorgan. Diese vier anatomischen Bildungen gehören zu den Hautanhangsorganen; sie gehen aus der Epidermis hervor, stülpen sich mit dieser von der Hautoberfläche in die Tiefe, um im unteren Corium das jeweilige Organ auszubilden. Dort ergreift sie der aufbauende Stoffwechsel, sodass sich Talg, Schweiß, Haare oder Nägel ausbilden können. Die Hautanhangsorgane beziehen also ihre Formkraft aus der Epidermis und die aufbauende Stoffkraft aus den unteren Hautschichten.

Die Hautanhangsorgane haben eine Beziehung zum Mikrokosmos der inneren Organe: Die Talgdrüse zur Leber, die Schweißdrüse zur Niere, Haare und Nägel zum Darm. Die Talgdrüsen geben Fett nach außen ab; die Leber sezerniert Galle nach innen in den Darm, um mit der Nahrung aufgenommenes Fett zu verdauen. Aufbau von Fett durch Ausscheidung von Talg nach außen und Abbau von Fett durch Sekretion von Galle nach innen sind durch die organgebundene Tätigkeit des Astralleibes miteinander verbunden und gegeneinander ausgeglichen. Schweiß und Primärharn, die erste, noch nicht konzentrierte Ausscheidung der Niere, ähneln sich stofflich sehr. Sowohl der Schweiß als auch der Primärharn weisen Salze in bestimmten Konzentrationen auf. Die Regulation von Stoffkonzentrationen in Flüssigkeiten geschieht dabei nicht etwa nach den Gesetzen des Wässrigen, sondern vielmehr nach denjenigen des Luftförmigen. Der Astralleib hat eine innere Beziehung zum Luftorganismus; über diesen arbeitet er seine Impulse in den Wasserorganismus ein. Wiederum ist es der Astralleib, der dabei innen (Nieren) und außen (Schweißdrüsen) verbindet. Haare und Nägel sind Bildungen des verhornenden Plattenepithels der Epidermis, die sehr fest werden. Das Epithel des Darmes hingegen gehört zu den lebendigsten Geweben im menschlichen Organismus überhaupt mit einer permanenten Auflösung und Neubildung. Verhärtende Vorgänge in der Peripherie des Leibes stehen hiermit auflösenden Tendenzen im Inneren gegenüber. Haare und Nägel werden brüchig, wenn die Stoffaufnahme aus dem Nahrungsstrom über den Darm mangelhaft ist. Die Zusammenhänge zwischen den Hautanhangsorganen und den inneren Organen unterstreichen den Stoffwechselcharakter ihrer Tätigkeit. Im Erfolg von sich daraus ergebenden Therapiekonzepten, wie z. B. der Behandlung der Acne vulgaris und der Rosacea über die Leber, zeigt sich die Fruchtbarkeit dieser Ideen.[3]

Die Subcutis besteht zum allergrößten Teil aus Fettgewebe. Die runden Fettzellen sind morphologisch undifferenziert und gleichförmig. Dieser morphologischen Eintönigkeit steht ein sehr aktiver Stoffwechsel gegenüber: Das in den Zellen gespeicherte Fett wird fortlaufend auf- und abgebaut, ist also einem permanenten Umbau unterworfen. Das Fett dient der Wärmebildung im gesamten Leib und in den einzelnen Organen; auf diese Weise ist die Subcutis über den Fettstoffwechsel mit dem Gesamtorganismus und den inneren Organen verbunden.

Interessant ist die Verteilung der fettarmen und der lipidreichen Zonen an der menschlichen Gestalt: Die Subcutis der Augenlider, der Nase, der Ohren und der Lippen ist fettarm; hier verdrängt der von den Sinnesorganen ausgehende Abbau den Aufbau des Stoffwechselpols der Haut und entfaltet dadurch seine formenden Impulse. Reich an subkutanem Fettgewebe sind hingegen Fußsohlen, Hüften, Gesäß, die Beugeseiten der Gliedmaßen, die Bauchwand und die weibliche Brust. In dieser prägt die Subcutis sogar ein eigenes Organ aus, die weibliche Brustdrüse. Diese Bildung unterstreicht den ernährenden Charakter der Subcutis eindrucksvoll.[4]

Der Alchemist sah in den substanzbewegenden und wärmeverwandten Tätigkeiten des Stoffwechsel-Gliedmaßen-Systems das Sulfurprinzip tätig. Schwefel sorgt im metabolischen Geschehen dafür, dass der Stoff sich den organisierenden Kräften eingliedert. Der Reichtum an Schwefel in Haaren und Nägeln ist ein äußerer Hinweis darauf.

Auf der Suche nach dem Ort, an dem vornehmlich das Rhythmische System wirkt, werden wir fündig, wenn wir einen feingeweblichen Schnitt durch die Haut betrachten: Das rhythmische Auf und Ab der Basalmembran, welche die Papillen (das Stratum papillare des Coriums) von den Reteleisten (das Statum germinativum der Epidermis, zwischen den Papillen gelegen) trennt, zeigt einen in die Morphe geronnenen Rhythmus. In der äußeren Natur ist es z.B. die Dünung, die den Wellenschlag erzeugende rhythmische Wasserbewegung, die bei ablaufendem Wasser der Ebbe auf dem Boden des Wattenmeeres eine Riffelung hinterlässt. In der Haut, im menschlichen Mikrokosmos, ist es offenbar das pulsierende Blut in den Kapillaren des Stratum papillare, das der Grenze zur Epidermis ein rhythmisches Auf und Ab einprägt. Damit zeigen sich Wirkungen des Blutkreislaufs in der Haut; er hat sein Zentrum im Herzen. Von hier geht der rhythmische Pulsschlag aus, der bis in die Peripherie wirkt und dessen letzten Ausläufer wir in der kapillären Durchblutung im oberen Corium sehen. – Auch die Atmung setzt sich in der Haut fort; sie hat ihr Zentrum indes in der Lunge. Doch ein kleiner Bruchteil findet sich ebenso in der Peripherie, indem die Haut etwas Sauerstoff aufnimmt und ein wenig Kohlendioxid abgibt.

Das obere Corium mit der Tätigkeit des Rhythmischen Systems bildet die Mitte der Haut. Hier durchdringen sich Prozesse des Nerven-Sinnes-Systems, das gegenüber den zentripetal von außen an den Organismus gelangenden Sinnesreizen offen ist, mit Prozessen des Stoffwechsel-Gliedmaßen-Systems, das mit dem Blut das in den inneren Organen bereitete zentrifugale Stoffgeschehen in die Haut trägt. Zentripetale und zentrifugale Kräfte kommen in der Mitte der Haut zu einem Ausgleich und werden harmonisiert. Hierin sah der Alchemist das Merkurprinzip tätig.

Betrachten wir die Mitte der Haut viergliedrig (also nach den vier Wesensgliedern Physis, Äther- und Astralleib, Ich), so steht sie zwischen dem direkten Einwirken von Ich und Astralleib in der Epidermis außen und deren in Ätherleib und physischen Leib eingetauchten Wirken im unteren Corium und in der Subcutis innen [→ Kapitel X.1 Die vier Wesensglieder des Menschen]. Das Geschehen in der Mitte der Haut, im oberen Corium, wird bestimmt durch das Zusammenwirken von Astral- und Ätherleib. Dieser lebt im Wässrigen, jener im Luftförmigen; es ist das Lymphsystem der Haut, das diesen Wirkungen einen besonderen Schauplatz bietet. Mit seinen aufbauendenden Kräften untersteht das Lymphsystem dem Ätherischen; der Astralleib hingegen begrenzt diesen Aufbau und verschafft dem Lymphsystem Dynamik. Das gesunde Zusammenwirken von Astral- und Ätherleib zeigt sich im gut ausgebildeten Turgor. Ist die Haut schlaff, fehlt das aufbauende Zusammenwirken von Astral- und Ätherleib; beim Lymphödem hingegen fällt die Flüssigkeit in die Schwere und die Physis überwiegt.

Alle Vorgänge auf der Stoffwechselseite unserer Haut im unteren Corium und in der Subcutis sind in das Dunkel des Schlafbewusstseins gehüllt. So ist uns beispielsweise die Entstehung eines strengen Schweißgeruchs bei Stress völlig unbewusst. Erst wenn wir ihn wahrnehmen, wird er uns bewusst. Die Vorgänge im oberen Corium hingegen sind halb bewusst; sie liegen im Traumbewusstsein. Unser leichtes Erröten während einer Begegnung mit einem Mitmenschen, wenn eine Gesprächswendung in uns ein Schamgefühl erregt, bemerken wir nur halbwegs, wie im Traum. Auch die bessere Befindlichkeit nach einer wechselwarmen Dusche, welche die Durchblutung im Stratum papillare des Coriums über den gesamten Körper angeregt hat, erleben wir halbbewusst.

2. Die Haut als Sinnesorgan

Die oben bereits beschriebenen freien Nervenendigungen nehmen Temperatur, Schmerz, chemische und mechanische Reize wahr und können bei Übererregung Juckreiz erzeugen. An dem Zusammenspiel zwischen den freien Nervenendigungen und den Keratinozyten erkennen wir, *„dass dieses Organische, indem das Geistige heraufzieht in das Organische, zuerst den Boden dadurch bereiten muss, dass es sich selbst in sich vernichtet, in sich abbaut.*“[5] So ermöglicht der permanente Todesprozess in unserer Epidermis, dass wir an unseren Körpergrenzen bewusstseinsfähig sind. Es ist also die Epidermis als Ganzes bis zum gewissen Grade ein Bewusstseins- und ein Sinnesorgan. Damit ist die Haut das größte und ausgedehnteste Sinnesorgan des Organismus.

Bezüglich erst kürzlich entdeckter Bitterstoff- und Duftstoffrezeptoren auf Keratinozyten stellt sich die Frage nach ihrem Verhältnis zur Sinnestätigkeit der Haut. Für die Bitterstoffe wissen wir, dass sie die Differenzierung der Keratinozyten sowie deren Keratin- und Lipidsynthese anregen[6, 7]; die Duftstoffe regen die Differenzierung der Melanozyten an und sie fördern die Wundheilung.[8, 9] Die Erfahrung im Alltag zeigt, dass unsere Haut kein bewusstes Geschmacks- oder Geruchserlebnis vermittelt. Der Reiz an den betreffenden Rezeptoren wird offenbar ausschließlich durch eine Stoffwechselleistung der Keratinozyten beantwortet und teilt sich dem Bewusstsein nicht mit. Eine Weiterleitung durch die freien Nervenendigungen scheint es nicht zu geben. Damit erscheinen die Bitterstoff- und Duftstoffrezeptoren als chemische Sinnesorgane mit einer ausschließlich „vor-neuralen“ Funktion. Wir rechnen jedoch die Wahrnehmung von Bitter- und Duftstoffen durch Rezeptoren auf Keratinozyten zur Wahrnehmung im weiteren Sinne. Dabei können wir die durch diese Rezeptoren vermittelten Vorgänge vergleichen mit der Wirkung des Sonnenlichtes auf die Melanozyten: Sie beantworten den Lichteinfall auf die Haut durch den Aufbau und die Abgabe von Melanin, ohne dass diese Stoffwechselleistung bewusst wird. Den Lichteinfall am Auge erleben wir hingegen hellwach und bei vollem Bewusstsein. So können wir das Braunwerden an der Sonne als Sehen der Haut ohne Bewusstsein und analog die Tätigkeit der Bitterstoffrezeptoren als Schmecken der Haut ohne Bewusstsein sowie die Funktionen der Duftstoffrezeptoren als unbewusstes Riechen bezeichnen.

Bei der Therapie mit Bitter- und Duftstoffen lassen sich zweierlei Wirkungen unterscheiden: Applikationen, die mit der bewussten Wahrnehmung von Geschmack und Geruch verbunden sind, wie Zunge und Nase sie bei oraler Anwendung vermitteln, setzen am Ich an, während die externe Anwendung beispielsweise einer Salbe mit Bitterstoff oder ätherischem Öl, bei der die Geschmacks- oder Geruchswahrnehmung nicht wichtig ist oder zumindest nicht an erster Stelle steht, sich auf die belebte Physis richtet.

Neben den freien Nervenendigungen sind die oben bereits erwähnten Merkel-Zellen ein weiteres Organ der Oberflächensensibilität in der Epidermis. Sie stehen als Mechanorezeptoren besonders zahlreich an Finger- und Zehenspitzen, nehmen die Oberfläche von Objekten wahr und verbinden Merkmale von Sinneszellen mit denen von sekretorischen Zellen. Sie bilden Fortsätze, die sich in die benachbarten Keratinozyten erstrecken und aussehen, wie die mikroskopisch kleinen ausgestreckten Finger einer tastenden Hand. In den mittleren und tiefen Hautschichten finden sich Lamellenkörper, bei denen die Lamellen als Hilfseinrichtung zur Reizverstärkung durch Vervielfachung der Grenzflächen dienen. Sie sind vielgestaltig und treten in Abwandlungen und Übergängen auf: Meissner-Tastkörperchen stehen in den Papillenspitzen des oberen Coriums palmoplantar und hier besonders dicht an Finger- und Zehenspitzen. Es sind Druckrezeptoren, welche die Bewegung von Objekten wahrnehmen und zur Regulierung der Griffkraft dienen. Haarfollikelrezeptoren reagieren auf die Biegung des Haares. Vater-Pacini-Körperchen im unteren Corium und in der Subcutis sind Mechanorezeptoren, die Geschwindigkeitsveränderungen eines mechanischen Reizes wahrnehmen, gut auf Vibration reagieren und die Kraftregulierung beim Bearbeiten von Gegenständen ermöglichen. Ruffini-Körperchen im Corium sind mit Kollagenfasern verbunden und nehmen Dehnungen und Scherkräfte im Bindegewebe wahr.[10]

„*Alles, was Sinn ist am Menschen, ist an der Oberfläche zu suchen.*“[11] Denn die Körperoberfläche begrenzt den Organismus mit dem Hautorgan: Nach innen zu liegt die belebte Physis, nach außen physisch ein Nichts. Ätherisch ist diese Grenze sicher nicht so scharf, sodass sich außerhalb derselben noch Ätherisches findet, das sich nun aber aus Mangel an organischer Grundlage dem Seelischen zur Verfügung stellt. Das prädestiniert die Oberfläche zur Sinnestätigkeit und zum Bewusstsein. Vervielfältigen sich die Grenzflächen, wie es bei den Lamellenkörperchen der Fall ist, so verstärkt sich die Sinnestätigkeit weiter.

Damit stellen wir fest, dass die Haut bewusste *Sinneswahrnehmungen* vermittelt, die physiologisch an Nervenfunktionen gebunden sind, beispielsweise das Tasten. Daneben gibt es eine unbewusste Wahrnehmung von Substanzen durch Bitterstoff- und Duftstoffrezeptoren ohne nervale Aktivität. Diese Wahrnehmung können wir als *Stoffwahrnehmung* bezeichnen und von der eigentlichen Sinneswahrnehmung abgrenzen.

Betrachten wir nun die Wirkung des Öldispersionsbades auf den Sinnesmenschen als Ganzes, so fällt auf, dass die Sinnesorgane im Bade gerade nicht angeregt werden.[12] So ist der Tastsinn durch Auftrieb im Wasser und überall gleichen Druck nahezu untätig. Auch der Lebenssinn wird fast nicht erregt. Der Bewegungssinn ist ebenfalls minimal aktiv; denn der Badende ist bemüht, sich nicht zu bewegen, um den Reiz der etwas unter der eigenen Körpertemperatur gehaltenen Temperatur des Badewassers zu vermeiden. Das horizontale Schweben im Wasser inaktiviert auch den Gleichgewichtssinn. Der Geruchssinn gewöhnt sich an den Duft des Bades und schläft ein. Das „Schmecken der Haut“ ist, wie wir oben gesehen haben, ohne Bewusstsein. Der Sehsinn kommt durch das entsprechend gestaltete Badezimmer ganz zur Ruhe. Auch der Wärmesinn ist durch die der Körpertemperatur angenäherte Wassertemperatur nicht aktiv [→ Kapitel X.5 Die Bedeutung des Öldispersionsbades für die zwölf Sinne des Menschen].

Somit erscheint das Öldispersionsbad dem Leben des Embryos im Fruchtwasser verwandt. Der Organismus der Badenden ist gegenüber den Einwirkungen des Bades besonders offen. Rudolf Steiner wies darauf hin, dass Wahrnehmungen, die ohne oder nur mit wenig Bewusstsein aufgenommen werden, eine tiefe Wirkung haben, bis in den physischen Leib.[13] Wahrnehmungen hingegen, die man bewusst aufnimmt und die zu klaren und erinnerbaren Vorstellungen führen, stoßen auf Widerstand, auf einen „Damm" gegen eine tiefere Wirkung.

Die beschriebene starke Tendenz zur Inaktivität der unteren (Körper-) und mittleren (Umgebungs-)Sinne während des Bades löst die oberen Sinne (Erkenntnissinne). Die Seele beginnt, sich aus dem Körper herauszulösen, und der Badende nähert sich dem Schlaf. Diesen Zustand beendet die Bürstung am Ende des Bades, die Seele und Körper ganz wieder miteinander verbindet [→ weiter unten im Abschnitt „Wirkungen auf den Tastsinn"].

3. Die Hautbeschaffenheit verschiedener Körperregionen

Bei äußeren Anwendungen ist es wichtig, gewisse Unterschiede in der Beschaffenheit der Haut in verschiedenen Körperregionen zu kennen. Man kann in diesem Zusammenhang unterscheiden zwischen der Haut:

- des ventro-lateralen und des dorsalen Körperstamms (Bauch und Rücken)
- auf der Beugeseite und auf der Streckseite der Extremitäten
- am oberen und am unteren Pol der Gestalt

Unterschiede in der Hautbeschaffenheit am Körperstamm vorn-seitlich und hinten haben ihre Ursache in der Entwicklung des Embryos. So stammen das Bindegewebe der ventro-lateralen Körperwand von der Somatopleura und dasjenige dorsal von den Somiten ab.[14] Dieses erklärt die größere Nähe der vorderen Körperwand zum Eingeweideraum mit den Stoffwechselorganen, dem Herz und der Lunge.[15] Die Haut hat daher hier eine weniger geformte und gegliederte, weichere und empfindlichere Beschaffenheit.[16] Die hintere Körperwand (der Rücken) hingegen steht dem Rückenmark mit den Spinalnervenwurzeln nahe, die funktionell zum Kopfgebiet gehören. Deshalb ist die Haut hier geformter und entsprechend der hier vorhandenen Vielzahl an Muskeln und Knochen durchstrukturierter.

Das macht Erfahrungen und Beobachtungen des praktischen Lebens verständlich: Der Operateur bedarf bei der Exzision beispielsweise eines Muttermals auf dem Rücken beim Ansetzen des Skalpells zur ovalären Umschneidung eines deutlich kräftigeren Drucks, um das Corium zu durchtrennen, das hier viel dicker und fester ist als frontal. Der Badetherapeut beobachtet, dass eine Bürstenmassage auf den oberen Rückenpartien schnell zu einer Hautrötung führt. Die Haut frontal hingegen bleibt ohne Reaktion oder wird sogar blass. Sie ist offenbar sensibler, was verständlich scheint, wenn man bedenkt, dass auch die serösen Häute der inneren Organe von der Somatopleura abstammen und diese die Organgrenzen schmerzempfindlich machen.

Ein weiterer wichtiger Unterschied besteht zwischen der Haut der Beuge- und derjenigen auf der Streckseite der Extremitäten. Die Beugeseiten weisen eine dünnere, sensiblere Haut auf; dieses macht sich beispielsweise bei der Blutabnahme aus der Vene der Armbeuge bemerkbar. Ein neues Kosmetikum kann man daher am besten in der Armbeuge auf individuelle Verträglichkeit prüfen. Hier verlaufen große Blutgefäße und Sehnen, die schutzbedürftig sind. Die Streckseiten weisen hingegen eine Haut mit mehr

Robustheit durch ein dickeres Corium auf; auch liegen hier gleich unter der Haut Knochenstrukturen (Ellenbogen, Patella, Tibia). Interessant in diesem Zusammenhang ist, dass eine Dermatose mit überschießenden Impulsen des Nerven-Sinnes-Systems wie die Neurodermitis ihre Prädilektionsstellen in den Beugen hat, während die Psoriasis vulgaris als Dermatose mit überschießenden Blutimpulsen ihre bevorzugten Manifestationsorte auf den Streckseiten zeigt.

Ein drittes Gegensatzpaar finden wir mit der Haut des Gesichtes, des behaarten Kopfes, des oberen Brust- und Rückenbereiches und derjenigen der Unterschenkel. Die Haut am oberen Pol der Gestalt hat besonders zahlreiche und große Talgdrüsenfollikel. Dadurch ist die Haut besonders stoffwechselaktiv; eine Neigung zur Seborrhoe manifestiert sich daher hier. Demgegenüber weist die Haut an den Unterschenkeln oft Trockenheit auf, beispielsweise im Winter. Sie bedarf dann nach dem Bad oder der Dusche besonders zu dieser Jahreszeit der Rückfettung durch eine Creme oder Körperlotion.

4. Haut und Wärmeorganismus

Die Haut ist ein wichtiges Glied unter den dem Wärmeorganismus dienenden Organen. Sie nimmt mit Kalt- und Warmrezeptoren die Temperatur der zu äußerst liegenden Gewebe und damit die Umgebungstemperatur wahr. Die Temperaturrezeptoren finden sich unter den freien Nervenendigungen der Epidermis.

Die Körpertemperatur reguliert sich über die Durchblutung der Haut und das Schwitzen. Bei niedrigerer Umgebungstemperatur sinkt die Hautdurchblutung; die Schweißdrüsen sezernieren nicht. Besonders Hände und Füße, Ohren und Nase, die sogenannten Akren, werden kühl und blass. Bei höheren Temperaturen hingegen intensiviert sich die Wärmeabgabe über die Haut durch Steigerung der Durchblutung und der Schweißabsonderung. Die Haut erscheint rosig und feucht; durch Verdunstung von Schweiß entsteht Verdunstungskälte.

Wie sich die menschliche Physis mit dem Festen, die Vitalität sich mit dem Flüssigen und das Seelenleben mit der Luft verbindet, so lebt der Mensch mit der geistigen Ebene seiner Existenz, mit seinem Ich, als Individuum, in der Wärme. Wir dürfen daher annehmen, dass der Wärmeorganismus besondere, typisch menschliche Charakteristika trägt. Zu diesen Besonderheiten gehört die Nacktheit der menschlichen Haut. Feder- oder Haarkleid fehlen oder sind auf ein Minimum reduziert. (Nur Papageno in Mozarts Zauberflöte trägt ein Federkleid; er ist der Naturmensch, der Wein, Weib und Gesang liebt. Tamino, der nach Erkenntnis Strebende, hingegen ist nackt und daher bekleidet.) Dieses gibt dem Menschen die Freiheit, sich in besonders heißen Erdgegenden zu bewegen. Mit einem Fell oder Federkleid würde er sich hier der Gefahr eines Hitzschlags aussetzen. Auch in kalten Erdgegenden kann er leben, indem er sich passend warm bekleidet.

Niedere Wirbeltiere wie Amphibien (z.B. Frösche und Molche) haben eine feuchte Haut, die sensibel ist und leicht eintrocknet; sie ist gegenüber Umwelteinflüssen offen. Diese Tiere leben im feuchten Biotop. Reptilien (z.B. Schildkröten und Eidechsen) weisen eine intensive Verhornung der Haut auf; dadurch schließt sich der Organismus von der Umwelt ab. Diese Tiere sind gerüstet für trockene, warme Biotope. „*Im Vergleich dazu hält die menschliche Haut eine auffällige Mitte. Sie löst den logischen Widerspruch, entweder nur sinnesoffen oder nur Schutzhülle zu sein, indem sie in bewundernswerter Harmonie beides zugleich ist. Nur wenig dominiert in der Lippenhaut das eine und an den Fußsohlen das andere. Die menschliche Haut ist somit ein direkter Ausdruck jener humanen Fähigkeit, Gegensätze auf ein vermittelndes Maß integrieren zu können und sie doch zugleich zuzulassen, wo sie hingehören.*"[17]

Eine weitere Besonderheit der menschlichen Haut zeigt das Unterhautfettgewebe: *„Die Einlagerung von Unterhautfett ist bei weitem nicht so massiv, wie bei Robben, Flusspferden, Seekühen oder gar Walen, übertrifft jedoch deutlich die aller Affen, auch der Menschenaffen. Wiederum wird darin ein harmonisches Mittelmaß zwischen zwei Extremen verwirklicht.*"[18]

Diese dem menschlichen Wärmeorganismus dienenden Besonderheiten der menschlichen Anatomie und Physiologie ermöglichen die Temperatur-Homöostase, das Halten einer gleichbleibenden Temperatur in einem engen Bereich zwischen Unterkühlung und Fieber. Dieses ist wiederum ein Charakteristikum der Wirksamkeit des Ich auf organischer Ebene: Es hält die Mitte zwischen Polaritäten und verhindert das Abgleiten physiologischer Funktionen in Einseitigkeiten und damit krankhafte Zustände.

Beim Öldispersionsbad und auch bei den Rhythmischen Bädern wird die Temperatur auf einen Grad unter Körpertemperatur eingestellt. Das sind in der Regel 35 bis 36 Grad Celsius. Wenn der Patient sich im Bad befindet, fordert dies noch nicht die Wärmeregulation heraus. Erst in dem Moment, in dem der Badende aus dem Wasser steigt und die Verdunstung auf der feuchten Haut beginnt, gibt es einen geringen, kurzen Kältereiz. Dieser führt zu einer Reaktion des Wärmeorganismus, sodass der Leib sich in der kompletten Einhüllung der Packung vollständig durchwärmt.

5. Wirkungen von Badezusätzen auf Haut und Gesamtorganismus

Wie wirken die Substanzen von Badezusätzen auf die Haut und von hier auf den gesamten Organismus? Wie wirkt das Olivenöl als ein häufig als Trägeröl verwendetes fettes Öl? Wie wirkt Rosmarinöl als wichtiges ätherisches Öl? Wie wirkt Quarz als ein Beispiel für ein Mineral? Diese Substanzen, die beim Öldispersionsbad häufig Anwendung finden, seien im Folgenden näher betrachtet.

5.1 Olivenöl

Im Öl der Olive können wir in besonderem Maße zur Substanz verdichtetes Licht und konzentrierte Wärme als Qualitäten der Mittelmeersonne erkennen, ist doch der Olivenbaum ein wichtiger botanischer Anzeiger für das mediterrane Klima [→ Kapitel IX.1 Der Olivenbaum und das Olivenöl]. Im Mittelmeerraum wirkt der Wärmeäther und es ist daher interessant, dass es die Griechen waren, mit denen die Menschheit während der griechischen Kulturepoche das Denken erlernte und entwickelte. Das Olivenöl *„hüllt ein wie ein leichtes Gewand, verringert damit die Wärmeabstrahlung und besänftigt überschießende Nerven-*

und Sinnesprozesse. Damit zeigt es eine merkurielle und doch auch schützend begrenzende Wirkung. – Ganz allgemein stärken (fette) Öle den Organismus durch eine Konsolidierung des Wärmehaushalts, sodass dieser die biologischen Prozesse besser ergreifen kann. – Olivenöl vermag die verhärtenden und isolierenden Erdenkräfte abzumildern. Es unterstützt insbesondere den Aufbaustoffwechsel und ist ganz den nährenden Blutprozessen verbunden."[19]

Interessanterweise weiß man heute, dass Olivenöl und andere fette Öle nicht nur auf der Haut verbleiben, sondern in gewissen Fällen resorbiert werden. Einige sehr differenzierte Forschungsarbeiten der letzten 15 Jahre haben gezeigt, dass die noch sehr umweltoffene Haut Neugeborener fette Öle aufnimmt und sie dadurch besser gedeihen:

- Der Vergleich von Frühgeborenen, welche die Mutter dreimal täglich für 15 Minuten mit Olivenöl massierte, mit Frühgeborenen, die nur, also ohne Öl, massiert wurden, zeigte einen signifikant höheren täglichen Zuwachs an Körpergewicht bei der ersten Gruppe.[20]

- Der Vergleich von zu früh und zur rechten Zeit Geborenen, die viermal täglich für 5 Minuten Massage mit Kokosöl erhielten, mit einer Gruppe von Neugeborenen, die Mineralöl bekamen, und mit einer Gruppe, die eine Massage mit Puder (Placebo) erhielten, zeigte eine schnellere Gewichtszunahme in der ersten gegenüber der zweiten und dritten Gruppe. In der Gruppe der zur rechten Zeit Geborenen war kein Unterschied zwischen Gruppe 1 und 2, jedoch gegenüber der Placebo-Gruppe. Frühgeborene, die mit Kokosöl massiert wurden, zeigten gegenüber der Placebo-Gruppe zudem einen stärkeren Längenzuwachs. Diese Ergebnisse führen die Studienautoren auf die dünnere und besser durchblutete Haut von Frühgeborenen zurück, die damit eine intensivere Resorption von fetten Ölen erlaubt; dieses erkläre eine höhere Kalorienaufnahme und eine schnellere Gewichtszunahme.[21]

- Ein Vergleich von Neugeborenen, die nach weniger als 34 Wochen, nach 34-37 Wochen und nach mehr als 37 Wochen zur Welt kamen und viermal täglich mit Distelöl (reich an ungesättigten Fettsäuren), Kokosöl (reich an gesättigten Fettsäuren) sowie ohne Öl massiert wurden, erfolgte über eine Analyse der Triglycerid- und Fettsäure-Profile im Blut vor und nach der Massage. Dabei zeigten die Triglycerid-Werte danach eine Erhöhung in beiden „Ölgruppen" und auch in der Kontrollgruppe; jedoch war der Anstieg in den beiden Ölgruppen signifikant höher. Die Fettsäure-Profile wiesen eine signifikante Erhöhung der ungesättigten Linolen- und Arachidonsäure in der Distelöl-Gruppe und der gesättigten Fettsäuren in der Kokosöl-Gruppe auf. Diese Anstiege waren deutlicher in der Gruppe der zur rechten Zeit Geborenen.[22] Damit ist der klare Nachweis einer Resorption äußerlich angewandter Öle erfolgt.

- Eine weitere Studie untermauerte diesen Nachweis, indem sie die Wirkung einer Mischung aus Wiesenschaumkraut- und Kokosöl in der äußeren Anwendung untersuchte. Das Öl aus den Samen des Wiesenschaumkrauts enthält ungesättigte, langkettige Fettsäuren mit einem einzigartigen Muster, die als Marker dienten. Es wurden Blutproben, die vor und eine Stunde nach der Ölapplikation erfolgten, untersucht und deren Fettsäureprofil miteinander verglichen: In keiner der vor der Applikation genommenen Blutproben fanden sich die Marker-Fettsäuren der Wiesenschaumkraut-Samen, während diese in allen nach der Ölanwendung genommenen Proben nachweisbar waren.[23]

Wir müssen daher die äußerliche Anwendung fetter Pflanzenöle auch substanziell als sich auf den gesamten Organismus erstreckend ansehen. Die Öle wirken also nicht nur äußerlich einhüllend, sondern durch die Resorption und Anwesenheit im Blut zudem von innen her auf den Wärmeorganismus. Dieses gilt in besonderem Maße bei Neugeborenen, noch mehr bei Frühgeborenen und weniger oder gar nicht mehr bei der Haut von Erwachsenen. Denn die Haut des Säuglings ist (noch) offen für die Resorption von Substanzen, die mit dem Heranwachsen zunehmend schwindet.

Eine Nebenbemerkung sei zur geografischen Herkunft der oben zitierten Arbeiten erlaubt: Die erste Arbeit stammt aus dem Iran, die anderen drei aus Indien. Hier gehört die Massage von Neugeborenen seit Jahrzehnten zu den wichtigen Maßnahmen bei der Säuglingspflege.[24] Es leuchtet ein, dass in Ländern, in denen beträchtliche Teile der Bevölkerung in Armut leben mit Fehl- oder Unterernährung in der Folge, Maßnahmen besondere Bedeutung bekommen, welche die körperliche Entwicklung der Kinder fördern. Das macht verständlich, warum die wissenschaftliche Aufarbeitung der transdermalen Resorption gerade in diesen Ländern erfolgte.

Der Unterschied der in den Ölen enthaltenen gesättigten und den ungesättigten Fettsäuren ist einer näheren Betrachtung wert; sie seien im Folgenden gegenübergestellt:[25]

ungesättigte Fettsäuren	**gesättigte Fettsäuren**
gemäßigte Zonen: z. B. Leinöl	Äquatorregion: z. B. Palm-, Kokosöl
flüssiger	fester
reaktionsfreudig	inert
oxidierbar	stabil
biologisch aktiver	biologisch eher inaktiv
lebensnäher	lebensneutral
Licht und Wärme verinnerlicht	Wärme und Licht verinnerlicht
„Lichtöl“	„Wärmeöl“
Anregung des Stoffwechsels	umhüllende Wärmewirkung

Aus dieser Gegenüberstellung ergeben sich unterschiedliche Indikationen für Öle mit vorwiegend gesättigten oder ungesättigten Fettsäuren.

Öle mit ungesättigten Fettsäuren sind indiziert:

- eher in der zweiten Lebenshälfte
- bei degenerativen Erkrankungen
- bei Stoffwechselentgleisungen (z. B. Diabetes, Hypercholersterinämie)
- bei Arteriosklerose

Öle mit gesättigten Fettsäuren sind indiziert:

- eher in der Kindheit und Jugend
- zur Anregung des Wärmeorganismus

Das Olivenöl nimmt mit seiner geografischen Herkunft und der Zusammensetzung aus gesättigten und ungesättigten Fettsäuren eine Mittelstellung ein.

5.2 Ätherische Öle

Betrachten wir im Folgenden die ätherischen Öle als spezifische Wirkkomponenten der gebräuchlichen Badeöle. Rudolf Steiner beschrieb 1920 im 14. Vortrag seines ersten Ärztekurses, wie es bei einer *Neigung zu Entzündlichkeiten* möglich ist, durch „sehr fein verdünnten Rosmarinsaft" in Bädern die Ich-Tätigkeit im Menschen therapeutisch anzuregen. *„Diese Anregung, die da von der Peripherie herkommt durch den Rosmarinsaft, ist so, dass gewissermaßen das Ich in dem, was da an den Menschen herankommt durch den fein zerteilten Rosmarinsaft, arbeiten kann."*[26] Rosmarin regt den Sinnesprozess in der Haut an, sodass sich das Ich besser „in sein Gerüst" in der Peripherie eingliedert. Im Sinnesprozess überschreitet die Außenwelt die Haut von außen nach innen und schiebt einen Golf in den menschlichen Organismus hinein; in der deutlichsten und anschaulichsten Weise geschieht das im Auge. In diesem Golf identifiziert sich der Mensch mit der Außenwelt und macht „in der hereingeschobenen Objektivität" ein Stück Außenwelt mit. Diese Beschreibung Rudolf Steiners, wie die Wirkung von äußerlich angewandtem Rosmarin vorzustellen ist, kann als grundlegendes Modell für äußere Anwendungen gelten.

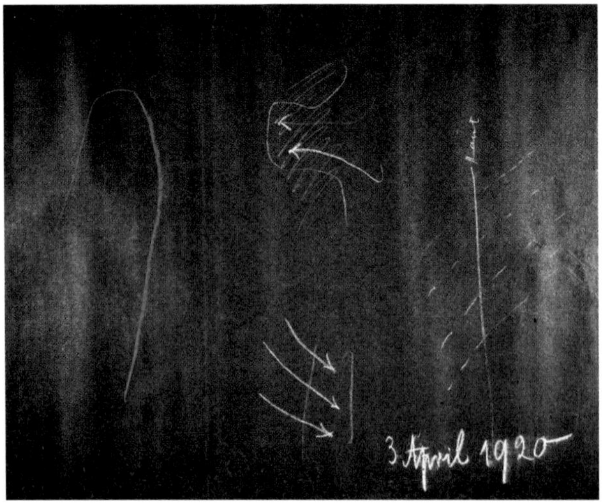

Wandtafel-Zeichnung Steiners vom 3. April 1920

Im 15. Vortrag des erwähnten Zyklus beschrieb Rudolf Steiner am darauffolgenden Tag den Diabetes mellitus als eine Schwäche der Ich-Organisation, „*die nicht geeignet ist, zu bewältigen den ganzen Prozess, der sich vollziehen soll in der Zuckerbildung ... [Es ist] ein Ich entwickelt, das nicht so stark teilnimmt am organischen Prozess, dass dieses Ich die Durchorganisierung des Organismus mit Zucker in der entsprechenden Weise besorgen kann.*"[27] Eine Begleiterscheinung des Diabetes ist die Furunkelbildung, die „*durch ein Übermaß in der Region der ätherischen Tätigkeit*" entsteht. „*Die Ich-Organisation versagt da, wo sie wirken sollte. Die astralische Tätigkeit kann sich nicht entfalten, weil sie gerade an einem solchen Orte nur im Einklange mit der Ich-Organisation Kraft hat. Die Folge ist das Übermaß der ätherischen Wirksamkeit, die sich in der Furunkelbildung zeigt.*"[28] Damit ist ein metabolischer Hintergrund für die im 14. Vortrag erwähnte Neigung zu Entzündlichkeiten als Indikation für Öldispersionsbäder mit Rosmarin bis in die zugrundeliegende Wesensgliederkonstellation exakt beschrieben.

Es sei angemerkt, dass Studien zur Wirkung von Rosmarin-Bädern auf den Blutzucker bisher unseres Wissens nach fehlen. Aus der Klinik Öschelbronn gibt es allerdings Einzelfall-Beobachtungen aus den 1980er-Jahren, nach denen sich der Blutzucker bei einem jungen Typ-1-Diabetiker durch Rosmarin-Überwärmungsbäder senken ließ.[29]

Die Resorption ätherischer Öle durch die Haut ist gut, da deren niedermolekulare Kohlenwasserstoffe ein geringes Molekulargewicht haben und lipophil sind. Das wies Anfang der 1980er-Jahre speziell für das Öldispersionsbad das Institut für medizinische Balneologie und Klimatologie der Universität München mit zehn Bädern an fünf Probanden nach.[30]

Ein breites Anwendungsfeld für Öldispersionsbäder bieten neurodermitische Krankheitsbilder (atopisches oder endogenes Ekzem). Um Hautreizungen zu vermeiden, wird hierbei meist nicht gebürstet, sondern das Wasser Lemniskaten-förmig bewegt. Folgende Öle kommen dabei zum Einsatz:[31]
Bei stark juckender, chronischer Neurodermitis mit Lichenifikation

- *Equisetum ex herba W 5%, Oleum* (WALA).

Bei Neurodermitis zur Anregung des Wärmeorganismus bei Stoffwechselschwäche, zur Keimreduktion

- *Rosmarinus, Oleum aethereum 10%* (WALA).

Bei Neurodermitis im Winter zur Durchwärmung und Anregung des aufbauenden Stoffwechsels, sehr gut verträglich auch bei Kleinkindern und alten Menschen,

- *Rosa e floribus 10%, Oleum* (WALA).

Bei Neurodermitis mit Superinfektion

- *Oliven-Calendula-Öl 10%* (Dr. Heberer).

Bei Neurodermitis älterer Personen mit Sklerose, Neurodermitis circumscripta:

- *Birkenrinde 10% in Olivenöl* (Dr. Heberer).

Eine positive „Nebenwirkung" des Öldispersionsbades ist die fettende Pflege, die bei allen trockenen Hautzuständen hilfreich wirkt, besonders bei der Neurodermitis. Bei der Psoriasis vulgaris empfiehlt sich wegen der nicht selten assoziierten metabolischen Störungen (Diabetes mellitus Typ-2) die Anwendung von ätherischem Rosmarinöl.

Weitere Beispiele für „Neigungen zu Entzündlichkeiten" aus dem Bereich der Dermatologie sind:

- das Pyoderma gangraenosum
- die Necrobiosis lipoidica (die nicht selten mit Diabetes assoziiert ist)
- die zirkumskripte Sklerodermie
- der extragenitale Lichen sclerosus et atrophicans

Auch hier ist die externe Anwendung ätherischer Öle als Öldispersionsbad mit Rosmarin oder auch als *Rosmarin-Salbe* (Weleda) indiziert. Diesen dermatologischen Krankheitsbildern liegt eine ähnliche Wesensgliederkonstellation zugrunde, wie derjenigen im gesunden Nerven-Sinnes-System: Die Wirksamkeit von Ich und Astralleib hebt sich zu stark aus der organischen Ebene heraus und steht dem Bewusstsein übermäßig zur Verfügung. Dieses bedingt die ulcerösen oder atrophischen Zustände der Haut, die das jeweilige Hauptsymptom dieser Krankheitsbilder bilden. Der Sinnesreiz durch das ätherische Öl „holt" den Organismus im krankmachenden Verhältnis seiner Wesensglieder sozusagen „ab", indem er sie dort anspricht, um die Gegenreaktion des Blutes hervorzurufen, das dann Selbstheilungskräfte in das Hautorgan trägt.

Zur näheren Betrachtung der Qualität der ätherischen Öle kommen wir noch einmal auf den oben erwähnten 15. Vortrag zurück, wo sie zur Therapie des Diabetes mellitus Erwähnung finden. Rudolf Steiner beschrieb hier, wie es derselbe Prozess ist, der das Ich am Zucker im Inneren des menschlichen Organismus arbeiten lässt, der die Planzenwelt *„veranlasst, ätherische Öle, überhaupt Öle zu bilden ... Geradeso wie das menschliche Ich sich betätigt im Auge, wie es da wirklich in diesem vorgeschobenen Golf mit der Außenwelt sich in unmittelbare Beziehung setzt, so müssen wir das Ich mit dem Ölbildungsprozess in Beziehung setzen. Das können wir wohl am besten dadurch, dass wir versuchen, fein zerstäubtes Öl im Bade zu verarbeiten und den Menschen zu behandeln mit den Ölbädern."*[32] Diese Angabe Steiners war der ursprüngliche Impulsgeber für die Entwicklung des Öldispersionsbades.

Steiner benutzte im 15. Vortrag den Ausdruck „zerstäuben" kurz darauf noch einmal: Er beschrieb das Pflanzenwesen, *„wie es vom Erdboden nach oben strebt, gewissermaßen die Kräfte in der Blüte zerstäubt, in der Frucht wiederum sammelt."*[33] Damit schilderte er, wie sich im Blütenbereich die Physis auflöst und damit öffnet für

Wirksamkeiten von Licht und Wärme des Sonnenlichtes. So entstehen ätherische und fette Öle als licht- und wärmeverwandte sekundäre Pflanzenstoffe.

Wie die Olive ist auch der Rosmarin eine Pflanze des Mittelmeerraumes. Er gehört zur Pflanzengesellschaft der Macchie, die als undurchdringliches Dorngesträuch steinige Berghänge überzieht, die oft zum Meer hin abfallen. Daher der Name Rosmarin, von „ros marinus", das heißt „Tau des Meeres". Hier ist der gedrungene, dichte, bis mannshohe Busch der Sonne der langen, heißen, trockenen Mittelmeersommer ausgesetzt, was ihn fest macht und verholzen lässt. Sein Aroma ist *„feurig, aber streng, stark, bewusstseinskräftigend, ermunternd"*.[34]

5.3 Pflanzenextrakte

Bei der praktischen Anwendung von Rosmarin äußerlich stellt sich nun die Frage, ob das ätherische Öl oder ein Presssaft von Rosmarin gemeint war. Hier hilft weiter, worauf Steiner ganz am Ende des 14. Vortrages hinwies, dass es *„die sehr leicht zur Ausbreitung neigenden Substanzen"* sind, die der Peripherie zu Hilfe kommen, was dafür spricht, dass der Rosmarinsaft, wenn nicht aus reinem ätherischen Öl bestehen, dann doch zumindest ätherisches Öl enthalten sollte.[35] Doch ist diese Frage letztendlich nicht so sehr wesentlich, denn der Presssaft von Rosmarinblättern enthält neben einer geringeren Menge ätherischen Öls unter anderem eine beträchtliche Menge Bitterstoffe. Die ätherischen Öle sprechen den Geruchs-, die Bitterstoffe den Geschmackssinn an; beide sind nah miteinander verwandt. Und beide, die ätherischen Öle und die Bitterstoffe regen die Inkarnation des menschlichen Ich an. So können wir auch die Funktion der Bitterstoff- und Duftstoffrezeptoren auf den Keratinozyten als innerlich verwandt ansehen. Durch sie erfahren aufbauende Stoffwechselprozesse und Regenerationsvorgänge in der Epidermis eine Anregung. Darüber hinaus dürfte die äußere Anwendung nicht nur von ätherischen Ölen, sondern auch von Bitterstoffen eine allgemein aufbauende und roborierende Wirkung auf den Gesamtorganismus haben.[36] Diese Arbeitshypothese ist allerdings durch Studien, welche die Wirkung ätherischer Öle einerseits und von Bitterstoffen andererseits untersuchen sollten, genauer zu prüfen.

Die Wirkung von Duft- und Geschmacksstoffen des Rosmarins bei dessen äußerer Anwendung auf den Organismus sei im Folgenden noch etwas näher betrachtet. Rudolf Steiner charakterisierte im 8. Vortrag des ersten Ärztekurses das Wesen des Schmeckens und das Riechens, also die Wahrnehmung von Duft- und Geschmacksstoffen. Die aus dem oberen Umkreis auf die Blüte wirkenden Licht- und Wärme-verwandten Kräfte, in denen Sternenwirksamkeit lebt, lassen in der Pflanze die Duftstoffe entstehen. So bildet sich das ätherische Öl des Rosmarins mit seiner besonderen, wachmachenden Note. Dieses entsteht durch die Pflanzentätigkeit des „Aromatisierens", die ein *„zurückgehaltener Verbrennungsprozess"* ist.[37] Damit haben die ätherischen Öle sulfurischen Charakter. Das macht sie so flüchtig, und daher sind sie brennbar. Innerhalb der Hierarchie des unsichtbaren Menschen mit Wirkungen vom Ich auf den Astralleib, von hier auf den Ätherleib und von dort auf den physischen Leib[38] spielt sich das Riechen zwischen Astral- und Ätherleib ab.

Die Bildung der Geschmacksstoffe vollzieht sich ähnlich, nur mit dem Unterschied, dass der Entstehungsort in der Pflanze tiefer liegt. Beim Gelben Enzian beispielsweise entsteht der charakteristische Bitterstoff in der kräftigen Wurzel, tief im oft steinigen Boden. Das lässt die Entstehung der Bitterstoffe einem *„zurückgehaltenen Salzwerden"* nahekommen.[39] Geschmacksstoffe und besonders auch die Bitterstoffe gehen also aus einem Salprozess hervor.[40] Daher müssen sie sich zuerst in Flüssigkeit lösen, damit man sie schmecken kann. Im unsichtbaren Menschen spielt sich das Schmecken zwischen Äther- und physischem Leib ab.

Es ist also die *„Doppelverwandtschaft des Ätherischen"*[41], seine Öffnung nach oben zum Astralischen einerseits und seine Beziehung nach unten zum Physischen andererseits, welche die innere Nähe von Geruchs- und Geschmackssinn bedingt. Diese Einsicht macht auch verständlich, dass sowohl Duft- als auch Bitterstoffe der Inkarnation des Ich dienen, indem erstere innerhalb der Wesensgliederhierarchie Wirkungen des Astralleibs auf den Ätherleib und letztere des Ätherleibes auf den physischen Leib fördern. Mit der Entdeckung der Duft- und Bitterstoffrezeptoren auf den Keratinozyten der Epidermis lässt sich wie oben dargelegt die Wirkung von Pflanzenauszügen in Bädern auf die Haut genauer beschreiben. Das Verfolgen der Sinnestätigkeit bis auf die Ebene der Wesensglieder macht deutlich, wie die Wirkungen von Pflanzenauszügen keinesfalls auf das Hautorgan beschränkt sind, sondern den Gesamtorganismus umfassen.

Eine Betrachtung von Inhaltsstoffen und Wirkungen des Rosmarins unter dem Gesichtspunkt der Tria Principia soll diesen Abschnitt beschließen.[42] Beim Rosmarin findet sich ein Gleichgewicht zwischen ätherischen Ölen, also sulfurischen Substanzen, und Bitterstoffen, die salartigen Charakter haben. Dieses bildet sich aus einem merkuriellen Ausgleich. Das Merkurprinzip ist eine dritte Kraft im Rosmarin; aus ihm wird verständlich, dass diese Heilpflanze sowohl bei entzündlichen als auch bei verhärtenden, sklerotisierenden Erkrankungen indiziert ist und hilft. Die Bitterstoffe lösen Verhärtungen auf und fördern deren zentrifugale Ausscheidung; die sulfurische Kraft der ätherischen Öle kommt dem entgegen. Bei Entzündungen verstärken diese Öle die Auflösung des Fremdkörpers oder von nicht mehr vom Ich durchdrungenen körpereigenen Geweben; die Salkraft der Bitterstoffe bändigt dann eine überschießende Entzündung. Das im Rosmarin wirksame Merkurprinzip, das Gegensätze harmonisiert und gegeneinander ausgleicht, macht diese Pflanze zu einem Heilmittel mit einer Wirksamkeit im Sinne der Ich-Organisation.

5.4 Mineralien

Abschließend sei die Wirkung von Quarz im Öldispersionsbad als Beispiel für ein Mineral näher betrachtet. Rudolf Steiner und Ita Wegman beschrieben, wie bei „Entzündungserscheinungen der Haut" Astralleib und Ich-Organisation eine abnorme Tätigkeit in diesem Organ entfalten. Dadurch sind sie von ihrem Engagement im Bereich der inneren Organe abgezogen. Die Empfindlichkeit eines Organs kann so vermindert und seine Funktion geschwächt sein. Als Beispiel nannten sie die Beeinträchtigung der Lebertätigkeit mit Störungen der Verdauung.[43] Eine Behandlung mit Kieselsäure reguliert nun hierbei die Imbalance der Tätigkeit der oberen Wesensglieder zwischen innen und außen: Ihr Wirken in der Peripherie (Haut) wird freigegeben zugunsten des regulären Engagements im Bereich der inneren Organe.

Ein dermatologisches Beispiel hierfür ist die Acne vulgaris. Deren Auftreten während der Pubertät weist darauf hin, dass das gerade sich entwickelnde und neu etablierende Eingreifen von Ich und Astralleib in den Stoffwechsel noch nicht stabil ist. Die dadurch entstehende Stoffwechselschwäche wird von unten innen nach oben außen gespiegelt. Dieses ist der konstitutionelle Hintergrund von entzündlichen Papeln und Pusteln im Gesicht. Eine Behandlung der Leber (z. B. mit *Hepatodoron* (Weleda) und *Lac Taraxaci D10 / Parmelia D10* (Weleda)) und Quarz, dieses entweder innerlich (D12, D20) oder äußerlich als Öldispersionsbad mit

- *Quarz 1%* (Apotheke an der Weleda) Öl,

senkt die Entzündlichkeit der Akne oft deutlich. Auch Bäder mit

- *Equisetum ex herba W 5%, Oleum* (WALA)

stellen eine Therapie mit Quarz-Qualität dar, denn der Ackerschachtelhalm ist sehr kieselhaltig.

6. Wirkungen auf den Tastsinn

Eine Bürstenmassage im Besonderen, aber auch die viel sanfter einwirkenden, durch lemniskatische Bewegungen im Wasser erzeugten Strömungen und kleinen Wellenschläge wirken auf den Tastsinn der Haut. Diese Sinneswahrnehmung versetzt reaktiv das Blut in Bewegung, was bei der Bürstenmassage besonders deutlich in Erscheinung tritt: Die Haut rötet sich. Wie wir oben gesehen haben, ist das eher auf den oberen Rückenpartien als auf der Vorderseite das Körperstammes zu beobachten.

Der von den Bürsten ausgehende Reiz wirkt also primär auf das Nerven-Sinnes-System der Haut und bewirkt sekundär eine Steigerung der Durchblutung und auch des Lymphflusses. Auf die Anregung der Hautdurchblutung zielt die Bürstenmassage besonders ab, denn jene fördert die Durchwärmung. Zudem wird die Haut dadurch offener, was die Resorption des Badeöls bzw. seiner Bestandteile erhöht.

Rudolf Steiner beschrieb 1911 in einem Vortag seiner „Okkulten Physiologie“, wie der Absonderungsprozess durch die Haut die physiologische Basis für die Abgeschlossenheit des menschlichen Organismus ist; gleichzeitig bildet er die Grundlage für das Selbsterleben.[44] Mit Absonderungsprozessen ist hier die Talg- und Schweißbildung gemeint bis hin zum Blut, das dadurch, dass es in der Haut war und das Stratum papillare durchflossen hat, Veränderungen erfährt und die Haut modifiziert verlässt. *„Nur dadurch ist es möglich, dass der Mensch das Ich nicht nur hat, sondern es auch erleben kann mit Hilfe eines sinnlich-physischen Werkzeuges.“*[45]

Betrachten wir den Vorgang, durch den sich das Blut beim Durchströmen der Haut verändert, etwas genauer: Das Blut fließt vom tiefen zum oberflächlichen oder subpapillären Gefäßplexus des Coriums und von hier in die kleinsten und oberflächlichsten Gefäße, die Kapillarschlingen in den Papillen. Hier wendet sich die Richtung um 180 Grad; das Blut fließt vom arteriellen (zentrifugal) in den venösen Schenkel der Kapillarschlinge (zentripetal) und wieder in den oberflächlichen und den tiefen Venenplexus zurück. Auf seinem Wege durch die Haut ändert sich die Zusammensetzung des Blutes: Es gibt Sauerstoff ab, nimmt Kohlendioxid auf und gibt Substanzen ab, die der Ernährung, dem Erhalt und der Erneuerung der dermalen Gewebe dienen. Diese an die verschiedenen Hautschichten abgegebenen Stoffe behalten bis zum gewissen Grade die ursprünglich zentrifugale Fließrichtung des Blutes bei. Für den größten Anteil des Blutes heißt es jedoch in der Papillenspitze: „Bis hierhin und nicht weiter!" Denn die Hautgrenze ist durch die zentrifugalen Stoffkräfte grundsätzlich nicht überwindbar. Es ist, wie wenn das Blut im Stratum papillare an einen Widerstand stößt, der es zwingt, seine Fließrichtung zu ändern. Dieses schilderte Rudolf Steiner als die „*Grundlage für das Selbsterleben*".

Gerade dieser seelisch-leibliche Zusammenhang wird in ausgeprägtem Maße durch die Bürstenmassage und in sanfterer Art durch das Wellenbad aktiviert und intensiviert. Ebenso kennt jeder Mensch die so wachmachende, die Präsenz der Seele im eigenen Körper verankernde Wirkung einer wechselwarmen Dusche, die umso besser ausfällt, je stärker der Wasserstrahl und je größer der Temperaturunterschied sind. Nach der ersten Phase im Bad, die arm an Sinnesreizen ist und die Badenden in eine abgedämpfte Bewusstseinslage geleitet, setzt die Bürstenmassage einen starken Reiz am gesamten Hautorgan und bringt sie wieder ganz zu sich.

7. Grundsätzliches zur Bedeutung der äußeren Anwendungen in der Anthroposophischen Medizin

„*Beim Menschen sind gerade die an der Peripherie liegenden Organe am allermeisten von dem Ich durchdrungen und von dem Ich gestaltet.*"[46] Wir hoffen, dass diese Feststellung Rudolf Steiners, die als der wichtigste und zentrale Grundsatz des anthroposophisch-orientierten Dermatologen und aller Therapeuten, deren Behandlung an der Haut ansetzt, gelten kann, vielfältige Belege durch die Ausführungen in diesem Kapitel erfahren hat. Die menschliche Haut ist ein Organ der Ich-Organisation und die Balneologie wendet sich über die Haut an den ganzen Menschen und setzt damit an seinem Ich an. „*Bei den äußeren Anwendungen wird die Ich-Organisation durch die Sinnenreize über die Haut engagiert.*"[47] Damit ist in einem Satz zusammengefasst, was dieses Kapitel basierend auf den Angaben Rudolf Steiners detailliert beschreibt. „*Äußere Behandlungen haben ... eine grundlegende Bedeutung in der Entwicklung hin zu einer humanen Medizin*", schrieb der erfahrene niederländische Allgemeinmediziner Joop van Dam (1932-2016).[48] Sie sind geschaffen für die Konstitution des Menschen im Zeitalter der Bewusstseinsseele als einer mündigen und geistig unabhängigen, freien Person. Patienten können heute Krankheit ergreifen als schicksalsgegebenen Widerstand, an dem das Ich wächst. Ein für die Anthroposophische Medizin charakteristische Hilfe bietet die Badetherapie und hierbei speziell das Öldispersionsbad.

Literatur und Anmerkungen

1 Steiner, R.: Die Ergänzung heutiger Wissenschaften durch Anthroposophie (GA 73). Rudolf Steiner Verlag Dornach 1987. S. 175.

2 Moll, I.: Die Haut als Außenposten des Nervensystems. In: Plewig, G., Kaudewitz, P., Sander, C. A. (Hrsg.): Fortschritte der praktischen Dermatologie und Venerologie 2004. Springer Verlag Berlin 2005. S. 43-45.

3 Jachens, L.: Dermatologie. Grundlagen und therapeutische Konzepte der Anthroposophischen Medizin. Salumed Verlag Berlin 2012.

4 Vogel, L.: Der dreigliedrige Mensch. Verlag am Goetheanum Dornach 1992.

5 Steiner, R.: Die Ergänzung heutiger Wissenschaften durch Anthroposophie (GA 73). Rudolf Steiner Verlag Dornach 1987. S. 175.

6 Woelfle, U., Elsholz, F. A., Kersten, A. et al.: Expression and functional activity of the bitter taste receptors TAS2R1 and TAS2R38 in human keratinocytes. Skin Pharmacology and Physiology 2015; 28. S. 137-146.

7 Woelfle, U., Haarhaus, B., Seiwerth, J. et al.: The herbal bitter drug Gentiana lutea modulates lipid synthesis in human keratinocytes in vitro and in vivo. International Journal of Molecular Science 2017; 18 (8). S. 1814.

8 Busse, D., Kudella, P., Grüning, N.-M. et al.: A synthetic sandalwood odorant induces wound healing processes in human keratinocytes via the olfactory receptor OR2AT4. Journal of Investigative Dermatology 2014; 134 (11). S. 2823-2832.

9 Gelis, L., Jovancevic, N., Veitinger, S. et al.: Functional characterization of the odorant receptor 51E2 in human melanocytes. Journal of Biological Chemistry 2016; 291 (34). S. 17772-17786.

10 Welsch, U., Kummer, W. (Hrsg.): Lehrbuch der Histologie. Elsevier Verlag München 2014.

11 Steiner, R.: Lebendiges Naturerkennen, intellektueller Sündenfall und spirituelle Sündenerhebung (GA 220). Rudolf Steiner Verlag Dornach 1982. Vortrag vom 7.1.1923. S. 41.

12 Den Hinweis hierauf verdankt der Autor Rolf Heine.

13 Steiner, R.: Die Offenbarungen des Karma (GA 120). Rudolf Steiner Verlag Dornach 1975. Vortrag vom 18.5.1910. S. 69-71.

14 Hinrichsen, K.V. (Hrsg.): Humanembryologie. Springer Verlag Berlin 1993. S. 834.

15 Rohen, J.W.: Morphologie des menschlichen Organismus. Verlag Freies Geistesleben Stuttgart 2002. S. 41.

16 Ebd. S. 45.

17 Schad, W.: Zur Anthropologie der Bekleidung. Der Mensch vor und nach der Geburt. Vortrag vom 18.5.1995 am Institut für Textilgestaltung der Universität Dortmund. Der Merkurstab 2005; 58 (2). S. 115.

18 Ebd.

19 Glaser, H.: Anthroposophische Wundbehandlung. In: Jachens, L.: Dermatologie. Grundlagen und therapeutische Konzepte der Anthroposophischen Medizin. Salumed Verlag Berlin 2012. S. 484-485.

20 Jabraeile, M., Rasooly, A. S., Farshi, M. R. et al.: Effect of olive oil massage on weight gain in preterm infants: A randomized controlled clinical trial. Nigerian Medicine Journal 2016; 57 (3). S. 160-163.

21 Sankaranarayanan, K., Mondkar, J. A., Chauhan, M. M. et al.: Oil massage in neonates: An open randomized controlled study of coconut versus mineral oil. Indian Pediatrics 2005; 42 (9). S. 877-884.

22 Solanki, K., Matnani, M., Kale, M. et al.: Transcutaneous absorption of topically massaged oil in neonates. Indian Pediatrics 2005; 42 (10). S. 998-1005.

23 Fernandez, A. R., Krishnamoorthy, G., Patil, N. et al.: Transcutaneous absorptionof oil in preterm babies - A pilot study. Indian Pediatrics 2005; 42 (3). S. 255-258.

24 Solanki, K., Matnani, M., Kale, M. et al.: Transcutaneous absorption of topically massaged oil in neonates. Indian Pediatrics 2005; 42 (10). S. 998-1005.

25 Jachens, L.: Dermatologie. Grundlagen und therapeutische Konzepte der Anthroposophischen Medizin. Salumed Verlag Berlin 2012. S. 396-398.

26 Steiner, R.: Geisteswissenschaft und Medizin (GA 312). Rudolf Steiner Verlag Dornach 2020. S. 266.

27 Ebd. S. 273-274.

28 Steiner, R., Wegman, I.: Grundlegendes für eine Erweiterung der Heilkunst nach geisteswissenschaftlichen Erkenntnissen (GA 27). Rudolf Steiner Verlag Dornach 2014. Kapitel VIII. Tätigkeiten im menschlichen Organismus. Diabetes mellitus.

29 Mündliche Mitteilung der Krankenpfleger Holger Schimanke und Marko Roknic, die damals in der Klinik Öschelbronn tätig waren.

30 Brief des Dipl.-Chemikers H. Roemmelt, Institut für medizinische Balneologie und Klimatologie der Universität München, an Werner Junge vom 14.7.1981 mit einem Bericht einer Untersuchung der perkutanen Resorption ätherischer Öle während eines 20-minütigen Vollbades.

31 Nach den Erfahrungen in der Praxis der niedergelassenen Hautärztin Dr. Brigitte Roesler, Berlin.

32 Steiner, R.: Geisteswissenschaft und Medizin (GA 312). Rudolf Steiner Verlag Dornach 2020. S. 276-277.

33 Ebd. S. 277.

34 Pelikan, W.: Heilpflanzenkunde. Band 1. Verlag am Goetheanum Dornach 1980. S. 48.

35 Steiner, R.: Geisteswissenschaft und Medizin (GA 312). Rudolf Steiner Verlag Dornach 2020. S. 268.

36 Jachens, L.: Die Haut als Sinnesorgan. Der Merkurstab 2018; 71 (1). S. 23-33.

37 Steiner, R.: Geisteswissenschaft und Medizin (GA 312). Rudolf Steiner Verlag Dornach 2020. S. 158-159.

38 Steiner, R.: Erdenwissen und Himmelserkenntnis (GA 221). Rudolf Steiner Verlag Dornach 2015. Vortrag vom 11.2.1923.

39 Steiner, R.: Geisteswissenschaft und Medizin (GA 312). Rudolf Steiner Verlag Dornach 2020. S. 159.

40 Schaette, R.: Die Lippenblütler (Lamiaceae) – Über die Metamorphose von Form und Stoff. Jahrbuch für Goetheanismus 2017. Niefern-Öschelbronn 2017. S. 73-128.

41 Steiner, R.: Geisteswissenschaft und Medizin (GA 312). Rudolf Steiner Verlag Dornach 2020. S. 154.

42 Den Hinweis hierauf verdankt der Autor Rolf Heine.

43 Steiner, R., Wegman, I.: Grundlegendes für eine Erweiterung der Heilkunst nach geisteswissenschaftlichen Erkenntnissen (GA 27). Rudolf Steiner Verlag Dornach 2014. Kapitel XV. Das Heilverfahren.

44 Steiner, R.: Eine okkulte Physiologie (GA 128). Rudolf Steiner Verlag Dornach 2022. 5. Vortrag vom 24. März 1911.

45 Ebd. S. 100.

46 Steiner, R.: Geisteswissenschaft und Medizin (GA 312). Rudolf Steiner Verlag Dornach 2020. S. 259-260.

47 van Dam, J.: The role of external application in modern medicine. Der Merkurstab 2007; 60 (2). S. 148-150, Zitate aus einem Manuskript des Autors in deutscher Sprache.

48 Ebd.

KAPITEL XI

Schulungsweg des Therapeuten

ALBRECHT WARNING

1. Der Übungsmodus während der Kurse zum Öldispersionsbad und der Rhythmischen Bäder

Während der praktischen Übungen erlernen die angehenden Therapeuten den Badeablauf. Insbesondere üben sie eine grundlegende Choreografie der Bürstung, die das Kapitel [→ VI. 1 Die praktische Durchführung des Öldispersionsbädes nach Werner Junge] näher beschreibt. In dem Bestreben einen sinnvollen Übungsmodus zu gestalten, regte Reinhold Schön an, dass (neben dem Dozenten) jeweils drei Teilnehmer bei einem Lehrbad anwesend sein sollten.*

Die erste Person liegt in der Wanne und erhält die Bürstung. Eine zweite Person, die den „Badegast" behandelt, also bürstet und die dritte Person, die den Vorgang aufmerksam begleitet. Dabei ergeben sich dreierlei Weisen des Erlebens:

Der Badende fühlt bzw. erlebt:
Ich fühle das Geschehen
Ich bin entspannt
Ich fühle Offenheit
Ich bin bloßgelegt
Und doch bin ich beschützt
Ich fühle Vertrauen
Ich genieße das Bad
Das bedeutet: Er ist ein Fühlender

Der Behandelnde bemerkt:
Ich möchte eine gute Arbeit leisten
Ich wirke mit meiner Kompetenz
Ich gestalte den Kontakt
Meine Handlung schafft Klarheit
Ich bemühe mich um eine fürsorgliche Haltung
Ich bin achtsam
Ich fühle Demut
Das bedeutet: Er ist der Handelnde

* Der Abschnitt 1 gibt die Gedanken von Reinhold Schön wieder.

Der Beobachtende ist aufmerksam und nimmt wahr:
Mit Wachheit sehe ich den Vorgang
Meine Wachheit lebe ich mit Empathie
Meine Haltung unterstützt die Prozedur, ich trage sie mit
Ich achte auf die Richtigkeit des Vorgangs
Meine Haltung sei Hilfe
Ich erlebe Kommunikation
Das bedeutet: Er ist der Wahrnehmende

2. Zur inneren Haltung des Therapeuten

Der Therapeut fühlt durch eigenes Baden dessen Wirkungen und erlebt sie bewusst. So schafft er aus verinnerlichter Erfahrung Erlebnisbilder der gesundenden Kräfte, die seinem Grundmotiv des Helferwillens (Behandlungswillen) eine Richtung geben. Sie regen an, im Mitfühlen eines einseitigen Krankheitsprozesses einen Ausgleich herbeizuführen.

Diese salutogenetischen Wirkmöglichkeiten bilden eine innere Welt, die gewissermaßen den Behandlungsschatz des Therapeuten füllt. Er hat sie sich so zu eigen gemacht, dass sie seiner Persönlichkeit angehören. Sie entwickeln seine innere Haltung.

So erscheint der Therapeut als Vermittler, der die Wirkungen des Bades dem Patienten anbietet. Zugleich ist er gleichsam ein Diener, der selbstlos den Patienten einlädt, die Wirkungen als Gesundung zu erleben.

So erlebt sich der Therapeut als Mittler der Heilung, der weder übermäßig sympathisch eintauchen noch mit kühlem Abstand handeln soll. Daher gilt es, zwischen diesen Gefühlsregungen eine bewusste Schwingungsfähigkeit auszubilden. Diese ist eine Qualität der Ich-Persönlichkeit. Der Therapeut arbeitet in einer Beziehungskultur.[1]

Er selbst führt seinen Beruf nach „bestem Wissen“ und „Gewissen“ aus. Dieses Wort zur ethischen Verpflichtung besagt erstens, dass jeder, der eine Ausbildung zum medizinischen Therapeuten anstrebt, sich eine von den entsprechenden Fachgesellschaften anerkannte und objektivierbare Kompetenz seiner Behandlungsmethode aneignet, also „bestes Wissen“ vor der Gesellschaft verantwortet. Das „beste Wissen“ ist dabei Voraussetzung und umfasst in erster Linie zu erlernende, sachbezogene, unpersönliche Inhalte, durch deren Erwerb er sich ein Verständnis für den gesunden und erkrankten Menschen bildet und dadurch eine berufsgerechte Handhabung der Heilkunst ausübt. Das Fachwissen wird zur mentalen und manuellen Fähigkeit der Persönlichkeit. Dann lässt sich als Könner des Handwerks eine Behandlung am Patienten mit geübter Präzision durchführen.

Das Zweite, das sogenannte Gewissen zu bilden, ist allgemein erwünscht und von den Patienten erwartet. Doch ist die Gewissensbildung eines Menschen ein sehr persönlicher Weg, den die Individualität mit der Verinnerlichung einer moralischen Verantwortung geht. Es handelt sich dabei um geistige Inhalte, die jeder Mensch erüben kann, der „guten Willens“ ist. Sie sind als spirituelle Grundlagen unabhängig von den moralischen Normen, die im Wandel der Zeiten Gesellschaften immer wieder neu geschaffen haben, die jedoch ihrer Epoche gemäß innere Beweggründe färben, oder sogar dominieren.

Das Gewissen wirkt als moralische Kraft der Persönlichkeitsbildung, die in jeder Begegnung mit dem Patienten in die innere Haltung und Gesinnung einfließt.

Um von Zeitnormen und persönlichen Wertmustern unabhängig zu werden, bietet sich ein praxisorientierter Weg an.
Rudolf Steiner gab hierzu acht Übungen[2] an, die den Therapeut dazu befähigen sollen, sich seiner Subjektivität mit persönlichen Gefühlen, Meinungen und Urteilen bewusst zu werden. Erst dann lässt sich vermeiden, dass sich unbewusst etwas ereignet, was im Fachgebiet der Psychologie Übertragung heißt. Dazu zählen z.B. unklare und unterschwellige Einflussnahmen auf den krankheitsbedingt abhängigen Patienten. Umgekehrt gibt es auch eine sogenannte Gegenübertragung vom Patienten auf den Therapeuten mit ähnlicher Dynamik. Beides kann zu verwirrenden, emotionalen Reaktionen und Enttäuschungen führen, die unkontrollierbar werden.[3]

2.1 Die acht Übungen

2.1.1 „Die richtige Meinung"

Eine therapeutische Beziehung lebt in der unmittelbaren Begegnung zwischen zwei Menschen: Ein Erkrankter bittet den Therapeuten um Hilfe.

Nun beginnt der Behandlungsprozess mit der uralten Frage: „Was fehlt Ihnen?" Sie eröffnet die Anamnese, in welcher der Patient seine Beschwerden, verschiedene Symptome und Erlebnisse berichtet. Grundsätzlich gilt in dieser Begegnung: Der Therapeut hört zu. Man kann es auch anders nennen: Er lauscht.

Während der Therapeut die Darstellung des Patienten hört, versucht er Einzelheiten in sein Erfahrungstableau einzufügen, miteinander zu verknüpfen und daraus eine Vorstellung von dessen Krankheitsgeschehen zu bilden. Gleichzeitig nimmt er Gestalt und Aussehen des Patienten wahr, wie sich seine Körpersprache verhält und die Sprache klingt. Das alles führt zu einem integralen Eindruck, den der Therapeut in sich aufnimmt. Nun basiert jede Erkenntnis eines medizinischen Sachverhaltes auf einer bestehenden Erfahrung, mit der die Persönlichkeit des Patienten und der Krankheitsprozess bewusst oder unbewusst verglichen werden. Dies ist geradezu eine grundsätzliche Bedingung, denn der Vergleich hilft, die Situation des Kranken einzuordnen und daraus eine patientengerechte Behandlung zu finden. Jedoch muss sich der Therapeut bewusst sein, dass bei diesem Prozess zwei Einflüsse mitwirken, die den Sachverhalt „verfärben" können:

Zum einen ist es die Summe der medizinischen Erfahrungen, bei denen manch eine zwar dem jeweils neuen Fall ähnlich erscheint, jedoch sich in wesentlichen Punkten von der Situation des aktuellen Patienten unterscheidet. Das bedeutet, stets das Individuelle zu hinterfragen und wachsam dafür zu sein, inwieweit sich eigene tradierte Vorstellungen aufprägen. Der Therapeut stellt sich die Frage: „*Inwieweit verformen meine geprägten*

Vorstellungen die Realität des Patienten?" Dies betrifft Sachverhalte, wie z. B. ein Helfersyndrom, ehrgeizige Therapieziele oder wirtschaftliche Perspektiven.

Zusätzlich webt sich während der Begegnung mit einem Menschen in unserer seelischen Wesensschicht eine atmosphärische Schwingung mit hinein, die wir als offene Hinwendung, genannt Sympathie, oder als abwartende Distanz, Antipathie, erleben. Im ersten Fall verschwimmt in der gesteigerten Übereinstimmung abwägendes Fragen, im zweiten hindert eine Stimmung des Zweifelns daran, die Persönlichkeit in ihrem Kranksein anzunehmen. Hinzu kommt, dass der Therapeut sich als wissender Helfer wähnt, während der Patient sich hilflos fühlt. Diese Dynamik schafft eine Abhängigkeit, welche die Autonomie des Erkrankten einschränkt.

Die Verfälschungen in der Sache und der Gefühle lassen sich durch Selbstreflexion vermeiden, um somit dem Patienten und dem individuellen Krankheitsprozess gerecht zu werden.

Der Weg der Selbstreflexion hat für den Therapeuten das Ziel, in sich eine „richtige Meinung" zu bilden. Sie ist die Voraussetzung für eine wohl erwogene Behandlung.

2.1.2 „Das richtige Urteil"

Jede Maßnahme geschieht nach reiflicher Überlegung, wie z. B. die Wahl des Heilmittels, hier des Öles oder der Art der Bürstung. Die getroffene Entscheidung, welche Substanz bzw. Handlung diesem Patienten am ehesten nützen wird, gleicht einem anzustrebenden Ideal, das sich als Therapieziel formulieren und begründen lässt. Der Therapeut ist sich seiner persönlichen Neigungen bewusst und versucht diese auszuschließen.

Er wirkt – wie es in der Fachsprache heißt – Patienten-zentriert. Dadurch bildet sich das „richtige Urteil." In dieses fließt außerdem ein, dass jede Behandlung zweckfrei erfolgen muss. Zweckfrei bedeutet hier, dass kein anderes Ziel, kein anderes Resultat angestrebt wird, das nicht unmittelbar zum Wohle des Patienten führt.

2.1.3 „Das richtige Wort"

Nun möchte der Patient erfahren, wie der Therapeut die Situation einschätzt, was er zu seinem Zustand zu sagen hat und wie er die Behandlung beginnen will. Hier eröffnet sich ein weiteres Übungsfeld. Denn es gilt, zu spüren, wieviel Erklärungen man gibt, die vielleicht auf bisherigen Erfahrungen beruhen oder oftmals auch angelesene Inhalte aus Fachbüchern wiedergeben. Welche Ausführungen nützen dem Patienten tatsächlich zum Verständnis seiner Beschwerden? Will man sinngebend sprechen oder tröstende Worte finden? Das alles soll wohlüberlegt sein. Als Therapeut möchte man gern ermutigen und lässt sich evtl. dazu verleiten, eine Besserung in Aussicht zu stellen. Doch selbst in überschaubaren Krankheitsprozessen, die erfahrungsgemäß erfolgreich behandelbar sind, können Unwägbarkeiten den Verlauf erschweren und den Ausgang verdunkeln, daher darf man sich zu derartigen Vorhersagen nicht verleiten lassen. Die Patienten erleben dies wie ein Versprechen, das prognostisch nicht gerechtfertigt und daher unlauter ist. Es ist nicht lebensgemäß, die Zukunft zu bestimmen.

Ermutigungen hingegen bilden sich aus der vertrauensvollen Begegnung und dem Bemühen um eine fachmännische Behandlung. Zu ihr mag man vorbereitend so viel sagen, dass der Patient sich auf die Durchführung einstellen, seine Erwartung öffnen kann und sich nicht aufgrund überraschender Manipulationen verschließt. So begleiten vertrauensbildende, sparsame Anmerkungen die praktische Tätigkeit.
Am Ende einer Behandlungsstunde wiegt das „richtige Wort" besonders. Oft äußert der Patient gerade in den „letzten fünf Minuten" Wichtiges zu seinem Befinden, seinen Gefühlen oder Gedanken. Dessen sollte sich der Therapeut bewusst sein, dass er in solchen Momenten ein Hörender, ein Lauschender ist. Eine warmherzige Abschiedsgeste kann sehr beredt sein.

2.1.4 „Die richtige Tat"

„Die richtige Tat" erfüllt sich in der Behandlung. Als äußere Handlung realisiert sie sich aus dem Ideal des Helferwillens. Der innere Impuls zur Therapie richtet sich ausschließlich auf das Wohl des Patienten. In Anbetracht der vielfältigen Einzelhandlungen vergegenwärtige man sich vor dem ersten Handanlegen die Gesamtgestalt wie eine bildhafte Komposition vor dem inneren Auge und füge jede neue Bewegung der Hände oder der Bürsten im Bewusstsein der Gesamtheit fortschreitend hinzu. Die Prozedur am Patienten vollzieht sich selbstlos dienend, ganz im Bestreben, gewissenhaft um seinetwillen vorzugehen.

Zur „richtigen Tat" gehört ebenso die sorgfältige Vorbereitung wie auch der vollständige Beschluss der eigenen Tätigkeiten, nachdem der Patient gegangen ist. Dazu zählt z. B. die Dokumentation, bei deren Verfassen ein Bewusstsein für den Behandlungsablauf erwacht. Später ist sie die Voraussetzung, um in reflexiven Prozessen Grundlagen zur Erinnerung zu haben.

2.1.5 „Der richtige Standpunkt"

Nimmt man dieses Wort nicht im übertragenen Sinn, sondern wörtlich: „mit beiden Füßen stehen", so ist der richtige Standpunkt ganz besonders wichtig für die Körperhaltung des Therapeuten während der aktiven Behandlungsbewegungen aus dem Schultergürtel heraus. Dieser soll schwingend den Armen und Händen die freie Bewegung ermöglichen. Dazu ist ein guter, ein richtiger Stand notwendig. Dabei versteifen sich die Oberschenkel nicht gegen Becken und Knie, sondern bleiben locker mit leicht gebeugten Knien, sodass sie bei allen Rumpf- und Schulterbewegungen mitfedern, wie ein Baum, der auch bei kräftigem Wind aus den Wurzeln heraus mitschwingt. Eine solche Haltung in offenen (nicht versteiften) Gelenken gibt dem Therapeuten eine freie Variabilität für den gestaltenden Handlungsablauf.

Im übertragenen Sinn meint der Begriff „der richtige Standpunkt“: *„Ich stehe zu dem, was ich hier ausführe.“* Es entspricht der innersten Intention aus dem Helferwillen heraus, das Bemühen für einen Patienten in die Tat umzusetzen. Die persönliche Identifikation des Therapeuten mit der angewandten Methode macht diesen Standpunkt authentisch. Für die Therapien der Anthroposophischen Medizin bedeutet dies: *„Ich versuche, den geistigen Impuls als Quelle der Gesundheit und Krankheit zu erkennen und in diesem Bewusstsein zu therapieren.“*

2.1.6 „Das richtige Streben"

Gerade diese Erkenntnis eröffnet eine neue Sichtweise für die Qualität einer Behandlung. In erster Linie strebt der Therapeut selbstverständlich danach, die passenden Heilmittel zu finden und insbesondere die eigenen Fertigkeiten in den Handlungsabläufen zu verfeinern und sich dabei bewusst zu sein, dass sie für jeden Menschen neu zu gestalten sind. Die Durchführung der einzelnen Prozeduren bezieht sich auf den erkrankten Menschen mit seinen Symptomen. In diese Tätigkeit wirkt die seelische Haltung des Therapeuten hinein. Wie oben angedeutet, sind persönliche Emotionen fernzuhalten (z.B. ob man an diesem oder jenem Moment Gefallen findet oder irgendetwas Missfallen erregt). Vielmehr versucht man, seelische Stimmungen aus der unmittelbar persönlichen Zuwendung zu lösen, indem man sie an gleichsam übergeordneten Idealen zwischenmenschlicher Beziehung orientiert. Als Beispiele lassen sich nennen: eine Hülle bilden, den Körper entlasten oder Lebenskräfte schaffen. Diese Ideale sind geistige Impulse, die sich als seelische Gesten verinnerlichen. Der nachfolgende Abschnitt beschreibt die „therapeutischen Gesten“ ausführlicher. Die seelische Geste trägt dann die an der Leiblichkeit des Patienten sich vollziehende Behandlung.

Dies zu erlangen, bezeichnet man als „das richtige Streben“.

2.1.7 „Das richtige Gedächtnis"

Das Streben eines Menschen bedeutet auch: *„Ich bemühe mich, möglichst viel vom Leben zu lernen.“ „Nichts geht an uns vorüber, das nicht Anlass gibt, Erfahrungen zu sammeln, die nützlich sind für das Leben.“*[4] Diese bilden erst dann einen Lebensschatz, wenn man ihre Resultate im Gedächtnis aufbewahren und sie erinnern kann. Unsere Freiheit zu denken, zu entscheiden und zu handeln, beinhaltet zugleich Fehler zu machen. Gerade sie sind der Antrieb, Unrichtiges oder Unvollkommenes zu ändern – wie man sagt: zu verbessern. So stellt das Gedächtnis die Grundlage der im Therapieverlauf immer wieder neu anzustrebenden Entscheidungen dar, ob die bisherigen Handlungen dem Erkrankten helfen oder ob man begründet – mit dem richtigen Urteil – Maßnahmen ändern sollte.

Zu der Aufforderung, *„möglichst viel vom Leben zu lernen“*, gesellt sich eine wesentliche Haltung: *„Von all den Eindrücken, die sich mir anbieten, möchte ich nur diejenigen auf mich wirken lassen, denen ich mich bewusst zuwende. Anderes will ich nicht aufnehmen.“*

Diese willentliche Haltung bezieht sich in erster Linie auf Sinneseindrücke, jedoch auch auf Gedanken oder Ereignisse. Die Entscheidungsfähigkeit wirkt der ausfließenden, natürlichen Neugier entgegen und damit einer seelischen Überflutung, die Gefahr läuft, aus der überbordenden Fülle nicht mehr das Wesentliche herauszufinden und zur Erinnerung zu vertiefen. Eine Hilfe im Alltag eines Therapeuten ist die Besinnung auf den Verlauf einer Behandlung während der Dokumentation. Bildhaft dargestellt: Der Umkreis aller Eindrücke wird immer wieder vom Zentrum ausgewählt und geordnet.

2.1.8 „Die richtige Beschaulichkeit"

Eine solche Tätigkeit mündet in ein Streben, das Rudolf Steiner „die richtige Beschaulichkeit" nannte.

„Von Zeit zu Zeit Blicke in sein Inneres tun, wenn auch nur fünf Minuten täglich zur selben Zeit. Dabei soll man sich in sich selbst versenken, sorgsam mit sich zu Rate gehen, seine Lebensgrundsätze prüfen und bilden, seine Kenntnisse - oder auch das Gegenteil - in Gedanken durchlaufen, seine Pflichten erwägen, über den Inhalt und den wahren Zweck des Lebens nachdenken, über seine eigenen Fehler und Unvollkommenheiten ein ernstliches Missfallen haben, mit einem Wort: das Wesentliche, das Bleibende herauszufinden trachten und sich entsprechende Ziele, zum Beispiel zu erwerbende Tugenden, ernsthaft vornehmen."[5]

Dieser sogenannte achtfältige Übungsweg ist eine Möglichkeit, methodisch die Beziehungskultur während einer Behandlung so zu gestalten, dass der Therapeut das Wesentliche des Patienten in seiner Krankheit erkennt und danach handelt.

3. Die Therapiegesten

Der vorhergehende Abschnitt beschreibt acht Übungen, die zu einer sach- bzw. situationsgerechten Betrachtungsweise führen können, ohne dass Vermutungen, Erfahrungen oder emotionale Projektionen das Urteil und die Behandlung des Therapeuten färben oder beeinflussen.

Nun heißt das Wort „therapieren" in seiner ursprünglich griechischen Bedeutung *„einen Gott verehren, dienen; Sorge tragen für einen Kranken"*.[6] Diese Wortbedeutung, wie wir sie nach wie vor verwenden, zeigt auf, dass von jeher zwei Grundsätze das medizinische Wirken an einem Kranken bestimmen: Das höchste Gesetz ist das Wohl des Erkrankten (salus aegroti suprema lex) und ein anderes: dessen Autonomie.[7]

Wie lässt sich unter diesen Vorgaben die innere Haltung für das unmittelbare Handeln am Patienten vorbereitend bilden und entwickeln? Oder, wie Michaela Glöckler[8] fragt: *„Wie bringe ich mich in eine Verfassung, dass ich im Sinne des Anderen handeln kann, dass ich so arbeite, wie es für diesen Menschen das Beste ist?"*[9]

In der Behandlung wirken folgende Komponenten zusammen:

Im Zentrum steht der Patient. Er kommt wegen seiner Krankheit, zu deren Bewältigung er von einem Therapeuten Hilfe erhofft, z. B. in Form eines Öldispersionsbades.

Gehen wir davon aus, wie der Patient den Badeprozess erleben mag.

Der Badegast bzw. Patient betritt die Räume, in denen er eine Therapie erwartet. Eine Umgebung, die der Therapeut so eingerichtet und gestaltet hat, dass der Patient empfindet: *„Ich bin willkommen. Hierher komme ich nicht mit einer ängstlichen Erwartung, dass man mich als Objekt einer interventionellen Diagnostik belastend unterzieht, oder ein unheilvolles Ergebnis zu erwarten habe. Nein, hier betrete ich vertrauensvoll einen Raum, in dem der Therapeut, ein Könner seines Handwerks, als Wissender um das Kranksein und ein Mittler der Heilung, an meinem persönlichen Schicksal teilhaben möchte.“*[10]

Der Patient erlebt Störungen seines Befindens durch organische oder seelische Veränderungen so, dass sie ihn von seiner alltäglichen Lebensweise abziehen, ständig Aufmerksamkeit erheischen, sich drückend konzentrieren, sodass man sie als „Beschwerden“ anspricht. Er empfindet sie als lästig. Sie sind eine Last. Was der Patient sich erhofft, kleidet der Therapeut in die Frage: *„Was bringt Erleichterung? Wie kann ich ihn entlasten?“*

Entlastung bedeutet hier: *„Ich nehme ihm nichts ab, handle nicht für ihn, sondern schaffe die Möglichkeit dazu.“* Der Therapeut begleitet auf dem Weg zur Selbstwirksamkeit in der Weise, dass die Behandlung den Patienten von den Beschwerden entlastet, die ihn im Kranksein gefangen halten und gleichzeitig seine Autonomie einschränken.

Hier bietet die Balneotherapie eine ideale Möglichkeit: Das Eintauchen in das Wasser selbst schafft schon durch seinen Auftrieb die „Leichtung“ für den Körper, die Entspannung der Muskulatur, das Gefühl der Lösung.

Legt man sich in das Bad, so fühlt man das Wasser um sich herum als anschmiegsame, geschlossene, aber zarte Hülle. Das Erlebnis verstärkt sich, da man vorher die Alltagshüllen ablegt, also sich der Kleider entledigt und nun entblößt in die Wanne eintaucht.

Dem Mut des Badegastes, sich vertrauensvoll nackt zu zeigen, erweist der Therapeut seinen Respekt, indem er intentional einen Schutzmantel um seinen Patienten legt. Das kann sich äußern als eine sichernde Handreichung beim Einstieg in die Wanne. Es drückt sich auch aus in der Frage, ob denn die Wassertemperatur so angenehm sei. Dieses Gefühl des Schützens bzw. Unbilden abzuwehren, soll während des gesamten Behandlungsverlaufes eine Stimmung des Therapeuten sein.

In der ersten Phase liegt der Badegast ruhig im Wasser. In dieser Zeit nimmt die Haut Komponenten des dispergierten Öles auf und diese wirken weiter in den Bereich des Stoffwechsels hinein als Impulse des Metabolismus, die zur Regsamkeit herausfordern. Dieser Prozess ist ein wesentlicher Teil der Indikation zum Öldispersionsbad. Der Therapeut bestimmt gemäß seiner Beobachtung und Einschätzung der Kräfte und Bedürfnisse seines Patienten das Öl, welches das richtige Maß der Stimulation vermittelt und gleichzeitig die Lebenskräfte nährt. Je nach Situation steigert der Therapeut diese Reaktion so weit, dass eine gewisse Belastung die Resonanz des Patienten herausfordert.

Besondere Indikationen für diese Therapie zielen darauf, dem Kranken neue Kräfte zu spenden. Das ist einerseits eine Herausforderung, eine Belastung, die einer bewusst geführten Dosierung bedarf. Andererseits folgt aus einer angepassten Anregung des Stoffwechsels ein Kräftezuwachs, der ernährend wirkt. Die Bürstung berührt und aktiviert über die Haut unmittelbar das Nervensystem: die Körpergrenzen werden bewusst, lassen den Menschen in der Haut „aufwecken". Der Patient fühlt sich in seinem Körper. Er erlebt sich: *„Das bin Ich!"*

Zudem lösen sich mit dem Bürsten die lockeren, obersten Hautschuppen. Wie weit dies – man nennt dies Peeling – geschieht, hängt natürlich von dem Zustand der Haut ab, der Intensität der Bürstenstriche und von der Stärke der Borsten. Man befreit den Patienten gleichsam von seiner alten Haut und verjüngt sie. Daher erscheint der Patient oftmals wie neugeboren. Indem man alle Gliedmaßen und den Rumpf bürstet, entwickelt sich eine Wahrnehmung der vorderen und rückseitigen Körperflächen sowie des unteren und oberen Menschen. Die Polarität und Symmetrie der nervalen Stimulation balancieren das Körpergefühl aus. Zur Nachruhe packt man den Patienten in ein Flanelltuch und in Decken fest ein. Nach dem weich anschmiegenden Wasser erlebt er jetzt eine dicht umschließende Hülle. Man bekommt ein kompaktes Körpergefühl, man fühlt sich selbst als Raumgebilde. Befreit man sich am Ende der Nachruhe aus der Packung, so fühlt man seinen Körper weit und geräumig. Mit der Anregung des Wärmeorganismus geschieht etwas, was die Gebadeten immer wieder berichten: Nach einer Reihe von Bädern empfinden sie ein gestärktes Selbstbewusstsein, fühlen sie sich wie aufgerichtet.

Fassen wir an dieser Stelle die verschiedenen Therapiegesten als Kategorien auf: Raum schaffen – Entlasten – Hülle bilden – Schützen – Impulsieren – Belasten – Ernähren – Reinigen – Erwecken – Balancieren – Bestätigen – Aufrichten

Rolf Heine entwickelte sie als Pflegegesten erstmals im Jahr 2005[11] und legt sie in dem Buch „Anthroposophische Pflegepraxis"ausführlich dar [→ Kapitel VII.5 Anthroposophische Pflege und das Öldispersionsbad].

Er ordnete diese, aus inneren Stimmungen folgenden Handlungen den Tierkreiskräften zu. *„Die Beziehung der pflegerischen Gesten zum Tierkreis ergibt sich aus dessen innewohnenden archetypischen Bildern. Im Tierkreis werden Kräfte bildhaft ausgedrückt, die in der Natur, im seelischen Innenraum und in der menschlichen Gestaltbildung wiedergefunden werden können."*[12]

Die Urbilder des Tierkreises sind Ideen, geistige Grundlagen, die vom Therapeut als innere Stimmungen zu ergreifen und als innere Haltung zu erüben sind. Während der (Be-)Handlung sind sie Quelle zur Geste, zur Tat.

In dem obigen Text werden die einzelnen Therapiegesten miteinander verwoben, da sie in der Behandlung am Menschen als Komposition gleichzeitig wirken.

4. Zur Wärmemeditation

Nach den Erfahrungen, welche die Therapeuten im Laufe der vergangenen Jahre als Wirkung der Öldispersionsbäder und der Rhythmischen Bäder sammelten, erweist sich die Wärme als wesentlich: der Patient fühlt sich von innen heraus mild erwärmt, wie „sonnendurchwärmt".

Wärme, die den Körper erfüllt und im Physischen abstrahlt, entwickelt sich im Stoffwechsel.

Die Wärme vergeht, muss sich neu bilden und gegenüber den äußeren Einflüssen selbst regulieren. Der Mensch betreibt leiblich nicht nur Wärmeproduktion durch oxidativen Abbau, sondern er regelt das Ausmaß des Abbaues auf ein selbst geführtes Gleichmaß: Wir finden darin Wirkungen seiner personalen Autonomie bis in die physiologische Konstituierung seiner Leiblichkeit. Der Impuls, Wärme stets neu zu bilden, ist eine geistige Kraft, der Wärmeäther.

Innere Wärme erlebt man unmittelbar. Der Mensch lebt in der Wärme. Sie bildet die Grundlage des Selbstbewusstseins im Sinne der genannten personalen Autonomie.

Die mit der Bädertherapie zu erreichende Wirkung ist daher eine ganz spezielle, auf das Ich gerichtete. Diese Therapie wirkt von der Peripherie her und lässt von dieser die Heilkräfte einfließen. Insofern führten die Anregungen Rudolf Steiners im ersten Ärztekurs zu der Entwicklung des Öldispersionsbadegerätes:

„Nun ist im Irdischen derselbe Prozess, durch den das Ich vom Außerirdischen veranlasst wird, an seiner Innenorganisation, an seiner Zentralorganisation zu arbeiten, überall da, wo dieses selbe Außerirdische die Erde, entweder die mineralische Erde oder die pflanzenbedeckte Erde veranlasst, ätherische Öle zu bilden, überhaupt Öle zu bilden. Das ist der Weg, von dem wir uns führen lassen müssen. Geradeso, wie das menschliche Ich sich betätigt im Auge, wie es da wirklich in diesem vorgeschobenen Golf mit der Außenwelt sich in unmittelbare Beziehung setzt, so müssen wir das Ich in Beziehung setzen mit dem Ölbildungsprozess. Das können wir wohl am besten dadurch, dass wir versuchen, fein zerstäubtes Öl im Bade zu verarbeiten und den Menschen zu behandeln mit den Ölbädern. Das ist etwas, was im hohen Grade wünschenswert wäre, dass vor allen Dingen versucht würde, welche Zerstäubung man braucht, wie oft usw. die Dinge vorgenommen werden müssen.“ [13]

Die Bedeutung dieses therapeutischen Strebens offenbart sich aus den Worten Rudolf Steiners: *„Das Ich lebt in der Seele. Wenn auch die höchste Äußerung des Ich der Bewusstseinsseele angehört, so muss man doch sagen, dass dieses Ich von da ausstrahlend die ganze Seele erfüllt und durch die Seele seine Wirkungen auf den Leib äußert. Leib und Seele geben sich dem Ich hin, um ihm zu dienen; das Ich aber gibt sich dem Geiste hin, dass er es erfülle.“*[14]

Der therapeutische Prozess des Öldispersionsbades führt zur Wahrnehmung des Ich, indem er den Wärmeorganismus anregt. *„Mein Ich wirkt in dem Wärmeäther meines Leibes.“*[15]

Nun sei darauf hingewiesen, dass gerade die Fähigkeit zur Ich-Entwicklung voraussetzt, dass jeder Mensch einen in sich abgeschlossenen, eigenen Körper hat, der getrennt ist von den anderen Menschen. Das Ich ist sozusagen der aus der Zukunft hereinwirkende Schöpfer, der die körperliche und seelisch-geistige Persönlichkeit zur Eigenständigkeit hinführt. Die so geschaffene räumliche Trennung der Menschen voneinander ist Voraussetzung zur Einzigartigkeit.

Daraus folgt, dass ungeachtet der veranlagten Ähnlichkeit der physischen Gestaltbildung jeder Mensch seinen eigenen Körper mit seinen eigenen, innewaltenden Lebenskräften besitzt. Die Seele eines Jeden fühlt und wirkt höchstpersönlich. Nur in den Gedanken und Begriffen können sich, wie z.B. in Mathematik und Geometrie, Allgemeingültigkeiten bilden.

Es prägen sich im Laufe des Lebensweges allerlei Eigenarten heraus, die den Charakter der Persönlichkeit zeichnen.

Treten Unregelmäßigkeiten, man kann auch sagen eine disharmonische Dynamik innerhalb der vier Wesensglieder auf, können durch Vereinseitigung Krankheiten entstehen. Diese verlaufen in einer Weise oftmals so „typisch", dass man sie begrifflich als Diagnose fassen kann. Doch prägt häufig die einzelne Persönlichkeit ganz eigene Verläufe, die den Bezug zu dem Krankheitstypus mitunter maskiert oder verformt erscheinen lassen.

Ergibt sich nun, dass ein Mensch aus eigenen Kräften solche Zustände nicht mehr gesunden lassen kann, wünscht er sich eine Hilfe und wird einer Behandlung zuteil.
Dann finden sich zwei Personen zusammen, von denen jeder der Beiden für sich eine eigene geistig-seelische und körperliche Persönlichkeit darstellt: Der Patient und der Therapeut. Hier geht es um die Frage, wie im Therapieprozess das Trennende zwischen den Menschen weiter wirkt und ob eine heilende Brücke zu finden ist. Für beide Persönlichkeiten ergeben sich während der Behandlung verschiedene Perspektiven:

Der Badende erlebt die Wirkungen an seinem Körper mittels seiner Sinne. Seine Eindrücke weben innerlich und ganz persönlich.

Der Therapeut hingegen „be"-handelt die Oberfläche des Körpers, indem er achtsam, gleichsam künstlerisch die Gestalt nachplastiziert. Er umhüllt bürstend den Badenden von außen und wickelt ihn zur Nachruhe ein. Für ihn ist der Leib des Behandelten ein äußerlicher „Gegenstand".

Während der Badende die Eindrücke in seiner Empfindungsseele fühlt, wendet sich der Therapeut ihm seelisch zu, indem er als innere Schwingung Empathie bildet [→ Abschnitt 2. Die innere Haltung]. Die dort beschriebenen Therapiegesten als Übungen streben danach, überpersönliche Ideale als gesundende Kräfte zu erkennen. Sie sind eine zwölffältige Quelle, die verinnerlichend in das Gemüt einströmen und die daraus folgenden, nach außen gerichteten Handlungen (Gesten) mit Sinn begaben.

Gelingt dies, fließen dem Therapeut aus der Sphäre der heilenden Kräfte Fähigkeiten zu, die dem Patienten in seinem besonderen Fall mangeln. Doch besteht auch hier zwischen dem „Gebenden" und dem „Nehmenden" noch ein trennender Abstand. Wie bildet sich die heilende Brücke von dem Einen zum Anderen?

Heilung findet sich ein. Sie entsteht jenseits der Wünsche und Absichten. *„Der Therapeut ist Mittler des Dritten, das aus der Sphäre des Geistes stammt ... Heilung ist Geheimnis. Zwar lässt sich ... die Tatsache der Heilung feststellen, aber wie diese Tatsache zustande kam, das ist dem Mysterium therapeuticum anheim gegeben."*[16]

Der Weg zu diesem Mysterium therapeuticum kann sich ereignen, wenn der Therapeut in sich eine wirklichkeitsstiftende Kraft hervorruft, einen Drang nach persönlicher Hilfeleistung empfindet, ohne den es im Grunde keine Heilung gibt.[17]

Dieser Heilwille wirkt als Willensfähigkeit. Dazu findet sich im Evangelium nach Markus ein wesentlicher Hinweis in der Begegnung des Christus mit einem Aussätzigen: *„Und es kam zu ihm ein Aussätziger, der bat ihn, kniete nieder und sprach zu ihm: Willst du, so kannst du mich reinigen. Es jammerte ihn (Christus) und er streckte die Hand aus,* *rührte ihn an und sprach zu ihm: Ich will es – werde rein. Im gleichen Augenblick verschwand der Aussatz und der Mann war rein.*"[18]

Auf diese Willenssphäre wies Rudolf Steiner in der Wärmemeditation hin:

Kann ich das Gute wollen?
Ich kann das Gute wollen.
Wollen versorgt mein Ich.
Mein Ich wirkt in dem Wärmeäther meines Leibes.
Also in der Wärme kann ich das Gute physisch verwirklichen.

Ich fühle meine Menschheit in meiner Wärme.

Hier wird eine „vertrauensgetragene innere Willensaufrichtekraft" angesprochen, die nicht anstelle von Einsicht, sondern als Voraussetzung, als Ermöglichung, als Erschließung und Befestigung eines höheren, geistigen Erkennens wirksam sein soll.[19]

Sich mit dieser „vertrauensgetragenen inneren Willensaufrichtekraft" zu durchdringen, setzt eine Vorbereitung voraus, die zur Wärmemeditation hinführt:

1. *Kann ich das Gute denken?*

   Ich kann das Gute nicht denken.
   Denken versorgt mein Ätherleib.
   Mein Ätherleib wirkt in der Flüssigkeit meines Leibes.
   Also in der Flüssigkeit meines Leibes finde ich das Gute nicht.

2. *Kann ich das Gute fühlen?*

   Ich kann das Gute zwar fühlen; aber es ist durch mich nicht da,
   wenn ich es nur fühle.
   Fühlen versorgt mein astralischer Leib.
   Mein astralischer Leib wirkt in dem Luftförmigen meines Leibes.
   Also in dem Luftförmigen des Leibes finde ich das durch mich
   existierende Gute nicht.

3. *Kann ich das Gute wollen?*

   Ich kann das Gute wollen.
   Wollen versorgt mein Ich
   Mein Ich wirkt in dem Wärmeäther meines Leibes.
   Also in der Wärme kann ich das Gute physisch verwirklichen.

   Ich fühle meine Menschheit in meiner Wärme.

1. *Ich fühle Licht in meiner Wärme.*
   (acht geben, dass diese Lichtempfindung auftritt in der Gegend, wo das physische Herz ist.)

2. *Ich fühle tönend die Weltsubstanz in meiner Wärme.*
   (acht geben, dass die eigentümlich Ton-Empfindung vom Unterleib nach dem Kopfe, aber mit Ausbreitung im ganzen Leibe geht.)

3. *Ich fühle in meinem Kopf sich regend das Weltenleben in meiner Wärme.*
   (acht geben, dass die eigentümliche Lebensempfindung vom Kopfe nach dem ganzen Körper sich verbreitet.)

Diese Meditation gab Rudolf Steiner, nach den Berichten der Ärztin Madeleine van Deventer (1899-1983), im Jahr 1923 an die Ärztin Helene von Grunelius (1897-1936).[20] Helene von Grunelius gehörte zu dem Kreis der sogenannten Jungmediziner, der die von Rudolf Steiner gehaltenen Vorträge für Ärzte und Medizinstudenten im Jahr 1924 organisierte.

Es erscheint verwunderlich, dass in den drei Vorbereitungsabschnitten die Fragen nach dem „Guten" als Voraussetzung zur Wärmebildung so explizit gestellt wurden. Einen erhellenden Hinweis dazu findet sich in den sogenannten Brückevorträgen, die Rudolf Steiner zwischen dem 17. und 19. Dezember 1920 in Dornach hielt.[21]

„Wir sehen ... hier, wie tatsächlich unsere ganze Organisation, ausgehend von unserer Wärmeorganisation, durchdrungen wird von den moralischen Idealen. Und wenn wir mit dem Tod herauslösen aus unserer physischen Organisation unseren ätherischen Leib, unseren astralischen Leib, unser Ich, dann sind wir mit diesen höheren Gliedern der Menschennatur durchdrungen von Eindrücken, die wir gehabt hatten. Wir waren mit unserem Ich in unserer Wärmeorganisation, indem die moralischen Ideale belebt haben unsere eigene Wärmeorganisation. Wir waren in unserem Luftorganismus, wo Lichtquellen gepflanzt worden sind, die nun nach unserem Tod in den Kosmos mit uns hinausgehen. Wir haben in unserem Flüssigkeitsorganismus den Tod angeregt, der zur Sphärenmusik wird, mit der wir hinaustönen in den Kosmos. Wir bringen Leben hinaus. Indem wir durch die Pforte des Todes gehen.

Sie ahnen an dieser Stelle, was das Leben, das ausgegossen ist in der Welt, eigentlich ist. Wo liegen die Quellen des Lebens? Sie liegen in dem, was moralische Ideale anregt, uns sagen zu müssen, dass, wenn wir heute uns durchglüht sein lassen von moralischen Idealen, diese Leben und Ton und Licht hinaustragen und weltenschöpferisch werden. Wir tragen das Weltenschöpferische hinaus, und der Quell des Weltenschöpferischen ist das Moralische."

Solche wesentlichen Inhalte der Anthroposophie, wie sie hier Rudolf Steiner mitteilte, scheinen so anspruchsvoll zu sein, dass man als Therapeut ebenso wie als Arzt bangt, ob man dieser inneren Entwicklung wird entsprechen können. Gerade die Wärmemeditation ist als ein Herzstück der medizinisch-therapeutischen Haltung anzusehen. So fragten die Jungmediziner nach der Art, wie man mit den Meditationen umgehen soll.[22]

Rudolf Steiner antwortete ihnen: „*Als moderner Mensch haben Sie jedem Satz gegenüber das Gefühl, Sie müssen ihn verstehen. Das ist eine ausgesprochene Tätigkeit des Ich in der gegenwärtigen Inkarnation. Alles dasjenige, was Sie intellektuell tun, ist eine ausgesprochene Betätigung des Ich ... Dagegen heißt nun meditieren: ausschalten dieses intellektuelle Streben und den Meditationsinhalt zunächst so nehmen, wie er gegeben ist, rein, ich möchte sagen, zunächst dem Wortlaut nach ... Sie versetzen sich einfach in den Wortinhalt, den Sie innerlich, nicht äußerlich hören, als Wortinhalt hören, in das versetzen Sie sich, und indem Sie sich in das versetzen, arbeitet im Meditationsinhalt Ihr innerer Mensch, der nicht derjenige ist der gegenwärtigen Inkarnation. Dadurch aber wird der Meditationsinhalt nicht zu etwas, was Sie verstehen sollen, sondern das real in Ihnen wirkt und so real in Ihnen arbeitet, dass Sie zuletzt gewahr werden, jetzt habe ich etwas erlebt, was ich früher nicht erleben konnte.*“

Die beschriebenen Inhalte versuchen darzustellen, welche inneren Kräfte den Therapeuten anleiten und ernähren können, wenn er aus dem Heilwillen heraus die Brücke zwischen dem Patienten und sich bildet durch die Ich-Berührung in der Wärme. Es wirkt dann das Wesen des Christus, der den Geistesmenschen mit dem Erdenmenschen verbindet.[23]

Literatur und Anmerkung

1 Petersen, P.: Der Therapeut als Künstler. Mayer Verlag Stuttgart 2000. S. 19.

2 Steiner, R.: Seelenübungen. Band I. Übungen mit Wort- und Sinnbildmeditationen (GA 267). Rudolf Steiner Verlag Dornach 2001. S. 68 ff.

3 Petersen, P.: Der Therapeut als Künstler. Mayer Verlag Stuttgart 2000. S. 25 ff.

4 Steiner, R.: Seelenübungen. Band I. Übungen mit Wort- und Sinnbildmeditationen (GA 267). Rudolf Steiner Verlag Dornach 2001. S. 72.

5 Ebd. S. 73.

6 Pape, W.: Handwörterbuch der Griechischen Sprache. Vieweg Verlag Braunschweig 1857.

7 Eigler, F. W.: Der hippokratische Eid: Ein zeitgemäßes Gelöbnis? Deutsches Ärzteblatt 2003;100. S. 34-35.

8 Leiterin der Medizinischen Sektion der Freien Hochschule für Geisteswissenschaft, Dornach, Schweiz von 1988-2016.

9 Glöckler, M.: Schulungsmotive für den Physiotherapeuten. In: Glöckler, M., v. d. Waal, J. (Hrsg.): Dynamische Morphologie und Entwicklung der menschlichen Gestalt. Verlag am Goetheanum Dornach 2016. S. 232.

10 Petersen, P.: Der Therapeut als Künstler. Mayer Verlag Stuttgart 2000. S. 176.

11 Heine, R.: Das Konzept der zwölf pflegerischen Gesten. Edition Persephone. Verlag am Goetheanum Dornach 2005. S. 330-357.

12 Heine, R. (Hrsg.): Anthroposophische Pflegepraxis. Salumed Verlag Berlin 2017. S. 207-236.

13 Steiner, R.: Geisteswissenschaft und Medizin (GA 312). Rudolf Steiner Verlag Dornach 2020. S. 276 f.

14 Steiner, R.: Theosophie. Verlag Freies Geistesleben Stuttgart 1948. S. 55.

15 Steiner, R.: Mantrische Sprüche. Seelenübungen II (GA 268). Rudolf Steiner Verlag Dornach 1999. S. 296 f.

16 Petersen, P.: Der Therapeut als Künstler. Mayer Verlag Stuttgart 2000. S. 184.

17 Steiner, R.: Meditative Betrachtungen und Anleitungen zur Vertiefung der Heilkunst (GA 316). Rudolf Steiner Verlag Dornach 1980. S. 62.

18 Nestle, E., Aland, E. (Hrsg.): Das Neue Testament. Griechisch und deutsch. Das Evangelium nach Markus. Kapitel I, 40-42. Verlag Deutsche Bibelgesellschaft Stuttgart 1986. S. 91-92.

19 Matthiessen, P. F.: Zur Bedeutung eines christlichen Menschenbildes in der Medizin. In: Medizin und Menschenbild. Dialogforum Pluralismus in der Medizin. Verlag Akademische Schriften (VAS) Bad Homburg 2015. S. 109.

20 Selg, P.: Helene von Grunelius und Rudolf Steiners Kurse für junge Mediziner. Natura im Verlag am Goetheanum 2003. S. 45-47.

21 Steiner, R.: Die Brücke zwischen der Weltgeistigkeit und dem Physischen des Menschen (GA 202). Rudolf Steiner Verlag Dornach 1993. S. 189.

22 Steiner, R.: Meditative Betrachtungen und Anleitungen zur Vertiefung der Heilkunst (GA 316). Rudolf Steiner Verlag Dornach 1980. S.145-146.

23 Siehe dazu die Meditation: Steiner, R.: Das Zusammenwirken von Ärzten und Seelsorgern. Pastoral Medizinischer Kurs (GA 318). Rudolf Steiner Verlag Dornach 1973. S. 163.

Anhang

Berufskunde für Badetherapeuten

UTE HILD

1. Voraussetzungen

Nach erfolgreicher Ausbildung und Zertifizierung durch den Internationalen Verein für Anthroposophische Badetherapie darf der Therapeut im Rahmen seiner grundständigen Berufsausbildung tätig werden.

Die Ausbildung setzt eine medizinisch-therapeutische Qualifikation voraus, die es erlaubt, den entkleideten Menschen zu behandeln. Dazu gehören Ärzte, Heilpraktiker, Physiotherapeuten/Therapeutische Bademeister, Heilpädagogen/Sozialtherapeuten und staatlich examinierte Pflegekräfte.

Der Badetherapeut bedarf der Kenntnisse der allgemeinen Grundlagen der Badepraxis und der Wirkweise mit Indikationen und Kontraindikationen, auch in Bezug auf das entsprechende Lebensalter des Patienten/Klienten.

Die Berufsgesetze regeln hierzu den Schutz der Berufsbezeichnungen und die entsprechenden Tätigkeitsfelder.

Durch die Beurkundung im Jahr 1995 ist die Öldispersionsbadetherapie nach Werner Junge als anthroposophisches Heilmittel seitens der Medizinischen Sektion der Freien Hochschule für Geisteswissenschaft am Goetheanum offiziell anerkannt.

2. Grundprinzipien bei der Anwendung der Badetherapie

Für die Anwendung der Badetherapie gelten verschiedene Prinzipien, die es zu beachten gilt. Sie dienen vor allem zur Einhaltung der rechtlichen Rahmenbedingungen bei der Ausübung der Badetherapie.

Professionelle Haltung

Der Badetherapeut handelt aus dem sicher erlernten Wissen und dem praktisch erworbenen Erfahrungsschatz sowie dem damit verbundenen ständig neu Reflektieren des Lernens aus der Praxis.

In seiner Präsenz der Achtsamkeit behandelt er seinen Patienten/Klienten mit uneingeschränkter Wertschätzung authentisch und verantwortungsvoll, dabei um die Grenzen der eigenen Fachkompetenz wissend. Dabei richtet er seine Aufmerksamkeit auf den Therapieprozess und bietet nachfolgend Raum für Gespräche.

Keine Heilversprechen geben

Heilversprechen dürfen weder Ärzte noch Heilpraktiker oder Therapeuten abgeben. Auch sollten die Wirkungen nur insoweit erläutert werden, wie es im Rahmen der Aufklärung angebracht erscheint.

Aufklärungspflicht

Badetherapeuten sind verpflichtet, alle Patienten/Klienten über Risiken und Nebenwirkungen zu informieren, die aus der Behandlung resultieren können. Therapeuten, die unter Aufsicht oder als Beauftragte eines Arztes tätig sind, müssen sich an die ärztlichen Verordnungen halten. Ergibt sich situativ eine Änderung, ist diese mit dem betreffenden Arzt zu besprechen.

Behandlungsziel

Klären, mit welchem Ziel der Patient/Klient das Bad durchführen lassen möchte:

- Gesunderhaltung bzw. Salutogenese
- Behandlung von gesundheitlichen Störungen
- Baden im Sinne der Grundpflege
- Behandlung eines Kranken oder im Rahmen der Behandlungspflege
- Rehabilitation

Behandlungsvertrag

Der Behandlungsvertrag, ob schriftlich oder mündlich, klärt laut Patientenrechtegesetz alle wesentlichen Aufgaben und Pflichten zwischen Therapeut und Patient/Klient.[1]

Grundsätzlich reicht für das Zustandekommen eines Behandlungsvertrages bereits eine Terminvereinbarung aus. Eine schriftliche Abfassung sichert zusätzlich und detailliert rechtlich den Dienstleistungsauftrag.

Der Paragraf 630a legt die vertraglichen Pflichten fest. Demnach ist der Behandelnde zur Leistung verpflichtet und der zu Patient/Klient zur Honorierung. Weiterhin hat die Behandlung nach aktuellen Standards zu erfolgen.[2]

Paragraf 630b bestimmt, dass auf die Behandlung die Vorschriften eines Dienstverhältnisses anzuwenden sind. Es handelt sich im Falle einer durchzuführenden Therapie um einen Dienstleistungsvertrag, der (im Gegensatz zu einem Dienstvertrag im arbeitsrechtlichen Sinne) kein bestimmtes Leistungsergebnis, hier einen Heilungserfolg, schuldet.[3]

3. Vorgehensweise

Die Gestaltung einer geschützten, ruhigen, hüllebildenden, sicheren Atmosphäre, in welcher der Therapeut Empathie ausstrahlt, ist Voraussetzung jeder Badebehandlung, beginnend mit einem Vorgespräch und einem Nachgespräch endend.

3.1 Erstgespräch

Jeder Badeanwendung geht ein Gespräch voraus:

Erstes Kennenlernen

Das Erstgespräch mit dem neuen Klienten/Patienten ist ein informativer Austausch von variabler Dauer. Es kann sinnvoll sein, für dieses Erstgespräch einen Termin zum Kennenlernen, unabhängig von einer Badebehandlung, zu vereinbaren.

Auch sind die Bade- und Ruheräumlichkeiten zu zeigen. Dies trägt dazu bei, dass sich Klienten/Patienten sicher fühlen können.

Information zur Badetherapie

Hier formuliert der Therapeut eindeutig, was er entsprechend seiner Berufskompetenz anbietet. Dazu gehört auch die Information, dass alles während der Badebehandlung Gesprochene und Erlebte der Verschwiegenheitspflicht des Therapeuten unterliegt.

Dies gibt dem Klienten/Patienten Vertrauen/Sicherheit und unterstreicht die Seriosität der eigenen therapeutischen Arbeit.

Vor der ersten Anwendung ist der genaue Ablauf der Behandlung mit dem Patienten zu besprechen und die Erlaubnis zur Berührung einzuholen.

Abklärung der momentanen Verfassung des Patienten/Klienten

Die Kenntnis der aktuellen körperlichen und seelischen Verfassung des Patienten/Klienten ist unerlässlich. Bestehen gesundheitliche oder krankheitsbezogene Probleme, sind diese vorher ärztlich abzuklären.

Diagnosen in der medizinischen Dokumentation dürfen ausschließlich von dazu befugten Ärzten/Heilpraktikern und Therapeuten stammen. Dies betrifft nicht Zustandsbeschreibungen und Symptome, die nichtärztliche Therapeuten erkennen und die im Gespräch zur weiteren Klärung dienen.[5]

Die Dokumentation der Anamnese trägt zur Absicherung bzw. zur Auftragsklärung bei und unterstützt den Prozess einer individuellen Badetherapie.

Neben diesen Rahmenbedingungen ist eine fortlaufende Kommunikation von großer Bedeutung. So wird der Patient/Klient aufgefordert, während der Behandlung Rückmeldungen über evtl. unbequeme Lagerung, Unwohlsein, unangenehme Gefühle oder Unsicherheit zu geben.

3.2 Nachgespräch

Das abschließende Nachgespräch dient dem Patienten/Klienten dazu, seine Erfahrungen während des Bades und der Nachruhe mitzuteilen, sowie für den Therapeuten zur Reflexion für die Planung der weiteren Behandlung.

Im Nachgespräch besteht Gelegenheit, den Patienten zu ermuntern, sein Schlafverhalten, Traumleben und sein Befinden bis zur nächsten Behandlung zu beobachten.

Rückmeldetermin vereinbaren, um evtl. aufgetretene Probleme zu besprechen

Die Möglichkeit der Rückmeldung lässt den Patienten/Klienten erkennen, dass der Therapeut sich ihm individuell widmet. Dies schafft Vertrauen und führt ihn zugleich in ein vertieftes Wahrnehmen seines Befindens.

3.3 Dokumentation

Der Therapeut dokumentiert Anamnesedaten sowie regelmäßig Beobachtungen und Eindrücke während des Verlaufs. Dazu gehören auch Erkenntnisse aus der Korrespondenz mit Ärzten/Heilpraktikern oder anderen Fachkräften.

4. Umgang mit unerwünschten Wirkungen

Der Badetherapeut kennt aufgrund seiner beruflichen Qualifikation die Grenzen seines Wissens und Könnens und hält diese ein. Er ist in der Lage, mit möglichen Begleiterscheinungen (physische und psychische Reaktionen) umzugehen. Unerwünschte Wirkungen sind medizinisch abzuklären.

Es empfiehlt sich:

- behutsames Vorgehen unter Einhaltung der von dem Klienten/Patienten bestimmten Grenzen
- bei situativ länger anhaltenden Nebenwirkungen das Bad sanft beenden
- Wiederholung zu einem anderen Zeitpunkt auf Wunsch des Klienten/Patienten

Da Veränderungen medizinischer Parameter während der Badebehandlung auch für die ärztliche Therapie bedeutsam sein können, ist die Kooperation mit dem jeweiligen Arzt unerlässlich.

5. Zusammenarbeit mit Kollegen und Fachkräften aus Medizin und Pflege

Gemeinsam zum Wohl des Patienten zu arbeiten, ist ethischer Grundsatz! Für den Patienten-zentrierten Austausch, wie auch bei Eintreten persönlicher oder fachlicher Grenzen, gibt es ein informatives Netzwerk unter den Badetherapeuten. Die Schweigepflicht ist zu berücksichtigen.

Der fachliche Austausch zwischen Ärzten, Heilpraktikern und Therapeuten führt zu einer Verbesserung der Qualität und zudem sekundär zur Ausbreitung der Badetherapie.

In der Zusammenarbeit können behandelnde Ärzte/Heilpraktikern und Therapeuten die Wirkung der Bäder erfassen.

5.1 Fortbildungen

Sicher kommt jeder Badetherapeut mitunter an seine fachlichen und persönlichen Grenzen. Dazu eignet sich der Austausch mit Kollegen bei Regionaltreffen, medizinischen Fort- und Weiterbildungen sowie im interkollegialen Gespräch. Jährlich erfolgen im Rahmen der Mitgliederversammlung des Internationalen Vereins für anthroposophische Badetherapie eine Fortbildung sowie ein Angebot zum fachlichen Austausch.

6. Rechtliche Grundlagen für die Durchführung der Badetherapie

Ausbildungs- und Berufsordnungen der medizinischen Heilberufe, ausgenommen Ärzte und Heilpraktiker, verleihen keine Berechtigung zur selbständigen Durchführung der Badetherapie.

Wird der heilkundlich/therapeutische Einsatz eines Bades als Heilmittel individuell und zielgerichtet zur Behandlung einer Erkrankung, Gesundheitsstörung oder Beschwerde beabsichtigt bzw. praktiziert, bedarf es der Ausübungserlaubnis, die ausschließlich Ärzten und Heilpraktikern vorbehalten ist.

Wer die Berufsbezeichnung Physiotherapeut/Therapeutischer Bademeister führt, kann die sektorale Heilpraktiker-Erlaubnis erwerben, um selbständig in eigener Praxis arbeiten und somit nach eigener Indikationsstellung Bäder durchführen zu dürfen.

Hierzu sind für einzelne Berufsgruppen teilweise unterschiedliche Landesgesetze zu beachten.

Nach den aktuellen Rechtsregelungen/Gesetzen gilt:

- für **Ärzte**: Bundesärzteordnung (BÄO), letzte Änderung am 15.8.2019[4]

- für **Heilpraktiker**: Heilpraktikergesetz (HeilprG), Durchführungsverordnung zum Heilpraktiker Gesetz (DVO), letzte Änderung am 23.12.2016.[5]

- für **Physiotherapeuten** und **Bademeister**: Masseur- und Physiotherapeutengesetz (MPhG), letzte Änderung 11.7.2021.[6] Wird von dieser Berufsgruppe das Bad als Heilmittel eingesetzt, bedarf es der ärztlichen Verordnung oder der Qualifikation als sektoraler Heilpraktiker, um frei und selbständig zu arbeiten. Ansonsten unterliegt diese Berufsgruppe der Weisung des Arztes.

- In diesen Paragrafen sind die Tätigkeiten der **Heilpädagogen** gelistet: Neuntes Buch Sozialgesetzbuch (SGB IX)[7], § 56 Heilpädagogische Leistungen, §55 Unterstützte Beschäftigung, Abs. 2 Nr. 2. Das Bad ist dabei nicht explizit erwähnt, jedoch kann die Badetherapie „eine drohende Behinderung abwenden oder der fortschreitende Verlauf einer Behinderung verlangsamt oder die Folgen einer Behinderung beseitigt oder gemildert" werden. Das sind möglicherweise Einzelfallentscheidungen.

- **Staatlich examinierte Pflegekräfte** in der Kranken-, Alten- und Kinderpflege sowie Heilerziehungspflegende/Sozialtherapeuten und Heilpädagogen sind berechtigt zur Durchführung des Bades im Sinne der **Grundpflege** als salutogenetische Maßnahme, präventiv, nicht krankheitsspezifisch (als häusliche Wohltat). Das Bad ist dann kein Heilmittel im engeren Sinne, sondern wirkt „unterstützend" ohne Ausübung von Heilkunde.

Für ein Bad als Heilmittel in der **Behandlungspflege** ist eine ärztliche Indikationsstellung erforderlich. Das Bad erfolgt dann unter Anweisung und Aufsicht eines Arztes. Dies gilt für die ambulante ebenso wie für die stationäre Versorgung.

Seit der Neufassung der Definition der Pflegebedürftigkeit im Neunten Buch Sozialgesetzbuch (SGB IX, ab 01.01.2017) existiert der Begriff Pflegetherapie, der den Charakter einer therapeutischen Intervention hat.

6.1 Finanzbehörden und weitere Ämter

Wer sich als Badetherapeut selbständig machen will, übt eine freiberufliche Tätigkeit aus, mit der er eine Dienstleistung im Gesundheitssektor anbietet. Im §18 des Einkommenssteuergesetzes (EStG)[8] ist die Freiberuflichkeit klar definiert.

Das Finanzamt teilt die freien Berufe in „Katalogberufe" ein, zu denen u. a. Heilberufe wie Ärzte, Heilpraktiker, Physiotherapeuten, Masseure, medizinische Bademeister, Psychotherapeuten, Hebammen, alle Pflegeberufe etc. gehören. Diese Tätigkeiten in einem freien Beruf unterliegen nicht der Gewerbeverordnung, somit benötigen Freiberufler keine Gewerbeanmeldung.

Wer bisher noch nicht selbständig tätig war, muss seine Tätigkeit zuerst beim Ordnungsamt anmelden, das dann nach Überprüfung die Unterlagen selbständig an das zuständige Finanzamt weiterleitet. Es empfiehlt sich, seine freiberufliche Tätigkeit klar zu definieren, um die Zuordnung dem Finanzamt gegenüber zu erleichtern. Die vom Finanzamt erteilte Steuernummer (Wirtschafts-Identifikationsnummer) für die selbständige Tätigkeit ist dann auf allen Rechnungen, die in diesem Zusammenhang gestellt werden, anzuführen. Es ist dann jährlich eine Einkommenssteuererklärung abzugeben.

Exkurs

Für die **Gründung einer eigenen Praxis** gelten weitere formale Bestimmungen. Sicher ist es hilfreich, wenn vor der Eröffnung Berufserfahrung vorliegt, wobei man Zielgruppen auswählen und die Schwerpunkte setzen sollte.
Wie bei jeder Neugründung ist es empfehlenswert, sich die persönlichen Stärken und den Praxisalltag bewusst zu machen. Unvorhergesehenes, Probleme etc. müssen selbständig gelöst werden. Die Landesgesundheitsämter bieten informative Hilfen zu den räumlichen und hygienischen Bedingungen.

6.2 Datenschutz

Die Regelungen, die mit der Datenschutz-Grundverordnung (DSVGO)[9] am 25.05.2018 in Kraft getreten sind, verfügen, Daten nur entsprechend dem Gesetz zu erarbeiten, d.h.:

- **Einwilligung**: Vor jeglicher Datenerhebung ist beim Patienten/Klienten schriftlich eine Einwilligung einzuholen, die deutlich erkennen lässt, worin er einwilligt. Die Einwilligung muss in klarer und einfacher Sprache verfasst sein.

- **Transparenz**: Die Verarbeitung personenbezogener Daten muss für die Betroffenen nachvollziehbar sein und erfordert eine verständliche, vollständige Datenschutzerklärung. Die Informationspflichten beinhalten einen Hinweis auf die Rechtsgrundlage der Verarbeitung.

- **Zweckbindung**: Die Daten dürfen nur für den Zweck Verwendung finden, für den sie erhoben wurden. Eine nachträgliche Änderung ist nur zulässig, wenn sie „mit dem ursprünglichen Zweck vereinbar ist".

- **Minimierung:** Die Verarbeitung von personenbezogenen Daten muss auf das für den Verarbeitungszweck notwendige Maß beschränkt werden. Eine „Datenerhebung auf Vorrat" ist verboten.

- **Integrität und Vertraulichkeit:** Die Daten sind durch technische und organisatorische Maßnahmen vor unbefugter Verarbeitung, Zerstörung, Veränderung oder Verlust zu schützen.

- **Recht auf Löschung:** Daten müssen auf Wunsch des Patienten/Klienten gelöscht werden. Nicht davon betroffen sind allerdings Daten, die Therapeuten zum Nachweis der Leistungserbringung oder aus Haftungsgründen aufbewahren müssen.

- **Portabilität:** Der Patient/Klient hat das Recht, auf Wunsch, die ihn betreffenden Daten, „in einem strukturierten, gängigen und maschinenlesbaren Format zu erhalten" und diese an Dritte zu übermitteln.

Literatur

1 Gesetz zur Verbesserung der Rechte von Patientinnen und Patienten. Bundesgesetzblatt vom 20. Februar 2013 Bonn. https://www.bundesaerztekammer.de/fileadmin/user_upload/_old-files/downloads/Patientenrechtegesetz_BGBl.pdf (August 2023).

2 Ebd.

3 Ebd.

4 https://www.gesetze-im-internet.de/b_o/BJNR018570961.html (August 2023).

5 https://www.gesetze-im-internet.de/heilprg/HeilprG.pdf (August 2023).

6 https://www.gesetze-im-internet.de/mphg/BJNR108400994.html (August 2023).

7 https://www.bmas.de/DE/Service/Gesetze-und-Gesetzesvorhaben/sozialgesetzbuch-9-rehabilitation-und-teilhabe-behinderter-menschen.html (August 2023).

8 https://esth.bundesfinanzministerium.de/esth/2021/A-Einkommensteuergesetz/inhalt.html (August 2023).

9 https://eur-lex.europa.eu/legal-content/DE/TXT/PDF/?uri=CELEX:32016R0679&from=DE (August 2023).

Weiterführende Links zum Thema

- https://www.oelundwasser.de/verein/
- https://de.wikipedia.org/wiki/Psychotherapeutengesetz
- https://gruenderplattform.de/geschaeftsideen/physiotherapiepraxis-eroeffnen
- Rahmenverträge im Heilmittelbereich, siehe auch: www.vdek.com/vertragspartner/heilmittel/rahmenvertrag.html
- https://www.heilpraktiker-fakten.de/heilpraktikerfakten/gesetzliche-vorgaben-zur-berufsausuebung/
- https://www.oegkv.at/fileadmin/user_upload/fachargen/Freiberuflichkeit/OPZ
- http://www.skopinno.de/downloads.php

Leitfaden zur Dokumentation von Öldispersionsbädern

MAREN WENDT

Die Dokumentation ist ein Behandlungsnachweis, der den Therapieverlauf ersichtlich macht und jederzeit vorlegbar ist. Zunächst erscheint das Dokumentieren als trockene Aufgabe, die den Therapeuten über die Patientenzuwendung hinaus zeitaufwändig beschäftigt. Doch dient die Dokumentation sowohl zur Qualitätssicherung als auch zur Stützung der Erinnerung. Sie fördert die Reflektion der eigenen Tätigkeit und befruchtet den persönlichen Erkenntnisprozess. Die Dokumentation ermöglicht, während einer Serie von Bädern die eigenen Wahrnehmungen festzuhalten, sie zu strukturieren und sich somit einen Überblick zu schaffen. Daraus können sich neue Erkenntnisse über das Wesen des Klienten, der Erkrankung oder den Gesundungsprozess ergeben.

Zugleich schult sie die eigene Wahrnehmung und schafft damit ein „Werkzeug", das über die „Wahr"-nehmung einen realen Bezug schafft. Es entsteht ein Bild, das den Patienten in seiner aktuellen Situation zu verstehen hilft.

Die Dokumentation findet in der Regel nach dem Bad statt, während der Patient sich in der Nachruhe befindet oder bereits gegangen ist. Bei der Reflexion des Behandlungsverlaufes bemerkt man beim strukturierten Niederschreiben, was man ggf. nicht genügend beachtet hatte oder worauf beim nächsten Mal besondere Aufmerksamkeit zu lenken ist. Daraus kann eine therapeutische Idee für die folgende Behandlung entstehen. Die Dokumentation erfordert vom ersten Augenblick bis zum Abschluss der Behandlung eine erhöhte Aufmerksamkeit, konzentriertes Arbeiten und eine Kontrolle der Gedanken. Alle Wahrnehmungen fügen sich anhand der untenstehenden Aspekte zu einem vorurteilsfreien, empathisch-gestimmten Bild zusammen.

Um die Dokumentation inhaltsreich und für das wiederholte Lesen nachvollziehbar anzulegen, ergeben sich von Beginn an etliche Beobachtungsaufgaben und Fragen.

1. Erstkontakt

- Wie kam der erste Kontakt zustande?
- Kommt der Patient auf eigene Veranlassung?
- Hat ein Arzt die Behandlung verordnet?
- Welche Erkrankung liegt vor?

2. Ersteindruck

Der erste Eindruck ist bedeutsam und geschieht in einem „Augenblick“ und mit sinnesgestützter Aufmerksamkeit. Besonders aktiv dabei sind Hör-, Seh-, Geruchs-, Tast- und Ich-Sinn [→ Kapitel X.5 Die Bedeutung des Öldispersionsbades für die zwölf Sinne des Menschen].

- Wie gestaltet sich die Begrüßung? Klopft der Klient/Patient z. B. zaghaft, kräftig, pochend oder zögerlich an die Tür? Kommt er mir entgegen?
- Wie ist der erste Eindruck von der Körperhaltung? Bewegt er sich flüssig, steif oder gespannt?
- Schaut er den Therapeuten an? Ist der Blick nach innen gerichtet oder mehr nach außen gewendet?
- Wie erscheint die Hautfarbe, z. B. rosig oder blass?
- Wirkt der Händedruck eher schlaff oder fest, warm oder kühl?

Der Therapeut sollte mit besonderer Aufmerksamkeit anscheinend nebensächliche Bemerkungen des Patienten wahrnehmen. Sie können Aufschluss über nicht voll bewusste Prozesse geben.

3. Anamnese

Es folgt in einem Einführungsgespräch die Anamnese, soweit sie für die Behandlung bedeutsam ist.

- Initialen, Geschlecht, Alter, Körpermaße
- aktuelle Situation: Veranlassung des Bades, liegt ein Rezept vor und wenn ja mit welcher Diagnose? Ist das Bad der Wunsch des Patienten? Gibt es sonstige Wünsche?

Es folgen biografische Inhalte:

- Wie ist der Patient sozial eingebunden?
- Neigt er zu bestimmten körperlichen Beschwerden?
- Hat er Erfahrungen mit dem Öldispersionsbad?

Man bezieht evtl. vorliegende medizinische Dokumente bzw. Fremddiagnosen und/oder frühere Erkrankungen mit ein. Daraus leiten sich Begründungen und erste Zielformulierungen zur Therapie ab.

4. Wesensglieder

Eine nachvollziehbare Struktur der weiteren Befunddokumentation ergibt sich, wenn man die Beobachtungen anhand der vier Wesensglieder des Menschen ordnet [→ Kapitel X.1 Die vier Wesensglieder des Menschen]:

Physischer Leib

Hier seien stichpunktartig körperbezogene Parameter erwähnt:
- Gestalt und besondere Merkmale
- Gewicht, Körpergröße
- Hauttyp: rosig, hell, sommersprossig, mediterran, trocken, fettig, blässlich

Ätherischer Leib

Hier handelt es sich um die Erfassung dynamischer Bildekräfte, die sich als solche der sinnlichen Wahrnehmung entziehen. Die Gestalt gibt Aufschluss darüber, wie der ätherische Leib an ihr bildsam tätig war.
- Lebendigkeit, Leichtigkeit
- Schlafverhalten
- Appetit
- Puls
- Atem
- aufbauender Stoffwechsel
- Körperwärme
- Lebensrhythmen, Gewohnheiten

Veränderungen dieser Prozesse mit Krankheitstendenzen sind festzuhalten, z.B. skleroseartige Verfestigungen, die anzeigen, dass der Ätherleib an Wandlungsfähigkeit eingebüßt hat und nicht mehr fließt.

Astralischer Leib

Beobachtungsbeispiele im Verlauf der Bäder:
- Zeigen sich nervöse Reaktionen beim Bürsten, z.B. der Füße?
- Finden sich Blockaden, Verfestigungen oder Auszehrungen?
- Sind die Bewegungen abrupt und gespannt?
- Wenn z.B. beim Bürsten die Füße und Hände dem Therapeuten entgegengestreckt werden, entwickelt sich eine Neigung zur Spastik?
- Grenzt sich der Patienten ab oder zerfließt er in einer weichen Gebärde?
- Erscheinen besondere Stimmungen?

- Zeigen sich beim Patienten Bedürfnisse z. B. im Nachgespräch?

Ich-Ebene

Der Patient äußert neue Motivationen und wird initiativ: „Es muss sich etwas ändern." Er erfasst sich selbst, entwickelt Bewusstsein für sich und erkennt die Hintergründe seiner Erkrankung. Der Patient entdeckt, dass sich Gegensätze auflösen und überbrücken lassen. Er sieht übergreifende Zusammenhänge, möchte auf andere Menschen zugehen und ihnen begegnen.

5. Wärmeorganisation

- Welche Wahrnehmung hat der Patient von seinen leiblichen Wärmeverhältnissen?
- Hat er ein gleichmäßiges Wärmegefühl am ganzen Leib oder gelegentlich kalte Gliedmaßen oder Kältezonen?
- Bestehen Neigungen zu abrupten Wechseln des Wärmegefühls am Leib? Friert er oder schwitzt er eher?
- Differenziert sich das Wärmeempfinden durch den Tagesrhythmus?
- Duscht bzw. badet der Patient gerne kühl oder warm?
- Was beobachtet der Therapeut? Mit Zustimmung des Patienten kann dieser einen eigenen Tastbefund erheben, z. B. an den Füßen, den Händen, am Rücken oder im Flankenbereich.

Die Körpertemperatur des Patienten misst man vor und nach dem Bad sowie im Anschluss an die Ruhepackung, bevor der Patienten aufsteht. Im Verlauf eines Bäderzyklus lassen sich Veränderungen in der Wärmeorganisation [→ Kapitel X.3 Zur Wärme des Menschen im Hinblick auf das Öldispersionsbad] des Patienten wahrnehmen:

- Wie entwickelt sich die Kerntemperatur im Verlauf der Bäder? Ändert sich das Temperaturniveau?
- Wie verhalten sich die Werte nach der Ruhepackung zu den Messungen vor dem Bad? Welche Wärmeantwort folgt auf die Behandlung?
- Wenn der Patient morgens und abends zuhause selbst misst: verändert sich die Schwingung zwischen morgendlicher und abendlicher Kerntemperatur im Verlauf eines Bäderzyklus (circadiane Rhythmik)?

Zum Herz-Kreislaufsystem erhält man orientierende Werte, indem man den Blutdruck misst und den Puls tastet.

6. Angaben zum Öl

Die Wahl des geeigneten Öles ergibt sich aus den bisherigen Beobachtungen und Wahrnehmungen des Therapeuten und der Diagnose. Man dokumentiert den Namen des Präparates gemäß den Herstellerangaben. Eine Änderung des Öles im Verlauf einer Bäderreihe erfordert eine Begründung.

7. Zum Therapieverlauf

Beobachtungen während des Bades

- Wie empfindet der Patient das Bürsten?
- Wie reagiert die Haut? Wo entstehen Rötungen und wie stark?
- Wo ist ein hoher Tonus erlebbar, z. B in den Händen oder Füßen?
- Wie verhält sich der Patient zum Auftrieb im Wasser?
- Liegt er schweigend in der Wanne oder besteht ein Redebedürfnis?
- Kann der Patient sich einlassen? Kommen evtl. alte Themen mit emotionalen Reaktionen hoch?

In der Ruhepackung

- Wie reagiert der Patient beim Einpacken?
- Mag er es, wenn ganz eng gepackt wird oder braucht er es eher locker?
- Wird eine externe Wärmequelle benötigt, wie z. B. eine Wärmeflasche oder eine zusätzliche Decke?
- Muss man nach zehn Minuten evtl. nachkorrigieren?
- Schläft der Patient ein und wenn ja wie lange?
- Wie ist die Wärmebildung in der Packung? Wie sind die Wärmeverhältnisse danach? Ist es eine wohlige, einhüllende Wärme oder wirkt sie eher feucht? Ist der Patient evtl. nicht richtig warm geworden und die Füße bleiben kühl?
- Wie verhält sich die zweite Temperaturmessung zur ersten?

Bemerkungen des Patienten während des Bades

- Ist die Temperatur angenehm?
- Wird sie im Laufe des Bades als zu kühl empfunden und ist dann warmes Wasser nachzufüllen?
- Wo entstehen Empfindlichkeiten beim Bürsten?

Bemerkungen des Patienten nach der Ruhepackung

- Gab es Träume oder besondere Erlebnisse wie Lichterscheinungen?
- Tauchen neue oder alte Gedanken auf?
- Erinnern die Behandlung und das Pucken an Kindheitssituationen?
- Haben die Menschen ein Gefühl ähnlich einem erneuten Geburtserlebnis?
- Wie ist die Wahrnehmungsfähigkeit, das Ruhebedürfnis?
- Erzählt der Patient beim nächsten Mal über mögliche Reaktionen in den darauf folgenden Tagen?

Nachklang

- Was erlebt der Therapeut nach der Nachruhe am Patienten im Hinblick auf die Wesensglieder?
- Wie ist die Hautfarbe?
- Wie wirkt der Blick?
- Ließen sich die vegetativen Prozesse anregen?
- Entstand ein neues Körpererlebnis, ein Empfinden der Ganzheit?
- Stellte sich ein Wohlbehagen mit Geborgenheit ein?
- Wie verhält sich die Atmung, ist sie gleichmäßig und rhythmisch?
- Gibt es noch Verspannungen im Leib oder seelische Anspannungen?
- Fühlt der Patient sich in seiner Mitte?
- Wie richtet er sich auf? Wie steht der Patient?
- Wie ist die Verbindung von innen nach außen?
- Kann der Patient die Durchwärmung halten oder kühlt er schnell wieder aus?
- Wurde die Wahrnehmungsfähigkeit sensibilisiert?
  Reagiert der Patient sensibler auf Fremdeindrücke?
- Was hat sich in Bezug auf Selbstreflexion und Selbstgefühl verändert?

Eine Tabelle wie die folgende eignet sich für eine systematische Dokumentation:

Datum	°C vor dem Bad	Wärme-verteilung und Befinden vor dem Bad	°C Wasser	Öl	Behandlung	°C nach dem Bad*	°C nach der Ruhezeit	Wärme-verteilung und Befinden nach dem Bad	Bemerkungen des Patienten	Bemerkungen des Therapeuten

* Die Messung (im Ohr) unmittelbar vor dem Einpacken zeigt oftmals eine niedrigere Temperatur als vor dem Bad oder nach der Nachruhe. Die Differenz dieser Zwischenmessung zu einer erhöhten Temperatur nach der Nachruhe zeigt auf, dass der Badegast während der Ruhezeit eine individuelle Wärme bildet. Dies unterstreicht, dass es sich bei der Wärmeentwicklung während der Nachruhe nicht um einen Effekt der Wärmestrahlung oder -leitung während des Badeprozesses handelt, sondern um eine originäre Bildung des eigenen Wärmeorganismus.

Über den Herausgeber

Dr. med. Albrecht Warning

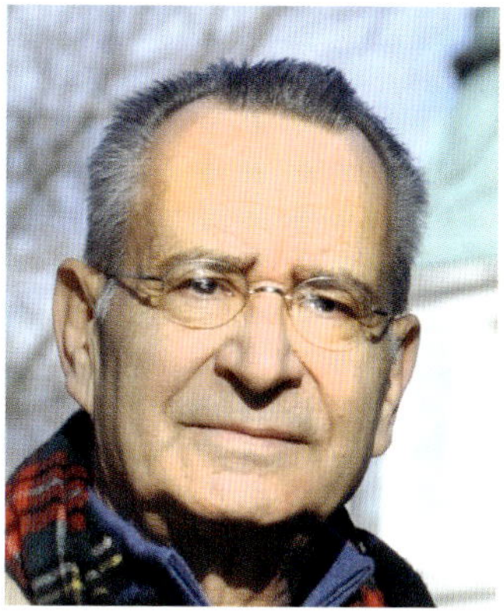

- geboren 1941
- 1962-1969 Studium der Medizin in Würzburg
- wissenschaftlicher Assistent an der Universität Marburg/Lahn, Institut für Cytobiologie und Cytopathologie (Elektronenmikroskopie)
- Facharztausbildung in Nürnberg
- klinische Tätigkeit seit 1979
- Arzt für Innere Medizin, Kardiologie, Geriatrie, Anthroposophische Medizin
- 1990-2006 Chefarzt der Klinik für Geriatrie am Knappschaftskrankenhaus in Essen
- Implementierung der Anthroposophischen Medizin
- 1997 Beginn der Ausbildungskurse für Öldispersionsbadetherapie nach Werner Junge in Deutschland
- 2001 Gründung des Internationalen Verbandes für Öldispersionsbäder nach Werner Junge*
- Ausbildungskurse in den USA, England, Holland, Irland, Österreich, Russland
- 2007 Gründung der Ita-Wegman-Akademie in Graz
- General Practioner am Raphael Medical Center in Tonbridge (Kent)
- 2008-2014 medizinischer Dozent in den Fachbereichen Eurythmie- und Kunsttherapie an der Alanus Hochschule für Kunst und Gesellschaft, Alfter bei Bonn
- seit 2014 freier wissenschaftlicher Dozent in internationalen Ausbildungen verschiedener therapeutischer Berufe im Bereich Anthroposophischer Medizin

Über die Autoren

Gabriele Bäumler-Warning

- geboren 1958
- 1995 Fachkraft zur Altenpflege, Fachseminar für Altenpflege, Frankfurt/Main
- soziale Betreuung bedürftiger Menschen, Christengemeinschaft Frankfurt/Main
- Ausbildung in der Öldispersionsbadetherapie, Internationaler Verein für Anthroposophische Badetherapie
- 1997-2005 Fachkraft im Bereich Öldispersionsbadetherapie, Haus Aja-Textor-Goethe, Frankfurt/Main

---

* Seit 2022: Internationaler Verein für Anthroposophische Bädertherapie e.V.

- 2005 Selbständigkeit mit der Öldispersionsbadetherapie in der Altenpflege, Frankfurt/Main
- Beirätin im Internationalen Verband für Öldispersionsbäder nach Werner Junge*, Praxisanleiterin in der Ausbildung im In- und Ausland
- Aromaexpertin Lebendige Aromakunde, Berlin
- Expertin für anthroposophische Pflege (IFAP)
- 2012-2016 Pflegefachkraft Wohnstift Beethoven, Bonn, zuletzt in der sozialen Betreuung
- Gründung des Therapeutikums Praxis an der Sonnenuhr in Alfter, Schwerpunkt pflegende Öldispersionsbäder in Begleitung zur Biograpiearbeit
- 2017-2023 Pflegefachkraft im Haus Christophorus, Berlin-Moabit, beauftragt für Fortbildungen in der anthroposophischen Pflege der Mitarbeiter
- Fachkraft für Palliative Care „Kurswerk Leben“ Berlin

Barbara Dürmuth

- geboren 1962
- 1981-1983 Ausbildung zur Industriekauffrau und Fremdsprachenkorrespondentin
- 1983-2008 Tätigkeit als Fremdsprachenkorrespondentin und Chefsekretärin
- 2003-2004 Ausbildung zur Aromachologin beim Forum Essenzia München
- 2005-2007 Ausbildung zur Gesundheitspraktikerin für Lebendige Aromakunde
- seit 2008 bis heute selbständig in eigener „Kraftquelle – Gesundheits- und Aromapraxis“ in Raesfeld im westlichen Münsterland
- 2009-2010 Ausbildung zur Öldispersionsbadetherapeutin nach Werner Junge
- 2010-2015 Ausbildung zur International zertifizierten Yogalehrerin
- seit 2012 Aufnahme der Yogakurse in eigener Praxis
- 2016-2017 Ausbildung zur Familienaufstellerin – Beratung von Paaren und Familien

Stefano Gasperi

- geboren 1956
- Medizinstudium an der Universität Bologna, Italien
- praktizierender Arzt mit Schwerpunkt Anthroposophische Medizin
- Mitbegründer und Mitarbeiter der Casa di Salute Raphael in Roncegno und der Waldorfschule in Trento, Italien
- Dozent für verschiedene anthroposophische Ausbildungen
- Vortragstätigkeit
- seit 2007 Generalsekretär der Anthroposphischen Gesellschaft in Italien

---

* Seit 2022: Internationaler Verein für Anthroposophische Bädertherapie e.V.

Sabine Gerber

- geboren 1955
- Ausbildung zur Krankenschwester am Lindenhofspital Bern
- Fortbildungskurs in anthroposophischer Krankenpflege an der Ita Wegman Klinik Arlesheim
- Ausbildung zur staatlich geprüften Masseurin/Medizinische Bademeisterin in Bad Säckingen
- Ausbildung in Rhythmischer Massage und Rhythmischen Bädern nach Ita Wegman an der Margarethe Hauschka Schule, Bad Boll
- langjährige pflegerische und therapeutische Erfahrung in den Abteilungen Nephrologie, Gynäkologie, Notfallstation, Rehabilitation, Tumorerkrankungen, Psychiatrie und Psychosomatik, Demenz-Wohngemeinschaft, Physiotherapie der Ita Wegman Klinik in Arlesheim und Sozialtherapie
- Therapeutin für Öldispersionsbäder
- Ausbildung zur Ausbildnerin in Rhythmischer Massage
- Dozentin u. a. für Hydrotherapie, Wickel/Kompressen, Rhythmische Einreibungen, klassische Massage und Anatomie an der Schule für Rhythmische Massage, Dornach
- eigene Praxis für medizinische Bäder und medizinische Massagen in Basel
- Dozentin am Ausbildungsgang für Komplementärtherapie Rhythmische Massage in Zürich
- Kurstätigkeit in anthroposophischer Bädertherapie

Jacqueline Goldberg

- geboren 1966
- Damenmaßschneiderlehre
- Ausbildung zur Krankenschwester
- Sozialfachwirtin im Gesundheitswesen
- Fachkraft für Palliativ Care
- Expertin für anthroposophische Pflege (International Forum for Anthroposophic Nursing, IFAN)
- Berufserfahrungen in einer geschlossenen Akut-Psychiatrie, in einem stationären Hospiz und beim Aufbau eines ambulanten Pflegedienstes
- Gründung der Freien Pflege Praxis Ulm
- Geschäftsführung und Pflegedienstleitung in der Freien Pflege Praxis Ulm
- Therapeutin für Öldispersionsbäder
- Dozententätigkeit
- Beraterin für Qualitätsmanagement

Monika Halter

- geboren 1962
- Ausbildung zur Krankenschwester im Klinikum Karlsruhe
- zweijährige Tätigkeit auf der onkologischen Gynäkologie, 23-jähriges Arbeiten auf der neurologischen Station im Klinikum Karlsruhe
- seit 2000 als Schulkrankenschwester am Parzival Zentrum Karlsruhe
- Aus- und Weiterbildungen in Elternberatung frühe Kindheit, Wickel und Auflagen, Rhythmische Einreibungen nach Ita Wegman
- Aroma- und Phytotherapeutin Heilpflanzenschule Freiburg/Breisgau
- Ausbildung als Öldispersionsbadetherapeutin nach Werner Junge
- Klangschalentherapeutin nach Peter Hess (Gong Healing)
- diverse Fortbildungen in Traumatologie und Notfallpädagogik

Ute Hild

- geboren 1953
- 1971-1975 Studium der Innenarchitektur an der FH Detmold – Dipl. Ing.
- 1977-1978 Studium der Architektur an der FH Stuttgart – Dipl. Ing.
- 1978-1979 Studium der Baubiologie in Rosenheim
- 1977-1997 Selbständigkeit im eigenen Unternehmen mit zwei Filialen, nach Einführung des elektronischen Planungsablaufes Beendigung und Aufgabe des Unternehmens
- 1994-1997 Ausbildung zur Heilpraktikerin
- verschiedene, v. a. anthroposophisch-orientierte therapeutische Aus- und Weiterbildungen: Öldispersionsbadetherapie nach Werner Junge, Rhythmische Einreibungen, Biografiearbeit, Craniosacraltherapie, Elementartherapie nach Erna Weerts, ICHOS-Klangtherapie
- seit 1997 anthroposophische Tätigkeit in eigener Naturheilpraxis, seit 2021 auch im südlichen Alentejo in Portugal
- Dozentin für Elementartherapie
- 1998-2000 jeweilige dreiwöchige therapeutische Tätigkeit in der Ost-Ukraine, Einführung der Öldispersionsbadetherapie
- 1997-2000 berufsbegleitende Ausbildung zur Sozialtherapeutin in Aichtal bei Wolfschlugen und in einer anthroposophischen Einrichtung für seelenpflegebedürftige Menschen sowie in der Erziehungshilfe
- 1999-2021 therapeutische und sozialtherapeutische Tätigkeit in einer anthroposophischen Erziehungshilfeeinrichtung auf der Schwäbischen Alb, mit den Schwerpunkten Ödispersionsbade-, Elementar- und Craniosacraltherapie
- 2009-2012 Studium der Komplementärmedizinischen Wissenschaften in Graz (Österreich) mit Masterarbeit einer Einzelfallstudie zur Wirksamkeit der Elementartherapie

Sören Hirning-Goldberg

- geboren 1965
- Gärtnerlehre in der DEMETER-Gärtnerei Willmann, Vaihingen/Enz
- Studium der Volkswirtschaftslehre (Universität Konstanz) und Wirtschaftswissenschaften (Universität Hohenheim) mit dem Abschluss Diplom-Ökonom
- 6 Jahre Unternehmer im Bereich Naturkost
- 11 Jahre Finanzbuchhaltung und Controlling im Nikolaus-Cusanus-Haus Stuttgart
- Geschäftsführer der Freien Pflege Praxis Ulm
- Vorstand im Förderkreis für Anthroposophische Pflege e.V.
- Berater für Pflegedienste und Pflegeheime in den Bereichen Organisation und Betriebswirtschaft
- Dozententätigkeit

Prof. Dr. med. Roman Huber

- geboren 1962
- Facharzt für Innere Medizin mit Schwerpunkt Gastroenterologie
- Zusatzqualifikationen in Akupunktur, Anthroposophischer Medizin (GAÄD), Ernährungsmedizin, Naturheilkunde und Physikalischer Medizin
- Leiter des Uni-Zentrums Naturheilkunde am Universitätsklinikum Freiburg im Breisgau (Ambulanz, studentische Lehre, ärztliche Weiterbildung, Forschung)
- zahlreiche Publikationen in internationalen Fachzeitschriften zu Anthroposophischer Medizin, Phytotherapie, Naturheilkunde

Dr. med. Lüder Jachens

- geboren 1951
- Medizinstudium in Göttingen und Kiel
- Begründung und Mitarbeit in studentischen Arbeitskreisen für Anthroposophische Medizin
- Ausbildung zum Hautarzt und Allergologen in der Wuppertaler Hautklinik
- 1989-1991 Tätigkeit in der Klinik Öschelbronn, Zusatzbezeichnung Naturheilverfahren
- 1992-2012 niedergelassener Dermatologe in Stiefenhofen/Allgäu, Arzt für Anthroposophische Medizin (GAÄD)
- 2013-2020 niedergelassener Dermatologe in Riga/Lettland
- Vorträge und Seminare im In- und Ausland
- schriftstellerische Tätigkeit

Marina Kayser-Springorum

- geboren 1952
- Fachärztin für Allgemeinmedizin
- 1985-2009 Schulärztin Freie Waldorfschule Hannover-Bothfeld
- 1994-2009 selbständig in eigener Praxis mit Familienmedizin und Hausgeburtshilfe in Hannover
- 2009-2019 Leitende Ärztin Mutter/Vater- und Kind-Kurheim Alpenhof Rettenberg
- 2015-2023 Planung einer neuen Mutter/Vater- und Kind-Kurklinik (Phönix-Kur), Juliusruh auf Rügen
- Dozententätigkeit für Waldorfkindergärtnerinnen in Hannover
- IPMT in Beijing/China
- Kolisko-Tagungen in Schweden, Ukraine, Südafrika, Amerika
- Schulärztetagungen in Dornach von 1985-2009

Anne Krüger

- geboren 1972
- Ärztin in Weiterbildung für Psychosomatische Medizin
- Praxis für Lebensfragen und Krisenintervention
- Spacial Dynamics®-Therapeutin und -Ausbilderin
- Bothmer®-Gymnastin
- Familien- und Sozialberaterin AV
- Vortrags- und Seminartätigkeit
- Chorsängerin, Mitbegründerin des Nachbarschaftschores Grötzingen

Benedikt Krüger

- geboren 2000
- Komponist für Film und Medien
- Klassenhelfer und Kernzeitbetreuer, Freie Waldorfschule Gutenhalde
- Engagements als Illustrator, Jugendleiter und Tanzlehrer

Dr. med. Markus Krüger

- geboren 1971
- Therapeut und Ausbilder für Öldispersionsbäder nach Werner Junge, Rhythmische Bäder nach Ita Wegman, Brandungsbäder nach Maria Lieske-Usbeck und Spacial Dynamics®
- Bothmer®-Gymnast
- Gastprofessor an der medizinischen Fakultät, Sektion Pädiatrie, der Riga Stradins Universität (Lettland)

- Dozent an der Alanus Hochschule Alfter in den Studiengängen Eurythmietherapie (MA), Kunsttherapie (BA) und Kunst-Pädagogik-Therapie (BA)
- Mitbegründung und Leitung der Fachweiterbildung Kinder- und Jugendlichen-Kunsttherapie, Alanus Hochschule Alfter
- Chefarzt der Klinik für Kinder und Jugendliche am Elbeklinikum Stade
- Kinder-Pneumologe, -Endokrinologe und -Diabetologe

Dr. med. Angela Kuck

- geboren 1957
- Fachärztin für Gynäkologie und Geburtshilfe
- 2001-2017 Chefärztin der Frauenklinik und Geburtshilfe des Paracelsus-Spitals Richterswil, Schweiz
- Frauensprechstunde im Paracelsus-Zentrum in Zürich und in der Praxis am Bahnhof in Bäch, Schweiz
- Vortragstätigkeit

Christa Maier-Schnorr

- geboren 1941
- 1961-1963 Grundausbildung Krankengymnastik und Massage, Orthopädische Klinik Heidelberg-Schlierbach
- 1967-1969 Ausbildung in Rhythmischer Massage bei Margarethe Hauschka, Bad Boll
- 1971-1973 Rhythmische Massage an der Ita Wegman Klinik Arlesheim
- 1974-1990 am Heilpädagogischen Kinderheim Sonnenhof Arlesheim, Unterrichten der Studierenden in Menschenkunde
- ab 1990 selbständige Praxis in Dornach
- 1995 Organisation der 1. Physiotherapie-Tagung am Goetheanum, Dornach
- 2001 Gründung der „Schule für Rhythmische Massage" in Dornach, sieben Jahre in der Schulleitung, 2001-2016 als Dozentin
- 2002 Zertifikat zur Ausbilderin in Rhythmischer Massage
- 2022 Dozentin an der Ausbildung für Komplementärtherapie Rhythmische Massage in Zürich
- Veröffentlichungen im Merkurstab

Prof. Dr. Ulrich Meyer

- geboren 1965
- 1986-1991 Pharmaziestudium an der Freien Universität Berlin
- 1999 Promotion über die Geschichte der Antiallergika
- 2001-2006 Lehrauftrag für Geschichte der Pharmazie an der Universität Heidelberg, 2007-2012 an der Universität Greifswald
- ebendort 2012 Ernennung zum Honorarprofessor für Geschichte der Pharmazie

- 1992 und 1999 öffentliche Apotheke
- 1993-1996 wissenschaftlicher Mitarbeiter der WALA Heilmittel GmbH
- 1996-1999 wissenschaftlicher Mitarbeiter am Institut für Pharmazie der Universität Greifswald
- 2000-2012 Mitarbeiter der WALA Heilmittel GmbH, zuletzt Leitung des Ressorts Wissenschaft und Mitglied der Geschäftsführung
- seit 2012 Leitung des Salumed Verlags am Gemeinschaftskrankenhaus Havelhöhe, Berlin
- freier Pharmaziehistoriker und Autor

Kirstin Möller

- geboren 1962
- Ausbildung zur Erzieherin mit Schwerpunkt Sonderpädagogik
- Heilpraktikerin und Heilpraktikerin für Psychotherapie
- Weiterbildung als Badetherapeutin, Internationaler Verein für Anthroposophische Badetherapie
- Weiterbildung Rhythmische Einreibungen nach Wegman/Hauschka, Carus Akademie Hamburg
- Expertin für Rhythmische Einreibungen, Carus Akademie
- Anerkennung als Anthroposophic Body Therapist, Dornach
- Weiterbildung Rhythmische Massage nach Ita Wegman, Akademie Havelhöhe
- Fortbildungen im Bereich Trauma- und Schmerztherapie
- 2002 bis 2017 Tätigkeit im Haus Arild, Einrichtung für Seelenpflegebedürftige Kinder und Jugendliche in Bliestorf
- seit 2017 selbständige Tätigkeit in eigener Praxis für Anthroposophische Körpertherapien in Lübeck
- 2018 bis 2023 zusätzlich Tätigkeit als Sozialpädagogische Familienhilfe in Lübeck

Reinhold Schön

- geboren 1947
- Ausbildung Bankkaufmann in der Raiffeisenorganisation
- 1989 nach krankheitsbedingter Berufsunfähigkeit Umschulung zum Kneipp- und medizinischen Bademeister, Atemtherapeut und Saunameister
- Schüler und Nachfolger von Werner Junge
- 1991 Bademeister des Schwefelbades und in der Fangoabteilung im Kurhaus Bad Boll
- 1998 Geschäftsführer der Boller Jura Fango GmbH
- 2006 Übernahme der Dr. Heberer Naturheilmittel GmbH, geschäftsführender Gesellschafter bis 2016

---

* Seit 2022: Internationaler Verein für Anthroposophische Bädertherapie e. V.

- seit 1990 internationale Therapeuten- und Seminartätigkeit für das Jungebad
- Mitglied im Medizinischen Seminar Bad Boll
- Gründungs- und Vorstandsmitglied von: Internationaler Verband für Öldispersionsbäder nach Werner Junge*, International Association for Anthroposophic Body Therapy (IAABT) und Deutsche Gesellschaft für Anthroposophische Körpertherapie (DGAK)

Maren Wendt

- geboren 1961
- tätig in der Landwirtschaft auf Island
- Grundausbildung zur Heilpädagogin mit Studienjahr in Dornach/Schweiz
- Tätigkeit in der Heilpädagogik und Sozialtherapie in Schweden
- Mitarbeit in der Vidarklinik in Järna/Schweden
- Kunststudienjahr in Järna/Schweden
- Heilpädagogin in einer Schule für seelenpflegebdürftige Kinder in Hamburg
- Frühförderung im Haus Mignon in Hamburg
- Weiterbildung in Entwicklungsdiagnostik und Entwicklungsförderung am Lievegoed Institut Hamburg
- Weiterbildung Rhythmische Einreibung nach Wegman/Hauschka an der Carus Akademie Hamburg
- Badetherapeutin für Öldispersionsbäder nach Werner Junge
- Therapeutin für Rhythmische Einreibung und Öldispersionsbäder an der Schule Friedrich-Robbe-Institut Hamburg
- Rhythmischen Bäder nach Ita Wegman
- Praxisanleiterin in der Ausbildung für Öldispersionsbäder
- aktive Tätigkeit im Internationalen Verein für Anthroposophische Bädertherapie e.V.

Personenverzeichnis

B

Barlach, Ernst 77
Bockemühl, Jochen 286
Bosse, Dankmar 93
Botticelli 97
Bühring, Malte 56

C

Carus, Carl Gustav 29
Coley, William 51

D

Dam, Joop van 21
Dost, Johanna 79

E

Eichler, Els 186
Ephesus, Rufus von 56

F

Frank, Martin 148

G

Galenos 56
Gerretsen-Remer, Gabriele 85
Giorgione 97
Girke, Matthias 102
Goethe 105, 185, 189, 282, 304, 378
Glas, Norbert 65
Gutenbrunner, Christian 110

H

Hahnemann, Samuel 28
Hauschka, Margarete 31, 187
Hauschka, Rudolf 80, 186, 335, 357
Heine, Rolf 50, 231
Hildebrandt, Gunther 118, 120, 371
Hofmann, Linde 257
Huber, Roman 50
Hufeland, Christoph Wilhelm 113

J

Jauregg, Julius Wagner von 56
Junge, Angelika 188
Junge, Franziska 183
Junge, Werner 31, 126, 163, 181-190, 257, 281, 335

K

Kaufmann, Heribert 186
Kloss, Johannes 335
Kneipp, Sebastian 28, 63, 69, 155, 374
Köller, Karl 64
König, Karl 203
Kunze, Hermfried 188, 335

L

Lahmann, Johann Heinrich 187
Lampert, Heinrich 49, 56
Lieske-Usbeck, Maria 31, 85, 349
Linné, Carl von 287

M

Marbach, Irmgard 35, 41, 186
Mariani, Michelangelo 93
Marti, Ernst 164, 340
Moliére, Jean Baptiste 28

P

Paracelsus 27, 290
Pelikan, Wilhelm 263, 292
Pressel, Simeon 69
Prießnitz, Vinzenz Franz 28

R

Remer, Erika 85

S

Sachsen-Altenburg, Georg von 182
Schad, Wolfgang 372
Schickler, Eberhard 186
Schlegel, Emil 91, 96
Schlenz, Maria 49, 56
Schmidt, Martina 70
Schnabel, Carl 85
Schön, Reinhold 177, 417
Simon, Ludger 179
Simonis, Werner Christian 284
Soldner, Ursi 72
Steiner, Rudolf 21, 23, 28, 29, 31, 54, 91, 92, 94, 95, 100, 101, 103, 106, 111, 119, 160, 164, 183, 189, 281, 307, 335, 353, 355, 380, 408, 410, 419, 426
Suchantke, Andreas 286, 325

V

Viola, Giacinto 104
Vogel, Heinz-Hartmut 80, 186

W

Walter, Hilma 29
Weckenmann, Manfred 80
Wegman, Ita 24, 31, 33, 79, 94, 182, 231, 348
Werner, Junge 126
Wolff, Otto 96, 104

Z

Zabel, Werner 49

Sachwortverzeichnis

A

Abbaukräfte 98-100, 354
absteigendes Wellenbad 37
Abstriche 34, 35
Abwehren 235
Abwehrkräfte 88, 196, 265
acht Übungen 419
Acne vulgaris 413
Aconitum e tubere W 5 %, Oleum 243, 246, 248, 253, 254, 261, 292, 307
Adaptionszeit 51
ADHS 201, 228, 310, 315
Aesculin 85, 88
Aescusal-Bad 85
Aggressivität 161
Aktivierung 36
Aldosteronspiegel 117
Allergie 118, 205, 317, 319, 334
Alopecia areata 208
Altenpflege 257
Alzheimer 265
ambulante Pflege 231, 236
Anamnese 444
Angina pectoris 65, 66
Angst 36, 69, 119, 121, 161, 196, 205, 207, 221, 241, 244-246, 307, 309, 311, 312, 330
Anisöl aeth. 5% in Olivenöl 193, 206, 308
Anorexie 36, 79, 104, 161, 197, 251, 330
Anregen 234
Anthroposophische Medizin 25, 43, 91, 101, 353, 414
Anthroposophische Pflege 231, 257
Antidepressiva 55, 57
Antriebsschwäche 35, 36, 270
Appetit anregen 313
Äther 164, 165, 340
ätherische Öle 281, 293, 361, 397, 408-411
Ätherkräfte 81, 109, 160, 163, 336, 398
Ätherleib 21, 24, 43, 44, 82, 125, 162, 167, 171, 202, 206, 212, 220, 238, 241, 250, 340-342, 344, 347, 349, 351, 386, 400, 445
Ätherisation 163, 166
äußere Anwendungen 21, 23, 25, 72, 82, 187, 211, 414
Arme 66, 67, 137, 139, 140
Armbad 63-65, 67, 115
Armbewegung 39
Arnica e floribus W 5 %, Oleum 198, 239, 253, 261, 263, 303, 308
Arnika 73, 296-299, 302
Arnika Essenz 64, 71
Arsen 96, 100, 102, 103
arterieller Blutstrom 65
arterielle Verschlusskrankheit 35, 70, 75, 117
Arthritis urica 110
Arthrose 64, 237, 261, 308, 312, 318
Asthma bronchiale 30, 35, 37, 64, 73, 104, 105, 118, 119, 121, 195, 334
astrale Kräfte 76, 82, 109
Astralleib 21, 24, 43, 44, 81, 82, 100, 103, 119, 125, 169, 171, 202, 206, 212, 238, 241, 252, 265, 269, 343, 348, 349, 351, 399, 400, 445
Atemfrequenz 115, 117
Atemfunktion 178
Atemwegserkrankung 64, 105, 118, 120, 229, 310
Atmung 40, 94, 97, 98, 99, 100, 105, 114, 116, 118-120, 160, 178, 312, 313, 341, 378, 385
atopische Dermatitis 313
Aufbaukräfte 43, 97, 99, 101, 313, 354, 398
Auferstehungskräfte 24, 182, 188
Aufklärungspflicht 436
Aufrichten 233, 387
Aufspreitung 163, 164

aufsteigendes Wellenbad 38
Auftrieb 88
Augenflimmern 46
Ausatmung 34, 36, 37, 119, 354, 378
Ausgleichen 234
Ausscheidung 34, 37, 40, 41, 342, 385
Autoimmunerkrankung 104
Autonomie 197, 344-347
Autotransfusion 117

B

Badeente 195
Badegast 424
Baderaum 127, 258, 264
Badetherapeut 435
Badewanne 33, 51, 63, 86, 128, 130, 131, 142, 166, 231, 258
Badewasser 128, 163, 167, 363
Badezusätze 33, 36, 71, 85, 179, 405
Bäderanwendung 22, 30, 85
Bäderkulturen 27, 109
Bäderserie 223, 224, 226, 238, 374, 375
Bad Marienquelle 111
Bad Nenndorf 109
Basalmembran 400
Basisöl 330
Bauch 139, 403
Bauchlage 142
Bauchschmerzen 196, 254
Becken 76
Begrenzung 163, 164
Behandlungsvertrag 436
Behinderteneinrichtung 277
Beine 67, 69, 136, 143, 144
Belasten 234
Berberitze 5 % in Olivenöl 215, 217, 239, 308
Berührungsbehandlung 33, 34, 133
Besinnlichkeit 40
Bestätigen 235
bettlägerige Menschen 259
Bewegungsapparat 41
Bewegungseinschränkungen 260
Bewegungssinn 127, 133, 219, 383, 386, 388
Bewegungstherapie 57
Bewegungstrieb 266
Bewegungsvollbad 87
Bewusstsein 40, 98, 101, 267, 343
Bewusstseinszustand 23, 102
Beziehungskultur 418
Bildeprozess 165, 166, 340
Bilsenkraut 102
Birkenrinde 10 % in Olivenöl 308, 410
Bitterstoffe 411
Bitterstoffrezeptoren 401
Blasenentzündung 308
Blatt 283, 285, 288, 293, 358
Blüten 283, 287, 293, 343, 358
Blut 98, 99, 105
Blutzirkulation 25, 75, 94
Brandungsbad 31, 85, 349, 351
Bronchialsystem 118, 119, 195
Bronchitiden 228, 317
Bronchokonstriktion 120
Brustbein 140
Brustkorb 66, 76, 140, 145
Bürsten 33, 132, 133, 155
Bürstenbad 31, 34, 36, 349
Bürstung/Bürstenmassage 34, 51, 133-153, 159, 162, 170, 173, 177, 187, 236, 245, 257, 351, 381, 390, 397, 413
Bugwelle 36
Bulimie 252

C

Calendula 299-301, 303
Cardiodoron 101, 102
Carminativum 310, 313
Casein 80, 82
Chamomilla e floribus W 10 %, Oleum 194, 196, 254, 309
Christus 160, 426, 430
Christuswirken 188
Chronobiologie 378
chronobiologische Schwankungen 55
Citrus, Oleum aethereum 10 % 217, 222, 319

Colitis ulcerosa 198
Crescendo 39, 74
Cuprum metallicum praeparatum 0,4 % 236
Cytochrom-c-Oxidase 99

D

Darm 139
Datenschutz 441
degenerative Prozesse 41, 308, 310
degenerative Wirbelsäulenerkrankungen 110
Dehydrierung 50
Demenz/demenzielle Veränderung 264-270, 309-311, 313, 314, 316, 319
Denken 213, 344, 355, 393
depressive Verstimmung 35, 36, 41, 73, 222, 311, 317
Depression 50, 55, 57-59, 161, 241, 246-249, 270-274, 307, 311, 330
Diabetes mellitus 30, 82, 104, 196, 197, 316, 409
Dispersion 31
Distorsionen 71
Diurese 117
Dokumentation 125, 156, 374, 375, 438, 443-449
Dreigliederung 102, 290, 353-361, 397, 400
Drogenmissbrauch 41
Duftstoffrezeptoren 401
Durchblutungsstörung 65
Dysmenorrhoe 317

E

Eichenrinde 71, 73
Eigelb 82
eigene Praxis 441
Einatmung 38, 354, 378
Einschlafstörung 35, 74, 75
Eisen 94-103, 105
Eisenmangelanämie 104
Eisenwirkung 25, 98
Eiweiß 81, 100, 105
Eiweißprozess 97
Elemente 22
Emulgator 128
Emulsion 81
endogene Rhythmen 58, 342
Endotoxine 50
Enkopresis 208
Entkleiden 132, 264
Entlasten 234
Entspannung 40, 69, 313
Entstauung 34
Entwicklungsstörungen 195, 200, 211, 316
entzündliche Erkrankungen 35, 41
Enuresis nocturna 70, 208
Epidermis 110, 397, 398
Equisetum ex herba W 5 %, Oleum 239, 310, 409, 413
Erhaltung 342, 385
Erkenntnissinne 392, 403
Ernährung 342, 385
Erregungszustände 268
Erschöpfung 63, 65, 79, 104, 196, 249, 272, 316, 318
Erste-Hilfe-Set 51
Ersteindruck 125, 444
Erstgespräch 437, 444
Erwecken 235
Eselsdistel 102
Essstörungen 250
Eucalyptus, Oleum aetheroleum 10 % 310
Extremitäten 403

F

Fango 71
Fenchel aeth. 10 % in Olivenöl 178, 193, 196, 219, 222, 254, 268, 310
fette Öle 327, 328, 334, 361, 406-408
Fetthennen-Auszug 85
Fettsäuren 80, 82, 169, 328, 333, 334, 407, 408
Fichtennadel 71
Fieber 64
Fiebererzeugung 49
fieberhafte Erkrankungen 35, 56

Flanelltuch 79, 127, 154, 373
Flossen 40
Förderschwerpunkt sozial-emotionale Entwicklung 199
Formica 198, 243
Fortpflanzung 80
Freiheitsmoment 67
Freiraum 40
Fress-Brech-Sucht 252
Frottiertuch 63, 70
Frühgeborene 406
Frühgeburt 194
Fühlen 213, 344, 355
Füllmenge 131
Fünfstern 159
Fußbäder 69, 70-77, 80, 115
Füße 133, 159

G

Gänseblümchen 285
Ganzkörperbehandlung 162, 196
Ganzkörperpackung 154, 373
Gasentwicklung 114
Geborgenheit 194, 258, 268
Geburtshilfe 43, 88
Gedankensinn 383, 393
Gefühlsschwankungen 309
Geist 98
Geisteswissenschaft und Medizin 101
geistiger Impuls 379
Geistkämpfer 77
Gelenke 40, 41
Gelenksentzündung, akut 64, 65
Gelenkschmerzen 261, 308, 319
Geruch 23
Geruchssinn 109, 219, 383, 391, 402, 412
Gesäß 138, 140, 144, 146, 147
Geschmack 23, 411
Geschmackssinn 219, 383, 391, 412
Gesichtsbehandlung 148-154
Gestose 43, 45
Glaskolben 165
Gleichgewichtssinn 219, 383, 387, 402
Gicht 75, 308
Gold 105
Gold-Rosenblüten-Öl 161, 193, 198, 243, 245, 249-252, 274, 278, 311
Gold-Rosenblüten-Lavendel-Öl 161, 245
Gold-Weihrauch-Myrrhe-Öl 161, 193, 203, 243, 245, 311
Grenzbildung 88, 384
Gürtelrose 303

H

Haarausfall 312
Hahnenfußgewächs 286, 334
Halswirbel 141, 147
Hände 137, 139, 159, 404
Handführung 39
Hammam 27
Hämatom 261, 302
Häm-Moleküle 99
Hämoglobin 98
Hämorrhoidalleiden 88
Harmonie 105
Harmonisierung 223, 265
Harnwege 43, 72, 74, 75, 316, 318
Haut 23, 82, 110, 169, 310, 397-408
Hautbeschaffenheit 403
Hautdurchblutung 115, 413
Hauterkrankungen 41, 70, 104, 110, 309
Hautekzeme 35, 104, 110, 312, 317
Hautkapillare 114
Hautoberfläche 169, 363
Hautperipherie 40
Hautpilz 317
Hautrötung 141
Häutung 170, 171
Hautwahrnehmung 36
Heilmittel 92, 101, 189, 440
Heilpädagogik 211
Heilpädagogischer Kurs 30, 211
Heilpflanzen 281-283, 290-292, 360
Heilquellen 92, 96, 109, 113, 114
Heilwille 427-430

Herzinsuffizienz 35, 117
Herzerkrankungen 38, 50, 63, 79, 102, 114, 314
Herzfrequenz 115, 117
Herz-Kreislaufsystem 51, 74, 102
Herzmitte 159
Herzrhythmus 378
Herzrhythmusstörungen 50
Heuschnupfen 104, 118
„hinterer“ Mensch 142
Hirntumor 50
Hoffnungslosigkeit 271
Honig 79, 81
Hornschicht 169, 171, 397
Hörsinn 383, 392
Hülle 39, 40, 43, 193, 319, 336, 363, 374
Hüllen 232
Humoralpathologie 28, 56
Hyperakusis 207
Hyperhidrosis 110
Hyperreagibilität 119, 120
Hyperthermie 49, 51, 56
Hyperthyreose 50, 64, 101, 104
Hypertonie 35, 37, 38, 43, 45, 50, 64, 75, 88, 102, 115, 117
Hypotonie 37, 38, 63, 102, 104, 316

I

Ich 22, 24, 31, 69, 125, 241, 267, 269, 339, 387, 405, 446
Ich-Organisation 24, 57, 69, 76, 169-171, 206, 212, 235, 237, 250, 302, 344, 347, 349, 351, 373, 409, 414, 426
Ich-Sinn 383, 393
Immunschwäche 104
Infektanfälligkeit 195
Infektprophylaxe 74
Infrarot-Hyperthermie 51, 56
Indikationen 281, 307-319
Indikationsfindung 281
Ingwer 72, 359
Inkarnationsmetall 98
Inkarnationsprozess 103
Inkarnationsschwäche 105
Inkarnationssinne 388-390
innere Haltung 418-425
Internationaler Verein für Anthroposophische Badetherapie 435
Isenheimer Altar 188

J

Jahrsiebt 103, 193
Juckreiz 115, 119
Jugendliche 193, 197, 250
Jungbrunnen 27
Jungebad-Apparat 126, 128, 156, 163, 165, 167, 184, 190

K

Kalk 93
Kälte 22
Kälteempfindlichkeit 75, 110
kalte Füße 69, 74, 404
Kältereiz 34
Kälterezeptor 115, 404
Kamille 194, 196, 207
Kampferöl aeth. 5 % in Olivenöl 312
Kapuzenmuskel 138
Karlsbrunn 113
Karnofsky-Index 49
Kastaniensole 44, 85, 86, 87, 350
Keratinozyten 397, 398, 401
Kiesel 93
Kinder 23, 24, 69, 103, 105, 193, 205, 213, 219, 384, 408
Klangäther 164, 340, 349
Kleinkinder 195, 250, 309
Klettenwurzel 5% in Olivenöl 177, 208, 215, 312
Klimakterium 317
Klinisch-Therapeutisches Institut 29, 31, 79
Kniekäppchen 135
Kniekehle 143
Knöchel 134
Körperbewusstsein 34, 35

Körperkerntemperatur 50, 56, 58, 115, 125, 130, 369-371
Körperoberflächentemperatur 33, 370, 371
Körperspannung 34, 36, 224
Körperstamm 403
Körpertemperatur 51, 52, 53, 55, 109, 125, 155, 238, 369, 370, 402, 405, 446
Körperwahrnehmung 36
Kohlendioxid-Quelle 113
Kohlensäure 114
Kohlensäurebad 30, 113-119
Kokosöl 406
Kollaps 52, 59
Komposition 101, 282
Konstitutionsbilder 212-219
Kontraindikationen 35, 37, 38, 41, 50, 59, 63, 64, 70
Kontrakturen 262
Kopf 37, 69, 99, 148, 153, 354, 360
Kopfbehandlung 148
Kopfschmerzen 38, 44, 46, 51, 74, 75, 154, 253, 315
Kortisol 59
Krämpfe 309, 315
Krankengeschichten 24, 29, 91
Krankheitstendenzen 100, 357
Kreisbewegungen 39, 141, 144, 145, 159
kreisende Welle 39
Kreislauf 66, 74, 100
Krisenintervention 225
Kupfer 95-103, 105
Kupfer-Lavendel-Öl aeth. 179, 215, 262, 312

L

Lagerungshilfen 33
Lähmungen 254, 262
Latschenkieferöl 178, 263, 269
Lärchenharz 10 % in Olivenöl 197, 239, 312
Lavendel 71, 73, 201, 282
Lavandula, Oleum aethereum 10 % 193, 195, 201, 219, 253, 255, 266, 313
Lebensäther 82, 83, 164, 250, 340, 349
Lebenskräfte 43, 104, 159, 160, 167, 182, 193, 194, 233, 249, 273, 317, 340, 357, 379
Lebenskrise 161, 313, 330
Lebensprozesse 98, 100, 214, 216, 218, 291, 340-342, 345, 384
Lebensrhythmen 342
Lebenssinn 127, 160-162, 219, 383-385, 388, 402
Lederhaut 398
leibgerichtete Sinne 127, 388
Leiblichkeit 21, 103, 246
Leichte 67, 160
Leinöl 313, 333, 407
Lendenbereich 140, 144, 145, 147
Lemniskate 39, 70, 140, 182, 380
Lemniskatenbad 31, 38, 40, 43, 44, 45, 46, 131, 349
Lemniskatenführung 39, 70, 73, 79, 131, 146
Levico-Quelle 93, 96
Levico-Wasser 71, 91-93, 95-97, 101-105, 108
Levisticum e radice W5 %, Oleum 313
Lichen 104, 409
Lichtäther 81, 82, 164, 340, 349
Lindenblüten 5 % in Olivenöl 215, 313
Lindenblütentee 53
Long-Covid-Syndrom 73
Luftkegel 129
Lumbago 178, 308, 313, 315, 318
lymphatische Diathese 105
Lymphödem 64, 65, 400
Lymphschwellungen 309

M

Magen-Darm-Trakt 43
Magersucht 35, 251, 330
Malvenöl 161
Mandelöl 194, 361
Maria lactans 81
Mars 96
Materie 98, 103

Medikamentenmissbrauch 41
Meerrettichöl aeth. 5 % in Olivenöl 239, 243, 250, 253, 254, 263, 314
Melissa ex herba 5 %, Oleum 268, 314
Menstruationsbeschwerden 74
Merkurprozess 288, 356, 357
Metalle 93, 97, 98, 100, 105
Metamorphose 105, 282
Migräne 35, 38, 154, 237, 315, 318, 319
Mikroangiopathie 117
„mittlerer" Mensch 162
Michaeliraute 144
Mikrobiom 169
Milch 80-82
Mineralien 93, 412
Mineralreich 339
Mitochondrien 99
Mondenrhythmen 80
Moor 71, 335
moralisches Handeln 346
Morbus Basedow 104
Morbus Bechterew 110
Morbus Crohn 198
Morbus Hashimoto 104
Morbus Parkinson 104, 262, 313, 319
Multiple Sklerose 104
Muskelschmerzen 73, 178, 253, 261, 307, 308
Muskelspannung 88
Mutkräfte 243, 251, 311, 331
Mutlosigkeit 36, 271, 309
Mutter-Kind-Kur 205
Muttermilch 97
Myalgien 178, 308, 315, 318
Myokardinfarkt 117
Myokardinsuffizienz 50
Mythologie 81, 96

N

Nachgespräch 438
Nachruhe 23, 33, 35, 40, 44, 53, 57, 58, 87, 127, 154-156, 170, 220, 373, 447, 448
Nacken 146
Nährbad 79, 80-83
Nähren 233
Nahrungsaufnahme 79, 208
Nahrungsmittelunverträglichkeit 218, 317
Nasenbluten 75
Nasen-Nebenhöhlen 118
Nasen-Rachenraum 74
Neroli-Orangenblüte aeth. 1 % in Olivenöl 267
Nervenendigungen 398, 401, 404
Nervenschwäche 314
Nerven-Sinnes-System 23, 100, 162, 221, 268, 291, 313, 345, 353-355, 361, 380, 398, 413
Nerven-Sinnestätigkeit 119, 353, 398
Nervensystem 66, 88, 104, 220, 263, 302,
Nervi splanchnici 76
Nervosität 154
Nervus trigeminus 153
Neugeborene 406
Neuralgien 307, 311, 312, 315, 336
neurasthenische Konstitution 104, 311, 315
Neuritiden 88, 307
Neurodermitis 64, 105, 194, 205, 316, 409, 410
Niereninsuffizienz 35
Nieren 43, 141, 145, 310, 316

O

„oberer" Mensch 137
Oberschenkel 136, 144
Ödeme 44, 46
Ohnmacht 43
Öl 131, 164, 166, 281, 361
Ölauswahl 161, 201, 220, 281, 420
Ölbildungsprozess 31, 327, 333
Öldispersion 33, 128, 130, 163-165, 170, 184
Öldispersionsbad 31, 125-156, 159, 163, 167, 169-171, 173, 184, 188, 193, 201, 205, 211, 214-220, 231, 236, 241, 257-274, 277, 281, 330, 347, 348, 350, 369, 373, 381, 389, 405, 410, 417, 426
Ölrückstände 156

Olivenbaum 323, 328, 329
Olivenöl 79, 161, 193, 194, 196, 201, 248, 314, 328-331, 374, 405, 406
Oliven-Basilikum-Öl aeth. 5 % 180, 222, 254, 308
Oliven-blaue Kamille-Öl aeth. 1 % 227, 254, 309
Oliven-Calendula-Öl 10 % 194, 198, 236, 303, 309, 410
Oliven-Cistrose-Öl aeth. 5 % 309
Oliven-Engelwurz-Öl aeth. 1 % 265, 309
Oliven-Geranie-Öl aeth. 5 % 310
Oliven-Ingwer-Öl aeth. 10 % 219, 311
Oliven-Johanniskraut-Öl 10 % 217, 219, 243, 248, 272, 278, 311
Oliven-Kümmel-Öl aeth. 5 % 178, 193, 196, 246, 254, 312
Oliven-Lavendel-Öl aeth. 10 % 193, 195, 201, 219, 253, 255, 266, 313
Oliven-Lorbeer-Öl aeth. 5 % 313
Oliven-Nelken-Öl aeth. 5 % 314
Oliven-Orange-Öl aeth. 5 % 314
Oliven-Pfefferminz-Öl aeth. 5 % 315
Oliven-röm. Kamille-Öl aeth. 5% 207, 217, 224, 309
Oliven-Salbei-Öl aeth. 5 % 193, 195, 317
Oliven-Teebaum-Öl aeth. 10 % 317
Oliven-Wacholder-Öl aeth. 5 % 161, 180, 193, 249, 250, 253, 254, 278, 318
Oliven-Zitronen-Öl aeth. 10 % 270, 319
Oliven-Zypressen-Öl aeth. 5 % 217, 269, 319
Obstipation 177
Oxalis 24
Oxalis e planta tota W 10 %, Oleum 196, 198, 202, 208, 243, 246, 315

P

Palliative Care 79
Panaritium 64
Panik 196, 241, 330
Passionsblume 5 % in Olivenöl 219, 223, 229, 315
Patient 424
Peeling 170
Pentagramm 160
Pentagramm-Bürstenmassage 159-162, 194
periphere Zirkulation 34, 36
Perubalsamöl 221, 227
Pflegedienst 231
pflegerische Gesten 231, 425
phasenverschobene Kreise 35, 39, 134
Phosphorprotein 81
Phyllit 94
physischer Leib 22, 24, 83, 171, 212, 238, 241, 339, 344, 347, 349, 351, 373, 445
Plantabion 85
Plasma-Renin-Aktivität 117
Plasma-Renin-Spiegel 117, 120
Plazentainsuffizienz 43, 45
Polaritäten 39, 92, 95, 96, 102, 105, 213, 291, 354, 357, 380
Polyarthritis 88
Polyneuropathie 35
posttraumatische Belastungsstörung 241
Potenzierung 28, 130, 166
Prostatitis 74
Proteinurie 44, 46
Präeklampsie 43, 44, 45, 46, 88
Prunus spinosa e floribus W 5 %, Oleum 179, 193, 196, 215, 273, 315
Psoriasis vulgaris 104, 410
psychiatrische Behandlung 35, 56
psychische Erkrankungen 120
psychophysische Belastbarkeit 34
Psychosomatik 241
psychosomatische Erkrankungen 36, 104, 121
Psychotherapie 55, 57
Pubertät 193, 197, 345
Puls-Atem-Quotient 115, 117, 120, 379
Pyrit 93, 94, 95, 105

R

Raumgestaltung 33, 127, 232, 258
Raum schaffen 234
Raynaud-Syndrom 63
Reagibilität 40, 52
Reaktionsfähigkeit 52
Regeneration 41, 99, 169, 170, 220, 302, 342
Reibebad 31, 35, 349
rechtliche Grundlagen 439
Reinigen 232
Reinigungsmittel 155
Reizstärke 69
Rekonvaleszenz 35, 36, 79, 104, 330
Renin-Angiotensin-System 120
Reproduktion 342
Resorption 406, 407
rheumatische Erkrankungen 41, 104, 114, 117, 198, 261, 308, 312, 318, 319, 336
rheumatoide Arthritis 110
Rhinokonjunktivitis 118
Rhythmische Bäder 31, 33, 39, 348, 350, 405, 417
rhythmische Bewegungen 33, 133
Rhythmische Massage 187
Rhythmisches Bürstenbad 34, 349
Rhythmisches Lemniskatenbad 38, 43, 45, 349
Rhythmisches System 23, 57, 100, 221, 265, 291, 353-355, 361, 380, 400
Rhythmisches Wellenbad 36, 349
Rhythmus 24, 33, 99, 133, 144, 342, 357, 375, 377-382
Rippen 145
Rippenwinkel 139
Roncegno 104, 108
Rosa e floribus 10%, Oleum 161, 195, 223, 265, 316, 409
Rosenblüten 10% in Olivenöl 161
Rosenblüten-Schachtelhalm-Öl 316
Rosmarin 29, 36, 71, 73, 281, 282, 294-296, 302, 408-412
Rosmarinus, Oleum aethereum 10% 177, 180, 193, 197, 215, 217, 224, 250, 254, 316, 409
Rosskastanie 73, 85, 86, 335
Rosskastanie 5% in Olivenöl 177, 316
Rubikon 197
Rücken 138, 139, 141, 146, 147, 403
Rückenschmerzen 253
Rückenstrecker 139
Ruhebad 173, 236, 242, 274
Ruheliege 154
Ruheraum 127
Rumpf 75, 139, 145

S

Sahne 79
Salprozess 288, 356, 357, 398, 412
Salz 169, 288, 356
Salzgehalt 88
Sanatorium Lauterbad 187
Saponine 85
Saturnia 109
Sauerklee 202, 284
Säuglinge 98, 194, 250, 309
Saugvorgang 130
Säureschutzmantel 170
Schachtelhalm 36, 52, 71
Schachtelhalm 5% in Olivenöl 310
Schafgarbe 284
Schafgarbe 5% in Olivenöl 193-196, 215, 248, 250, 254, 317
Schafgarben-Leberwickel 207
Schlafbedürfnis 117
Schlaflosigkeit 308
Schlafstörung 69, 80, 88, 117, 154, 195, 205, 314
Schlaf-Wach-Rhythmus 55, 342, 371
Schlaganfall 117, 262, 263, 308, 314
Schlehe 71, 179, 196, 272, 315
Schlenzbad 49, 56
Schlüsselbein 140, 146
Schlüsselblume 102
Schmerzen 69, 115, 260, 343, 384

Schmerzlinderung 40, 110
Schock 121, 243, 307, 315
Schuldgefühle 272
Schulkinder 196, 344
Schulterbereich 66, 67, 137, 139-141, 144, 146, 147
Schulterkäppchen 138, 139
Schulungsweg 417
Schwangerschaft 43, 45, 46, 97
schwangerschaftsbedingter Hypertonus 44
Schwarzkümmelöl 317, 334
Schweißsekretion 52, 59, 88, 111, 169, 317, 399
Schwefel 100, 105
Schwefelbad 30, 71, 73, 109-111
Schwefelleber 109
Schwefelquelle 109
Schwefelwasserstoff 110
Schwere 67, 73
Schwerelosigkeit 242, 257
Schwitzen 53
seborrhoischen Formenkreis 111
Seelenkräfte 100, 193, 247, 273, 343, 355
Seelenmitte 243
Sehsinn 219, 383, 391, 402
seifige Schaumbildung 86
Selbstbehandlung 173
Selbstheilungskräfte 110
Selbstreflexion 420
Selbstwertgefühl 318
Senfmehlbad 65, 72, 73
Serotonin-Sekretion 58
Sinne 219, 383
Sinnesentwicklung 219
Sinnesorgan 23, 397, 401-403
Sinnesreiz 24, 58, 268, 413
Sinusitis 72
Sisalhandschuhe 33, 35, 381
Sog 36, 87, 129
Solebäder 86, 88
Solum Badezusatz 36, 336
Solum Öl 336
Somatisierungssörungen 252
Sonderformen 177
Sonnenbrand 35, 41
Stängel 286
Stauungen 41, 74
Stoffwechsel 36, 58, 94, 99, 254, 333, 399
Stoffwechsel-Gliedmaßen-System 57, 100, 162, 221, 291, 345, 353-355, 361, 380, 399
Stoffwechselorgane 49
Stoffwechselprozesse 23, 43, 72, 74, 99, 109, 254
Strömung 34
stumpfe Verletzungen 75, 302
Subcutis 399
Suchterkrankungen 161, 197
Sudeck-Syndrom Stadium II 64
Suizidalität 161
Sulfurprozess 289, 356, 357
Supination 39
Sympathikus 66, 220

T

taktile Stimulierung 33, 34, 36
Tastsinn 114, 127, 133, 170, 219, 244, 383, 384, 388, 397, 402, 413
Tempelschlaf 21
Temperamente 22
Temperaturkurve 50, 369, 374
Temperaturmessung 369-371, 449
Temperaturschwankungen 50, 371
Tetraplegie 236, 312
Therapeut 174, 417, 435
Therapiegesten 292, 423-425
Thermalquellen 27
Thermoindifferenz 114
Thermometer 33, 51, 367, 370
thermoneutrales Bad 130
Thermorezeptoren 115, 368, 373
Thorakalganglien 66
Thorax 145, 146
Thuja 5 % in Olivenöl 250, 317
Thymian 71, 73, 282

Thymus, Oleum aethereum 5 % 193, 229, 317
Tic-Störungen 253, 255
Tonisierung 38
Torffaser 335
Torföle 219, 319, 335
Tria Principia 287, 295, 298, 301, 356, 357, 412
Trauma 196, 201, 241, 311
Traumatisierung 161, 226, 241, 243, 252, 311, 315
Trigeminusneuralgie 154
Tröpfchen 163
Trophoblast 45
Tumorpatienten 49, 104, 313
Tumorerkrankungen 50, 318, 331

U

Übelkeit 43
Überanstrengung 52
Überwärmungsbad 49-53, 55-59
Uhrzeigersinn 135, 139, 145
Ulcera 117
Ulcus cruris 303, 309
Umkehrpunkt 39
unerwünschte Wirkungen 438
Unruhe 195, 219, 266, 267, 315
„unterer" Mensch 133
Unterhaut 398
Unterleib 74
Unterschenkel 135, 143
Unterwasser-Wellendruck-Massage 85
Urtica dioica 24
Urtica dioica ex herba W 5 %, Oleum 239, 318
Urvertrauen 160, 221, 384, 388

V

variköser Symptomenkomplex 177, 312, 316
Varikosis 75
vegetatives Erschöpfungssyndrom 249, 330
vegetatives Nervensystem 66, 74, 76, 88, 120, 267, 268
Venenleiden 114
venöser Blutstrom 65
venöse Durchblutungsstörungen 88
venöse Insuffizienz 50, 75
Venus 96
Verdauungsbeschwerden 308, 312, 319
Verdünnungsfaktor 130
Verhaltensauffälligkeiten 211, 223, 224
Verkrampfungen 37
Verlebendigungsprozess 167
Verspannungen 37, 309, 318
Vertrauen 36, 227, 242, 244, 264, 330, 384, 388
Verwirbelung 130, 163, 164, 167
Virusinfekte 103
Viscum Mali ex herba W 5 %, Oleum 217, 318

W

Wachs 361
Wachstumsprozesse 285, 342
Wahrnehmung 23, 385, 401
Wärme 22, 40, 53, 58, 69, 87, 193, 257, 341, 364-375, 404, 426
Wärmeäther 82, 164, 340, 349, 405
Wärmeatmungs-Prozesse 50, 375
Wärmebildung 312, 315, 316, 318, 349, 429
Wärmedifferenz 365, 366
Wärmeempfindung 237, 364, 365
Wärmeentwicklung 24, 372
Wärmekreise 145, 147, 177, 178
Wärmeleitung 364, 367, 373
Wärmemeditation 425-430
Wärmeorganisation 69, 87, 169, 171, 201, 314, 317, 336, 344, 363-373, 446

Wärmeorganismus 40, 41, 50, 69, 75, 99, 125, 363-373, 404, 408, 426
Wärmeprozess 53, 316
Wärmeregulierung 65
Wärmereiz 72, 87
Wärmerezeptoren 114, 117, 368, 373, 404
Wärmesinn 127, 219, 365, 374, 375, 383, 391, 397, 402
Wärmestau 51, 52
Wärmestrahlung 364, 367, 373
Wärmeverteilung 363, 368, 371
Wärmezufuhr 51, 364
„wässriger" Mensch 40
Warzen 317
Waschlappen 194
Wasserbewegungen 85, 88
Wasserdruck 129
Wasserglocke 128
Wasserkegel 165
Wasserkuren 28, 63, 69
Wassertemperatur 33, 51, 56, 87, 129, 130, 132, 258, 363, 402, 405
Wassertherapie 28
Wasserverdunstung 154
Wechselbad 63, 65, 73
Wechseljahrbeschwerden 309
Wellenbad 31, 36, 37, 38, 349
Wellenbewegung 39, 88, 381
Wellenmassage 87
Wesensglieder 24, 40, 43, 98, 99, 103, 125, 159, 201, 212, 219, 241, 252, 311, 339-351, 400, 445
Wetterfühligkeit 336
Wildrosen-Kernöl 161, 194
Willensaufrichtekraft 428
Willensdynamik 67
Wintergrünöl aeth. 5 % in Olivenöl 318
Wirbel 31, 34, 129, 165, 167, 183
Wirbelsäule 139, 141, 144, 147
Wirbelsäulenschmerzen 253
Wolldecke 155, 373
Wollen 213, 344, 355
Wortsinn 383, 392
Wundbehandlung 236, 303, 309
Wurzel 283, 284, 288, 293, 358

Z

Zellularpathologie 28
zentrale Entwärmung 115
Zentrierung 40, 41, 162, 222, 308
Zergliederung 163, 164
Zielrichtung der Behandlung 349, 436
Zirkulationsstörung 35
Zitrone 73, 79, 82
Zwerchfell 35

Adressen und Bezugsquellen

Internationaler Verein für Anthroposophische Badetherapie e.V.
Keldenichstraße 88 / 40625 Düsseldorf
Tel.: 0211-2880605
www.oelundwasser.de

- Aus- und Weiterbildungskurse
- Auflistung zertifizierter Badetherapeut:innen

Jungebad-Apparat

www.jungebad.de

Der Jungebad-Apparat sowie das passende Zubehör sind
über Apotheken innerhalb Deutschlands zu beziehen.

Dispersionsbadeöle

Dr. Heberer Naturheilmittel GmbH
Reuteweg 6 / 73087 Bad Boll
Tel.: 07164-14461
www.dr-heberer-shop.de/bade-und-massageoele/dr.-heberer-oele

WALA Heilmittel GmbH
Dorfstraße 1 / 73087 Eckwälden/Bad Boll
Tel.: 07164-930181
www.jungebad.de/wala-dispersionsbadeoele.html

Wandil
Zum Alten Wasserwerk / 99438 Oettern
Tel.: 036453-74888
www.wandil.de

Lichterde
Hälverstraße 64 / 58579 Schalksmühle
Tel.: 02355-516011
www.lichterde.de

Maienfelser Naturkosmetik
Brettacher Str. 5 / 71543 Wüstenrot
Tel.: 07945-2582
https://maienfelser-naturkosmetik.de/

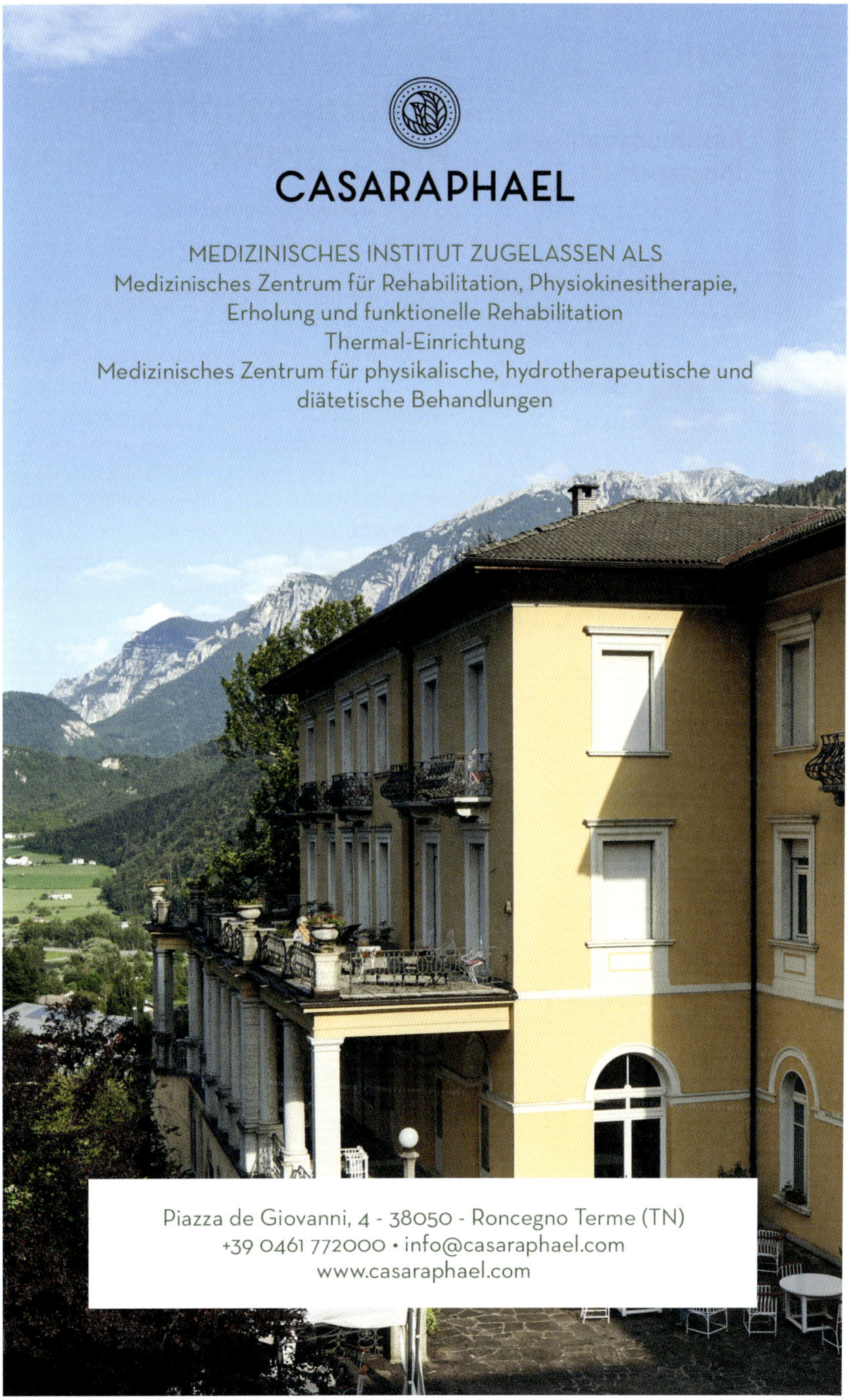
CASARAPHAEL
MEDIZINISCHES INSTITUT ZUGELASSEN ALS
Medizinisches Zentrum für Rehabilitation, Physiokinesitherapie, Erholung und funktionelle Rehabilitation
Thermal-Einrichtung
Medizinisches Zentrum für physikalische, hydrotherapeutische und diätetische Behandlungen
Piazza de Giovanni, 4 - 38050 - Roncegno Terme (TN)
+39 0461 772000 • info@casaraphael.com
www.casaraphael.com

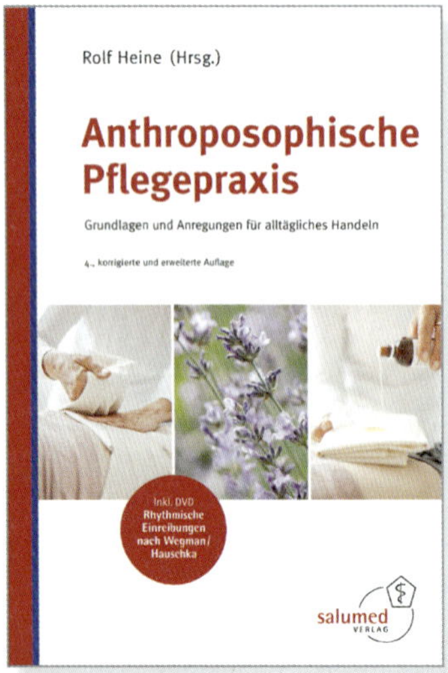

728 Seiten · inkl. DVD
gebunden · 88 €
ISBN: 978-3-928914-38-3

ROLF HEINE (HRSG.)

Anthroposophische Pflegepraxis

Grundlagen und Anregungen für alltägliches Handeln

Das Buch vermittelt theoretische und praktische Grundlagen der anthroposophischen Pflege und eignet sich als Lernhilfe für das tägliche Handeln, das Selbststudium oder zur Begleitung von Fortbildungen: Altenpflege, Ausbildung, Äußere Anwendungen, Ganzkörperwaschungen, Häusliche Pflege, Krankheit und Schicksal, Meditation, Onkologische Pflege, Palliative Care, Pflege als Übungsweg, Pflege bei Demenz, Pflege des Neugeborenen, Pflegerische Gesten, Psychiatrische Pflege, Rhythmische Einreibungen, Rhythmus, Sterbebegleitung, Schwangerschaft und Geburt, Wärmeorganismus, Wickel und Auflagen.

Inklusive DVD:
„Rhythmische Einreibungen nach Wegman / Hauschka"

Pressestimme zur 3. Auflage:
„Zahlreiche Beispiele zeigen, wie Pflege durch die eigene Haltung zu einer tiefen, empathischen Begleitung werden kann."

CNE.magazin 1/2016, JOHANNA MEYER

Herausgeber:
Rolf Heine, Gesundheits- und Krankenpfleger, Vorstandsmitglied im Dachverband für Anthroposophische Medizin in Deutschland (DAMiD)

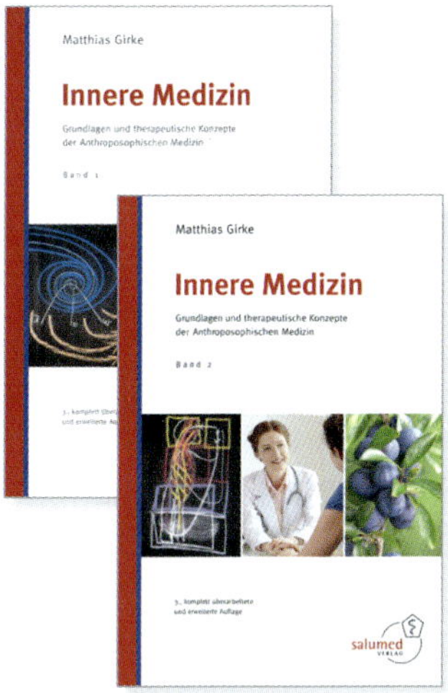
Matthias Girke
Innere Medizin
Matthias Girke
Innere Medizin
Grundlagen und therapeutische Konzepte der Anthroposophischen Medizin
salumed

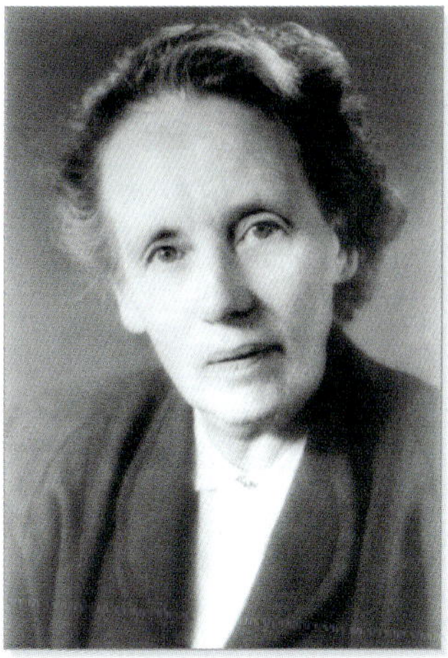

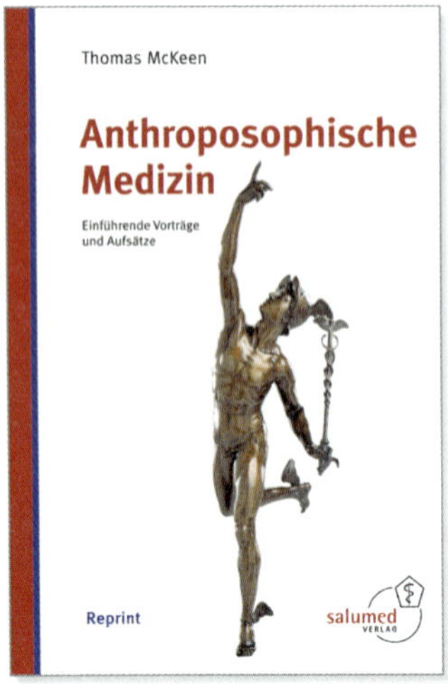

296 Seiten · gebunden · 48 €
ISBN: 978-3-9815535-9-8

THOMAS MCKEEN

Anthroposophische Medizin

Einführende Vorträge und Aufsätze

Thomas McKeen (1953–1993) inspirierte als Leiter des von ihm gegründeten Anthroposophischen Ärzteseminars an der Filderklinik (heute Eugen-Kolisko-Akademie) in den 1980er-Jahren eine ganze Generation von Medizinern. Seine gut verständlichen Vorträge und Aufsätze sind bis heute spannend zu lesen. Sie eröffnen einen ersten, unkomplizierten Zugang zur anthroposophischen Medizin und Menschenkunde. Der Reprint ist für Ärzte, Pharmazeuten, Therapeuten und Pflegende gleichermaßen eine anregende Lektüre.

Autor: Thomas McKeen (1953–1993), Arzt

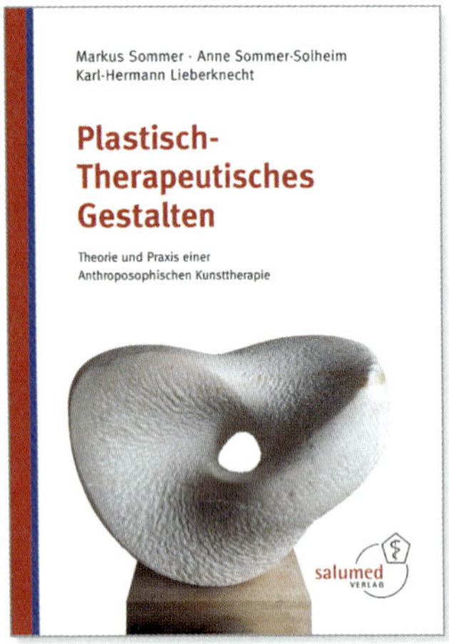

353 Seiten · gebunden · 98 €
Großformat
ISBN: 978-3-928914-48-2

MARKUS SOMMER · ANNE SOMMER-SOLHEIM
KARL-HERMANN LIEBERKNECHT

Plastisch-Therapeutisches Gestalten

Theorie und Praxis einer Anthroposophischen Kunsttherapie

Wer plastisch-therapeutisch handelt, braucht dafür sichere Kenntnisse und zudem Kreativität, um für sein Gegenüber und mit ihm zusammen wirksame Behandlungswege zu finden. Dieses Buch behandelt theoretische Grundlagen und praktisches Vorgehen. Angesprochen sind Menschen, die sich therapeutisch ausbilden oder ihre Kenntnisse auf dem Gebiet des Plastizierens erweitern wollen, sowie Ärztinnen, Ärzte und andere, die Kunsttherapie verordnen.

Autoren: Markus Sommer, Arzt; Anne Sommer-Solheim, Kunsttherapeutin; Karl-Hermann Lieberknecht, Kunsttherapeut

c/o Gemeinschaftskrankenhaus Havelhöhe
Kladower Damm 221 · 14089 Berlin
Tel +49(0)30/364 313 85 · info@salumed-verlag.de

salumed VERLAG